UTI - ADULTO
Manual Prático

UTI - ADULTO – Manual Prático
Francisco Garcia Soriano
Antonio Carlos Nogueira
1ª edição, abril de 2010

Projeto Gráfico
CLR Balieiro Editores

Fotolitos / Impressão e Acabamento
Gráfica Ave-Maria

Direitos Reservados
Nenhuma parte pode ser duplicada ou
reproduzida sem expressa autorização do Editor.

sarvier

Sarvier Editora de Livros Médicos Ltda.
Rua dos Chanés 320 – Indianópolis
04087-031 – São Paulo – Brasil
Telefax (11) 5093-6966
sarvier@uol.com.br
www.sarvier.com.br

Dados Internacionais de Catalogação na Publicação (CIP)
(Câmara Brasileira do Livro, SP, Brasil)

Soriano, Francisco Garcia
    UTI : adulto : manual prático / Francisco
Garcia Soriano, Antonio Carlos Nogueira. -- São
Paulo : SARVIER, 2010. -- (Medicina "ciência
e arte")

    Vários colaboradores.
    ISBN 978-85-7378-208-0

    1. Medicina intensiva 2. Unidades de Terapia
Intensiva I. Nogueira, Antonio Carlos. II. Título. III.
Série.

	CDD-616.028
10-06048	NLM-WX-218

Índices para catálogo sistemático:
1. Terapia intensiva : Medicina   616.028
2. Unidades de Terapia Intensiva : Medicina   616.028
3. Terapia intensiva : Medicina   WX-218

UTI - ADULTO
Manual Prático

Francisco Garcia Soriano
Professor Livre-Docente do Departamento
de Emergências Clínicas da Universidade de São Paulo.

Antonio Carlos Nogueira
Doutor em Ciências pela Universidade de São Paulo.
Médico da Unidade de Terapia Intensiva do Hospital
Universitário da Universidade de São Paulo.
Médico Responsável pelo Setor de Emergências
do Hospital Nipo Brasileiro de São Paulo.

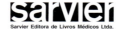

Sarvier Editora de Livros Médicos Ltda.

Títulos da série MEDICINA "CIÊNCIA E ARTE"

PERIOPERATÓRIO Procedimentos Clínicos
Fábio Santana Machado / Milton de Arruda Martins / Bruno Caramelli

ORIENTAÇÃO NUTRICIONAL Perda de Peso e Saúde Cardiovascular
Euclides Furtado de Albuquerque Cavalcanti / Isabela M. Benseñor

EPIDEMIOLOGIA Abordagem Prática
Isabela M. Benseñor / Paulo A. Lotufo

HIPERTENSÃO ARTERIAL Diagnóstico e Tratamento
Robespierre da Costa Ribeiro / Paulo A. Lotufo

MEDICINA EM AMBULATÓRIO Diagnóstico e Tratamento
Isabela M. Benseñor / Iolanda de Fátima Calvo Tibério / Márcia Martins Silveira
Bernik / Fernando Marcuz Silva / Egídio Lima Dórea / Paulo A. Lotufo

Manual de TÉCNICA CIRÚRGICA Para a Graduação
Luís Marcelo Inaco Cirino

FISIOTERAPIA DO SISTEMA RESPIRATÓRIO
Naomi Kondo Nakagawa / Viviani Barnabé

INFECTOLOGIA AMBULATORIAL Diagnóstico e Tratamento
José Angelo Lauletta Lindoso / Margareth da Eira / Jorge Casseb / Ana Carla
Carvalho de Mello e Silva

CLÍNICA MÉDICA Diagnóstico e Tratamento
Itamar de Souza Santos / Leonardo Borges de Barros e Silva / Paulo A. Lotufo /
Isabela M. Benseñor

CARDIOLOGIA da Fisiologia à Prática Clínica
Luciano F. Drager / Tatiana F. G. Galvão

Manual Prático de OTORRINOLARINGOLOGIA
Douglas Salmazo Rocha Morales / Ricardo Ferreira Bento / Francine Grecco
de Mello Pádua

COLABORADORES

Alexandra Siqueira Colombo
Especialista em Fisioterapia Pneumo-
funcional pelo Conselho Regional de
Fisioterapia e Terapia Ocupacional.
Especialista em Gestão de Saúde pelo
IBEMEC-SP. Chefe do Serviço de Fisioterapia do Hospital Universitário
da Universidade de São Paulo. Coordenadora Técnica do Curso de Especialização em Fisioterapia do Hospital Universitário da Universidade de
São Paulo.

Andréa Cristina Dalto
Fisioterapeuta com Especialização em
Fisioterapia Respiratória pela Universidade Federal de São Paulo. Fisioterapeuta do Hospital Nipo-Brasileiro
de São Paulo.

Angelina Maria Martins Lino
Doutora em Neurologia pela Universidade de São Paulo. Médica Assistente do Hospital Universitário da Universidade de São Paulo. Médica Supervisora da Divisão de Clínica Neurológica da Faculdade de Medicina da
Universidade de São Paulo.

Antonio Carlos Nogueira
Doutor em Ciências pela Universidade de São Paulo. Médico da Unidade
de Terapia Intensiva do Hospital Uni-

versitário da Universidade de São
Paulo. Médico Responsável pelo Se-
tor de Emergências do Hospital Nipo-
-Brasileiro de São Paulo.

Antônio Fernandes Costa Lima
Doutor em Enfermagem. Enfermeiro
Diretor da Divisão de Enfermagem
Clínica do Hospital Universitário da
Universidade de São Paulo.

Bárbara C. S. Martins
Doutora em Ciências pela Universidade de São Paulo. Fisioterapeuta da Unidade de Terapia Intensiva de Adultos
do Hospital Universitário da Universidade de São Paulo.

Carmen Sílvia Valente Barbas
Professora Livre-Docente da Disciplina de Pneumologia da Faculdade
de Medicina da Universidade de São
Paulo.

Célia Okubo
Enfermeira da Unidade de Terapia Intensiva do Hospital Universitário da
Universidade de São Paulo. Especialista em Saúde Pública e Enfermagem
do Trabalho.

Clara Batista Lorigados
Médica Supervisora da Unidade de
Terapia Intensiva de Traumatologia

do Instituto de Ortopedia e Traumatologia do Hospital das Clínicas da Faculdade de Medicina da Universidade de São Paulo.

Cristina Akiko Takagi
Farmacêutica-Bioquímica. Especialista em Farmácia Hospitalar pela Universidade da Cidade de Nagoya (Japão) e em Terapia Nutricional Parenteral e Enteral pela Sociedade Brasileira de Nutrição Parenterale Enteral – SBNPE. Farmacêutica clínica da Unidade de Terapia Intensiva do Adulto do Hospital Universitário da Universidade de São Paulo.

Domingos Dias Cicarelli
Médico Anestesiologista e Intensivista. Doutor em Ciências pela Faculdade de Medicina da Universidade de São Paulo. Título de Especialista em Medicina Intensiva. Anestesiologista do Hospital Universitário da Universidade de São Paulo. Intensivista da Unidade de Apoio Cirúrgico do Instituto Central do Hospital das Clínicas da Faculdade de Medicina da Universidade de São Paulo.

Eliane Ribeiro
Farmacêutica-Bioquímica. Especialista em Farmácia Hospitalar para o Controle da Infecção Hospitalar pelo Ministério da Saúde e Faculdade Federal do Paraná e em Farmácia Hospitalar e Clínica pelo Instituto do Coração da Faculdade de Medicina da Universidade de São Paulo. Mestre em Administração de Empresas (Setor Saúde) pela Escola de Administração de Empresas de São Paulo – Fundação Getúlio Vargas. Doutora pela Faculdade de Ciências Farmacêuticas da Universidade de São Paulo. Professora-Doutora nas Disciplinas de Farmácia Hospitalar, Deontologia e Legislação Farmacêutica e de Atenção Farmacêutica. Departamento de Farmácia da Faculdade de Ciências Farmacêuticas da Universidade de São Paulo.

Elke Frerichs
Médica Anestesiologista. Título Superior de Anestesiologia pela Sociedade Brasileira de Anestesiologia. Diretora Técnica do Serviço de Anestesiologia do Hospital Universitário da Universidade de São Paulo.

Estela Regina Ramos Figueira
Doutora em Ciências pela Clínica Cirúrgica do Departamento de Cirurgia da Faculdade de Medicina da Universidade de São Paulo. Médica Assistente do Serviço de Transplante e Cirurgia do Fígado do Instituto Central do Hospital das Clínicas da Faculdade de Medicina da Universidade de São Paulo.

Fernanda Maria Togeiro Fugulin
Enfermeira. Professora-Doutora do Departamento de Orientação Profissional da Escola de Enfermagem da Universidade de São Paulo.

Fernando Peixoto Ferraz de Campos
Médico Assistente da Divisão de Clínica Médica do Hospital Universitário da Universidade de São Paulo.

Flávia de Oliveira Motta Maia
Doutoranda, Mestre em Enfermagem na Saúde do Adulto. Enfermeira Chefe

de Seção da Unidade de Terapia Intensiva de Adultos do Hospital Universitário da Universidade de São Paulo.

Francisco Garcia Soriano
Professor Livre-Docente do Departamento de Emergências Clínicas da Universidade de São Paulo. Médico Chefe da Unidade de Terapia Intensiva de Adultos do Hospital Universitário da Universidade de São Paulo.

Gerson Tadeu Conti
Médico Nefrologista e Intensivista da Universidade Federal de São Paulo.

Graziella Hanna Pereira
Mestre em Infectologia pela Universidade Federal de São Paulo. Doutora em Infectologia pelo Programa de Pós-Graduação em Ciências da Secretaria do Estado da Saúde.

Joana Angélica Barradas de Castro
Médica Pneumologista da UTI. Assistente do Hospital Universitário da Universidade de São Paulo. Docente da Universidade Cidade de São Paulo.

João Carlos de Campos Guerra
Médico Hematologista e Patologista Clínico. Especialista em Hematologia pela Universidade Federal de São Paulo. Especialista em Patologia Clínica pela Sociedade Brasileira de Patologia Clínica. Médico do Serviço de Hematologia/Coagulação do Departamento de Patologia Clínica do Hospital Albert Einstein. Responsável pelo Serviço de Hematologia do Hospital São Luiz, São Paulo. Membro da Diretoria Executiva do Centro de Hematologia de São Paulo.

Leda Tomiko Yamada Silveira
Fisioterapeuta do Hospital Universitário da Universidade de São Paulo. Supervisora da Especialização em Fisioterapia Respiratória do Hospital Universitário da Universidade de São Paulo. Supervisora de Aprimoramento em Fisioterapia Intensiva do Instituto Central do Hospital das Clínicas da Faculdade de Medicina da Universidade de São Paulo.

Lúcia Caruso
Nutricionista do Hospital Universitário da Universidade de São Paulo. Coordenadora Técnica da Equipe Multidisciplinar de Terapia Nutricional do Hospital Universitário da Universidade de São Paulo. Mestre em Nutrição Humana Aplicada da Faculdade de Ciências Farmacêuticas da Universidade de São Paulo. Especialista em Nutrição Clínica do Centro Universitário São Camilo e em Nutrição Parenteral e Enteral. Docente do Centro Universitário São Camilo.

Luciana Inaba Senyer Iida
Especialista em Enfermagem Clínica e Cirúrgica. Enfermeira da Unidade de Terapia Intensiva do Hospital Universitário da Universidade de São Paulo.

Luiz Augusto Carneiro D'Albuquerque
Professor Titular da Disciplina de Transplante de Órgãos do Aparelho Digestivo do Departamento de Gastroenterologia da Faculdade de Medicina da Universidade de São Paulo. Diretor do Serviço de Transplante e Cirurgia do Fígado do Instituto Cen-

tral do Hospital das Clínicas da Faculdade de Medicina da Universidade de São Paulo.

Luiz Gonzaga Ribeiro Júnior
Médico Intensivista da Unidade de Terapia Intensiva do Hospital Universitário da Universidade de São Paulo. Médico Coordenador do Setor de Emergência do Hospital Nipo-Brasileiro.

Marcello Simaro Barduco
Médico do Hospital Sírio-Libanês de São Paulo.

Marcelo Lacava Pagnocca
Médico Anestesiologista. Doutor em Ciências pela Faculdade de Medicina da Universidade de São Paulo. Título Superior de Anestesiologia pela Sociedade Brasileira de Anestesiologia. Anestesiologista do Hospital Universitário da Universidade de São Paulo. Anestesiologista do Instituto Central do Hospital das Clínicas da Faculdade de Medicina da Universidade de São Paulo.

Márcia Andreassa
Enfermeira da Unidade de Terapia Intensiva do Hospital Universitário da Universidade de São Paulo. Especialista em Terapia Intensiva, Geriatria e Gerontologia e Gerenciamento de Serviços de Saúde.

Márcio Sommer Bittencourt
Médico Cardiologista e Intensivista. Assistente do Instituto do Coração. Assistente do Hospital Universitário da Universidade de São Paulo.

Marcos Catania
Especialista em Endocrinologia e Metabologia pela Faculdade de Medicina da USP. Médico Intensivista do Hospital Nipo-Brasileiro.

Marcos Tadashi Kakitani Toyoshima
Médico Assistente do Hospital Universitário da Universidade de São Paulo.

Maurício Henrique Claro dos Santos
Médico Assistente da Unidade de Terapia Intensiva do Hospital Universitário da Universidade de São Paulo. Médico da Unidade de Terapia Intensiva do Hospital Sírio-Libanês de São Paulo.

Mário Lúcio Baptista Filho
Médico Cardiologista e Intensivista. Coordenador da Unidade de Terapia Intensiva do Hospital Bandeirantes de São Paulo.

Milena Vaz Bonini
Fonoaudióloga do Hospital Universitário da Universidade de São Paulo. Pós-Graduanda do Departamento de Neurologia da Faculdade de Medicina da Universidade de São Paulo.

Noemi Marisa Brunet Rogenski
Enfermeira Diretora da Divisão Cirúrgica do Hospital Universitário da Universidade de São Paulo. Mestre pela Escola de Enfermagem da Universidade de São Paulo e Estomoterapeuta.

Nydia Strachman Bacal
Médica Hematologista e Patologista Clínica. Administradora Hospitalar pela Fundação Getulio Vargas e MBA

Executivo em Gestão de Saúde. Especialização em Economia Aplicada a Sistemas de Saúde da PUC de São Paulo. Médica do Serviço de Hematologia/Citometria de Fluxo do Hospital Albert Einstein. Membro da Diretoria Executiva do Centro de Hematologia de São Paulo.

Paolo Cesari Biselli
Doutor em Ciências pela Universidade de São Paulo. Médico Assistente da Unidade de Terapia Intensiva do Hospital Universitário da Universidade de São Paulo.

Patrícia Scorcelli
Enfermeira da Unidade de Terapia Intensiva do Hospital Universitário da Universidade de São Paulo. Especialista em Terapia Intensiva. Gerenciamento de Serviços em Saúde e Gerontologia.

Paulo Andrade Lotufo
Professor Titular de Clínica Médica da Disciplina de Epidemiologia e Sócio-Economia da Faculdade de Medicina da Universidade de São Paulo. Superintendente do Hospital Universitário da Universidade de São Paulo.

Paulo Carlos Garcia
Enfermeiro da Unidade de Terapia Intensiva de Adultos do Hospital Universitário da Universidade de São Paulo. Especialista em Terapia Intensiva.

Raquel Rapone Gaidizinski
Enfermeira. Diretora do Departamento de Enfermagem do Hospital Universitário da Universidade de São

Paulo. Professora Associada do Departamento de Orientação Profissional da Escola de Enfermagem da Universidade de São Paulo.

Roberto Ferreira Meirelles Júnior
Doutorado em Clínica Cirúrgica do Departamento de Cirurgia da Faculdade de Medicina da Universidade de Ribeirão Preto, São Paulo. Médico Assistente do Serviço de Transplante e Cirurgia do Fígado do Hospital das Clínicas da Universidade de São Paulo.

Raquel Siqueira Nóbrega
Enfermeira; Diretora do Departamento de Enfermagem do Hospital Universitário da Universidade de São Paulo. Professora Associada do Departamento de Orientação Profissional da Escola de Enfermagem da Universidade de São Paulo.

Rodrigo Cerqueira Borges
Especialista em Fisioterapia Cardiorrespiratória pelo Instituto do Coração da Faculdade de Medicina da Universidade de São Paulo. Mestrando em Ciências da Reabilitação pela Faculdade de Medicina da Universidade de São Paulo.

Ronaldo Batista dos Santos
Fisioterapeuta da Unidade de Terapia Intensiva do Hospital Universitário da Universidade de São Paulo. Aprimoramento em Fisioterapia em Terapia Intensiva pela Universidade de Campinas – São Paulo.

Silvana Caravaggi
Fisioterapeuta e Supervisora do Curso de Fisioterapia Respiratória do Hospi-

tal Universitário da Universidade de São Paulo. Residência em Fisioterapia Cardiovascular Funcional no Instituto Dante Pazzanese de Cardiologia.

Tatiana Silva Goldbaum
Especialista em Endocrinologia e Metabologia pela Sociedade Brasileira de Endocrinologia.

Tatianna Augusto
Enfermeira da Unidade de Terapia Intensiva de adultos do Hospital Universitário da Universidade de São Paulo. Especialista em Terapia Intensiva, Geriatria e Gerontologia e MBA em Economia e Gestão de Serviços de Saúde.

Valéria Cassettari Chiaratto
Médica Infectologista. Assistente do Hospital Universitário da Universidade de São Paulo.

Vitor Sérgio Kawabata
Médico Cardiologista Intensivista. Médico Assistente da Unidade de Terapia Intensiva de Adultos do Hospital Universitário da Universidade de São Paulo. Diretor Médico do Hospital Municipal de Barueri – SPDM da Universidade Federal de São Paulo.

Wagner Issao Hoshino
Médico Intensivista do Hospital Universitário da Universidade de São Paulo. Médico da Equipe Multidisciplinar de Terapia Nutricional do Hospital Nipo-Brasileiro e HU-USP.

PREFÁCIO

Terapia Intensiva passado, presente e perspectivas

O desenvolvimento de unidades de terapia intensiva inicia-se com a extensão da sala de recuperação pós-operatória e a criação de unidades dedicadas aos pacientes com doença coronariana. O conhecimento de terapia intensiva está entre os que mais têm evoluído e mudado nos últimos 40 anos. Muito conhecimento agregou-se com o cuidado dos soldados feridos nas guerras. Vários materiais e equipamentos para acessos venosos, intracardíacos, monitorizações do eletrocardiograma e ventilação mecânica foram desenvolvidos. Os pacientes coronarianos começaram a se beneficiar da simples monitorização cardíaca e pronta detecção de arritmias. A reposição volêmica enérgica e a ventilação mecânica evitaram os óbitos imediatos por falência cardiorrespiratória aguda.

A capacitação em terapia intensiva envolve o conhecimento fisiopatológico e clínico das doenças que são causas de internação nas unidades de terapias intensivas. Além do conhecimento das intervenções terapêuticas, como medicamentos e sua titulação minuto a minuto, é necessário o conhecimento dos métodos e equipamentos invasivos de monitorização hemodinâmica, mecânica respiratória e sua interação com o ventilador. A atenção às terapêuticas tem de ser redobrada, pois são extremamente úteis, contudo podem causar muitas complicações, que devemos conhecê-las e antecipar-nos em evitá-las e preveni-las. Como exemplos existem a ventilação mecânica, que dá suporte de vida a um paciente com insuficiência respiratória, podendo lesar o pulmão pela pressão ou pelo volume excessivo, e o uso de antibióticos de amplo espectro, necessários para erradicar infecções, podendo gerar o surgimento da presença de bactérias multirresistentes, que se tornarão um grave problema.

A unidade de terapia intensiva quebra o paradigma clássico de uma relação exclusiva de um médico e um paciente. O cuidado é intenso e contínuo durante 24 horas e sete dias por semana. É necessária uma equipe médica, de enfermagem, de fisioterapia, de farmacêutica e de nutrição. Esse é um trabalho de integração multidisciplinar, e faz-se necessário que haja condutas discutidas e padronizadas pela própria equipe.

Não é mais aceitável que cada plantonista tome conduta individual sem seguir uma linha de conduta integrada a toda equipe; medidas heróicas, medidas baseadas na mais recente literatura que não estão confirmadas por outros autores nem dentro de um plano de ação bem estabelecido na equipe são prejudiciais ao paciente.

Atualmente existem duas vertentes direcionando o desenvolvimento técnico-científico em terapia intensiva: 1. a procura por terapias específicas e resolutivas das principais causas de internação em UTI, tais como sepse, insuficiência coronariana, politrauma, falência de múltiplos órgãos e sistemas; 2. o desenvolvimento de métodos não invasivos ou minimamente invasivos para as monitorizações hemodinâmica e respiratória. Nesta mesma linha, temos os procedimentos de suporte respiratório, renal e hemodinâmico que produzem menores ou nenhuma agressão com seu uso. Esses elementos direcionarão o futuro da terapia intensiva. Outro aspecto que deve determinar a evolução futura da terapia intensiva decorre de uma característica peculiar da UTI. Os pacientes acompanhados em UTI necessitam de aferições repetidas de múltiplos parâmetros no mesmo dia. Assim como alguns sistemas automatizados ajudaram no cuidado dos pacientes, há também a necessidade de programas de informática que ajudem a analisar continuamente as tendências do conjunto de dados dos pacientes para que não façamos apenas análises pontuais.

A tecnologia pode ser muito útil, porém os profissionais de saúde muito bem capacitados são o diferencial em qualquer ação. Neste sentido, a elaboração de um livro sobre terapia intensiva que seja prático e conciso e que se torne viável sua leitura pelos alunos da graduação e dos cursos de extensão é o início da capacitação profissional.

Paulo Andrade Lotufo

INTRODUÇÃO À TERAPIA INTENSIVA

A terapia intensiva é uma área da saúde recente, caracterizada por múltiplas ações simultâneas dos diversos profissionais envolvidos e necessários para cuidar adequadamente dos pacientes atendidos.

Devemos estar atentos para seguirmos os passos corretos antes das "ações". Primeiro devemos ser "intensos" na observação dos parâmetros clínicos dos pacientes e depois então aliar aos dados de história e de exame físico para pensar na conduta adequada. Novamente, após cada conduta que devemos "titular" cuidadosamente, observar a resposta clínica do paciente à terapêutica, para sabermos se devemos prosseguir ou mudar a conduta para obter o mais adequado para cada paciente individualmente.

O intensivismo representa na verdade um dos polos de tratamento "clínico" de pacientes pediátricos, cirúrgicos, de ginecologia e obstetrícia, assim como de clínica médica, em que é necessário observação intensa, aliada ao conhecimento de mecânica respiratória, hemodinâmica e de manuseio de distúrbios metabólicos.

A terapia intensiva tem exigido grande conhecimento técnico específico e a necessidade de se lidar com um grande número de dados a respeito de cada paciente. Essas imposições do dia a dia nos fazem esquecer ou deixar em segundo plano o lado humanístico que devemos despender para o paciente e seus familiares. O aspecto humanístico e mais complexo são aqueles pacientes que talvez tenhamos esgotado as possibilidades terapêuticas, e eles continuam sem melhora ou até mesmo piorando, porém com evolução arrastada pela intervenção médica. Morrer com dignidade e não prolongar o sofrimento inútil são aspectos discutidos frequentemente na UTI, porém isto exige uma discussão de toda a equipe envolvida assim como o apoio de profissionais com experiência nesses casos.

A evolução do atendimento de saúde tem possibilitado a redução no tempo de internação nos hospitais ou até mesmo o tratamento por meio de hospital dia. A tendência é reduzir a necessidade de se manter os pacientes no hospital, assim o papel da instituição "hospital" está se voltando progressivamente para cuidados em unidades de terapia intensiva ou unidades intermediárias (conhecidas como semi-intensivas). Esses fatores têm levado à maior procura pelos profissionais de saúde em sua especialização.

A proposta deste livro é fornecer subsídios para o atendimento do paciente de terapia intensiva, de forma sucinta e prática para o uso de alunos e residentes.

Francisco Garcia Soriano
Antonio Carlos Nogueira

CONTEÚDO

1. **Indicações de Internação em Unidade de Terapia Intensiva**   1
   Antonio Carlos Nogueira, Francisco Garcia Soriano,
   Clara Batista Lorigados e Mário Lúcio Baptista Filho

2. **Procedimentos em Unidade de Terapia Intensiva**   7
   Flávia de Oliveira Motta Maia e Maurício Henrique Claro
   dos Santos

3. **Cardiologia em Unidade de Terapia Intensiva**   25

   3.1. Choque Cardiogênico   25
   Márcio Sommer Bittencourt

   3.2. Taquicardias   32
   Vitor Sérgio Kawabata

   3.3. Bradicardias   54
   Vitor Sérgio Kawabata

   3.4. Emergências Hipertensivas   69
   Marcello Simaro Barduco e Vitor Sérgio Kawabata

   3.5. Síndrome Coronariana Aguda   89
   Vitor Sérgio Kawabata, Antonio Carlos Nogueira e
   Paulo Andrade Lotufo

4. **Hipotermia**   99
   Márcio Sommer Bittencourt e Antonio Carlos Nogueira

5. **Controle Glicêmico Preconizado Atualmente**   106
   Marcos Catania

6. **Cetoacidose Diabética e Estado Hiperglicêmico**
   Hiperosmolar   115
   Marcos Tadashi Kakitani Toyoshima e Tatiana Silva Goldbaum

7. **Ressuscitação Volêmica**   126
   Márcio Sommer Bittencourt e Luiz Gonzaga Ribeiro Júnior

8. Complicações Clínicas no Pós-Operatório – Infarto Agudo do Miocárdio, Tromboembolismo Pulmonar e Insuficiência Respiratória 133
   Elke Frerichs, Marcelo Lacava Pagnocca e Domingos Dias Ciccarelli

9. Análise da Ficha Anestésica 147
   Elke Frerichs, Marcelo Lacava Pagnocca e Domingos Dias Ciccarelli

10. Intoxicação Exógena 152
    Márcia Andreassa, Antonio Carlos Nogueira, Vitor Sérgio Kawabata e Luiz Gonzaga Ribeiro Júnior

11. Atuação Fonoaudiológica na Unidade de Terapia Intensiva 165
    Milena Vaz Bonini

12. Disfunções Neuromusculares nos Pacientes Graves 177
    Antonio Carlos Nogueira, Andréa Cristina Dalto e Silvana Caravaggi

13. Tratamento Fisioterápico da Disfunção Neuromuscular do Paciente Grave 183
    Silvana Caravaggi e Antonio Carlos Nogueira

14. Infecções Hospitalares 186

    14.1. Medidas Básicas de Prevenção das Infecções Hospitalares 186
    Valéria Cassettari Chiaratto

    14.2. Diagnóstico de Infecções Hospitalares em Unidade de Terapia Intensiva 193
    Graziella Hanna Pereira

    14.3. Infecções da Corrente Sanguínea Relacionadas a Cateteres Vasculares 196
    Graziella Hanna Pereira

    14.4. Infecções Fúngicas Invasivas 199
    Graziella Hanna Pereira

    14.5. Infecções Complicadas de Pele e Tecido Subcutâneo 203
    Graziella Hanna Pereira

    14.6. Infecção do Trato Unirário 205
    Graziella Hanna Pereira

15. Sepse 213

15.1. Síndrome Séptica 213
Francisco Garcia Soriano, Clara Batista Lorigados e Antonio Carlos Nogueira

15.2. Choque Séptico 217
Francisco Garcia Soriano, Clara Batista Lorigados, Antonio Carlos Nogueira e Luiz Gonzaga Ribeiro Júnior

15.3. Insuficiência Adrenal Relativa no Choque Séptico 220
Domingos Dias Cicarelli e Elke Frerichs

15.4. Tratamento da Sepse e do Choque Séptico 223
Francisco Garcia Soriano, Antonio Carlos Nogueira, Clara Batista Lorigados e Wagner Issao Hoshino

16. Agentes Inotrópicos e Vasopressores 228
Antonio Carlos Nogueira, Francisco Garcia Soriano e Andréa Cristina Dalto

17. Nutrição do Paciente em Unidade de Terapia Intensiva 234

17.1. Avaliação e Acompanhamento Nutricional no Paciente Grave 234
Lúcia Caruso

17.2. Nutrição Enteral 245
Lúcia Caruso

17.3. Protocolo de Nutrição Enteral 252
Flávia de Oliveira Motta Maia, Wagner Issao Hoshino e Lúcia Caruso

18. Hematologia em Unidade de Terapia Intensiva 257

18.1. Coagulação Intravascular Disseminada 257
João Carlos de Campos Guerra

18.2. Trombocitopenias e Trombocitopatias 263
João Carlos de Campos Guerra e Nydia Strachman Bacal

19. Administração de Medicamentos em Unidade de Terapia Intensiva 270
Eliane Ribeiro e Cristina Akiko Takagi

20. Enfermagem em Unidade de Terapia Intensiva 294

20.1. Aplicação do *Nursing Activities Score* 294
Paulo Carlos Garcia, Flávia de Oliveira Motta Maia, Raquel Rapone Gaidizinski e Fernanda Maria Togeiro Fugulin

20.2. Cuidados de Enfermagem ao Paciente com Insuficiência Renal Aguda 305

Luciana Inaba Senyer lida

20.3. Assistência de Enfermagem ao Paciente com Insuficiência Respiratória 310

Márcia Andreassa e Tatianna Augusto

20.4. Protocolo de Prevenção de Úlcera por Pressão 316

Luciana Inaba Senyer lida, Patrícia Scorcelli, Célia Okubo e Noemi Marisa Brunet Rogenski

20.5. Controle Glicêmico em Terapia Intensiva por Infusão Contínua de Insulina 321

Tatianna Augusto e Márcia Andreassa

20.6. Processo e Classificações de Enfermagem na Unidade de Terapia Intensiva de Adulto: Possibilidades e Desafios 326

Flávia de Oliveira Motta Maia e Antônio Fernandes Costa Lima

21. **Neurologia em Unidade de Terapia Intensiva** 336

21.1. Escalas de Nível de Consciência e Sedação 336

Angelina Maria Martins Lino

21.2. Síndrome da Hipertensão Intracraniana 348

Angelina Maria Martins Lino

21.3. Acidente Vascular Cerebral 357

Angelina Maria Martins Lino

21.4. Estado de Mal Epiléptico 379

Angelina Maria Martins Lino

21.5. Morte Encefálica 387

Angelina Maria Martins Lino

22. **Ventilação Mecânica** 397

22.1. Ventilação Mecânica – Modos Básicos 397

Carmen Sílvia Valente Barbas

22.2. Ajustes Iniciais do Suporte Ventilatório Invasivo 403

Joana Angélica Barradas de Castro e Ronaldo Batista dos Santos

22.3. Como Ajustar o Ventilador na Chegada do Paciente na Unidade de Terapia Intensiva 413

Carmen Sílvia Valente Barbas

22.4. Ventilação Mecânica na Síndrome do Desconforto
Respiratório Agudo 416
Carmen Sílvia Valente Barbas

22.5. Ventilação Mecânica nas Doenças Pulmonares
Obstrutivas 421
Bárbara C. S. Martins, Paolo Cesari Biselli, Raquel Siqueira Nóbrega e Ronaldo Batista dos Santos

22.6. Desmame da Ventilação Mecânica 427
Carmen Sílvia Valente Barbas

22.7. Desmame da Ventilação Mecânica Invasiva 436
Leda Tomiko Yamada Silveira

22.8. Ventilação Mecânica Não Invasiva 448
Silvana Caravaggi e Márcio Sommer Bittencourt

22.9. Monitorização Respiratória 454
Alexandra Siqueira Colombo e Rodrigo Cerqueira Borges

23. **Equilíbrio Acidobásico** 468
Alexandra Siqueira Colombo e Ronaldo Batista dos Santos

24. **Tromboembolismo Pulmonar** 481
Márcio Sommer Bittencourt, Vitor Sérgio Kawabata e Antonio Carlos Nogueira

25. **Profilaxia da Úlcera de Estresse** 492
Fernando Peixoto Ferraz de Campos

26. **Insuficiência Renal Aguda** 499
Antonio Carlos Nogueira, Gerson Tadeu Conti e Francisco Garcia Soriano

27. **Manutenção do Doador Falecido** 509
Estela Regina Ramos Figueira, Roberto Ferreira Meirelles Jr. e Luiz Augusto Carneiro D'Albuquerque

ÍNDICE REMISSIVO 517

1. INDICAÇÕES DE INTERNAÇÃO EM UNIDADE DE TERAPIA INTENSIVA

Antonio Carlos Nogueira
Francisco Garcia Soriano
Clara Batista Lorigados
Mário Lúcio Baptista Filho

Segundo a resolução do CREMESP Nº 170, de 6/11/2007, os serviços de tratamento intensivo têm por objetivo prestar atendimento a pacientes graves ou de risco, potencialmente recuperáveis, que exijam assistência médica ininterrupta, com apoio de equipe de saúde multiprofissional, além de equipamentos e recursos humanos especializados. O paciente grave é definido como aquele que apresenta instabilidade de um ou mais sistemas orgânicos, com risco de morte, e o paciente de risco é aquele que possui alguma condição potencialmente determinante de instabilidade[1].

Devido ao aumento significativo da idade da população mundial e do número de comorbidades, a demanda por leitos de unidade de terapia intesiva (UTI) aumentou substancialmente nas últimas décadas, vindo à tona a discussão de quais pacientes deveriam ocupar os escassos leitos de UTI[2]. Em 1999, a *Society of Critical Care Medicine* recomendou a implementação de protocolos para a internação na UTI, contraindicando a internação para os pacientes com lesão cerebral irreversível, falência de múltiplos órgãos, câncer metastático não responsivo à quimioterapia e à radioterapia, pacientes já com decisão prévia de receber apenas conforto, pacientes em morte cerebral não doadores de órgãos e pacientes em estado vegetativo persistente. Os critérios de admissão e recusa de pacientes têm sido estudados extensivamente[3-7].

Frente ainda à acirrada discussão bioética quanto ao tema, lembramos que em seu "discurso do método", o filósofo francês René Descartes (1596-1650) escreveu: "O bom senso é a coisa mais bem repartida do mundo", apesar de todos acreditarem ser tão bem providos de bom senso, em muitas ocasiões a dúvida poderá existir, devendo ser resolvida de modo a não trazer prejuízo ao paciente. A falta também dos critérios que listaremos a seguir não vão impedir que qualquer paciente entre na UTI, o julgamento clínico é importante.

PRIORIDADES

Prioridade 1 – Pacientes com necessidade de tratamento intensivo, instáveis e que necessitam de tratamento que não pode ser oferecido fora da UTI, tais como suporte ventilatório, drogas vasoativas, métodos dialíticos, que estejam em choque ou hemodinamicamente instáveis. São pacientes que têm por característica a falência de um ou mais sistemas orgânicos. Esses pacientes recebem terapêutica ilimitada, devendo-se dispender todo esforço necessário para obtê-la.

Prioridade 2 – Pacientes que necessitam de monitorização, pois podem potencialmente necessitar de intervenção imediata. Inclui-se nesta categoria pacientes com doenças crônicas que desenvolvem agudização da patologia ou serão submetidos à cirurgia de grande porte. Esses pacientes também não têm limites terapêuticos.

Prioridade 3 – Pacientes terminais ou de mau prognóstico, críticos, instáveis, cujas condições prévias (básicas ou agravantes) reduzem severamente a possibilidade de recuperação e benefício pelo tratamento intensivo. Esses pacientes recebem tratamento intensivo para resolver as complicações agudas, mas os esforços terapêuticos podem ser suspensos quando houver a necessidade de medidas de exceção.

Prioridade 4 – Pacientes que normalmente não são apropriados à UTI. Esses pacientes devem *sempre* ser avaliados de forma individual com *bom senso acima de qualquer indicador.*

INDICAÇÕES DE INTERNAÇÃO POR SISTEMAS E PATOLOGIAS

Sistema cardiovascular
a) Infarto agudo do miocárdio;
b) choque cardiogênico;
c) arritmias complexas que requerem monitorização e intervenção;
d) insuficiência cardíaca que requer monitorização e suporte hemodinâmico;
e) emergência hipertensiva;
f) angina instável, particularmente com arritmia, instabilidade hemodinâmica e dor persistente;
g) parada cardíaca;
h) tamponamento cardíaco ou derrame pericárdico com instabilidade hemodinâmica;
i) aneurisma dissecante de aorta;
j) bloqueio atrioventricular total.

Sistema pulmonar
a) Insuficiência respiratória que requer suporte ventilatório;
b) embolia pulmonar;
c) pacientes em cuidados intermediários ou que demonstram deterioração respiratória;

d) necessidade de cuidados de enfermagem ou fisioterápicos ausentes em outro local do hospital;
e) hemoptise maciça;
f) insuficiência respiratória com intubação iminente;
g) critérios laboratoriais da falência respiratória aguda:
  – PaO_2 arterial menor que 60mmHg quando inalado com O_2 maior que 40%;
  – $PaCO_2$ arterial superior a 46mmHg na ausência de alcalose metabólica;
  – desconforto respiratório ou acidose metabólica com $PaCO_2$ arterial superior a 36mmHg;
h) vias aéreas não protegidas ou condições em que haja inabilidade de clarear secreções ou vias aéreas não protegidas quanto a vômitos ou aspiração de secreções.

Alterações neurológicas

a) Acidente vascular cerebral com alteração da consciência;
b) coma metabólico, tóxico ou por anoxia;
c) hemorragia intracraniana;
d) hemorragia subaracnóidea;
e) meningite com alteração mental ou comprometimento respiratório;
f) distúrbio do sistema nervoso central ou periférico com deterioração neurológica ou pulmonar;
g) mal epiléptico;
h) morte encefálica ou potencial, em paciente candidato à doação de órgãos;
i) vasoespasmo;
j) trauma cerebral grave.

Intoxicação exógena e overdose

a) Hemodinâmica instável;
b) alteração mental importante sem proteção adequada das vias aéreas;
c) necessidade de terapias com antídotos;
d) necessidade de métodos dialíticos.

Sistema gastrointestinal

a) Pacientes com hemorragia ativa que necessitem de terapia agressiva de fluidos e monitorização hemodinâmica;
b) hepatite fulminante;
c) perfuração de esôfago com ou sem mediastinite.

Sistema endócrino e metabólico

a) Diabetes, cetoacidose complicada com instabilidade hemodinâmica, alteração mental, insuficiência respiratória ou acidose severa;

b) tempestade tireoidiana ou coma mixedematoso com instabilidade hemodinâmica;
c) estados de hiperosmolaridade com coma e/ou instabilidade hemodinâmica;
d) outros problemas endócrinos, tais como crise adrenal, com instabilidade hemodinâmica;
e) hipercalcemia severa com alteração do nível de consciência, requerendo monitorização hemodinâmica;
f) hiper ou hiponatremia com alteração do estado mental;
g) hipo ou hipermagnesemia com arritmia ou instabilidade hemodinâmica;
h) hipo ou hipercalemia com arritmias ou fraqueza muscular;
i) hiperfosfatemia com fraqueza muscular.

Cirurgia

a) Pós-operatório em que os pacientes requerem monitorização hemodinâmica; suporte ventilatório ou cuidados intensos de enfermagem.

Outros

a) Sepse, sepse grave ou choque séptico com ou sem instabilidade hemodinâmica; atentar para a evidência da deterioração de órgãos ou sistemas:
   1. oligúria,
   2. hipoxemia,
   3. estado mental alterado,
   4. íleo,
   5. lesão celular hepática,
   6. coagulopatia de consumo;
b) acidose lática;
c) necessidade de monitorização hemodinâmica;
d) condições clínicas que necessitam de cuidados de enfermagem de maior complexidade;
e) injúrias ambientais (hipo e hipertermia).

MODELO DAS INDICAÇÕES DE INTERNAÇÃO POR PARÂMETROS

Sinais vitais

a) Frequência cardíaca maior que 150bpm;
b) pressão arterial sistólica menor que 90mmHg ou 30mmHg menor que a basal;
c) pressão arterial média menor que 60mmHg;
d) hipertensão – pressão arterial diastólica maior que 140mmHg ou diastólica maior que 110mmHg associada com encefalopatia ou edema pulmonar;
e) frequência respiratória maior que 35mpm.

INDICAÇÕES DE INTERNAÇÃO EM UNIDADE DE TERAPIA INTENSIVA

Laboratório

a) Sódio sérico menor que 120mEq/l ou superior a 160mEq/l;
b) potássio sérico menor que 2,0mEq/l ou superior a 6,0mEq/l;
c) saturação de O_2 menor que 90mmHg;
d) pH menor que 7,1 ou superior a 7,7;
e) glicose sérica superior a 800mg/dl;
f) cálcio sérico superior a 13mg/dl;
g) acidose metabólica com pH menor que 7,0;
h) alcalose metabólica com pH maior que 7,6;
i) nível tóxico de droga em paciente hemodinamicamente instável ou com comprometimento neurológico;
j) lactato sérico superior a 4,0mg/dl;
k) toponina alterada em situações compatíveis com o infarto do miocárdio.

Radiografia/ultrassonografia/tomografia (novos achados)

a) Hemorragia cerebral, contusão ou hemorragia subaracnóidea com alteração do estado mental ou sinais neurológicos focais;
b) ruptura de víscera, vesícula, fígado, esôfago ou útero com instabilidade hemodinâmica;
c) dissecção de aorta.

Eletrocardiograma

a) Infarto agudo do miocárdio com arritmias complexas, instabilidade hemodinâmica ou insuficiência cardíaca;
b) taquicardia ventricular sustentada ou fibrilação ventricular;
c) bloqueio atrioventricular.

Achados físicos (agudos)

a) Pupilas não reativas e paciente inconsciente;
b) queimadura em mais de 10% da superfície corporal;
c) oligúria aguda ou condições com débito de diurese diminuído para menos de 400ml:
 – necessidade de monitorização hemodinâmica,
 – necessidade de diálise de emergência;
d) obstrução de vias aéreas;
e) coma;
f) síncope;
g) cianose;
h) tamponamento cardíaco;
i) necessidade de plasmaférese ou diálise peritoneal ou hemodiálise aguda ou áreas designadas para esses procedimentos.

REFERÊNCIAS BIBLIOGRÁFICAS

1. Conselho Regional de Medicina do Estado de São Paulo, resolução CREMESP nº 170, de 6 de novembro de 2007, Diário Oficial do Estado de São Paulo; Poder Executivo, 22 nov 2007. Seção 1, p 152. • 2. Seferian EG, Afessa B. Adult intensive care unit use at the end of life: A population based study. Mayo Clin Proc 2006;81:896. • 3. Task Force of the American College of Critical Care Medicine, Society of Critical Care Medicine: Guidelines for intensive care unit admission, discharge, and triage. Crit Care Med 1999;27:633. • 4. Azoulay E et al. Compliance with triage to intensive care recommendations. Crit Care Med 2001;29:2132. • 5. Mohammedi I et al. Patients refused in admission to an intensive care unit. Prospective evaluation of the causes and outcome [in French]. Presse Med 2003;32:1738. • 6. Garrouste-Orgeas M et al. Triaging patients to the ICU: A pilot study of factors influencing admission decisions and patient outcomes. Intensive Care Med 2003;29:774. • 7. Garrouste-Orgeas M et al. Decision-making process, outcome, and 1 year quality of life of octogenarians referred for intensive care unit admission. Intensive Care Med 2006;32:1045.

2. PROCEDIMENTOS EM UNIDADE DE TERAPIA INTENSIVA

Flávia de Oliveira Motta Maia
Maurício Henrique Claro dos Santos

INTRODUÇÃO

A internação de um paciente na unidade de terapia intensiva requer, invariavelmente, a realização de procedimentos invasivos para o uso de dispositivos com finalidade terapêutica e/ou para a monitorização de parâmetros fisiológicos determinados. Cabe ao médico intensivista conhecer de forma detalhada a técnica de implante de tais dispositivos, e a toda equipe, o conhecimento dos cuidados necessários para sua manutenção, utilizando-os da maneira mais adequada possível e minimizando a ocorrência de possíveis complicações.

Serão descritos a seguir os procedimentos invasivos mais frequentemente realizados na unidade de terapia intensiva.

CATETERIZAÇÃO VENOSA CENTRAL

As principais indicações para a cateterização da veia cava superior ou inferior são monitorização hemodinâmica, inserção de cateter de Swan-Ganz, uso de drogas vasoativas, administração de medicamentos cáusticos com possível indução de flebite (tais como amiodarona, soluções concentradas de cloreto de potássio, quimioterápicos etc.), nutrição parenteral, ausência de acesso venoso periférico, passagem de marca-passo transvenoso provisório e realização de terapia de substituição renal. A cateterização da veia cava superior é feita pela punção da veia jugular interna ou da veia subclávia e a cateterização da veia cava inferior é feita pela punção da veia femoral.

As principais contraindicações para a realização de punção venosa central são coagulopatia, infecção no sítio de punção, doença vascular grave no local a ser puncionado, distorção da anatomia vascular, suspeita de lesão da veia cava, paciente pouco colaborativo e profissional inexperiente não supervisionado[1,2].

Serão descritas as particularidades na obtenção de cada acesso vascular por meio do uso de fio guia ou técnica de Seldinger. Os materiais e os preparos iniciais são comuns aos diferentes tipos de acessos vasculares.

UTI - ADULTO – MANUAL PRÁTICO

Material

- Avental cirúrgico, gorro, máscara, luvas cirúrgicas estéreis;
- campos cirúrgicos amplos;
- soluções para antissepsia degermante e tópica, preferencialmente à base de clorexidina ou de iodopovidona;
- duas seringas e duas agulhas finas para aspiração de solução de lidocaína e de soro fisiológico;
- agulha fina para a anestesia local, solução de lidocaína e gaze estéril;
- *kit* de cateter venoso central, o qual inclui o cateter propriamente dito, seringa, agulha de punção calibre 18, fio guia e dilatador.

Preparos iniciais

1. Sempre que possível explicar ao paciente o procedimento a ser realizado, suas necessidades e eventuais riscos.
2. Colocar o paciente em posição adequada (específica para cada tipo de acesso).
3. Proceder à degermação do local a ser escolhido.
4. Proceder à lavagem das mãos com a mesma solução usada na degermação e à paramentação.
5. Limpar o local a ser puncionado com solução antisséptica tópica e colocar os campos cirúrgicos.
6. Aspirar a lidocaína para anestesia local.
7. Aspirar o soro fisiológico para preenchimento do cateter venoso central.
8. Proceder à anestesia local com agulha fina, com solução de lidocaína, anestesiando-se o trajeto a ser feito posteriormente com a agulha de punção, sendo possível localizar, na maioria das vezes, o vaso a ser puncionado com essa agulha. Deve-se ter cuidado para evitar a injeção intravascular de lidocaína.
9. Após esses passos iniciais fazer a cateterização venosa central propriamente dita.

CATETERIZAÇÃO VENOSA CENTRAL – VEIA SUBCLÁVIA (ACESSO INFRACLAVICULAR)[3]

Método

1. O paciente deve estar deitado em posição de Trendelenburg (15° a 30°), com a cabeça girada para o lado oposto a ser puncionado. Eventualmente a colocação de um coxim sob a região interescapular pode facilitar a apresentação. O médico deve posicionar-se lateralmente ao paciente na altura do ombro.
2. Identificar os reparos anatômicos, os vasos subclávios passam inferiormente à clavícula na junção de seu terço médio com seu terço distal (Fig. 2.1).

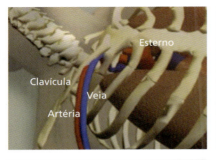
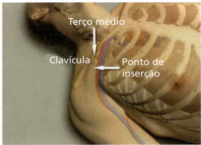
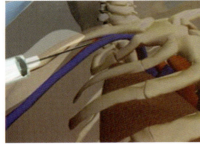

Figura 2.1 – Parâmetros anatômicos dos vasos subclávios (Adaptado de N Engl J Med 2007;357:24).

3. Fazer a punção com a agulha do *kit* do cateter conectada à seringa, sempre pressionando o êmbolo para trás.
4. A punção deve ser feita 2cm abaixo e 2cm lateral ao ponto descrito no *item 2*, com a agulha numa inclinação de 30° apontando para o nó esternal (Fig. 2.1). Após ultrapassar a pele, a seringa e a agulha devem ser abaixadas, percorrendo o trajeto rente à superfície posterior da clavícula para se evitar a ocorrência de pneumotórax.
5. A punção da veia subclávia geralmente ocorre após a introdução da agulha em vários centímetros e é identificada pelo retorno de sangue na seringa.
6. Nesse ponto é necessário desconectar a agulha da seringa, com o cuidado de não deslocar a agulha do lúmen vascular, e introduzir o fio guia além do limite final da agulha. A sua introdução deve ser fácil e sem resistência.
7. Retirar a agulha mantendo-se parte do fio guia, que sempre deve estar seguro pelo médico que realiza o procedimento, no lúmen vascular. Com a introdução do dilatador pelo fio guia dilata-se o trajeto a ser percorrido pelo cateter até a veia. Pode-se fazer uma pequena incisão com bisturi na pele, no ponto de entrada do dilatador, para facilitar a sua passagem. Retirar o dilatador mantendo-se o fio guia e comprimir o local com gaze para diminuir eventuais sangramentos e minimizar o risco de embolia.

8. Introduzir o cateter pelo fio guia até o local desejado (junção da veia cava superior com o átrio direito), mantendo-se sempre o fio guia seguro, já que o seu comprimento é superior ao do cateter. Após isso retirar o fio guia mantendo o cateter no lúmen vascular.
9. Aspirar sangue por todas as vias do cateter para a confirmação da posição intravascular. Feito isso, preenchê-lo com soro para evitar a sua obstrução.
10. Fixar o cateter com fio cirúrgico de forma apropriada e fazer o curativo estéril.
11. Solicitar a radiografia de tórax para confirmar o bom posicionamento do cateter e descartar eventuais complicações.

As complicações específicas relacionadas ao procedimento incluem pneumotórax, hemotórax, embolia aérea e punção arterial, destacando-se o fato da artéria subclávia ter uma compressibilidade limitada devido à sua localização.

CATETERIZAÇÃO VENOSA CENTRAL – VEIA JUGULAR INTERNA (ACESSO CENTRAL)[4]

Método

1. O paciente deve estar deitado em posição de Trendelenburg (15°), com a cabeça girada 45° para o lado oposto a ser puncionado. O médico deve posicionar-se acima da cabeça do paciente.
2. Identificar os reparos anatômicos, a punção deve ser realizada no ápice do triângulo formado pelas duas cabeças do músculo esternocleidomastóideo e da clavícula (Fig. 2.2).

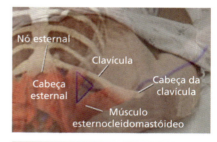
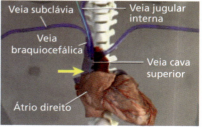

Figura 2.2 – Parâmetros anatômicos da veia jugular interna (Adaptado de N Engl J Med 2007;356:21).

3. A pulsação da artéria carótida interna é sentida 1 a 2cm medial ao ápice do triângulo ou abaixo da cabeça esternal do músculo esternocleidomastóideo e a veia jugular interna localiza-se lateralmente à artéria.
4. Fazer a punção com a agulha do *kit* do cateter conectada à seringa, sempre pressionando o êmbolo para trás.
5. A agulha deve ser inserida lateralmente à artéria carótida interna, logo abaixo do ápice do triângulo, numa inclinação de 30° a 45° com o plano frontal, em direção ao mamilo ipsolateral. Geralmente a punção venosa é obtida 3 a 5cm após a introdução da agulha.
6. Caso não haja sucesso na primeira tentativa, punções posteriores poderão ser realizadas medial ou lateralmente ao ponto inicial, porém sempre respeitando os limites da artéria carótida interna.
7. Os passos seguintes são idênticos aos passos 6 a 11 descritos anteriormente para a punção da veia subclávia.

CATETERIZAÇÃO VENOSA CENTRAL – VEIA JUGULAR INTERNA (ACESSO POSTERIOR)[5]

Método

1. O paciente deve estar deitado em posição de Trendelenburg (15°), com a cabeça girada 45° para o lado oposto a ser puncionado. O médico deve posicionar-se acima ou ao lado da cabeça do paciente.
2. A agulha deve ser introduzida 1cm dorsalmente ao ponto em que há o cruzamento da veia jugular externa com a borda posterior do músculo esternocleidomastóideo, abaixo deste.
3. A agulha deve ser direcionada caudal e ventralmente, em direção ao nó esternal, formando um ângulo de 45° com o plano sagital, e com uma angulação ascendente de 15°. Geralmente a punção venosa é obtida nos primeiros 5cm da introdução da agulha (Fig. 2.3).
4. Os passos seguintes são idênticos aos passos 6 a 11, descritos anteriormente para a punção da veia subclávia.

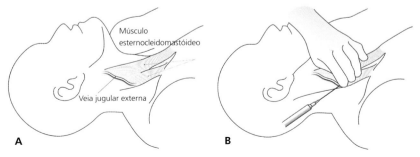

Figura 2.3 – Punção da veia jugular interna pela via posterior. **A)** Destaque para os reparos anatômicos, e **B)** demonstração do local de punção.

A complicação especificamente relacionada à punção da veia jugular interna é a punção inadvertida da artéria carótida. Na maioria das vezes, na ausência de coagulopatia, pode ser manejada conservadoramente com compressão manual por 10min, com evolução benigna. Em casos mais graves pode haver a formação de hematoma com compressão de estruturas cervicais adjacentes[1,2,4,5].

CATETERIZAÇÃO VENOSA CENTRAL – VEIA FEMORAL[6]

Método

1. O paciente deve estar em decúbito dorsal horizontal, caso tolerado, mas é possível uma leve inclinação de decúbito, com as pernas estendidas e ligeiramente abduzidas. O médico deve posicionar-se ao lado do local a ser puncionado, na altura do quadril.
2. A veia femoral encontra-se 1 a 1,5cm medial à pulsação da artéria femoral, logo abaixo do ligamento inguinal. Geralmente a artéria localiza-se na junção do terço medial aos dois terços distais desse ligamento.
3. A punção deve ser feita medial à artéria, com a agulha inclinada a 45° em relação ao plano frontal, em sentido cranial. O local de entrada da agulha deve ser 2 a 3cm abaixo do ligamento inguinal, garantindo que a punção venosa ocorra caudalmente a este, minimizando a possibilidade de ocorrência de hematoma retroperitoneal no caso de uma punção arterial inadvertida.
4. Fazer a punção com a agulha do *kit* do cateter conectada à seringa, sempre pressionando o êmbolo para trás. A punção da veia femoral é identificada pelo retorno de sangue na seringa.
5. Os demais passos com a utilização da técnica de Seldinger (fio guia) já foram descritos anteriormente. Vale ressaltar que o cateter pode ter toda a sua extensão introduzida na veia femoral, e não é necessário exame radiológico para a confirmação de seu posicionamento.

Potenciais complicações incluem infecção, tromboembolismo, hematomas e, mais raramente, fístula arteriovenosa e pseudoaneurismas. A tabela 2.1 expõe a frequência dos diferentes tipos de complicações, conforme o acesso central escolhido[2].

CATETERIZAÇÃO DA ARTÉRIA RADIAL[7]

A cateterização arterial é fundamental em terapia intensiva com o propósito de monitorização contínua da pressão arterial, para pacientes com instabilidade hemodinâmica em uso de vasopressores e para a coleta frequente de exames em pacientes com insuficiência respiratória grave com necessidade da análise de gases arteriais. A cateterização arterial é possível em vários sítios e a cateterização mais comumente utilizada é a da artéria radial, que será descrita a seguir.

Tabela 2.1 – Frequência de complicações mecânicas nas diferentes vias de acesso central (Adaptada de N Engl J Med 2003;348:12).

Complicações	Frequência (%)		
	Veia jugular interna	Veia subclávia	Veia femoral
Punção arterial	6,3-9,4	3,1-4,9	9,0-15,0
Hematoma	< 0,1-2,2	1,2-2,1	3,8-4,4
Hemotórax	NA	0,4-0,6	NA
Pneumotórax	< 0,1-0,2	1,5-3,1	NA
Total	6,3-11,8	6,2-10,7	12,8-19,4

NA = Não se aplica.

Contraindicações para a cateterização arterial incluem o comprometimento da circulação distal ao sítio de punção, infecção sobre o local a ser puncionado e lesão traumática proximal ao sítio de punção.

Material

- Avental cirúrgico, gorro, máscara, luvas cirúrgicas estéreis;
- campo cirúrgico (campo fenestrado, por exemplo);
- soluções para antissepsia degermante e tópica, preferencialmente à base de clorexidina ou de iodopovidona;
- gaze estéril, seringa, agulha fina para anestesia local e solução de lidocaína;
- jelco nº 20 ou *kit* de punção arterial;
- material para sutura cirúrgica.

Método

1. Sempre que possível explicar ao paciente o procedimento a ser realizado, suas necessidades e eventuais riscos.
2. É necessária a colocação de um coxim sobre o punho do paciente, para que a mão permaneça 30° a 60° em dorsiflexão. Isto superficializa a artéria radial, facilitando sua cateterização. A mão pode ser fixada na posição adequada com um esparadrapo (Fig. 2.4 A).
3. Proceder à degermação do local a ser escolhido.
4. Proceder à lavagem das mãos com a mesma solução usada na degermação e à paramentação.
5. Limpar o local a ser puncionado com solução antisséptica tópica e colocar o campo fenestrado.
6. Aspirar lidocaína para anestesia local, que pode ser feita com 0,5ml de lidocaína de cada lado da artéria em pacientes conscientes, minimizando a ocorrência de desconforto e a probabilidade de vasoespasmo da artéria.

7. A punção deve ser realizada aproximadamente 2cm proximal ao punho. Com a mão não dominante deve-se palpar a artéria e a punção com o jelco deve ser feita em uma inclinação de 30° a 45° com a pele em direção ao pulso arterial (Fig. 2.4 A).
8. A punção será percebida pelo retorno de sangue através do jelco. Nesse ponto ainda é feita uma pequena introdução da agulha para dentro da artéria, e depois deve-se diminuir sua inclinação em relação à pele. Então, o jelco sem a agulha é avançado para dentro da artéria, retira-se a agulha, permitindo o retorno de sangue pulsátil e o jelco é conectado ao sistema de transdução (Figs. 2.4 B e C).
9. Existem *kits* de punção com um fio guia incorporado. Neste caso, a punção é feita da mesma forma. A diferença é que após o retorno de sangue pelo sistema faz-se a progressão do fio guia para dentro da artéria e, posteriormente, a progressão do cateter intra-arterial pelo fio guia, retirando-se conjuntamente a agulha e o fio guia e conectando-se o cateter ao sistema de transdução.
10. Fixar o cateter ou o jelco com sutura cirúrgica.
11. Verificar se há comprometimento da perfusão da mão.

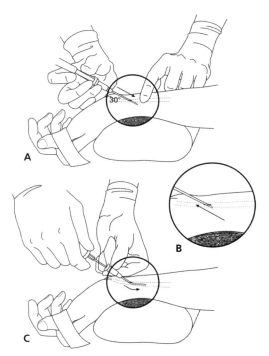

Figura 2.4 – Cateterização da artéria radial.

INTUBAÇÃO OROTRAQUEAL[8,9]

A intubação orotraqueal está indicada em qualquer situação que requer o controle definitivo da via aérea, como parada cardiorrespiratória, falência em proteger a via aérea com risco de broncoaspiração, por exemplo quando há diminuição do nível de consciência com diminuição do reflexo de tosse; insuficiência respiratória, obstrução de via aérea, instabilidade hemodinâmica grave etc.

Material

- Luvas e máscara cirúrgicas;
- sistema de aspiração;
- bolsa-valva-máscara (Ambu) com reservatório conectada à fonte de oxigênio;
- seringa de 10ml, estetoscópio e fixador de cânula orotraqueal;
- cânula orotraqueal com fio guia. De um modo geral indicam-se cânulas números 8,0 a 8,5 para mulheres e 8,5 a 9,0 para homens. Em indivíduos menores podem-se utilizar cânulas com diâmetros inferiores. É fundamental que o *cuff* da cânula orotraqueal seja testado antes do procedimento;
- laringoscópios com lâminas. Existem dois tipos de lâmina, a mais utilizada é a lâmina curva (Macintosh), número 3 ou 4, em que a sua ponta é posicionada na valécula. Com a lâmina reta (Miller), número 2 ou 3, a ponta deve "pescar" a epiglote.

Método

1. Sempre que possível explicar ao paciente o procedimento a ser realizado, suas necessidades e eventuais riscos.
2. O paciente deve estar monitorizado com oximetria de pulso, cardioscópio, medidor de pressão arterial, recebendo fonte suplementar de oxigênio e com um acesso venoso patente. As próteses dentárias devem ser removidas.
3. O paciente deve estar deitado, em hiperextensão cervical (se não houver contraindicações, como nos casos de trauma de coluna cervical), com um coxim abaixo da região occipital.
4. Deve-se proceder à anestesia do paciente, após a qual o paciente deve ser ventilado com Ambu, conectado a uma fonte de oxigênio. Um assistente poderá fazer a compressão, com os dedos indicador e polegar, sobre a cartilagem cricoide (manobra de Sellick), teoricamente diminuindo a possibilidade de regurgitação de conteúdo gástrico.
5. Deve-se segurar o laringoscópio com a mão esquerda e com a mão direita é possível abrir a boca do paciente.

6. Introduzir o laringoscópio pelo lado direito da cavidade oral, deslocando a língua para o lado esquerdo e visualizando-se a epiglote. Deve-se colocar a ponta da lâmina curva do laringoscópio na valécula e tracionar o laringoscópio para frente e para cima, num ângulo de 45°, expondo-se assim as cordas vocais (Fig. 2.5). Evitar o movimento de báscula com o laringoscópio, pois isto pode resultar em lesões da arcada dentária ou das partes moles.
7. Com a mão direita introduzir o conjunto do tubo orotraqueal com o fio guia pelo lado direito da boca, tomando o cuidado para que o tubo não comprometa a visualização das cordas vocais. Passar o tubo através das cordas vocais até que o *cuff* desapareça na traqueia. Como regra geral, o tubo deve ser introduzido até que a marca de 23cm alcance a arcada dentária superior para os homens e a marca de 21cm para as mulheres.
8. Retirar o fio guia e insuflar o *cuff* com 10ml de ar.
9. Confirmar a correta posição do tubo orotraqueal pela ausculta da região epigástrica e dos campos pulmonares e pelo uso do capnógrafo. Uma intubação esofágica despercebida é uma complicação potencialmente letal.
10. Fixar o tubo orotraqueal e conectar o paciente à ventilação mecânica.
11. Reavaliar os sinais vitais para a detecção de possíveis complicações.
12. Solicitar a radiografia de tórax para avaliar a posição final da cânula orotraqueal, que deve estar 3 a 5cm acima da carina.
13. Confirmar se a pressão do *cuff* está adequada (entre 20 a 30cmH$_2$O) com manômetro próprio.

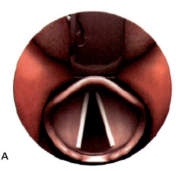
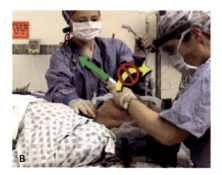

Figura 2.5 – **A**) Visualização adequada das cordas vocais após o posicionamento adequado da lâmina curva do laringoscópio na valécula. **B**) Manejo adequado do laringoscópio, projetando-o para frente e para cima em um ângulo de 45° (Adaptado de N Engl J Med 2007;356:17).

TORACOCENTESE[10]

A toracocentese geralmente é realizada com o intuito diagnóstico em pacientes com derrame pleural sem etiologia esclarecida, ou terapêutico, reduzindo o desconforto respiratório em pacientes com derrames pleurais volumosos. Deve ser evitada em pacientes com coagulopatia e com insuficiência respiratória e instabilidade hemodinâmica graves, até que a sua etiologia seja corrigida. Não deve ser realizada na presença de infecção do local a ser puncionado (celulite ou herpes--zoster, por exemplo) e deve ser feita com extremo cuidado nos pacientes em ventilação mecânica, preferencialmente pela orientação com ultrassonografia.

Material

- Avental cirúrgico, gorro, máscara, luvas cirúrgicas estéreis;
- campo cirúrgico (campo fenestrado, por exemplo);
- soluções para antissepsia degermante e tópica, preferencialmente à base de clorexidina ou de iodopovidona;
- gaze estéril, seringa, agulha fina para anestesia local e solução de lidocaína;
- equipo de soro, frascos a vácuo, "torneirinha" de três vias, seringa para aspiração (pode ser de 60ml ou, caso não haja disponibilidade, de 20ml), jelco n.º 14 ou 16 ou cateter apropriado para toracocentese.

Método

1. Sempre que possível explicar ao paciente o procedimento a ser realizado, suas necessidades e eventuais riscos.
2. Determinar o nível do derrame pleural pela propedêutica pulmonar ou pelo auxílio da ultrassonografia em casos selecionados. Você deverá puncionar um ou dois espaços intercostais abaixo do nível do derrame, 5 a 10cm lateralmente à coluna. Para se evitar lesões de órgãos abdominais não se deve puncionar o espaço abaixo da nona costela (Fig. 2.6).
3. Colocar o paciente sentado, ligeiramente curvado para frente e com os braços apoiados em uma mesa.
4. Proceder à lavagem das mãos e à paramentação após a antissepsia do local escolhido.
5. Fazer a punção com agulha fina e solução de lidocaína no espaço intercostal escolhido, entrando perpendicularmente à parede torácica e anestesiando todo o trajeto. Para não ocorrer lesão do feixe vasculonervoso, que percorre o sulco costal inferiormente, a punção deve ser o mais próximo possível da borda superior da costela inferior (Fig. 2.6). A aspiração do líquido pleural indica que o espaço pleural foi atingido e deve-se fazer uma injeção adicional de lidocaína, anestesiando-se a pleura parietal.
6. Fazer a punção no mesmo trajeto anestesiado com um jelco (ou cateter apropriado), conectado a uma seringa, puxando o êmbolo para trás continuamente. Ao se atingir o espaço pleural progredir o jelco sem a agulha.

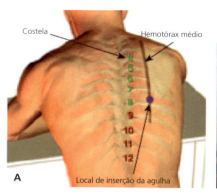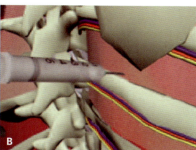

Figura 2.6 – **A**) Posição do paciente submetido à toracocentese e possíveis locais de punção. **B**) Destaque para o trajeto da punção próximo da borda superior da costela inferior, minimizando o risco de lesão do feixe vasculonervoso. (Adaptado de N Engl J Med 2006;355:15).

7. Retirar a agulha, obstruindo-se o jelco com o dedo para evitar a entrada de ar e conectar o jelco à "torneirinha" de três vias e a esta a seringa para aspiração. A via conectada ao espaço pleural deve estar fechada. Conectar o equipo de soro à última via da "torneirinha" e, por último, conectar este ao frasco a vácuo.
8. Manejando-se a "torneirinha" adequadamente é possível a aspiração de líquido para análise e, posteriormente, a sua drenagem, abrindo-a para o espaço pleural e para o frasco a vácuo.
9. Ao término do procedimento retirar o jelco, com o paciente prendendo a respiração ao final da expiração, ou seja, quando a pressão pleural é menos negativa, e fazer um curativo oclusivo.

Possíveis complicações incluem pneumotórax, dor, tosse e infecção local. Complicações mais graves, como hemotórax, embolia gasosa, lesão de órgãos abdominais e edema agudo de pulmão por reexpansão são menos frequentes. A radiografia de tórax após o procedimento nem sempre é necessária quando este foi feito de forma correta e o paciente evoluiu sem intercorrências.

PARACENTESE[11]

A paracentese é realizada com intuito diagnóstico e/ou terapêutico em pacientes com ascite sem diagnóstico definido ou naqueles com ascite refratária à terapia com diuréticos com ou sem restrição respiratória.

Os riscos associados ao procedimento são baixos, assim como a incidência de complicações hemorrágicas, devendo ser evitado nos pacientes com coagulação intravascular disseminada. Deve-se fazer com extremo cuidado em gestantes, pacientes com visceromegalias, obstrução intestinal ou distensão vesical e aderências intraperitoneais. Nestes casos recomenda-se a punção guiada pela ultrassonografia.

Material

- Avental cirúrgico, gorro, máscara e luvas cirúrgicas estéreis;
- campo cirúrgico (campo fenestrado, por exemplo);
- soluções para antissepsia degermante e tópica, preferencialmente à base de clorexidina ou de iodopovidona;
- gaze estéril, seringa, agulha fina para anestesia local e solução de lidocaína;
- equipo de soro, frascos a vácuo, jelco nº 14 ou 16 ou preferencialmente um cateter apropriado para paracentese.

Método

1. Sempre que possível explicar ao paciente o procedimento a ser realizado, suas necessidades e eventuais riscos.
2. Colocar o paciente em posição supina com a cabeceira ligeiramente inclinada.
3. Possíveis locais para punção (Fig. 2.7) são a linha média 2cm abaixo da cicatriz umbilical ou os quadrantes inferiores direito ou esquerdo, 2 a 4cm medial e cranialmente à espinha ilíaca anterossuperior. As punções nos quadrantes inferiores devem ser laterais ao músculo retoabdominal, minimizando a possibilidade de lesão dos vasos epigástricos inferiores.
4. Proceder à lavagem das mãos e à paramentação após a antissepsia do local escolhido.
5. Fazer a punção com agulha fina e solução de lidocaína no local escolhido, entrando perpendicularmente à parede abdominal e anestesiando todo o trajeto. A aspiração de líquido peritoneal indica que a cavidade peritoneal foi atingida e deve-se fazer uma injeção adicional de lidocaína, anestesiando-se o peritônio parietal.
6. Fazer a punção com jelco sobre o local anestesiado. Antes, porém, é necessário tracionar localmente a pele do local a ser puncionado 2cm caudalmente, introduzindo-se o cateter perpendicularmente à parede abdominal (Fig. 2.7). Após a retirada do cateter o sítio de entrada na pele irá retornar à sua posição original. Isso teoricamente previne o vazamento de líquido ascítico pelo local da punção.
7. Avançar o jelco conectado a uma seringa através da parede abdominal. Quando a cavidade peritoneal for atingida deve-se progredir o jelco para a cavidade peritoneal e remover a agulha. Aspirar líquido suficiente para a análise, conectar o equipo de soro ao jelco e a um frasco para retirada de quantidades adicionais de líquido.
8. Retirar o jelco e fazer um curativo oclusivo.

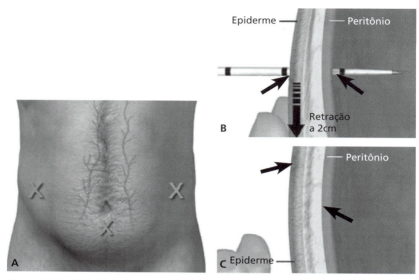

Figura 2.7 – **A**) Possíveis locais para a realização da paracentese. **B**) Modo de progressão do cateter pela parede abdominal, com a retração da pele caudalmente no sítio de inserção. (Adaptado de N Engl J Med 2006;355:19).

ACESSO GÁSTRICO – SONDAGEM NASOGÁSTRICA[12-19]

Material
- Sonda gástrica;
- luvas de procedimento não estéreis;
- xilocaína gel;
- gaze;
- seringa de 20ml;
- estetoscópio;
- material para fixação da sonda.

Método
1. Lavar as mãos.
2. Reunir o material e levar junto ao paciente.
3. Explicar ao paciente o que será feito e solicitar sua colaboração, caso esteja consciente.
4. Colocar o paciente em decúbito maior que 30°, se não houver contraindicação.
5. Medir o comprimento da sonda que será introduzida da ponta do nariz ao lóbulo da orelha até o apêndice xifoide.

6. Calçar as luvas.
7. Lubrificar com xilocaína gel aproximadamente 5cm da sonda, apoiando-a sobre a gaze.
8. Introduzir a sonda por uma das narinas, direcionando-a para baixo e para trás. Pedir ao paciente que flexione o pescoço de tal forma que o queixo se aproxime do tórax e solicitar a ele que degluta durante a passagem da sonda pelo esôfago, se possível. Observar durante o procedimento a presença de dispneia, cianose e tosse, que podem indicar que a sonda está na traqueia. Neste caso, deverá ser imediatamente retirada e o procedimento reiniciado.
9. Confirmar a posição gástrica da sonda observando se não está na cavidade bucal e realizando um dos seguintes testes:
   a) aspirar com a seringa o fluido gástrico e, se possível, medir o pH do aspirado (deve estar entre 1 e 3);
   b) injetar 20ml de ar pela sonda e auscultar o som com o estetoscópio na região epigástrica;
   c) colocar a extremidade da sonda em um copo com água, caso borbulhe retirar a sonda imediatamente e reiniciar o procedimento.
10. Confirmada a posição gástrica, efetuar a fixação.

ACESSO ENTERAL – SONDAGEM NASOENTERAL[12-19]

Material
- Sonda enteral com fio guia;
- luvas de procedimento não estéreis;
- xilocaína gel;
- gaze;
- estetoscópio;
- seringa de 20ml;
- 10ml de solução salina 0,9%;
- material para fixação da sonda.

Método
1. Proceder conforme os itens 1 a 9 da sondagem nasogástrica.
2. Confirmada a posição gástrica, introduzir aproximadamente 400ml de ar pela sonda.
3. Posicionar o paciente em decúbito lateral direito.
4. Introduzir aproximadamente mais 20cm da sonda, lentamente.
5. Confirmar a localização intestinal, inicialmente com o teste de refluxo:
   a) aspirado maior que 20ml de ar – localização provável em porção superior do estômago ou esôfago;
   b) aspirado maior que 20ml de secreção – localização provável no estômago, se possível verificar o pH do aspirado;

c) aspirado entre 5 e 10ml de secreção amarelada – localização provável no intestino;
d) nenhuma secreção aspirada;
e) introduzir pela sonda 10ml de ar, se houver resistência para aspirá-lo, provavelmente está na posição intestinal ou;
f) introduzir 10ml de solução salina 0,9%, se menos de 5ml for aspirado facilmente, provavelmente está em posição intestinal.

6. Retirar o fio guia.
7. Retirar as luvas.
8. Fixar a sonda.
9. Manter o paciente em decúbito lateral direito com cabeceira elevada (no mínimo em 30°) por aproximadamente uma hora.
10. **Sempre** solicitar radiografia de abdome para confirmar a posição da sonda.

Recomendações

Se não houver sucesso no posicionamento da sonda na primeira tentativa, retirá-la e reiniciar o procedimento. No item *10*, ao invés da insuflação de ar, administrar uma ampola de metoclopramida endovenosa, aguardar 10min e dar sequência aos demais itens da passagem da sonda.

ACESSO VESICAL – SONDAGEM VESICAL DE DEMORA[20,21]

Material
- Luvas de procedimento estéreis;
- pacote de cateterismo vesical contendo cuba rim, cúpula, pinça e algodão;
- sonda vesical (duas vias);
- sistema coletor de urina estéril;
- solução antisséptica;
- xilocaína gel (tubo lacrado);
- duas agulhas 40 × 12 (uma para abertura da xilocaína e outra para testar o *cuff* da sonda);
- duas seringas de 10ml (uma para insuflar o *cuff* da sonda e outra para introduzir xilocaína no meato uretral masculino);
- 10ml de água destilada;
- gaze estéril;
- material para fixação.

Observação: antes de iniciar a sondagem vesical, realizar a limpeza genital e perineal do paciente, utilizando água morna e sabão.

Método
1. Lavar as mãos.
2. Reunir o material e levar junto ao paciente.

3. Explicar o que será feito e solicitar sua colaboração, caso esteja consciente.
4. Colocar o paciente: quando mulher, em decúbito dorsal com os joelhos flexionados e os pés afastados 60cm de distância; quando homem, em decúbito dorsal com as pernas esticadas.
5. Abrir o pacote de cateterismo vesical entre as pernas do paciente, no sentido diagonal, colocando uma das pontas do campo rente à região glútea.
6. Abrir os demais materiais sobre o campo estéril.
7. Abrir o tubo de xilocaína gel e retirar o lacre com o auxílio da agulha 40 × 12 estéril.
8. Umidificar o algodão com a solução antisséptica recomendada pela Comissão de Controle de Infecção Hospitalar (CCIH).
9. Calçar as luvas estéreis.
10. Testar o *cuff* da sonda insuflando-o com a água destilada, na quantidade recomendada pelo fabricante. Depois, retirar o conteúdo utilizando a mesma seringa.
11. Conectar a sonda no coletor de sistema fechado.
12. Realizar a antissepsia local: para mulheres considerar a vulva e o meato uretral, e para homens, as pregas do prepúcio, glande e meato uretral. Sempre proceder da região externa para a interna e de cima para baixo, utilizando os quatro lados da bola de algodão.
13. Nas mulheres lubrificar aproximadamente 10cm da ponta da sonda com xilocaína gel e inserir a extremidade do cateter no meato uretral, avançando lentamente.
14. Nos homens aplicar uma tração suave ao pênis puxando-o para cima. Inserir 10ml de xilocaína gel, com o auxílio de uma seringa, no meato uretral e introduzir a sonda, cuidadosamente, até a região próxima à sua bifurcação.
15. Insuflar o *cuff* da sonda.
16. Puxar a sonda lentamente até sentir resistência.
17. Observar o retorno de urina pelo sistema coletor.
18. Proceder à fixação da sonda: nas mulheres, na região interna da coxa; nos homens, na região interna da coxa ou na região suprapúbica.
19. Pendurar a bolsa coletora abaixo do nível da bexiga.

REFERÊNCIAS BIBLIOGRÁFICAS

1. Pizzo VRP, Santos MHC. Cateterização venosa central. In Martins HS et al. (eds.). Pronto-socorro: Condutas do Hospital das Clínicas da Faculdade de Medicina da Universidade de São Paulo. Barueri: Manole; 2007. p 232. • 2. McGee D, Gould MK. Preventing complications of central venous catheterization. N Engl J Med 2003;348:2123. • 3. Braner DAV et al. Central venous catheterization – Subclavian vein. N Engl J Med 2007;357:e26. • 4. Graham AS et al. Central venous catheterization. N Engl J Med 2007;56:e21. • 5. Irwin R, Rippe JM. Irwin et Rippe's. Intensive Care Medicine. 5. ed. USA: Lippincott Willians and Wilkins; 2003. • 6. Tsui JY et al. Placement of a femoral venous catheter. N Engl J Med 2008;358:e30. • 7. Tegtmeyer K et al. Placement of an arterial line. N Engl J Med 2006;354:e13. • 8. Kaberhel C et al. Orotracheal intubation. N Engl J Med 2007;356:e15. • 9. Pizzo VRP et al. Insuficiência respiratória aguda e intubação orotraqueal. In Martins HS et al. eds. Pronto-socorro: Condutas do Hospital das Clínicas da Faculdade de Medicina da Universidade de São Paulo. Barueri: Manole; 2007. p 80. • 10. Thomsen TW et al. Thoracentesis. N Engl J Med 2006;355:e16. • 11. Thomsen TW et al. Paracentesis. N Engl J Med 200;355:e21. • 12. AMIB – Associação de Medicina Intensiva Brasileira. Nutrição enteral. In Terapia Nutricional no Paciente Grave. Rio de Janeiro: Revinter; 2001. p 75. • 13. Williams TA, Leslie GD. A review of the nursing care of enteral feeding tubes in critically ill adults: part I. Intensive and Critical Care Nursing. 2004;20:330. • 14. Williams TA, Leslie GD. A review of the nursing care of enteral feeding tubes in critically ill adults: part II. Intensive and Critical Care Nursing. 2005;21:5. • 15. Lee AJ at al. Evaluation of a technique for blind placement of post-pyloric feeding tubes in intensive care: application in patients with gastric ileus. Intensive Care Medicine. 2006; 32:553. • 16. Ellet MLC. Important facts about intestinal feeding tube placement. Gastroenterology Nursing 2006;2:112. • 17. Bork AMGT et al. Procedimentos e rotinas básicas de enfermagem. In Knobel E. ed. Condutas no Paciente Grave. 2. ed. São Paulo: Atheneu; 1998. p 1495. • 18. Timby BK. Sondagem gastrintestinal. In: Conceitos e Habilidades Fundamentais no Atendimento de Enfermagem. 8. ed. São Paulo: Artmed; 2005. p 639. • 19. Timby BK. Eliminação urinária. In Conceitos e Habilidades Fundamentais no Atendimento de Enfermagem. 8. ed. São Paulo: Artmed; 2005. p 671. • 20. Taylor C et al. Nutrição. In Fundamentos de Enfermagem. A Arte e a Ciência do Cuidado de Enfermagem. 5. ed. São Paulo: Artmed; 2007. p 1260. • 21. Taylor C et al. Eliminação urinária. In Fundamentos de Enfermagem. A Arte e a Ciência do Cuidado de Enfermagem. 5. ed. São Paulo: Artmed; 2007. p 1315.

3. CARDIOLOGIA EM UNIDADE DE TERAPIA INTENSIVA

3.1. Choque Cardiogênico

Márcio Sommer Bittencourt

INTRODUÇÃO

Choque cardiogênico é um estado de má perfusão tecidual secundária à insuficiência cardíaca. Sua definição clássica, baseada em parâmetros hemodinâmicos, inclui hipotensão persistente (pressão arterial sistólica menor que 80 a 90mmHg ou pressão arterial média maior que 30mmHg abaixo do basal) associada à redução importante do índice cardíaco (menor que 1,8 litros/min/m² sem drogas vasoativas ou menor que 2 a 2,2 litros/min/m² com suporte hemodinâmico) na vigência de pressões de enchimento adequadas (pressão diastólica final de ventrículo esquerdo ou pressão capilar pulmonar maior que 18mmHg ou pressão diastólica final de ventrículo direito ou pressão venosa central maior que 10 a 15mmHg)[1]. Para tal diagnóstico é necessária a utilização de um cateter de artéria pulmonar. Alternativamente, pode-se também confirmar o diagnóstico por meio da comprovação ecocardiográfica de pressões de enchimento elevadas e baixo débito cardíaco[2].

Clinicamente, o estado de hipoperfusão manifesta-se por extremidades frias, diminuição do débito urinário e/ou alteração do estado mental. A gravidade do quadro de hipoperfusão é extremamente variável e está intimamente relacionada com o prognóstico em curto prazo.

O choque cardiogênico tem como causa mais comum o infarto agudo do miocárdio, seguida de suas complicações mecânicas. No entanto, qualquer causa de disfunção ventricular esquerda ou direita pode causar um choque cardiogênico. A lista das principais causas de choque cardiogênico encontra-se no quadro 3.1.

A despeito da melhora significativa do tratamento do infarto agudo do miocárdio nas últimas décadas, a incidência e a mortalidade do choque cardiogênico reduziram pouco. Aproximadamente 5 a 8% dos infartos agudos do miocárdio com supradesnivelamento do segmento ST evoluem com choque cardiogê-

Quadro 3.1 – **Principais etiologias do choque cardiogênico.**

Infarto agudo do miocárdio levando a:
    Disfunção ventricular
    Ruptura do septo interventricular
    Insuficiência mitral
    Ruptura de parede livre com tamponamento cardíaco
    Infarto de ventrículo direito

Pós-parada cardiorrespiratória

Pós-cardiotomia

Secundário a taquiarritmias sustentadas

Miocardite aguda fulminante

Miocardiopatia hipertrófica com obstrução de via de saída de ventrículo esquerdo

Dissecção aguda de aorta associada a:
    Insuficiência aórtica aguda
    Tamponamento cardíaco

Embolia pulmonar (tromboembolismo pulmonar)

Doença valvar grave
    Estenose mitral ou aórtica grave
    Insuficiência mitral ou aórtica grave

Intoxicação por betabloqueador, bloqueador de canal de cálcio ou outro inotrópico negativo

Secundário a bradicardias sustentadas

Tamponamento pericárdico

Insuficiência cardíaca em fase avançada

Contusão miocárdica

Miocardiopatia de estresse (síndrome de Tako-tsubo)

nico, assim como 2,5% dos infartos sem supradesnivelamento do segmento ST, resultando em aproximadamente 50.000 casos por ano nos EUA[3]. Deste total, a mortalidade intra-hospitalar fica próxima de 50%.

FISIOPATOLOGIA

O choque cardiogênico é caracterizado por um círculo vicioso, no qual há piora da contratilidade cardíaca, mais comumente por isquemia, levando à queda do débito cardíaco e da pressão arterial, resultando em hipoperfusão tecidual. Esta hipoperfusão também acomete o miocárdio, levando à nova piora da contratilidade.

A disfunção ventricular sistólica e diastólica leva também ao aumento das pressões de enchimento e à congestão pulmonar. Em quase 50% dos casos esta piora da perfusão também está acompanhada de um quadro de síndrome da resposta inflamatória sistêmica (SRIS), levando à liberação de diversas citocinas inflamatórias que acabam contribuindo com a piora do quadro séptico[4] (Fig. 3.1).

Além disso, há casos de disfunção ventricular direita associada com o quadro acima. Aproximadamente 5% dos casos de choque cardiogênico têm a disfunção ventricular direita como principal causa do choque. Nesses casos pode ocorrer choque por diminuição do enchimento ventricular esquerdo por disfunção do ventrículo direito ou por compressão do ventrículo esquerdo pelo septo interventricular nos casos em que há sobrecarga importante de volume do ventrículo direito.

DIAGNÓSTICO

Em pacientes com infarto agudo do miocárdio, diabetes, hipertensão arterial, idade avançada e infarto anterior são fatores de risco para o desenvolvimento de choque cardiogênico. A imensa maioria dos casos envolve pacientes com lesões graves em duas ou nas três principais artérias coronárias[5].

Somente 10 a 15% dos pacientes chegam ao hospital em choque cardiogênico, a maioria deles desenvolve o quadro de choque nas primeiras 6 horas após a chegada. Devido à gravidade do quadro, deve-se iniciar o tratamento juntamente com a avaliação diagnóstica, visto que o atraso no tratamento pode levar à piora clínica importante.

O quadro clínico mais comum é a dispneia associada à cianose e à diaforese. O quadro de hipoperfusão cerebral pode levar à sonolência, confusão mental ou agitação. Habitualmente há taquicardia, porém alguns casos podem-se apresentar com bradicardia secundária ao bloqueio atrioventricular avançado. Há hipotensão arterial na maior parte dos casos, mas em alguns pacientes o aumento da resistência vascular sistêmica pode manter a pressão arterial em níveis próximos dos normais. Pode haver taquipneia, respiração de Cheyne-Stokes e distensão jugular, crepitação pulmonar e oligúria.

Para complementação diagnóstica, além dos exames laboratoriais de rotina, do eletrocardiograma e da radiografia de tórax, é necessário um ecocardiograma e em alguns casos a introdução do cateter de artéria pulmonar.

O eletrocardiograma pode mostrar ondas Q, alterações do segmento ST relacionadas ao infarto agudo do miocárdio e possíveis arritmias associadas ao quadro de choque cardiogênico. A radiografia de tórax mostra congestão pulmonar na maioria dos casos, e aumento da área cardíaca nos casos de pacientes com história prévia de insuficiência cardíaca.

O ecocardiograma permite definir o quadro de choque como o cardiogênico, além de identificar a etiologia de casos como ruptura de septo interventricular, ruptura de parede livre, tamponamento cardíaco, lesões valvares e outros.

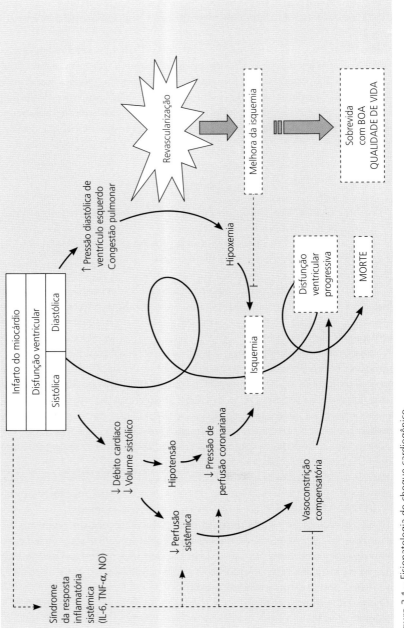

Figura 3.1 – Fisiopatologia do choque cardiogênico.

Em alguns casos, especialmente quando o ecocardiograma não está disponível, o cateter de artéria pulmonar pode auxiliar no diagnóstico e no manejo desses pacientes. Apesar da controvérsia atual do seu uso, há indicação nos casos em que existem dúvidas da etiologia do choque.

TRATAMENTO

MEDIDAS GERAIS

Deve-se manter a terapia antitrombótica habitual de síndrome coronariana aguda com ácido acetilsalicílico e heparina. Nos casos de choque deve-se manter o paciente sem clopidogrel até a definição sobre a necessidade de cirurgia de revascularização miocárdica, já que até um terço dos pacientes é submetido à cirurgia de urgência nesses casos.

Também deve-se ter atenção especial nesses casos com o uso de betabloqueadores, nitratos e morfina, já que todos eles podem levar à piora do quadro de hipotensão e ao choque.

Há necessidade, ainda, de otimização das medidas de suporte, incluindo ventilação mecânica, quando necessária, controle intensivo de glicemia com insulina e outras medidas de suporte habitual[6].

SUPORTE HEMODINÂMICO

O ajuste das medicações para suporte hemodinâmico deve ser feito de acordo com a provável causa do choque e com a pressão arterial. Pacientes hipotensos necessitam de vasopressores, enquanto pacientes pouco hipotensos com sinais de baixo débito devem receber inotrópicos e pacientes congestos e mal perfundidos devem receber vasodilatadores, se a pressão arterial permitir (Fig. 3.2).

Além das drogas acima descritas, o suporte hemodinâmico com balão intra-aórtico está indicado como terapia de suporte em todos os pacientes com sinais clínicos de baixo débito que tenham necessidade de inotrópicos para controle clínico.

REPERFUSÃO

A abertura rápida da artéria relacionada ao infarto é a única terapêutica certamente eficaz na redução da mortalidade nos casos de choque cardiogênico secundário a infarto agudo do miocárdio[7]. Como a eficácia dos fibrinolíticos é menor em pacientes em choque, sempre que possível esses pacientes devem ser encaminhados para um serviço que disponha de cateterismo cardíaco e cirurgia cardíaca de urgência. Nos casos em que isso é possível dois terços dos pacientes são tratados com angioplastia e um terço deles com cirurgia cardíaca de emergência.

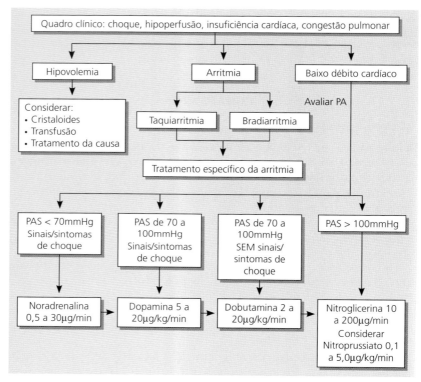

Figura 3.2 – Ajuste de drogas vasoativas no choque cardiogênico (para o tratamento de arritmias ver capítulos 3.2 e 3.3).

Nos casos em que não há possibilidade de transferência para um serviço com cardiologia intervencionista pode-se realizar a trombólise química, sempre que possível associada ao uso de balão intra-aórtico.

TRATAMENTO DE CASOS ESPECIAIS

Infarto agudo do miocárdio de ventrículo direito – hipotensão arterial transitória é extremamente comum. É responsável por 3% dos casos de choque cardiogênico. Nestes casos há aumento da pressão venosa central e ausência de congestão pulmonar. Os pacientes devem ser tratados com otimização da volemia, mantendo-se a pressão venosa central entre 10 e 15mmHg, evitando-se o excesso de volume. Quando necessário, podem-se associar inotrópicos para melhora do desempenho cardíaco.

Insuficiência mitral aguda – nestes casos há indicação de balão intra-aórtico para redução da pós-carga do ventrículo esquerdo, associada a inotrópicos quando necessário. Dentro do possível, deve-se evitar o uso de vasopressores, pois estes podem levar à piora da insuficiência mitral. O tratamento definitivo é o cirúrgico, com a correção da insuficiência.

Ruptura do septo interventricular – é um quadro clínico dramático com mortalidade de até 90%. Deve-se realizar o mesmo tratamento de suporte da insuficiência mitral e indicar a correção cirúrgica de emergência.

Ruptura de parede livre de ventrículo esquerdo – costuma ocorrer em infartos extensos que envolvem as paredes anterior e lateral, levando ao tamponamento cardíaco. É um quadro de extrema gravidade e alta mortalidade, no qual a única terapêutica efetiva é a correção cirúrgica de emergência[8].

Miocardite aguda – é responsável por até 15% dos quadros de choque cardiogênico, costuma ocorrer em pacientes mais jovens. O tratamento de suporte é o mesmo, mas não há, no entanto, indicação de coronariografia ou intervenção coronária.

PROGNÓSTICO

A mortalidade por choque cardiogênico é extremamente variável, dependendo da causa do quadro. Para pacientes com pós-infarto agudo do miocárdio a sobrevida após três anos é maior que 40%[9]. Destes pacientes, a imensa maioria apresenta bom controle clínico e permanece assintomática ou pouco sintomática após o quadro clínico inicial.

REFERÊNCIAS BIBLIOGRÁFICAS

1. Forrester JS et al. Medical therapy of acute myocardial infarction by application of hemodynamic subsets (second of two parts). N Engl J Med 1976;295:1404. • 2. Giannuzzi P et al. Doppler-derived mitral deceleration time of early filling as a strong predictor of pulmonary capillary wedge pressure in postinfarction patients with left ventricular systolic dysfunction. J Am Coll Cardiol 1994; 23:1630. • 3. Babaev A et al. Trends in management and outcomes of patients with acute myocardial infarction complicated by cardiogenic shock. JAMA 2005;294:448. • 4. Hochman JS. Cardiogenic shock complicating acute myocardial infarction: expanding the paradigm. Circulation 2003;107:2998. • 5. Lindholm MG et al. Cardiogenic shock complicating acute myocardial infarction: prognostic impact of early and late shock development. Eur Heart J 2003;24:258. • 6. Antman EM et al. ACC/AHA guidelines for the management of patients with ST-elevation myocardial infarction: executive summary. Circulation 2004;110:588. • 7. Hochman JS et al. Early revascularization in acute myocardial infarction complicated by cardiogenic shock. Shock investigators: should we emergently revascularize occluded coronaries for cardiogenic shock. N Engl J Med 1999;341: 625. • 8. Menon V et al. Outcomes and profile of ventricular septal rupture with cardiogenic shock after myocardial infarction: a report from the Shock trial registry. J Am Coll Cardiol 2000;36:1110. • 9. Hochman JS et al. Early revascularization and long-term survival in cardiogenic shock complicating acute myocardial infarction. JAMA 2006;295: 2511.

3.2. Taquicardias

Vitor Sérgio Kawabata

INTRODUÇÃO

As taquicardias ou as taquiarritmias são as alterações de ritmo cardíaco caracterizadas por frequência cardíaca (FC) alta. São muitas as alterações de ritmo com aumento da frequência cardíaca. Na seção de identificação das taquicardias vamos utilizar uma abordagem bem diferente de outros livros, mais próxima com a sequência de raciocínio dos cardiologistas, para facilitar a compreensão dos leitores não cardiologistas. Não abordaremos neste texto as condutas e procedimentos não emergenciais, como o estudo eletrofisiológico e os tratamentos para correção definitiva das arritmias, nem os fármacos não disponíveis em nosso meio. Não podemos deixar de lembrar que na presença de atividade elétrica taquicárdica em um paciente sem pulso temos um caso de parada cardiorrespiratória.

FISIOPATOLOGIA

São dois os principais mecanismos das taquicardias: o automatismo e a reentrada. O mecanismo da taquicardia nos auxilia na decisão do tipo de tratamento.

No automatismo, um grupo de células miocárdicas tem o automatismo aumentado, assumindo o comando da despolarização cardíaca com frequência cardíaca acelerada. O aumento do automatismo pode ser secundário às alterações autonômicas, eletrolíticas ou farmacológicas. Neste caso a cardioversão elétrica ou as drogas de curta duração, como a adenosina, são de pouca valia, já que, passado o efeito do procedimento, o mesmo grupo de células volta a assumir o ritmo cardíaco.

Na reentrada, existe um circuito que permite a circulação do estímulo cardíaco, com pelo menos duas vias (Fig. 3.3). Na presença de dupla via de condução, em geral a via mais rápida (A) tem período refratário (PR) maior e a mais lenta (B) tem período refratário menor. Em situação normal (1), as duas vias despolarizam em paralelo e o estímulo da via lenta encontra as fibras em período refratário, já despolarizadas pela via rápida. Mas na presença de um estímulo precoce (2), a via rápida (A) pode estar em período refratário; o estímulo segue então pela via lenta e pode retornar pela via rápida quando esta estiver repolarizada e reentrar novamente pela via lenta. Desta forma, temos um ciclo repetitivo (3), e a cada ciclo pode ocorrer estimulação do miocárdio levando à

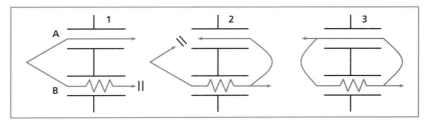

Figura 3.3 – Mecanismo de reentrada. 1. Na presença de dupla via de condução, em geral a via mais rápida (**A**) tem período refratário maior que a lenta (**B**) o que permite a ocorrência da reentrada. 2. Uma extrassístole, que chega à via rápida no seu período refratário, segue pela via lenta e volta pela via rápida já recuperada. 3. O estímulo reentra pela via lenta que tem período refratário curto, completando o ciclo da reentrada.

taquicardia. Para que a reentrada continue ocorrendo, é necessário um sincronismo perfeito, e qualquer fator que altere a velocidade de condução ou o período refratário das vias pode interromper o circuito.

ABORDAGEM INICIAL

Como será descrito no capítulo sobre *Bradicardias* (capítulo 3.3), ao identificarmos um ritmo cardíaco acelerado, devemos definir se a arritmia é primária ou secundária. Lembrar que a desidratação, hipovolemia, anemia, febre, hipertireoidismo, feocromocitoma, uso de drogas (simpatomiméticas, anfetaminas, cocaína etc.) e uma série de outras condições clínicas podem aumentar a frequência cardíaca secundariamente. Em caso de arritmia secundária, o foco principal do tratamento é corrigir a causa primária. Outro dado importante a ser avaliado é o tempo de evolução da arritmia.

Uma vez definida a taquicardia como primária, devemos estabelecer se a arritmia é estável ou instável, fundamental na determinação da abordagem terapêutica. Os critérios são os mesmos das bradiarritmias, e a presença de qualquer um deles define o quadro como instável – desde que o critério de instabilidade seja atribuível à arritmia. São eles:

1. Choque, hipotensão e má perfusão.
2. Alteração do nível de consciência (ainda que transitória, como síncope ou pré-síncope).
3. Dor precordial (*angina pectoris*).
4. Dispneia (insuficiência cardíaca congestiva).

A avaliação do paciente deve ser feita em sala de emergência, com monitorização dos sinais vitais e eletrocardiograma, até que seja definida sua estabilidade. Assim que possível, obter um eletrocardiograma de 12 derivações para documentação da arritmia. Neste momento, temos o quarto dado fundamental

– se o complexo QRS é estreito (inferior a 0,12s) ou largo (superior a 0,12s). Se o quadro for instável, passar imediatamente ao tratamento do paciente, deixando a identificação da arritmia para mais tarde.

IDENTIFICAÇÃO

Na análise do eletrocardiograma, além de determinar a frequência cardíaca, observar se o complexo QRS é estreito ou largo, se há ou não onda P e sua correlação com o QRS, e se o intervalo R-R é constante ou variável.

TAQUICARDIAS COM QRS ESTREITO

As taquicardias com QRS estreito são taquicardias supraventriculares[1]. Nessas taquicardias deve-se pesquisar a existência ou não de onda P.

Taquicardias com QRS estreito sem onda P

Existem três possibilidades diagnósticas com este tipo de eletrocardiograma (Fig. 3.4).

- Com R-R variável – fibrilação atrial.
- Com R-R constante sem ondas P, mas com ondas F "em serra" – *flutter* atrial.
- Com R-R constante sem despolarização atrial visível – taquicardia juncional, taquicardia paroxística supraventicular por reentrada nodal (TPSV-RN) ou taquicardia atrioventricular ortodrômica da síndrome de Wolff-Parkinson-White.

Taquicardias com QRS estreito com onda P

Também existem três possibilidades na presença de onda P (Fig. 3.5).

- Com P-R menor que o R-P – deve ser taquicardia sinusal ou taquicardia atrial, a morfologia e a orientação da onda P definem se o foco é sinusal ou não.
- Com P-R igual ao R-P – pode ser a situação acima com bloqueio atrioventricular de primeiro grau, mas se a frequência cardíaca for próxima de 150bpm, considerar a possibilidade de *flutter* atrial 2:1 em que metade das ondas F está encoberta pelo QRS.
- Com P-R maior que o R-P – como se a onda P viesse depois do QRS.
  - Se o R-P for menor que 0,08s – taquicardia paroxística supraventricular por reentrada nodal.
  - Se o R-P for maior que 0,08s – taquicardia atrioventricular ortodrômica da síndrome de Wolff-Parkinson-White.

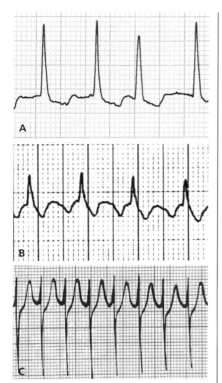

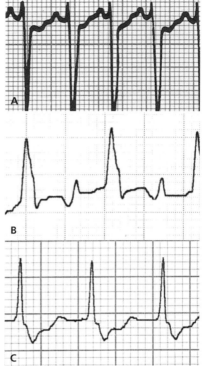

Figura 3.4 – Taquicardias com QRS estreito sem onda P. **A)** Sem onda P e R-R variável na fibrilação atrial. **B)** Sem onda P, mas com ondas F em serra do *flutter* atrial. **C)** Sem onda P e R-R regular da taquicardia juncional, taquicardia paroxística supraventricular por reentrada nodal e taquicardia atrioventricular ortodrômica da síndrome Wolff-Parkinson-White.

Figura 3.5 – Taquicardias com QRS estreito com onda P. **A)** P-R < R-P – das taquicardias sinusal e atrial. **B)** P-R = R-P – *flutter* atrial, notar a deflexão na porção descendente do QRS causado pela onda F sob o QRS. **C)** P-R > R-P – taquicardia paroxística supraventricular por reentrada nodal e taquicardia atrioventricular ortodrômica da síndrome Wolff-Parkinson-White.

Taquicardia com QRS largo

Cerca de 80% dessas arritmias são taquicardias ventriculares e os outros 20% são supraventriculares com aberrância de condução. Não devemos utilizar critérios clínicos (pacientes estáveis – taquicardia supraventricular/pacientes instáveis – taquicardia ventricular) para diferenciar taquicardia supraventricular de taquicardia ventricular. Se não for possível a diferenciação pelo eletrocardiograma, quer seja pela dificuldade do traçado ou inexperiência do médico, é preferível tratar uma taquicardia supraventricular como taquicardia ventricular, do que tratar uma taquicardia ventricular como taquicardia supraventricular.

Para diferenciação de taquicardia ventricular e taquicardia supraventricular com aberrância, podem ser utilizados os Critérios de Brugada[2,3] que têm sensibilidade e especificidade muito altas (Figs. 3.6 e 3.7). Começando pelo primeiro critério, se positivo já define taquicardia ventricular; se negativo, passamos ao segundo critério, e assim por diante. Se todos os critérios forem negativos, deve ser uma taquicardia supraventricular com aberrância de condução. Cerca de 1% dos eletrocardiogramas de taquicardia com QRS largo ficam sem diagnóstico se os critérios forem corretamente aplicados.

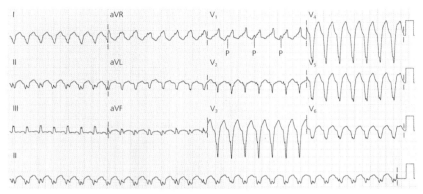

Figura 3.6 – Taquicardia ventricular, morfologia de bloqueio de ramo direito – dissociação P-QRS bem identificada em V_1 e onda QRS monofásica em V_1 e R < S em V_6.

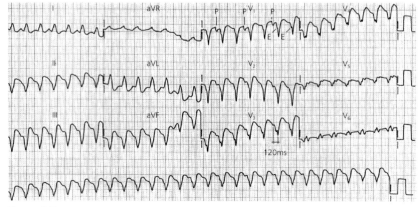

Figura 3.7 – Taquicardia ventricular, morfologia de bloqueio de ramo esquerdo – ausência de padrão RS nas precordiais, dissociação entre P e QRS (ondas P marcadas em V_1), R-nadir de S > 100ms (120ms em V_3) e entalhe na fase descendente da onda S em V_1 (E).

- Se houver ausência de ondas RS nas derivações precordiais – taquicardia ventricular.
- Se o intervalo entre R e o nadir de S maior que 0,1s – taquicardia ventricular.
- Se houver dissociação entre P e QRS – taquicardia ventricular.
  - Se QRS com morfologia de bloqueio do ramo direito e onda monofásica ou bifásica em V_1 e onda R menor que S em V_6 – taquicardia ventricular.
  - Se QRS com morfologia de bloqueio do ramo esquerdo e onda S em V_1 entalhada – taquicardia ventricular.

Para a identificação das taquicardias supraventriculares com aberrância de condução, podemos utilizar os mesmos critérios eletrocardiográficos das taquicardias com QRS estreito.

Nas taquicardias ventriculares, observar ainda o intervalo R-R:

- Se R-R constante – taquicardia ventricular monomórfica.
- Se R-R variável – taquicardia ventricular polimórfica.
- Se R-R variável e amplitude e polaridade dos QRS alternando, formando fusos – *torsade de pointes* (Fig. 3.8).

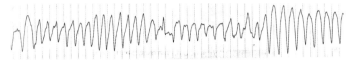

Figura 3.8 – Taquicardia ventricular em *torsade des pointes* – taquicardia polimórfica, com alternância de QRS formando fusos.

TIPOS DE TAQUICARDIAS

TAQUICARDIA SINUSAL

Ritmo normal do coração com frequência cardíaca acima da normal. Em princípio são secundárias e não precisam de tratamento além da pesquisa e correção da causa primária[4,5].

TAQUICARDIA ATRIAL

Muitas vezes secundária a doenças extracardíacas como pneumonias, doença pulmonar obstrutiva crônica e drogas. O eletrocardiograma caracteriza-se por ondas P precedendo o QRS – o diferencial do sinusal são as ondas P com morfologia diferente (Fig. 3.9). Quando há bloqueio atrioventricular variável associado, é quase patognomônica de intoxicação digitálica. O mecanismo de automatismo aumentado em um foco ectópico atrial é importante neste tipo de arritmia, ou seja, muitas vezes a cardioversão elétrica sincronizada (CVE) é

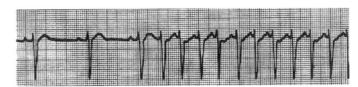

Figura 3.9 – Entrada em taquicardia atrial – ondas P precedendo os QRS (PR < RP), neste caso notar a semelhança entre a onda P sinusal e a do foco ectópico.

ineficaz – o foco automático reassume o ritmo após a despolarização do miocárdio pela CVE, sendo necessário tratamento medicamentoso mesmo em alguns pacientes instáveis. São eficazes os fármacos dos grupos Ia, Ic e III de Vaughan Williams[4,5].

TAQUICARDIA JUNCIONAL

Mecanismo semelhante à taquicardia atrial – o mecanismo também é o automatismo. Assim como a taquicardia atrial, pode ser secundária à intoxicação digitálica. Diagnóstico diferencial da taquicardia paroxística supraventricular e da taquicardia atrioventricular ortodrômica por feixe anômalo. O eletrocardiograma caracteriza-se por QRS estreito, com R-R regular, com onda P retrógrada, dissociada dos QRS, ou encoberta pelos complexos QRS. Responde aos fármacos com capacidade de bloqueio do nó atrioventricular, como os betabloqueadores e os bloqueadores de canais de cálcio[4,5].

TAQUICARDIA POR REENTRADA NODAL

O mecanismo principal é a reentrada do estímulo por dupla via no nó atrioventricular. Nesses pacientes existem duas vias no nó atrioventricular (Fig. 3.10): uma de condução rápida e período refratário longo, outra de condução lenta e período refratário curto. Em um batimento normal, o estímulo desce pela via rápida e despolariza os ventrículos, enquanto o que vem pela via lenta termina ao encontrar o feixe de Hiss e ventrículos em período refratário, já despolarizados pela via rápida. Em caso de batimento precoce (extrassístole) o estímulo pode encontrar a via rápida ainda em período refratário, e seguir pela via lenta que tem período refratário curto, ao chegar ao feixe de Hiss, o estímulo despolariza os ventrículos e encontra a via rápida repolarizada, voltando para os átrios em que o ciclo de reentrada se completa. A taquicardia resultante tem frequência cardíaca aproximadamente igual a 180bpm R-R regular, sem onda P ou com P-R maior que R-P e R-P menor que 0,08s (Fig. 3.11).

Esta taquiarritmia depende de um sincronismo perfeito para a reentrada – qualquer medida que altere as velocidades de condução ou os períodos refratários (como a manobra vagal) pode interromper o circuito.

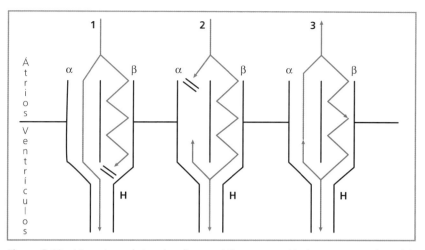

Figura 3.10 – Mecanismo da taquicardia paroxística supraventricular por reentrada nodal. **1**. Em um batimento normal, o estímulo desce pela via rápida (α) e despolariza os ventrículos, o que vem pela via lenta (β) encontra os ventrículos já despolarizados. **2**. Um estímulo precoce encontra a via rápida (α) em período refratário e desce pela via lenta (β) despolarizando os ventrículos, e volta pela via rápida. **3**. Retorna pela via rápida, despolariza os átrios e reentra pela via lenta, completando o ciclo.

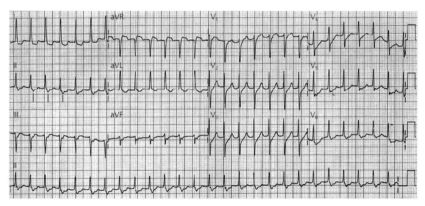

Figura 3.11 – Taquicardia paroxística supraventricular por reentrada nodal – taquicardia, QRS estreito, com P retrógrada (PR > RP) e RP < 0,08s.

A droga de eleição é a adenosina. Quando a adenosina é ineficaz ou há recorrência da arritmia (um fármaco de meia-vida mais longa é necessário), as alternativas são: os digitálicos, os betabloqueadores, o verapamil ou a CVE com baixa energia (50J)[4,5].

FLUTTER ATRIAL

A arritmia que utiliza a circunferência dos átrios como circuito de reentrada, com frequência atrial alta (250 a 350bpm) e condução para o ventrículo com bloqueio 2:1 no nó atrioventricular (frequência cardíaca aproximadamente igual a 150bpm) em geral é rítmica (Fig. 3.12). Presença de ondas F (despolarização atrial) em geral negativas (80%) em DII, DIII, aVF (tipo I). Altamente organizada, raramente responde à dose de antiarrítmicos (10 a 30%), desta forma, mesmo em casos estáveis, o método de reversão de eleição é a CVE com baixa energia (50J). Em caso de opção por uso de medicamentos, os antiarrítmicos e as drogas dos grupos Ia, Ic e III podem ser usados.

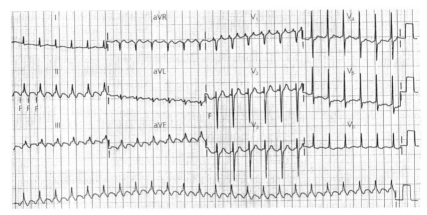

Figura 3.12 – *Flutter* atrial – ondas F em forma de serra, com frequência entre 250 e 350, negativas em DII, DIII e aVF e condução 2:1 para os ventrículos.

Os átrios podem não ter contração efetiva, na vigência da arritmia, com possibilidade de formação de trombos intracavitários e posterior embolização. Apesar de não existirem evidências tão consistentes quanto às da fibrilação atrial (FA), podemos reverter o *flutter* até 48 horas após seu início, enquanto o risco de embolia é muito baixo. Após 48 horas, devemos controlar a frequência cardíaca com drogas que bloqueiem o nó atrioventricular (digital, betabloqueadores e bloqueadores de canais de cálcio) e anticoagular o paciente com varfarina. Com três semanas de anticoagulação efetiva (tempo de protrombina com INR entre 2,0 e 3,0), podemos reverter o *flutter* e manter o paciente anticoagulado por mais quatro semanas[4,5].

Uma alternativa nas três semanas iniciais de anticoagulação é solicitar um ecocardiograma transesofágico – na ausência de sinais de trombo (visualização de trombo intracavitário, fluxo lento na aurícula ou presença de contrate espontâneo) podemos anticoagular o paciente com heparina ou heparina de baixo peso molecular, reverter a arritmia e manter o paciente anticoagulado por mais quatro semanas.

FIBRILAÇÃO ATRIAL

É a taquiarritmia mais frequente na sala de emergência. Múltiplos focos de reentrada no átrio, com altíssima frequência atrial (aproximadamente 500bpm) e bloqueio atrioventricular variável, R-R irregular e com frequência cardíaca próxima de 180bpm em pacientes sem uso de antiarrítmicos (Fig. 3.13). Presente de forma crônica em muitos pacientes com cardiopatia avançada. Aqui a possibilidade de embolização e a necessidade de anticoagulação, como descrito no *flutter* atrial, estão muito bem estabelecidas. Entretanto ainda existe grande controvérsia quanto aos possíveis benefícios de reversão da arritmia em relação ao controle simples da frequência cardíaca com bloqueio do nó atrioventricular e anticoagulação permanente[4-8].

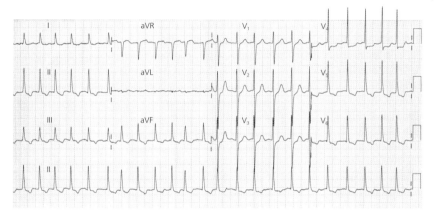

Figura 3.13 – Fibrilação atrial – sem ondas P e R-R variável e frequência cardíaca de aproximadamente 180bpm.

Ao optarmos pelo controle da frequência cardíaca, os digitálicos, betabloqueadores e bloqueadores dos canais de cálcio estão indicados. Para a reversão, utilizamos os antiarrítmicos dos grupos Ia, Ic, III ou a CVE. A fibrilação atrial responde melhor ao tratamento farmacológico que o *flutter*, mas a CVE pode necessitar de elevados níveis de energia (200 a 360J). Em casos refratários, as opções são a CVE com onda bifásica[9,10], cardioversão intracavitária, ablação do nó atrioventricular com implante de marca-passo definitivo e cirurgia de labirinto de Cox.

TAQUICARDIA ATRIOVENTRICULAR POR FEIXE ANÔMALO (SÍNDROME DE WOLFF-PARKINSON-WHITE)

Nesta taquicardia há a presença de um feixe anômalo (feixe de Kent) comunicando eletricamente os átrios e os ventrículos. A arritmia ocorre por reentrada pelo nó atrioventricular e feixe anômalo. No eletrocardiograma sem arritmias podemos identificar um P-R curto (menor que 0,12s) e a onda delta causada pela despolarização inicial dos ventrículos pelo feixe anômalo que não tem o retardo do nó atrioventricular, mas tem período refratário maior que o nó atrioventricular (Fig. 3.14). Um caso de síndrome de Wolff-Parkinson-White em que não identificamos a onda delta no eletrocardiograma de base chamamos de síndrome de Wolff-Parkinson-White oculta.

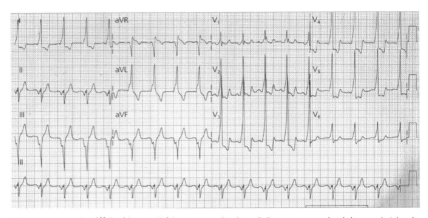

Figura 3.14 – Wolff-Parkinson-White sem arritmia – P-R curto e onda delta no início do QRS.

Um batimento atrial precoce pode encontrar o Kent em período refratário e seguir pelo nó atrioventricular despolarizando os ventrículos; o estímulo sobe então de volta aos átrios pelo Kent e completa o ciclo, descendo novamente pelo nó atrioventricular (Fig. 3.15A). Como a reentrada segue o sentido normal do sistema de condução, a taquicardia é dita ortodrômica; a despolarização dos ventrículos ocorre pelo sistema de condução, com QRS estreito, R-R regular sem onda P. Se houver onda P, o P-R superior ao R-P e R-P maior que 0,08s, tendo como diferencial nos dois casos a taquicardia paroxística supraventricular por reentrada nodal.

Quando o batimento precoce é ventricular, processo análogo ocorre, com o estímulo subindo aos átrios pelo nó atrioventricular e descendo de volta para os ventrículos pelo Kent (Fig. 3.15B). Como a reentrada segue o sentido inverso do sistema de condução, a taquiarritmia é chamada de antidrômica e a despolarização ventricular ocorre pelo feixe de Kent, com QRS aberrante, largo e R-R regular, tendo como diferencial a taquicardia ventricular.

Quando for possível o diagnóstico de reentrada por feixe anômalo, devemos dar preferência a fármacos que bloqueiam mais o feixe anômalo que o nó atrioventricular (Ia, Ic, III). O grande risco nos pacientes com feixe de Kent com alta

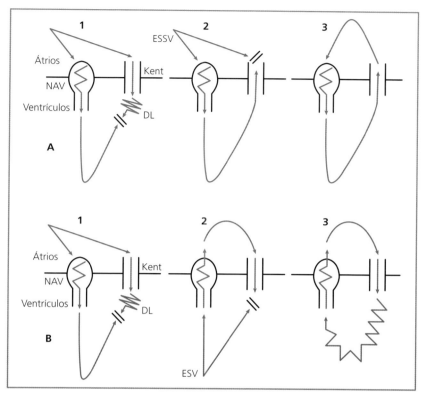

Figura 3.15 – Esquema explicativo da taquiarritmia atrioventricular da síndrome de Wolff-Parkinson-White. **A)** Taquicardia atrioventricular ortodrômica. 1. O estímulo desce pelo feixe de Kent e inicia a despolarização lenta (DL), fibra a fibra (onda delta) até que o retardo do nó atrioventricular (NAV) é vencido e o estímulo desce pelo sistema de condução. 2. Uma extrassístole supraventricular (ESSV) chega ao feixe de Kent em período refratário, em que é bloqueada e desce pelo nó atrioventricular – volta aos átrios pelo feixe de Kent já repolarizado. 3. O estímulo retorna ao átrio pelo Kent e reentra pelo nó atrioventricular, completando o ciclo. **B)** Taquicardia atrioventricular antidrômica. 1. O estímulo desce pelo feixe de Kent e inicia a despolarização lenta, fibra a fibra (onda delta) até que o retardo do nó atrioventricular é vencido e o estímulo desce pelo sistema de condução. 2. Uma extrassístole ventricular (ESV) chega ao feixe de Kent em período refratário, em que é bloqueada e vai para os átrios pelo nó atrioventricular. 3. O estímulo retorna aos ventrículos pelo Kent, despolarizando-os fibra a fibra (QRS largo) e reentra pelo nó atrioventricular, completando o ciclo.

capacidade de condução é de bloquear o nó atrioventricular e "liberar" o Kent – o paciente poderia entrar em fibrilação atrial e esta ser conduzida como fibrilação ventricular pelo feixe anômalo (Fig. 3.16). Nesta situação, a CVE imediata é imperativa[4,5].

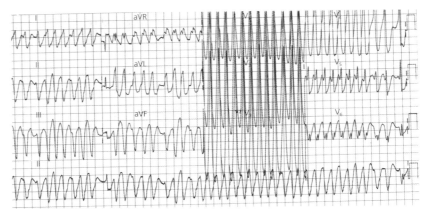

Figura 3.16 – Fibrilação atrial conduzida pelo feixe de Kent no WPW – QRS largo, com onda delta inicial e R-R irregular.

TAQUICARDIA VENTRICULAR

É a taquiarritmia de QRS largo, em geral regular, com mecanismo de reentrada nos ventrículos. Respondem pela maioria das taquicardias com QRS largo. Mais frequentes em pacientes portadores de doença estrutural do coração. Quando estáveis, podem ser tratadas com fármacos com atividade antiarrítmica nos ventrículos (Ia, Ib, Ic, III). Costumam responder bem à CVE pela organização da arritmia[11].

Algumas vezes a taquicardia ventricular pode apresentar morfologia de QRS e intervalo R-R variáveis – a taquicardia ventricular polimórfica. Em geral, precisam de maiores níveis de energia na CVE (iniciar com 200J) e algumas vezes não conseguimos o sincronismo do choque pela variabilidade do R-R – nestes casos é aceitável a cardioversão não sincronizada.

Existe um tipo específico de taquicardia ventricular polimórfica, associada ao alargamento do intervalo Q-T (congênito ou secundário a medicamentos antiarrítmicos). Nesta taquicardia ventricular, há alternância da polaridade e a amplitude das ondas QRS, que forma um traçado em fusos, como se as pontas da tira de eletrocardiograma fossem torcidas – o *torsade de pointes* (ver Fig. 3.8). Em geral, é uma arritmia não sustentada, alternando períodos de *torsade* com ritmo sinusal com Q-T longo. Pela própria etiologia, procuramos não usar antiarrítmicos – as exceções são a lidocaína e a fenitoína. A CVE auxilia pouco pelo caráter intermitente da arritmia (esta reverte espontaneamente para voltar a reentrar). A administração de 2g de sulfato de magnésio e a passagem de marca-passo provisório para acelerar a frequência cardíaca de base (mesmo que o paciente não esteja bradicárdico) são as medidas preconizadas enquanto aguardamos a depuração dos antiarrítmicos precipitantes.

Outro tipo específico de taquicardia ventricular é a taquicardia ventricular idiopática, que acomete indivíduos com coração "normal", muitas vezes jovens, e usa parte do sistema de condução como circuito de reentrada, podendo apresentar QRS pouco alargado. A taquicardia ventricular idiopática pode ser responsiva ao verapamil, com eletrocardiograma com morfologia de bloqueio de ramo direito e desvio do eixo QRS para a esquerda (bloqueio da divisão anterossuperior do ramo esquerdo). Este tipo de taquicardia ventricular responde à adenosina, verapamil e betabloqueadores. O outro tipo de taquicardia ventricular idiopática é o não responsivo ao verapamil, com eletrocardiograma demonstrando bloqueio de ramo esquerdo e desvio do eixo para a direita (bloqueio da divisão posteroinferior do ramo esquerdo). Como o próprio nome diz, esta taquicardia ventricular idiopática não responde ao verapamil, mas pode ser tratada com adenosina ou amiodarona.

TAQUICARDIA MEDIADA POR MARCA-PASSO

É uma taquicardia rara, que pode ocorrer em pacientes portadores de marca-passo de dupla câmara, em que o nó atrioventricular não conduz dos átrios para os ventrículos, mas conduz dos ventrículos para os átrios. Em situação normal, o estímulo sinusal despolariza os átrios e é bloqueado no nó atrioventricular. O eletrodo atrial "sente" a despolarização atrial e deflagra a estimulação dos ventrículos pelo eletrodo ventricular (Fig. 3.17). Na vigência da arritmia, a despo-

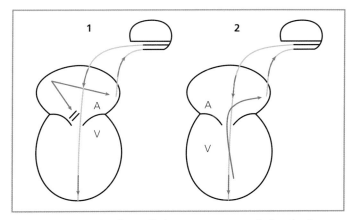

Figura 3.17 – Taquicardia mediada por marca-passo. 1. O estímulo gerado nos átrios (A) é bloqueado no nó atrioventricular, mas o marca-passo de dupla câmara despolariza os ventrículos (V) após "sentir" a despolarização atrial, quando funcionando normalmente. 2. Em alguns pacientes o nó atrioventricular não conduz dos átrios para os ventrículos, mas conduz dos ventrículos para os átrios – a despolarização do eletrodo ventricular é conduzida de volta para os átrios pelo nó atrioventricular em que é captada pelo eletrodo atrial, gerando novo estímulo ventricular.

larização ventricular consegue despolarizar os átrios, ascendendo pelo nó atrioventricular – a despolarização atrial é "sentida" pelo eletrodo atrial que deflagrará novo estímulo ventricular, criando uma reentrada dependente do marca-passo. Ao contrário de outras arritmias por reentrada, a melhor conduta é a reprogramação do marca-passo, com aumento do intervalo atrioventricular. No eletrocardiograma identificamos uma taquicardia com espículas de marca-passo antecedendo cada QRS – uma onda P retrógrada após o QRS pode ser identificada ou estar encoberta pela despolarização ventricular (Fig. 3.18).

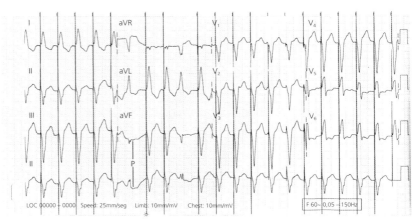

Figura 3.18 – Taquicardia mediada por marca-passo – complexos QRS precedidos por espícula do marca-passo, notar onda P sendo conduzida retrogradamente pelo nó atrioventricular após batimento espontâneo.

TRATAMENTO

TAQUICARDIAS INSTÁVEIS

As taquiarritmias instáveis, independente do tipo, devem ser revertidas da forma mais rápida possível, ou seja, com a cardioversão elétrica sincronizada (CVE). Durante o preparo para o procedimento, é possível tentar alguma medida rápida e de efeito transitório, como a manobra vagal e a adenosina para as taquicardias supraventriculares e a lidocaína para as taquicardias ventriculares, mas nada deve retardar a CVE.

TAQUICARDIAS ESTÁVEIS

As taquicardias estáveis podem também ser revertidas com a CVE ou podem ser revertidas com drogas antiarrítmicas. A tendência atual é que seja utilizada apenas uma droga antiarrítmica para evitar o efeito pró-arrítmico de drogas – em caso de insucesso na reversão, partir para a CVE. A escolha do fármaco depende da arritmia em questão e de características do paciente, como a função ventricular, uma vez que alguns medicamentos são cardiodepressores. Algumas vezes, como vimos anteriormente, a arritmia não é revertida, apenas a frequência cardíaca é controlada na fase aguda.

DROGAS ANTIARRÍTMICAS

Quando nos referimos a classes de antiarrítmicos, estamos falando da classificação de Vaughan Williams (Quadro 3.2), baseada no mecanismo de ação e nas propriedades eletrofisiológicas no coração. Ao escolhermos um fármaco, devemos ter em mente que toda droga antiarrítmica é também potencialmente pró-arrítmica, sendo necessário considerar os seus efeitos adversos. Segue abaixo a relação de antiarrítmicos (pelo menos um de cada classe) disponíveis no mercado, com os respectivos modos de administração[12].

Grupo I – bloqueadores de canais de sódio. Conforme os canais de sódio bloqueados e as propriedades antiarrítmicas são divididos em Ia, Ib e Ic.

Grupo Ia – drogas efetivas na estabilização das células atriais e ventriculares. Estabilizam o feixe de Kent. Podem acelerar a condução pelo nó atrioventricular por efeito vagolítico. Efeito pró-arrítmico por alargamento do Q-T, podendo induzir o *torsade de pointes*. Depressores cardiovasculares, podendo induzir hipotensão e choque, principalmente em pacientes com função ventricular comprometida.

- *Procainamida* – 20 a 30mg/min por via endovenosa até a dose máxima de 17mg/kg/min. Deve ser interrompida se houver a reversão da arritmia, se o paciente ficar hipotenso ou se o QRS alargar em 50%. Manutenção de 1 a 4mg/min. Pode desencadear quadro de lúpus em pacientes suscetíveis.

Quadro 3.2 – **Classificação de antiarrítmicos de Vaughan Williams.**

I	Bloqueadores de canais de Na$^+$	Ia	Quinidina, diisopiramida, procainamida
		Ib	Lidocaína, fenitoína, mexiletina
		Ic	Propafenona, flecainide, encainide, ibutilide
II	Betabloqueadores		Propranolol, metoprolol, atenolol, esmolol, labetalol etc.
III	Bloqueadores de canais K$^+$		Amiodarona, sotalol, bretylium
IV	Bloqueadores de canais Ca^{++}		Verapamil, diltiazem
	Digitálicos		Digoxina, lanatosídeo, digitoxina
	Purinérgicos		Adenosina, adenosina trifosfato

- *Quinidina* – 200mg por via intramuscular/oral a cada 4 a 6 horas, até a dose máxima de 1,2g em 24 horas. Manutenção de 200mg, três a quatro vezes ao dia. Efeito pró-arrítmico acentuado pelo alargamento do Q-T.
- *Diisopiramida* – disponível apenas por via oral, não utilizada em unidade de emergência.

Grupo Ib – efeito quase que exclusivamente nos ventrículos. Ineficazes para arritmias supraventriculares. Não deprimem a função ventricular, são bem tolerados mesmo em pacientes com função ventricular esquerda ruim.
- *Lidocaína* – em bolo 1,0 a 1,5mg/kg, podendo ser repetida 0,5 a 0,75mg/kg após 10 a 15min até a dose máxima de ataque de 3,0mg/kg. Manutenção de 1 a 4mg/min. Neurotóxica, podendo desencadear quadros de agitação psicomotora e convulsões. Ação curta, não disponível por via oral para manutenção.
- *Fenitoína* – ataque de 15mg/kg em 30min. Manutenção 5 a 6mg/kg/dia, a partir do segundo dia. Hipotensão, *rash* e hiperplasia gengival.
- *Mexiletina* – ataque e manutenção de 9 a 15mg/kg/dia. Pouco utilizado em emergências pela disponibilidade de via oral. Vertigens e tremores. Menos potente que a lidocaína e a fenitoína.

Grupo Ic – efetivos tanto nos átrios como nos ventrículos. Ao contrário do grupo Ia, bloqueiam o nó atrioventricular. O flecainide, o encainide e o ibutilide não estão disponíveis no mercado brasileiro.
- *Propafenona* – 1 a 2mg/kg de ataque. Manutenção de 70mg por via endovenosa a cada 3 horas ou 300mg por via oral de 12 em 12 horas.
- *Flecainide (não disponível)* – 70 a 225mg/m^2/dia em três tomadas diárias. Inotrópico negativo, pró-arrítmico (5 a 12%).
- *Encainide (não disponível)* – semelhante ao flecainide.
- *Ibutilide (não disponível)* – droga de eleição para reversão de frequência atrial na Europa.

Grupo II – incluem todos os betabloqueadores, com exceção do sotalol que é grupo III. Cronotrópicos, dromotrópicos e inotrópicos negativos. Reduzem o automatismo sinusal. Bloqueiam o nó atrioventricular e lentificam a condução. São contraindicados em asmáticos, com doença pulmonar obstrutiva crônica e em pacientes com comprometimento importante e função sistólica. A manutenção pode ser feita por via oral, conforme a dose tolerada na dose de ataque (cada ampola endovenosa de propranolol, atenolol ou metoprolol com aproximadamente 20mg de propranolol por via oral de 8 em 8 horas).
- *Propranolol* – 1mg por via endovenosa, 3 a 5min lento, com 10 a 15min de intervalo, até 4 a 6mg de dose total.
- *Metoprolol* – 5mg por via endovenosa, 3 a 5min até 15 a 20mg de dose total.
- *Atenolol* – 5mg por via endovenosa, 3 a 5min até 15 a 20mg de dose total.

- *Esmolol* – 250 a 500µg em 1min (25 a 50µg/kg/min contínuo), a dose pode ser aumentada a cada 10min até 300µg/kg/min. Betabloqueador de meia-vida muito curta (9min), fácil de manipular quando titulado.

Grupo III – são os chamados bloqueadores de canais de potássio (ainda que não bloqueiem os canais de potássio propriamente ditos). Têm atividade em células atriais e ventriculares e bloqueiam o nó atrioventricular.

- *Amiodarona* – 2,5 a 5mg/kg de ataque e manutenção de 1mg/min nas primeiras 6 horas – após 0,5mg/min. Dose máxima de 2,2g nas primeiras 24 horas.
- *Sotalol* – apesar de ser excelente droga para a manutenção, os índices de reversão de arritmias como a frequência cardíaca com este fármaco são ruins. Pouco usada em unidade de emergência.

Grupo IV – bloqueadores dos canais de cálcio. Aqui estão incluídas as fenilalquilaminas (verapamil) e as benzotiazepinas (diltiazem) – as diidropiridinas não são consideradas drogas antiarrítmicas. Como os betabloqueadores, são cronotrópicos e inotrópicos negativos, bloqueiam o nó atrioventricular. Os vasodilatadores podem desencadear hipotensão acentuada.

- *Verapamil* – 5mg por via endovenosa lenta, em 2 a 3min – máximo de 30mg. Manutenção de 240mg/dia.
- *Diltiazem* – 0,25mg/kg por via endovenosa em 2 a 3min, 0,35mg/kg endovenosa em 2 a 3min após 15min. Manutenção 5 a 15mg/h por via endovenosa.

Agentes purinérgicos – não inclusos na classificação de Vaughan Williams. Agem pelos níveis de adenosina monofosfato cíclica (AMPc). Ação ultracurta (menor que 10s) bloqueia o nó atrioventricular. Necessidade de *flush* de soro ou água destilada para que o fármaco chegue ao coração, pela sua vida muito curta. Drogas de escolha na reversão das taquicardias paroxísticas supraventriculares. Úteis para facilitar o diagnóstico das arritmias supraventriculares – ao bloquearem o nó atrioventricular, facilitam a identificação das ondas P. Podem desencadear broncoespasmo, frequência atrial e assistolias breves. Pouco eficazes em pacientes em uso de xantinas (teofilina, bamifilina, café etc.).

- *Adenosina* – 6mg em bolo endovenoso. Podemos repetir mais dois bolos de 12mg com 5min de intervalo.
- *Adenosina trifosfato* – 10mg em bolo endovenoso, mais dois bolos de 20mg com 5min de intervalo, se necessário.

Digitálicos – bloqueiam o nó atrioventricular por efeito vagotônico, independente do bloqueio da Na/K ATPase. Única classe de droga antiarrítmica com efeito inotrópico positivo. Dose terapêutica próxima à dose tóxica. Náuseas, vômitos, dor abdominal e xantocromia.

- *Digoxina* – 10 a 15µg/kg por via endovenosa de ataque. Manutenção de 0,125 a 0,250mg/dia por via oral.
- *Lanatosídeo* – 0,4mg por via endovenosa até três vezes nas primeiras 24 horas. Manutenção de 0,4mg/dia por via endovenosa.

CARDIOVERSÃO ELÉTRICA SINCRONIZADA

Método de eleição de reversão das taquiarritmias instáveis. Consiste de uma corrente elétrica contínua aplicada sobre o tórax, através das pás do cardioversor elétrico, que despolariza todo o miocárdio, permitindo que as células de maior automatismo, as do nó sinusal (NS), reassumam o ritmo cardíaco. Pouco eficaz, portanto, nas arritmias por automatismo, em que as células de automatismo exacerbado voltam a assumir o ritmo.

A CVE diferencia-se da desfibrilação pelo sincronismo do choque com os complexos QRS do paciente. Este sincronismo tem duas finalidades: evitar o fenômeno R sobre T quando o choque é aplicado sobre a onda T, quando parte das fibras ventriculares está repolarizada e parte não está, permitindo a ocorrência da fibrilação ventricular; a outra razão para o sincronismo é aumentar a eficácia da CVE – o melhor momento para despolarizar o miocárdio é quando a maior parte dele (os ventrículos) está se despolarizando espontaneamente.

A mesma corrente que despolariza o miocárdio, despolariza toda a musculatura esquelética torácica em seu trajeto, causando dor e desconforto ao paciente, sendo necessária a sedação do paciente com um dos esquemas abaixo:

- *Propofol* – 30 a 50mg por via endovenosa em bolo – em alguns pacientes pode ser necessário repetir os bolos até doses de 200mg. Hipnótico, não analgésico, mas amnésico. Efeito muito rápido, raramente causa broncoespasmo, não é depressor cardiovascular.

- *Etomidato* – 20mg por via endovenosa em bolo após 2min de uma dose de 100µg (2ml) por via endovenosa de fentanila. Hipnótico, não analgésico e não amnésico, daí a necessidade do uso da fentanila para sedação da dor. Efeito muito rápido, não causa broncoespasmo ou depressão cardiovascular. Pode desencadear mioclonias que são parcialmente antagonizadas pelo uso concomitante da fentanila.

- *Midazolam* – 3 a 5mg em bolo. Hipnótico, não analgésico e amnésico. Não causa broncoespasmo ou depressão cardiovascular. Indução rápida, mas efeito prolongado (aproximadamente 4 horas), parcialmente revertido pelo flumazenil.

- *Tiopental sódico* – 75 a 125mg por via endovenosa em bolo. Pode ser repetida até a sedação adequada. Hipnótico, não analgésico e amnésico. Droga ruim por ser depressora cardiovascular e induzir broncoespasmo. Mas em muitos serviços é a única droga disponível.

O sucesso do choque na reversão depende da chamada corrente efetiva, ou seja, a corrente elétrica que efetivamente passa pelo miocárdio. Esta corrente varia inversamente com a impedância ou resistência elétrica do paciente. Uma técnica de cardioversão elétrica inadequada pode elevar à impedância, comprometendo a eficiência do procedimento. Segue a técnica adequada da CVE[13]:

- Paciente deitado em decúbito dorsal horizontal, na sala de emergência, com todo equipamento para intubação e atendimento de parada cardiorrespiratória, sem próteses dentárias móveis, se possível com jejum de pelo menos 4 horas, com acesso venoso calibroso e monitorizado pelo cardioversor a ser utilizado.
- Proceder à tricotomia e à limpeza de pele se necessário para remoção de gordura e substâncias que atrapalhem a condução elétrica.
- Aplicar gel ou interface condutora nas pás do cardioversor.
- Sincronizar o choque e confirmar o sincronismo. Os cardioversores marcam, no traçado do eletrocardiograma, o que o programa do aparelho reconhece como sendo o QRS. Em aparelhos de algoritmo de reconhecimento antigos, a onda T pode ser confundida com o QRS. Mudar a derivação ou a posição dos eletrodos, até que o aparelho reconheça corretamente o QRS. Em muitos aparelhos em caso de novo choque é necessário "ressincronizar" o choque; o sincronismo cai automaticamente após o primeiro choque pela pequena possibilidade de o paciente sair em frequência ventricular (FV).
- Selecionar a energia do choque. Na maioria dos casos a energia inicial é 100J no cardioversor monofásico, comentaremos sobre o cardioversor bifásico à parte. Na taquicardia paroxística supraventricular e *flutter*, podemos iniciar com 50J. Na frequência atrial e na taquicardia ventricular polimórfica estamos autorizados a iniciar com 200J. Em casos de insucesso, novos choques com escalonamento de energia de 200, 300 e 360J podem ser aplicados, com intervalos de no mínimo 1min.
- Sedar o paciente com um dos esquemas propostos acima. Um bom parâmetro para verificar se o nível de sedação é adequado, é a perda do reflexo ciliar.
- Apoiar as pás sobre o tórax do paciente. A pá esterno (*sternum*) à direita do esterno (o osso atrapalha a condução elétrica), sob a clavícula direita. A pá ápice (*apex*) junto ao *apex cordis*, sobre a linha axilar anterior esquerda (Fig. 3.19).
- Em pacientes portadores de marca-passo definitivo, procurar traçar uma linha imaginária entre o gerador e a extremidade do eletrodo na ponta do ventrículo direito – se a linha tiver uma direção semelhante à linha traçada entre as pás do cardioversor, cogitar outro posicionamento para as pás do desfibrilador. O gerador é blindado e geralmente resistente a choques de até 300J, mas o eletrodo passa a ser o caminho de menor resistência à passagem da corrente, sem ter sido projetado para tais níveis de energia, podendo fundir-se. Da mesma forma a energia concentrada fluindo pelo eletrodo em um pequeno ponto do coração pode causar lesão cardíaca, com posterior perda de comando do marca-passo.
- Em pacientes em que o posicionamento esterno/ápice não é possível, pode ser utilizado um posicionamento de pás, cuja linha seja perpendicular à original, com a pá esterno à direita da borda inferior do esterno e a pá ápice subclavicular esquerda. Outro posicionamento possível é o "frente/atrás" do coração com o paciente em decúbito lateral direito.

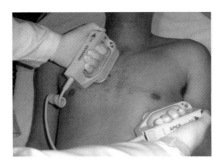

Figura 3.19 – Posicionamento correto das pás do desfibrilador.

- Aplicar uma pressão de 10 a 13kg sobre as pás (o peso do tronco apoiado sobre o paciente). A pressão melhora o contato das pás com a pele, comprime a gordura do subcutâneo e retira o ar dos pulmões, diminuindo significativamente a impedância do paciente.
- Carregar as pás com a energia determinada, sempre aplicando a pressão nas pás.
- Verificar se nenhum integrante da equipe está encostado no paciente ou na maca. Avisar em voz alta da iminência do choque.
- Aguardar o aviso do cardioversor de carga completa e aplicar os botões de disparo simultaneamente e mantê-los pressionados até que o choque seja aplicado – lembrar que o choque é sincronizado e só será aplicado no próximo QRS.
- Após o choque confirmar a reversão da arritmia. Estar preparado para a ínfima possibilidade de frequência ventricular após CVE para aplicar o contrachoque imediato de 200J não sincronizado. Em caso de insucesso na CVE novo choque é possível, com energia mais elevada, após um intervalo de 60s.
- Após a CVE, observar o paciente e dar suporte ventilatório e hemodinâmico, se necessário, até a completa reversão da anestesia. Cogitar uso de antiarrítmico para evitar a recidiva da arritmia.

Cardioversor elétrico bifásico

O choque de onda bifásica consiste em uma corrente contínua, com inversão da polaridade das pás entre a metade e a transição do segundo e terceiro terço do choque. Mais eficaz que a onda monofásica de mesma energia, ou capaz de obter a mesma eficácia usando menores níveis de energia, tanto na fibrilação ventricular como na atrial. Pouco estudada em outras arritmias. Onda de choque padrão nos desfibriladores implantáveis por associar a alta efetividade com o baixo consumo de energia. Na frequência ventricular, usar o nível de energia preconizado pelo fabricante:

- *Philips/Agilent:* 150 – 150 – 150J.
- *Zoll:* 120 – 120 – 120J ou 120 – 150 – 200J.
- *Medtronic/Physiocontrol:* 200 – 300 – 360 J (como o monofásico).

Nas demais arritmias, pela pequena quantidade de estudos, não está estabelecido ainda o quanto de energia devemos utilizar na CVE, mas a mesma eficácia que a do cardioversor monofásico pode ser obtida com apenas metade a dois terços da energia[9,10]. Outra abordagem possível seria a de usar os mesmos níveis de energia do monofásico, tendo em vista que a onda monofásica não é mais deletéria que a bifásica.

MARCA-PASSO PROVISÓRIO

Pode parecer estranho falarmos em usar o marca-passo provisório para tratamento de taquiarritmias, mas existem indicações para o seu uso.

Torsade de pointes – quanto maior a frequência cardíaca de base, menor a probabilidade de o paciente voltar ao ritmo de taquicardia. O marca-passo provisório está indicado, mesmo que a frequência cardíaca de base seja maior que 60bpm. Podemos manter a frequência cardíaca entre 100 e 120bpm com o marca-passo provisório para evitar a recidiva do *torsades*.

Overdrive suppression – é possível reverter taquicardias como o *flutter* atrial ou a taquicardia paroxística supraventricular por meio de um gerador específico de marca-passo transvenoso, capaz de gerar até 300 pulsos por segundo. Instalamos o eletrodo de marca-passo transvenoso conforme descrito no capítulo de *Bradicardias*, mas deixando a ponta no átrio direito. Conectamos o gerador e aplicamos uma frequência de pulso maior que a frequência cardíaca. Desta forma, o marca-passo provisório assume o comando do coração, suprimindo a arritmia. Iniciamos, então, uma redução gradativa da frequência de pulso, até que o ritmo volte a ser assumido pelo nó sinoatrial.

Uma alternativa à passagem de eletrodo transvenoso de marca-passo provisório seria a passagem de um eletrodo via esofágica. Como o esôfago fica imediatamente atrás do átrio esquerdo, poderíamos fazer o *overdrive suppression* de forma não invasiva, com um eletrodo posicionado neste local. Para localizar a posição mais adequada no esôfago, conectamos o eletrodo esofágico a uma derivação V do eletrocardiograma e monitorizamos o traçado nesta derivação durante a introdução do eletrodo – o local com maior onda P deve estar mais próximo ao átrio esquerdo.

REFERÊNCIAS BIBLIOGRÁFICAS

1. Goodacre S, Irons R. ABC of clinical electrocardiography – Atrial arrhythmias. BMJ 2002;324:594. • 2. Antunes E et al. The differential diagnosis o a regular tachycardia with wide QRS complex on the 12-lead ECG. Pace 1994;17:1515. • 3. Brugada P et al. A new approach to the differential diagnosis of a regular tachycardia with wide QRS complex. Circulation 1991;83:1649. • 4. Management of Symptomatic Bradycardia and Tachycardia. Circulation 2005;112:IV-67. • 5. American College of Cardiology/American Heart Association Task Force and The European Society of Cardiology Committee for Practice Guidelines. ACC/AHA/ESC guidelines for the management of patients with supraventricular arrhythmias. Circulation 2003;108(15):1871. • 6. American College of Cardiology, American Heart Association, European Society of Cardiology. ACC/AHA/ESC 2006 guidelines for the management of patients with atrial fibrillation. Circulation 2006;114:e257. • 7. Kanji S et al. Treatment of new-onset atrial fibrillation in noncardiac intensive care unit patients: A systematic review of randomized controlled trials. Crit Care Med 2008;36:1620. • 8. Wyse DG et al. A comparison of rate control and rhythm control in patients with atrial fibrillation. N Engl J Med 2002;347:1825. • 9. Mittal S et al. Transthoracic cardioversion of atrial fibrillation – comparison of rectilinear biphasic versus damped sine wave monophasic shocks. Circulation 2000;101:1282. • 10. Kawabata VS et al. Monophasic versus biphasic wave form shocks for atrial fibrilation cardioversion in patients with concomitant amiodarone therapy. Europace 2007;8:143. • 11. ACC/AHA/ESC 2006 Guidelines for management of patients with ventricular arrhythmias and the prevention of sudden cardiac death: A report of the American College of Cardiology/American Heart Association Task Force and The European Society of Cardiology Committee for Practice Guidelines. Circulation. 2006; 114:e385. • 12. Cummins RO et al. ECC Guidelines – Part 6: Advanced cardiac life support – Section 5: Pharmacology I: agents for arrhythmias – Section 7: Algorithm Approach to ACLS Emergencies. Circulation 2000;102:1. • 13. American Heart Association on Guidelines for Cardiopulmonary Resuscitation and Emergency Caradiovascular Care – Part 5: Electrical Therapies – Automated External Defibrillators, Defibrillation, Cardioversion and Pacing. Circulation 2005;112:IV-35.

3.3. Bradicardias

Vitor Sérgio Kawabata

INTRODUÇÃO

As bradicardias ou bradiarritmias são as alterações do ritmo cardíaco com frequência cardíaca (FC) baixa. A bradicardia pode ser absoluta (frequência cardíaca menor que 60bpm em repouso) ou relativa (frequência cardíaca maior ou igual a 60bpm, mas inadequada à situação clínica do paciente (por exemplo, um paciente com choque séptico, hipotenso e frequência cardíaca igual a 70bpm). Da mesma forma, devemos lembrar que nem toda frequência cardíaca baixa é necessariamente patológica – pacientes com bom preparo físico, como maratonistas, podem ter frequência cardíaca de repouso da ordem de 48 a 52bpm, sem qualquer repercussão para o organismo.

Neste capítulo não abordaremos as condutas não emergenciais, como o implante e o manuseio do marca-passo definitivo.

FISIOPATOLOGIA

Todas as células do coração têm o seu automatismo, ou seja, a capacidade de despolarizar espontaneamente e de assumir o comando de toda despolarização cardíaca. Mas são as células do sistema de condução as de maior automatismo, e quanto mais "alta" a célula, maior o automatismo, ou seja, as células do nó sinoatrial têm maior automatismo que as do nó atrioventricular, que por sua vez têm maior automatismo que as células do sistema His-Purkinje. Desta forma, quanto mais "baixa" a lesão no sistema de condução, mais acentuada deve ser a bradicardia, já que a despolarização dos ventrículos ficará a cargo de células com menor automatismo.

Nas doenças que acometem o nó sinoatrial, o comando do coração geralmente passa ao nó atrioventricular que tem as células de maior automatismo.

Os bloqueios do nó atrioventricular podem estar no nó atrioventricular, os chamados bloqueios altos, supra-His, de baixo grau ou não avançados. Ou podem estar no feixe de His, os bloqueios chamados de bloqueios baixos, infra-His, de alto grau ou avançados. A diferença entre os dois níveis de bloqueio é o foco de escape que assume o comando da despolarização cardíaca, mais alto ou baixo e consequente frequência cardíaca. Em geral, os bloqueios atrioventriculares de primeiro e segundo graus Mobitz I são os bloqueios atrioventriculares não avançados, com melhor prognóstico, lesão mais "alta" no nó atrioventricular e a possibilidade de causa extrínseca. Os bloqueios atrioventriculares de segundo grau Mobitz II e o bloqueio atrioventricular de terceiro grau são, em geral, bloqueios avançados, lesão mais "baixa", com acometimento intrínseco do sistema de condução e o prognóstico de recuperação do ritmo ruim. Mas a determinação final do tipo de bloqueio é feita pelo eletrograma do feixe de His no estudo eletrofisiológico.

ABORDAGEM INICIAL

Uma vez identificada uma situação de bradicardia, devemos identificar se a arritmia é primária ou secundária à outra doença. Por exemplo, um paciente com infarto agudo do miocárdio evoluindo com bradicardia sinusal, a arritmia é secundária ao infarto agudo do miocárdio e não a sua causa. Sempre que a bradicardia for secundária, a atenção do médico deve ser voltada ao processo primário do paciente.

Após a definição de arritmia primária, o passo mais importante ou "divisor de águas", que vai determinar a conduta, é verificar se a arritmia é estável ou instável. Os critérios que definem a instabilidade para as arritmias são:

1. Choque, hipotensão e má perfusão.
2. Alteração do nível de consciência (ainda que transitória, como síncope ou pré-síncope).

3. Dor precordial (*angina pectoris*).
4. Dispneia (insuficiência cardíaca congestiva).

Qualquer um dos critérios acima define o quadro como instável, desde que o critério de instabilidade seja atribuível à arritmia. Por exemplo, no paciente com acidente vascular cerebral, evoluindo com hipertensão intracraniana e bradicardia; neste caso a bradicardia poderia ser decorrente da hipertensão intracraniana e o rebaixamento da consciência decorrente do acidente vascular cerebral e não da arritmia. Apesar de comuns a todas as arritmias, alguns dos critérios são mais frequentes nas taquicardias (como a *angina pectoris*).

Assim que for identificada uma bradicardia instável, o paciente deve ser encaminhado à sala de emergência, ser monitorizado (frequência cardíaca, pressão arterial, monitor, saturação de O_2), receber cateter de O_2 e deve ser obtido um acesso em veia calibrosa. Apesar de instável, o paciente não está em parada cardiorrespiratória – sempre que possível, obter um eletrocardiograma de 12 derivações para documentação e análise posterior da arritmia, para então rapidamente iniciar a terapêutica do paciente[1,2].

IDENTIFICAÇÃO

Descreveremos sucintamente os principais tipos de bradicardias. Nos pacientes instáveis, não perder tempo tentando identificar a bradicardia, mas iniciar imediatamente a terapêutica, sem perda de tempo. Na identificação da bradicardia, atenção aos seguintes critérios do eletrocardiograma[1]:

1. Presença ou não da onda P, sua frequência e morfologia.
2. Intervalo P-R.
3. Correlação entre ondas P e complexos QRS.
4. Presença de bloqueios de ramo ou de divisões de ramos.

BRADICARDIA SINUSAL

Ritmo normal do coração, com frequência cardíaca mais baixa. Presença de ondas P com orientação normal, originadas no nó sinusal/sinoatrial. A cada onda P corresponde um complexo QRS (Fig. 3.20). Geralmente não patológica (atletas) ou secundária a causas extrínsecas ao sistema de condução (hipertensão intracrania, reflexo vagal e drogas).

Raramente conseguimos identificar uma parada sinusal, ou bloqueio sinoatrial de segundo grau. Nas duas situações há o "desaparecimento" de ondas P em um período do eletrocardiograma. No bloqueio sinoatrial de segundo grau Mobitz I, o intervalo entre as ondas P (P-P) reduz-se progressivamente até faltar uma onda P (Fig. 3.21). No bloqueio sinoatrial de segundo grau Mobitz II, o intervalo P-P sem ondas P é múltiplo do P-P do restante do eletrocardiograma (duas, três e quatro vezes maior) (Fig. 3.22). Na parada sinusal o intervalo P-P sem ondas P não tem correlação com o P-P constante do restante do eletrocardiograma.

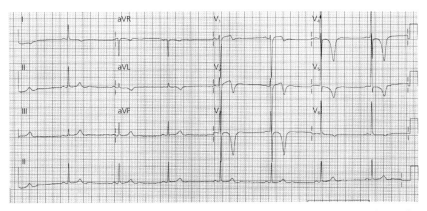

Figura 3.20 – Bradicardia sinusal – cada complexo QRS é precedido de onda P de morfologia normal.

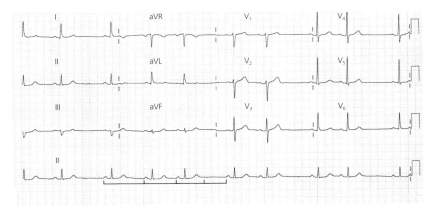

Figura 3.21 – Bloqueio sinoatrial de segundo grau Mobitz I – o intervalo P-P vai decrescendo até o bloqueio de uma onda P.

BRADICARDIA ATRIAL

Semelhante à bradicardia sinusal, mas com onda P com orientação diferente da onda P sinusal. Muitas vezes o foco ectópico atrial é próximo ao nó sinusal, sendo difícil a diferenciação do ritmo sinusal no eletrocardiograma.

BRADICARDIA JUNCIONAL

Ritmo originado no nó atrioventricular. Sem onda P ou com onda P retrógrada (após o QRS, com orientação invertida – "de baixo para cima"). As células do nó atrioventricular são as de maior automatismo após o nó sinoatrial e com frequência assumem o ritmo cardíaco nas disfunções do nó sinoatrial.

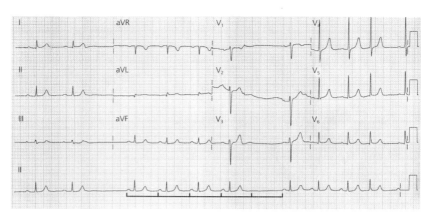

Figura 3.22 – Bloqueio sinoatrial de segundo grau Mobitz II – o intervalo P-P é fixo e o intervalo P-P do período bloqueado é múltiplo do intervalo normal.

BLOQUEIO ATRIOVENTRICULAR DE PRIMEIRO GRAU

Nos bloqueios atrioventriculares de primeiro grau, a cada onda P (sinusal ou não) corresponde um QRS, mas o intervalo QRS está aumentado (maior que 0,20s) (Fig. 3.23A). Considerado um bloqueio atrioventricular "alto" e associado às disfunções do nó atrioventricular. Em geral, assim como a bradicardia sinusal, é reversível e secundário a fatores extrínsecos do sistema de condução.

BLOQUEIO ATRIOVENTRICULAR DE SEGUNDO GRAU

Nos bloqueios atrioventriculares de segundo grau, algumas ondas P são seguidas de QRS, enquanto outras não. Existem dois tipos de bloqueio atrioventricular de segundo grau com gravidade e prognóstico diferentes.

Bloqueio atrioventricular de segundo grau – Mobitz I

O intervalo P-R aumenta progressivamente, até que uma onda P não é conduzida. O primeiro P-R, após a falha de condução, volta a ser mais estreito novamente (Figs. 3.23B e C). Também é conhecido como "fenômeno de Wenckebach". Assim como o bloqueio atrioventricular de primeiro grau, é um bloqueio "alto", como nó atrioventricular. Muitas vezes, é reversível e relacionado a fatores extrínsecos ao sistema de condução.

Bloqueio atrioventricular de segundo grau – Mobitz II

Muitas vezes confundido com bloqueio 2:1 ou 3:1. O que define este bloqueio é que as ondas P são ou não conduzidas, mas quando conduzidas, o P-R é cons-

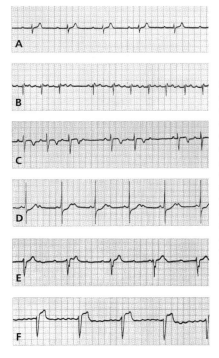

Figura 3.23 – **A**) Bloqueio atrioventricular de primeiro grau – cada QRS é precedido de onda P, mas com intervalo P-R alargado (> 0,20s). **B**) Bloqueio atrioventricular de segundo grau Mobitz I – alargamento progressivo do P-R até o bloqueio de um QRS, após o qual o P-R volta ao tamanho original. **C**) Bloqueio atrioventricular de segundo grau Mobitz I (ver **B**). **D**) Bloqueio atrioventricular de segundo grau Mobitz II – as ondas P conduzem ou não, mas quando conduzem o P-R é fixo – neste caso o bloqueio atrioventricular é 2:1. **E**) Bloqueio atrioventricular de terceiro grau (bloqueio atrioventricular total) – sem correlação entre as ondas P e os QRS. **F**) Bloqueio atrioventricular de grau avançado (frequência atrial com bloqueio atrioventricular total) – sem atividade atrial organizada (frequência atrial) com R-R regular por foco de escape infra--atrial.

tante (Fig. 3.23D). O acometimento do sistema de condução é mais "baixo" no feixe de Hiss. Em geral associado à lesão não reversível, intrínseca ao sistema de condução.

BLOQUEIO ATRIOVENTRICULAR DE TERCEIRO GRAU

Conhecido também como bloqueio atrioventricular total. Como diz o próprio nome, há dissociação completa entre a despolarização atrial e ventricular (Fig. 3.23E). Assim como o bloqueio atrioventricular de segundo grau Mobitz II, a lesão no feixe de Hiss ("baixa") tende a ser intrínseca ao sistema de condução, e o bloqueio, irreversível.

BLOQUEIO ATRIOVENTRICULAR DE GRAU AVANÇADO

Este termo engloba o bloqueio de atrioventricular de segundo grau Mobitz II e o bloqueio atrioventricular total. Também conhecido como bloqueio atrioventricular de alto grau ou bloqueio atrioventricular "baixo" (relacionado à lesão no feixe de Hiss). Também útil para situações como uma fibrilação atrial com resposta ventricular muito baixa, quando não é possível definir o grau de bloqueio, pela ausência de ondas P (com exceção do bloqueio atrioventricular total).

CAUSAS DAS BRADICARDIAS

Além da identificação do tipo de bradicardia, é importante a pesquisa de eventuais causas para o quadro. Principalmente as causas corrigíveis, pela possibilidade de reversão da arritmia.

MEDICAMENTOS

Várias classes farmacológicas podem estar relacionadas à bradicardia, como os digitálicos, betabloqueadores, bloqueadores de canais de cálcio (verapamil, diltiazem), antiarrítmicos (amiodarona, propafenona e mexiletine) e antidepressivos tricíclicos. Em geral, a retirada do fármaco corrige a arritmia.

A intoxicação digitálica é o protótipo da bradiarritmia medicamentosa, por serem os digitálicos a classe farmacológica mais antiga da medicina (aproximadamente 200 anos). Os digitálicos bloqueiam o sistema de condução por efeito vagotônico, ou seja, por liberação de acetilcolina do nervo vago – o outro efeito do digital de bloquear a Na/K ATPase, com aumento do cálcio intracelular, deveria aumentar a condução do estímulo elétrico. Portanto, os digitálicos não bloqueiam o sistema de condução de corações denervados, como os transplantados.

A partir do mecanismo de ação do digital, foi idealizado o teste de atropina, que, se administrada na dose de 0,04mg/kg (máximo de 2mg) por via endovenosa em bolo, reverte a bradiarritmia, ainda que temporariamente, em pacientes intoxicados pelo digital (teste positivo), confirmando o diagnóstico. Quando o teste é negativo, mesmo com quadro típico de intoxicação, sugere presença de lesão intrínseca associada ao sistema de condução.

O teste de atropina, mesmo aplicado a outras bradicardias medicamentosas, tem valor preditivo de prognóstico de reversão da arritmia com a retirada da droga e de lesão associada ao sistema de condução.

Antagonistas específicos, como o anticorpo monoclonal para digoxina e cálcio para os antagonistas dos canais de cálcio, podem ser utilizados para a reversão da bradicardia, além da retirada do fármaco responsável.

DISTÚRBIOS ELETROLÍTICOS

Alterações eletrolíticas e do equilíbrio acidobásico devem ser descartadas como causas da bradicardia, principalmente em pacientes com disfunção renal ou em uso de fármacos que possam levar a estas alterações.

REFLEXO VAGAL

A bradicardia pode ser desencadeada, às vezes, por reflexo vagal ou por aumento do tônus parassimpático. São arritmias benignas, em geral revertem espontaneamente e respondem muito bem à atropina.

INFARTO E ISQUEMIA DO MIOCÁRDIO

A bradicardia sinusal é a arritmia mais frequente no infarto agudo do miocárdio, pelo reflexo vagal, geralmente sem qualquer repercussão. Os bloqueios atrioventriculares associados ao infarto agudo do miocárdio têm conotação diferente conforme a parede acometida e o período do infarto agudo do miocárdio.

No infarto agudo do miocárdio de parede anterior, o bloqueio atrioventricular agudo significa acometimento de área muito extensa do miocárdio, com mortalidade muito alta pela sua extensão e não pela bradiarritmia em si.

No infarto agudo do miocárdio inferior, o bloqueio atrioventricular ocorre, na fase aguda, por isquemia do sistema de condução. O nó atrioventricular é irrigado pela coronária direita em 90% das vezes e pela artéria circunflexa nos outros 10%. Cerca de 90% destes bloqueios atrioventriculares revertem espontaneamente em até 15 dias, sem necessidade do marca-passo definitivo. O bloqueio atrioventricular também pode ocorrer ao redor do terceiro dia de infarto, nestes casos a etiologia é inflamatória (a não ser que haja recidiva da dor/isquemia) e secundária à necrose miocárdica, nestes casos o índice de reversão espontânea é de 100%.

CIRURGIAS CARDÍACAS E ENDOCARDITE

Cirurgias cardíacas, principalmente as manipulações de valvas aórtica e mitral, podem afetar o sistema de condução de forma temporária ou definitiva. Da mesma forma, quadros de endocardite com abscesso de anel valvar podem comprometer a condução elétrica.

DOENÇAS DO SISTEMA DE CONDUÇÃO

Algumas doenças podem acometer primariamente o sistema de condução. Podem ser congênitas (bloqueio atrioventricular total congênito) ou adquiridas – destas as mais frequentes são a doença de Chagas e a degeneração senil do sistema de condução, também chamada de doença do nó sinusal. Nessas duas doenças há acometimento multinível do sistema de condução, ou seja, é frequente o bloqueio atrioventricular associado a bloqueios de ramo ou bloqueios fasciculares. Na doença de Chagas é comum o encontro do eletrocardiograma "típico" com bloqueio do ramo direito, associado ao bloqueio da divisão anterossuperior do ramo esquerdo, além da história e sorologia compatíveis com a doença. A doença do nó sinusal, ao contrário do que o nome indica, pode afetar qualquer parte ou múltiplos níveis do sistema de condução.

Nestas doenças, o acometimento direto do sistema de condução torna o quadro irreversível, com necessidade de marca-passo definitivo.

TRATAMENTO NA EMERGÊNCIA

BRADICARDIAS INSTÁVEIS

A instabilidade do quadro requer tratamento imediato, como dito anteriormente, na sala de emergência, paciente devidamente monitorizado, com medidas para elevação imediata da frequência cardíaca. As medidas a serem tomadas, na ordem de preferência são[1-3]:

1. Atropina 0,5 a 1,0mg por via endovenosa a cada 3 a 5min (dose máxima de 0,03 a 0,04mg/kg).
2. Marca-passo provisório transcutâneo.
3. Dopamina 5 a 20µg/kg/min em infusão contínua.
4. Adrenalina 2 a 10µg/kg/min em infusão contínua.

Textos mais antigos trazem como quinta alternativa o isoproterenol – pouco usado pelo seu efeito vasodilatador por estímulo β_2. Uma vez estabilizada a frequência cardíaca com uma das medidas acima, observar o eletrocardiograma – se houver um bloqueio atrioventricular de grau avançado, pela maior probabilidade de irreversibilidade do quadro, programar a passagem de eletrodo de marca-passo provisório transvenoso. Na ausência de bloqueio atrioventricular de grau avançado, manter a medida que controlou a frequência cardíaca, pesquisar e tratar possíveis causas da bradicardia. Internação em unidade de terapia intensiva e semi-intensiva.

BRADICARDIAS ESTÁVEIS

Nos pacientes estáveis, não há necessidade de tratamento imediato para elevação da frequência cardíaca. Analisar o eletrocardiograma – se não houver bloqueio atrioventricular de grau avançado, é possível reavaliar a necessidade de tratamento em unidade de emergência, apenas monitorizar o paciente e solicitar avaliação de cardiologista se necessário. Em caso de bloqueio atrioventricular de grau avançado no eletrocardiograma, cogitar internação e passagem de eletrodo de marca-passo provisório transvenoso.

ATROPINA

A atropina é a primeira droga nos quadros instáveis, pela disponibilidade, rapidez e facilidade na administração, sem necessidade de preparo ou de diluições. Entretanto, a meia-vida da atropina é muito curta (4min), com reversão apenas transitória da bradicardia (exceto nos quadros vagais). Quadros de bloqueio atrioventricular de grau avançado muitas vezes não respondem à atropina. Em suma, serve na maioria das vezes para ganhar tempo enquanto outras medidas para controle da bradicardia são preparadas. Não confundir a atropina terapêutica com o teste de atropina citado anteriormente[3].

DOPAMINA

A dopamina estimula a frequência cardíaca pelos receptores β_1-adrenérgicos. Daí a necessidade do uso da droga em doses mais altas, com efeito (5 a 20µg/kg/min), evitando as doses mais baixas de efeito dopa. Entretanto, aumenta o consumo de O_2, podendo ser deletério nos casos de infarto agudo do miocárdio[3].

ADRENALINA

Droga simpatomimética de efeito estimulante α e β. Mais potente que a dopamina para acelerar a frequência cardíaca. Assim como a dopamina, também eleva o consumo de O_2 do miocárdio, podendo piorar a isquemia do infarto agudo do miocárdio.

MARCA-PASSO PROVISÓRIO TRANSCUTÂNEO

Incluso em vários modelos modernos de desfibriladores. Pulsos elétricos são aplicados pelos dois eletrodos colados na pele do tórax. A corrente aplicada (de 30 a 200mA) atravessa o tórax despolarizando o miocárdio. Despolariza o miocárdio e todas as estruturas musculares no caminho, levando à contração involuntária da musculatura torácica com dor e desconforto acentuados, sendo necessária sedação[4].

A sedação pode ser obtida com midazolam 3 a 5mg por via endovenosa, propofol 30 a 50mg por via endovenosa ou fentanila 2µg/kg por via endovenosa – as doses podem ser repetidas à medida do necessário. Cuidado especial com a possibilidade de depressão respiratória.

A instalação dos eletrodos (autoadesivos, contendo gel condutor) é muito simples, rápida e prática, mas exige atenção, já que a posição das pás não pode ser invertida. A posição habitual e que oferece menor resistência à passagem da corrente (impedância) é a frente/atrás do coração (Fig. 3.24), mas outras posições como esterno/ápice (Fig. 3.25) são aceitáveis se o paciente não puder ser virado.

O marca-passo provisório transcutâneo permite controlar três parâmetros da estimulação: a frequência, a energia aplicada (30 a 200mA) e o modo de estimulação (em demanda ou fixo). No modo de demanda, o estímulo é disparado apenas quando a frequência cardíaca estiver abaixo da frequência do marca-passo provisório, evitando estimulações desnecessárias e a possibilidade do marca-passo provisório aplicar o estímulo elétrico sobre uma onda T de bati-

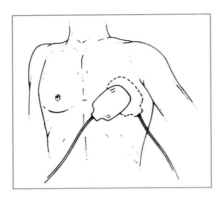

Figura 3.24 – Posição frente/atrás dos eletrodos do marca-passo provisório transcutâneo.

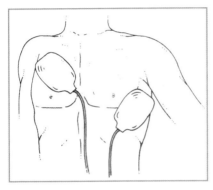

Figura 3.25 – Posição "esterno/ápice" dos eletrodos do marca-passo provisório transcutâneo.

mento espontâneo do paciente, com consequente arritmia ventricular. No modo fixo, o aparelho dispara independentemente da frequência cardíaca ou dos batimentos espontâneos do paciente – somente é utilizado em situações de transporte ou quando o paciente está muito agitado, situações em que o marca-passo provisório pode interpretar oscilações ou interferências musculares como batimentos cardíacos.

Aplicados os eletrodos, selecionamos a frequência cardíaca desejada (aproximadamente 70bpm), ligamos o marca-passo em demanda e aumentamos gradualmente a energia aplicada, até que a cada pulso do marca-passo provisório transcutâneo corresponda a um complexo QRS (Fig. 3.26) com pulso palpável. O pulso deve ser palpado nas artérias femorais pela interferência das contrações musculares induzidas pelo marca-passo provisório transcutâneo na palpação dos pulsos carotídeos. Este nível de energia, o menor que conduza todos os pulsos do marca-passo, é denominado limiar de estimulação. Devemos manter um nível de energia acima do limiar para que o paciente não perca abruptamente o comando do marca-passo provisório transcutâneo.

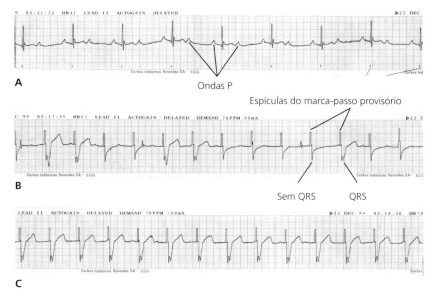

Figura 3.26 – Traçados de eletrocardiograma da instalação de marca-passo transcutâneo. **A)** Bloqueio atrioventricular de segundo grau Mobitz II. **B)** Condução intermitente do marca-passo transitório transcutâneo com energia de 90mA, notar a diferença das espículas com e sem o QRS. **C)** Condução 1:1 após aumento da energia para 100mA.

O marca-passo provisório transcutâneo é de instalação rápida e simples, mas exige sedação contínua e causa desconforto ao paciente. Outro ponto negativo é que o marca-passo provisório transcutâneo é ineficaz em 30 a 40% dos pacientes – ou por ser incapaz de capturar o ritmo cardíaco ou por intolerância do paciente. Existe outra limitação relacionada a este método, que é o tempo de sua utilização. Após algumas horas, nota-se que sua eficiência vai diminuindo, devendo-se optar por outro meio de estimulação. Sabe-se que, apesar de utilizado com frequência, seu impacto em redução de mortalidade é relativamente pequeno. Portanto, este método deve ser utilizado apenas como ponte até a instalação de outro método de estimulação.

MARCA-PASSO PROVISÓRIO TRANSVENOSO

A sua instalação é mais trabalhosa que a do marca-passo transcutâneo, pois depende de acesso venoso central. O melhor local para a realização deste procedimento é a sala de hemodinâmica onde, por meio de radioscopia, pode-se ver o local de impactação do eletrodo. Ele é introduzido por uma veia calibrosa obtida por punção ou dissecção. O acesso venoso pelo qual é mais fácil a locação do eletrodo é o jugular posterior direito. Por meio de movimentos de rotação e de tentativa e erro, o eletrodo deve passar a válvula tricúspide e ser introduzido até encostar à parede do ventrículo direito, de preferência próximo à sua ponta, na parede inferior, fazendo ângulo de aproximadamente 30° com o plano horizontal (Fig. 3.27).

Testes com um gerador de energia em pulsos mostram se a posição do eletrodo está adequada, uma vez que se considera satisfatório um limiar de captura que 1mA – limiar de captura é a corrente mínima necessária para a captura de todos os batimentos cardíacos. A energia com que optamos por manter a estimulação nunca deve ser menor do que três vezes a do limiar, porque na região em que o eletrodo encontra-se impactado ocorre uma reação inflamatória, o que irá dificultar a condução do estímulo após alguns dias de utilização do método[4].

O marca-passo provisório pode ser passado também sem o auxílio da radioscopia com o eletrocardiograma, porém esse procedimento torna-se mais difícil. A introdução do eletrodo é feita da mesma forma, mas sem a orientação visual. Conecta-se o eletrodo na derivação V do eletrocardiograma, monitorizando o paciente nesta derivação. Desta forma, o traçado mostra como a ponta do eletrodo "vê" a onda P e o QRS. Deve-se prestar atenção em alterações eletrocardiográficas que vão ocorrendo enquanto o eletrodo é introduzido (Quadro 3.3). Baseando-se nesses traçados podemos inferir quando a posição do eletrodo está adequada, passando a testar o limiar de captura.

Uma vez instalado, o marca-passo transvenoso necessita de cuidados, principalmente nas primeiras 48 horas. O paciente deve ser mantido monitorizado para imediata identificação de qualquer perda de comando do marca-passo transitório. O eletrodo, por ser corpo estranho, induz a uma reação inflamatória no local de impactação. O edema e o infiltrado celular dificultam a condu-

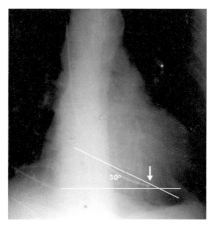

Figura 3.27 – Posição ideal do eletrodo de marca-passo transvenoso (MPP-TV), na parede inferior do ventrículo direito, próximo à ponta, fazendo um ângulo de 30° em relação ao plano horizontal.

Quadro 3.3 – Sequência da passagem de eletrodo de marca-passo provisório transvenoso, na primeira coluna a posição da ponta do eletrodo nas câmaras cardíacas, na segunda o traçado do eletrocardiograma e na terceira a descrição do traçado obtido.

		Veia cava superior: a ponta do eletrodo "vê" os vetores do P e QRS negativos.
		Átrio direito alto: a onda P fica muito grande dentro do átrio, permanecendo negativa. O QRS continua pequeno.
		Átrio direito médio: a onda "P", ainda grande, fica bifásica.
		Átrio direito baixo: a onda "P" continua grande e fica positiva.
		Veia cava inferior: a onda P volta a ficar pequena, porém positiva. O QRS continua pequeno.
		Ventrículo direito: a onda P volta a ficar pequena, positiva e o QRS aparece muito grande.
		Parede do ventrículo direito: o QRS continua grande, aparece um supra ou infradesnivelamento de segmento ST.
		Artéria pulmonar: o QRS volta a ficar pequeno, sem aumento da onda P que ocorreria se o cateter voltasse para o átrio.

ção elétrica, elevando progressivamente a energia mínima necessária para a despolarização cardíaca (limiar de captura). A amplitude da elevação do limiar é individual, mas de 70% do limiar máximo a ser atingido ocorre nas primeiras 48 horas, e o limiar máximo, sete dias de instalação do eletrodo. Após uma semana, a inflamação começa a regredir com consequente melhora do limiar. Existe o risco de o marca-passo provisório transvenoso perder o comando do coração se o limiar suplantar a energia aplicada pelo gerador, com consequências funestas – o paciente antes adaptado à bradicardia perde os mecanismos de adaptação com a elevação da fequência cardíaca pelo marca-passo provisório – a perda de comando do marca-passo provisório pode levar ao baixo débito, convulsões e até assistolia. Nas primeiras 48 horas recomendamos a medida do limiar a cada 12 horas, mantendo o gerador com energia quatro a cinco vezes acima do limiar. Do terceiro ao sétimo dias, uma medida diária e uma energia duas a três vezes acima do limiar.

As grandes vantagens deste método de estimulação em relação ao marca-passo transcutâneo são o maior conforto do paciente, que pode se movimentar livremente, já que o gerador de pulsos tem tamanho reduzido, é indolor e pode ser mantido por até 15 dias. Suas maiores desvantagens são a necessidade de profissional habilitado para sua passagem e os riscos de infecção e acidentes na passagem do eletrodo, como formação de hematomas, perfurações de vasos ou de câmaras cardíacas.

REFERÊNCIAS BIBLIOGRÁFICAS

1. Lage SG, Ramires JAF. Cardiologia no internato – bases teórico-práticas. 1a ed. São Paulo: Atheneu; 2001. • 2. American Heart Association (AHA) guidelines for cardiopulmonary resuscitation(CPR) and emergency cardiovascular care (ECC). Management of symptomatic bradycardia and tachycardia. Circulation 2005;112:IV-67. • 3. Cummins RO et al. ECC Guidelines - Part 6: Advanced cardiac life support – Section 5: Pharmacology I: agents for arrhythmias – Section 6: Pharmacology II: agents to optimize cardiac output and blood pressure – Section 7: Algorithm approach to ACLS emergencies. Circulation 2000;102:1. • 4. Gregoratos G et al. ACC/AHA/NASPE 2002 guideline update for implantation of cardiac pacemakers and antiarrhythmia devices. Circulation 2002;106:2145.

3.4. Emergências Hipertensivas

Marcello Simaro Barduco
Vitor Sérgio Kawabata

INTRODUÇÃO

A hipertensão arterial sistêmica é doença de alta prevalência em todo o mundo ocidental, incluindo o Brasil (cerca de 30% da população com mais de 20 anos). A elevação dos níveis de pressão arterial costuma ser assintomática, principalmente se ocorre de forma insidiosa, levando a alterações fisiopatológicas adaptativas. Quando, por algum motivo, esta elevação adquire um ritmo abrupto, chegando a suplantar agudamente essas alterações, aparecem alguns sintomas relacionados à desadaptação dos órgãos suscetíveis (chamados órgãos-alvo), que passam a apresentar sofrimento e risco de estabelecimento de lesões definitivas. Isto caracteriza as emergências hipertensivas[1-7].

Estima-se que até 2% dos atendimentos realizados em serviços de emergência são decorrentes de alterações da pressão arterial. Fatores como a alta incidência da hipertensão arterial inadequadamente controlada na população, incluindo os portadores que ignoram a sua condição, e os programas de conscientização do risco que a elevação da pressão arterial oferece ao seu portador motivam os pacientes que sentem alguma elevação a procurarem ajuda imediata. Outro dado interessante acerca das emergências hipertensivas é que até 27% das emergências médicas relacionam-se de alguma forma com a elevação pressórica e 51% dos pacientes internados em serviços de terapia intensiva utilizam pelo menos uma droga hipotensora durante o seu manejo clínico[8].

Convencionou-se utilizar o termo crise hipertensiva para as elevações inadequadas da pressão arterial, usualmente acima de 200mmHg (alguns autores consideram 180mmHg) para a pressão sistólica e 110mmHg para a pressão diastólica. Vale destacar que as Sociedades Brasileiras de Hipertensão, Cardiologia e Nefrologia, na V Diretriz Brasileira de Hipertensão Arterial, assim como diversas diretrizes internacionais não se comprometem em estabelecer o valor de corte da pressão arterial para a definição do conceito de crise hipertensiva[1-3,5,9]. De certa forma, é compreensível este cuidado, já que indivíduos sem antecedentes anteriores de hipertensão têm mecanismos adaptativos menos estabelecidos, sendo, portanto, mais suscetíveis a elevações relativamente menores que os indivíduos hipertensos de longa data, que tiveram a possibilidade de desenvolver alterações fisiopatológicas que os tornam mais resistentes a elevações pressóricas. É importante comentar que, exatamente por causa dessas adaptações, os pacientes hipertensos de longa data são mais sensíveis a reduções vigorosas da pressão arterial. Portanto, a indicação de atuar na redução da pressão arterial deve ser bastante criteriosa.

É comum os pacientes procurarem os serviços de emergência referindo sintomas inespecíficos que são relacionados à elevação da pressão arterial. Cabe ao socorrista ter julgamento clínico adequado para não cair na tentação de indicar hipotensores sem a certeza de sua relação causal com o sintoma. Deve-se ter como foco do atendimento o paciente como um todo e não a alteração que ele apresenta em determinado momento (no caso, a elevação da pressão arterial).

Para que essas decisões sejam as mais adequadas possíveis, as elevações inadequadas da pressão arterial são, de forma didática, divididas em classificação que passaremos a descrever a seguir.

EPIDEMIOLOGIA

Antes do aparecimento dos anti-hipertensivos, cerca de 7% dos hipertensos apresentavam uma emergência hipertensiva. Ainda hoje, cerca de 1 a 2% dos hipertensos são acometidos, com incidência crescente, apesar de todos os fármacos desenvolvidos nos últimos 40 anos. A distribuição na população segue a da hipertensão essencial, sendo maior nos idosos, nos negros, e duas vezes mais frequente em homens que em mulheres.

A mortalidade das emergências hipertensivas em um ano é de 79% se não tratadas, com sobrevida média de 10,5 meses. Isto nos dá a dimensão da gravidade da doença[5-7,9,10].

CLASSIFICAÇÃO

As elevações inadequadas da pressão arterial são divididas inicialmente em duas classes, chamadas de crises hipertensivas, quando existe risco de desenvolvimento de alguma complicação clínica associada ao aumento abrupto dos níveis pressóricos, e pseudocrises hipertensivas, quando, apesar de se presenciar elevações significativas da pressão arterial, associadas ou não a sintomas relatados pelo paciente, não se pode estabelecer relação causal entre a hipertensão e a manifestação do desconforto.

Esta segunda classe de elevação da pressão arterial, a das pseudocrises, é extremamente comum no ambiente das salas de emergência. A procura de determinado indivíduo por serviço de pronto-atendimento porque apresenta cefaleia ou tonturas e decidiu medir sua pressão arterial, surpreendendo-a em níveis elevados, é diariamente vista nesse tipo de serviço. A terapia por meio de sintomáticos é, na maioria das vezes, suficiente e a mais indicada no tratamento desses indivíduos.

Conforme citado anteriormente, as adaptações que os hipertensos crônicos desenvolvem com o tempo os tornam muito sensíveis ao uso de hipotensores potentes, podendo induzir a iatrogenia. Interessante destacar que a relação entre esses sintomas gerais (cefaleia e tontura) como secundários à elevação da pressão arterial, bastante divulgada entre médicos e leigos, não pode ser confirmada em diversos trabalhos que analisaram o MAPA (monitorização ambulatorial da pressão arterial) e o aparecimento das queixas[11].

Causas comuns do desenvolvimento dessas pseudocrises são a interrupção inadequada do uso da medicação hipotensora pelos seus usuários, a utilização de drogas que tenham vasoconstritores em sua fórmula e o estresse emocional.

Em relação às crises hipertensivas, temos que esta situação é definida como resultante da elevação abrupta e intensa da pressão arterial que representa ameaça à vida ou estabelecimento de lesão definitiva em órgão-alvo. Dentro desta definição, são ainda separadas duas situações distintas: as emergências e as urgências hipertensivas. Apesar da similaridade das palavras, são entendidas como emergências aquelas situações em que o indivíduo apresenta risco imediato de vida ou de lesão definitiva em órgão-alvo, necessitando de intervenção médica imediata e intensiva. Já as urgências são consideradas aquelas condições em que o indivíduo apresenta elevação pressórica intensa que, apesar de não levar a risco imediato de morte, definitivamente a dispensa de cuidados médicos poderá comprometer alterações clínicas associadas, como insuficiência coronariana ou cardíaca.

A atuação sobre o controle pressórico deve ser realizada, porém de forma menos intensiva, podendo-se estabelecer esse controle em até 24 horas. Alguns autores não reconhecem esta subclassificação das crises hipertensivas, considerando que as urgências são, na verdade, pseudocrises hipertensivas. Estes se baseiam em um estudo clássico, realizado na década de 1960, conhecido como *VAS Study*[12], em que pacientes portadores de urgência hipertensiva tratados com placebo não tiveram evolução pior que aqueles tratados com hipotensores em relação a eventos cardiovasculares ou mortalidade.

O quadro 3.4 mostra a classificação das elevações inadequadas da pressão arterial e as principais apresentações relacionadas a elas.

FISIOPATOLOGIA

Não é adequadamente conhecido o motivo pelo qual, em determinado momento, a pressão arterial passa a se elevar de forma abrupta e inadequada, excetuando-se naquelas situações em que está claro o mecanismo que leva à hipertensão, como a retenção hídrica na glomerulonefrite aguda ou o excesso de catecolaminas no abuso de drogas ou no feocromocitoma.

Aproximadamente metade dos pacientes tem controle inadequado da hipertensão ou não aderiram ao tratamento. Já em relação ao mecanismo de desenvolvimento de lesões nos órgãos-alvo, acredita-se que o extravasamento de líquido para o interstício tenha responsabilidade. Os órgãos mais afetados pela hipertensão arterial têm como característica própria a capacidade de autorregu-

Quadro 3.4 – **Classificação da elevação aguda da pressão arterial.**

Tipo de crise	Apresentação clínica	Tratamento
Emergência hipertensiva	**Neurológica:** encefalopatia hipertensiva, acidente vascular cerebral isquêmico ou hemorrágico, hemorragia subaracnóidea	Início imediato, preferir drogas hipotensoras endovenosas passíveis de titulação, visando a redução rápida dos níveis pressóricos
	Cardiovasculares: dissecção aguda de aorta, infarto agudo do miocárdio, edema agudo dos pulmões, pós-operatório de cirurgia cardíaca	
	Renais: glomerulonefrite aguda, crises renais em portadores de doenças do tecido conjuntivo, pós-operatório de transplante renal	
	Hipertensão arterial sistêmica: hipertensão acelerada maligna	
	Excesso de catecolaminas: feocromocitoma, abuso de cocaína ou fenilefrina, rebote por suspensão de anti-hipertensivos	
	Obstétricas: pré-eclampsia, eclampsia	
	Patologias cirúrgicas: pós-operatório de cirurgia vascular ou de grande porte, pré-operatório de cirurgia de emergência, queimadura extensa, epistaxe volumosa	
Urgências hipertensivas	Elevação importante da pressão arterial em portadores de patologias de risco (insuficiência coronariana crônica estável, miocardiopatia dilatada, insuficiência renal não dialítica)	Início imediato, possibilidade de uso de drogas por via oral, controle pressórico aceitável em até 24h
Pseudocrise hipertensiva	A elevação pressórica, apesar de intensa, não está relacionada a risco de morte, desenvolvimento de disfunção permanente em órgão-alvo ou descompensação clínica	Priorizar o tratamento dos sintomas que motivaram a vinda do paciente ao serviço de emergência

lação de seu fluxo sanguíneo. Variações significativas da medida da pressão arterial não afetam o fluxo local de cérebro, coração e rins pela ação coordenada da musculatura das meta-arteríolas presentes nesses órgãos, que mantém o fluxo sanguíneo estável para sua perfusão (Fig. 3.28). Ocorre que, em determinados níveis de pressão arterial, existe o esgotamento desse mecanismo protetor e o fluxo local passa a ser excessivo. Desta forma ocorre extravasamento de filtrado e edema, prejudicando as funções adequadas do órgão em questão.

Ainda como mecanismo de estabelecimento de lesão de órgão-alvo, a disfunção endotelial resultante da elevação abrupta da pressão arterial seria a res-

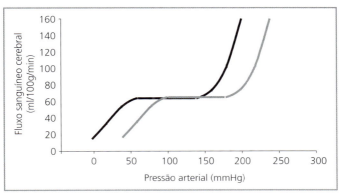

Figura 3.28 – Variações da pressão arterial *versus* fluxo sanguíneo cerebral.

ponsável pela produção preferencial de tromboxano e endotelina, substâncias vasoconstritoras e que aumentam a adesividade plaquetária, em detrimento da produção de prostaciclinas e óxido nítrico, potentes vasodilatadores. Esse desbalanço local leva à isquemia e a lesões definitivas nos órgãos em questão.

As hemorragias decorrentes da ruptura da camada endotelial, com consequente formação de fibrina perivascular são surpreendidas no exame de fundo de olho como exsudatos hemorrágicos. Na verdade, essa alteração pode ocorrer em qualquer órgão, sugerindo-se como mais um dos mecanismos de determinação das lesões definitivas dos órgãos-alvo[2-5,7].

AVALIAÇÃO CLÍNICA E LABORATORIAL

A avaliação clínica completa e minuciosa é uma das mais importantes ferramentas para que não se cometam os erros mais comuns no tratamento das elevações abruptas da pressão arterial. A hipervalorização do quadro, além de levar ao risco de se utilizar recursos mais intensivos que os necessários, expondo o paciente à possibilidade de hipotensão grave, desvia recursos e aumenta os custos de forma inadequada.

Deve-se sempre ter em mente que pacientes hipertensos crônicos têm como característica o volume intravascular depletado, seja pelos mecanismos adaptativos de natriurese pressórica, seja pelo uso crônico de diuréticos. Esses pacientes suportam menos drogas hipotensoras, sejam vasodilatadores ou diuréticos. Portanto, a avaliação da condição hidroeletrolítica desses pacientes é essencial para que não ocorram complicações no tratamento. Da mesma forma, a timidez no uso de recursos durante o tratamento de condições mais graves por se subestimar a situação clínica do paciente pode expô-lo a risco de morte.

A história clínica deve ser completa, focando inclusive antecedentes mórbidos do paciente, uso de medicações de rotina e das eventuais que possam ter sido consumidas recentemente, abuso de drogas ilícitas e, especialmente, as condições cardiovasculares, cerebrovasculares e renais. Os sintomas que motivaram o paciente a procurar o serviço de emergência devem ser adequadamente explorados, principalmente quando incluírem queixas de dor torácica, dispneia ou alterações neurológicas. A tabela 3.1 descreve os sintomas mais frequentemente encontrados em pacientes com crise hipertensiva.

Tabela 3.1 – **Frequência dos sinais e sintomas associados a crises hipertensivas[1].**

Sinais e sintomas	Crise hipertensiva (n = 273)
Cefaleia	44,3%
Tonturas	29,3%
Dispneia	16,5%
Déficit neurológico	15,7%
Dor precordial	11,0%
Vômitos	13,9%
Parestesias	8,4%
Arritmias	7,7%
Síncope	2,9%
Sonolência	2,5%
Coma	0,7%
Epistaxe	0,7%
Outros	38,0%

Ao exame físico deve-se preocupar não apenas com uma medida única da pressão arterial em um dos membros, mas também em avaliar o pulso e a pressão arterial nos quatro membros, procurando diferencial entre as medidas.

A ausculta cardíaca deve ser realizada criteriosamente, em local silencioso de preferência, já que devem ser procurados sopros cardíacos, principalmente relacionados a disfunções da valva aórtica. Da mesma forma, a avaliação pulmonar por meio da ausculta deve ser realizada, na procura de evidências de congestão pulmonar. Cabe também a pesquisa de sopros na região do abdome, que podem sugerir a presença de estenoses em aorta ou artérias renais.

Apesar de não ser comum como primeira manifestação de hipertensão secundária, a emergência hipertensiva pode estar relacionada a doenças renovasculares. O estado neurológico deve ser adequadamente avaliado, na tentativa de se valorizar corretamente queixas como parestesias, cefaleia e tonturas, frequentes nessas condições. Testes de consciência, orientação, sensibilidade e motricidade devem ser realizados. A avaliação do fundo de olho é obrigatória, principalmente para pacientes que tenham queixas neurológicas e renais[2-5,7].

Com base nos dados encontrados na avaliação clínica inicial, a solicitação de exames complementares pode ser necessária para confirmação diagnóstica. A análise da função renal, dos eletrólitos, do hematócrito e da glicemia pode dar pistas em relação ao comprometimento renal prévio ou ao agravamento dessa condição. O eletrocardiograma está indicado para se definir a presença de cardiopatia prévia, adaptação pela hipertrofia miocárdica, isquemia cardíaca atual, e serve também, em alguns casos, como critério de avaliação da efetividade do tratamento, principalmente quando existe insuficiência coronariana associada. Cabe também a dosagem de marcadores de necrose miocárdica seriada (CK-MB, creatinoquinase e troponina). A radiografia de tórax tem suas principais indicações na avaliação da dor torácica e da dispneia associada à hipertensão arterial grave, para avaliação das alterações de mediastino (dilatação da aorta) e da congestão pulmonar. A tomografia de tórax e o ecocardiograma transesofágico são excelentes métodos para o diagnóstico do comprometimento da aorta. A tomografia computadorizada de crânio ajuda na definição da causa de possível comprometimento neurológico, se este é secundário a hemorragias intracranianas, infarto cerebral ou edema.

Logicamente, a indicação de um ou outro exame deverá obedecer a critérios clínicos baseados na avaliação inicial, e deve servir para confirmar ou afastar alguma suspeita diagnóstica. Não pode ser aceito que todos esses exames complementares sejam pedidos indiscriminadamente para todos os pacientes que procurem o serviço de emergência por causa de elevações intensas na pressão arterial. O quadro 3.5 cita os exames mais frequentemente solicitados e suas indicações.

MANEJO CLÍNICO

O manejo clínico das crises hipertensivas vai depender primordialmente do tipo de manifestação que a elevação da pressão arterial está causando no indivíduo. É natural entender que a indicação de drogas e o controle clínico e laboratorial devem ser adequados a cada condição clínica específica. A figura 3.29 define um esquema de tratamento adequado baseado em fluxograma de atendimento.

Exatamente pelas características específicas do tratamento de cada uma das apresentações consideradas emergências hipertensivas, a seguir iremos discutir individualmente sua abordagem.

Quadro 3.5 – **Exames complementares utilizados na avaliação das crises hipertensivas.**

Exame	Indicação
Laboratório clínico	Avaliação da função renal, estado hidroeletrolítico, presença de doença prévia que comprometa o tratamento (insuficiência renal crônica, *diabetes mellitus*)
Eletrocardiograma	Avaliação de cardiopatia prévia, isquemia miocárdica associada à elevação da pressão arterial, hipertrofia miocárdica secundária à hipertensão arterial sistêmica
Marcadores de necrose miocárdica	Avaliação de comprometimento isquêmico do miocárdio
Radiografia de tórax	Avaliação do mediastino (dilatação da aorta por dissecção aguda) e de congestão pulmonar
Tomografia do tórax com contraste	Avaliação da aorta (suspeita de dissecção aguda da aorta)
Ecocardiografia transesofágica	Avaliação da aorta (suspeita de dissecção aguda de aorta) e de disfunção segmentar miocárdica (insuficiência coronariana)
Tomografia de crânio sem contraste	Avaliação de sangramentos intracranianos, infarto cerebral prévio e edema cerebral

EMERGÊNCIAS HIPERTENSIVAS

EMERGÊNCIAS NEUROLÓGICAS

Acidente vascular cerebral

A hipertensão arterial é uma das condições que aumentam o risco de desenvolvimento de acidente vascular cerebral de forma significativa. No momento da isquemia cerebral a pressão arterial se eleva de forma a aumentar o fluxo sanguíneo cerebral, na tentativa de melhorar a perfusão local e diminuir a repercussão da falta de nutrientes.

Cerca de 80% dos pacientes portadores de acidente vascular cerebral isquêmico agudo têm, na chegada ao hospital, elevação significativa da pressão arterial. Este estado tende reverter nos dias subsequentes à internação, sendo que apenas 30% deles manterão níveis elevados da pressão arterial após 10 dias do evento. Na verdade, a elevação da pressão arterial nesta situação garante um fluxo mínimo de sangue, o que pode manter viável parte da zona chamada de penumbra. Desta forma, a redução da pressão arterial por meio de drogas hipotensoras pode causar extensão da isquemia para esta área, ampliando a região do infarto cerebral. Não existem evidências conclusivas de que a atuação na pressão arterial no intuito de trazê-la a níveis normais seja adequada para esses casos.

CARDIOLOGIA EM UNIDADE DE TERAPIA INTENSIVA

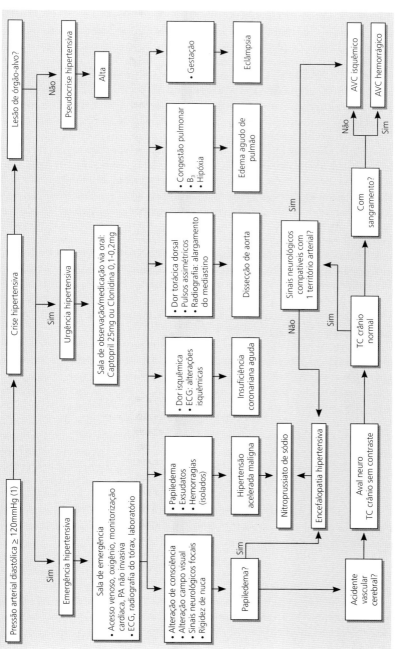

Figura 3.29 – Fluxograma do atendimento das crises hipertensivas.

Existem autores que até questionam se não se deveria elevar os níveis pressóricos, visando aumentar a perfusão da área infartada. Alguns desses estudos utilizaram volume e drogas vasoativas para elevar a pressão arterial média para 130 a 140mmHg, mantendo a sistólica abaixo de 200mmHg, com melhora neurológica em 20 a 40% dos pacientes. Atualmente, aceita-se a intervenção no sentido de reduzir a pressão arterial apenas nos casos de acidente vascular cerebral isquêmico em que os níveis de pressão sistólica atinjam 220mmHg e 120mmHg para a diastólica. A exceção refere-se à intenção de se utilizar trombolíticos, quando obrigatoriamente a pressão arterial não pode exceder 185 × 110mmHg, e naquelas situações em que o acidente vascular cerebral ocorra concomitantemente a complicações cardiovasculares, como infarto agudo do miocárdio ou dissecção aguda de aorta. Nessas situações, o que determinará o nível ótimo a ser atingido será a doença cardiovascular.

O uso de inibidores da enzima de conversão da angiotensina ou de antagonistas dos receptores AT1 da angiotensina tem sido descrito como importante na prevenção secundária de eventos cardiovasculares ou novos eventos cerebrovasculares, com redução de mortalidade nos 12 meses subsequentes. Ao que parece, seu efeito protetor independe da sua ação como hipotensores, já que não existem diferenças significativas entre grupos tratados com essas drogas no que diz respeito aos níveis da pressão arterial. Os estudos *Progress* e *Access* suportam a indicação do uso precoce dessas classes de hipotensores já na fase aguda do acidente vascular cerebral.

Em resumo, a decisão de se atuar no controle da pressão arterial nos portadores de acidente vascular cerebral isquêmico agudo deve ser bastante ponderada, basear-se nas condições clínicas do momento do paciente e na intenção da utilização de agentes trombolíticos para seu tratamento. Os *Guidelines da American Heart* preconizam o uso de labetalol ou nicardipina. No Brasil, a opção pelo nitroprussiato de sódio parece ser a mais sensata, uma vez que tem início de ação rápida e pode ser titulado até a dose ideal. Deve-se procurar atingir uma redução de no máximo 25% dos níveis iniciais da pressão arterial (não permitir jamais que a pressão diastólica fique abaixo de 110mmHg se for iniciada medicação hipotensora) e manter atenção em relação a alterações do padrão neurológico, já que seu uso determinará a perda do mecanismo de controle do fluxo sanguíneo cerebral. A utilização de antagonistas dos receptores da AT1 e dos inibidores da enzima de conversão da angiotensina apresenta benefícios na prevenção secundária e deve ser considerada no tratamento de manutenção desses casos.

Nos casos de acidente vascular cerebral hemorrágico, frequentemente ocorre uma hipertensão reflexa pela hipertensão intracraniana. Os níveis elevados de pressão arterial são necessários para manter a perfusão do sistema nervoso central. Não há evidência de que níveis elevados de pressão arterial aumentem o risco de extensão do acometimento neurológico.

Até recentemente acreditava-se que era sempre indicada a redução dos níveis pressóricos para valores abaixo de 185 × 110mmHg, na intenção de diminuir este risco de novos sangramentos. Hoje se sabe que reduções abruptas no nível da pressão arterial nas primeiras 24 horas são fatores preditivos independentes de mortalidade nesses pacientes. O controle da pressão arterial é recomendado apenas em níveis pressóricos superiores a 200mmHg de sistólica e 110mmHg de diastólica, ou pressão arterial média maior que 130mmHg. No exterior, a nicardipina é o fármaco de escolha. No Brasil, a utilização cuidadosa de nitroprussiato de sódio é a alternativa mais adequada para estes casos[2-5,7,8].

Encefalopatia hipertensiva

A encefalopatia hipertensiva ocorre por causa do esgotamento do mecanismo de controle do fluxo sanguíneo cerebral nos casos de elevação abrupta da pressão arterial. Fica, portanto, fácil entender o motivo de os pacientes mais suscetíveis a esta situação serem os indivíduos jovens e não terem história antiga de hipertensão, já que o deslocamento da curva controle de fluxo sanguíneo cerebral ainda não se desenvolveu nesses indivíduos. Esta condição é mais frequentemente vista em situações de hipertensão secundária à glomerulonefrite aguda ou na pré-eclampsia e eclampsia. Sua apresentação clínica clássica inclui a presença de sintomas relacionados à hipertensão intracraniana como cefaleia, vômitos em jato, rebaixamento do nível de consciência e até convulsões em paciente que apresenta níveis de pressão arterial acentuadamente elevados. A presença de borramento da papila retiniana ao exame de fundo de olho é importante para o diagnóstico. A presença de outras alterações na fundoscopia, como presença de exsudatos, pode sugerir hipertensão acelerada.

Uma vez determinado o diagnóstico de encefalopatia hipertensiva, deve-se iniciar imediatamente a utilização de anti-hipertensivos para a doença, não se esquecendo de, uma vez controlada a situação, procurar investigar uma causa para a elevação aguda da pressão (glomerulonefrite aguda, doença renovascular, hipertensão associada a uso de anticoncepcionais, entre outras). Um diagnóstico diferencial importante dessa condição é o abuso de drogas ilícitas de ação central (cocaína, por exemplo). A história clínica, a presença de taquicardia associada, alterações das pupilas e sinais de venopunção recente podem ajudar no diagnóstico diferencial.

A droga de eleição para o tratamento dessa condição é o nitroprussiato de sódio endovenoso, em infusão contínua. A redução da pressão arterial a ser atingida deve chegar a 25% dos valores iniciais. Deve-se evitar a todo custo o uso de drogas sedativas de ação central para pacientes portadores de emergências hipertensivas com acometimento do sistema nervoso central. Nos casos relacionados à gestação (eclampsia), está indicada a hidralazina endovenosa. Todos esses casos devem ser mantidos em unidades de terapia intensiva, com monitorização contínua da pressão arterial e cardíaca, fluxo urinário e avaliações frequentes do estado neurológico. Se ocorrerem convulsões, estão indicados os benzodiazepínicos, a fenitoína e os barbitúricos. No exterior, as drogas de escolha são a nicardipina, o labetalol e o fenoldopam[2-5,7,8].

EMERGÊNCIAS CARDIOVASCULARES

Insuficiência coronariana aguda e infarto agudo do miocárdio

A pressão arterial elevada nas situações de isquemia aguda do miocárdio, com ou sem infarto, deve ser considerada emergência por causa da possibilidade de agravamento da condição pelo aumento do consumo de oxigênio pela musculatura cardíaca. Desta forma, a redução dos níveis pressóricos deve ser considerada prioridade e a utilização de medicamentos que tenham ação associada arteriodilatadora e venodilatadora parece ser ideal, uma vez que diminui o risco do desenvolvimento de taquicardia reflexa. Por este motivo, o uso da nitroglicerina endovenosa em infusão contínua destaca-se como a droga de escolha. Da mesma forma, visando a redução da pressão e a diminuição do consumo de oxigênio pela redução da frequência cardíaca, estão indicados os betabloqueadores endovenosos. Os mais utilizados em nosso meio são o metoprolol (ampolas de 5mg) e o propranolol (ampolas de 1mg), que devem ser administrados por via endovenosa lentamente, podendo-se repetir a infusão por até três vezes, enquanto não se atingir o objetivo estabelecido para pressão arterial e frequência cardíaca. O esmolol em infusão contínua de 50 a 300µg/kg/min, com dose de ataque de 0,5 a 1,9mg/kg/min, é uma excelente alternativa de betabloqueador. Outra medida medicamentosa que não pode ser esquecida é a utilização de sedativos da dor, como a morfina.

A diminuição do desconforto e da ansiedade, associada à venodilatação por ação direta da droga, traz redução da pressão arterial e consequente diminuição do consumo de oxigênio pelo miocárdio. Deve-se lembrar sempre que a trombólise, se indicada, só pode ser realizada quando o paciente estiver minimamente controlado em relação à pressão arterial, ou seja, é aconselhável que este procedimento não seja realizado em pacientes extremamente hipertensos pelo risco de sangramento intracraniano[2-5,7,8].

Dissecção aguda da aorta

A dissecção aguda da aorta é considerada a apresentação mais grave de todas as emergências hipertensivas por causa de sua alta mortalidade. É muito raro que esta doença se apresente sem hipertensão arterial grave e aguda. A delaminação da camada íntima para dentro da luz por causa da necrose mediocística da aorta é responsável por diversos sintomas. O mais associado a esta condição é a dor torácica lancinante, frequentemente descrita como "em rasgar", irradiada para o dorso.

A presença de sopro cardíaco de insuficiência aórtica sugere o acometimento da porção ascendente da aorta e da válvula. Dependendo do grau de disfunção imposto à válvula, podemos ter diferentes níveis de manifestação de insuficiência cardíaca aguda. Como a dissecção tende a avançar, pode acometer a origem de ramos importantes da aorta, como coronárias, carótidas, mesentéricas e renais, causando manifestações diferentes dependendo do ramo acometido. Em casos mais complicados, a dissecção pode atingir a origem do pericárdio, inundando de sangue o saco pericárdico e levando ao tamponamento cardíaco.

O tratamento específico desta condição leva em conta a origem da delaminação, as complicações decorrentes do acometimento valvar e dos ramos da aorta, sendo comum a necessidade de correção cirúrgica nestes casos. Em relação ao manejo da hipertensão, é essencial que os níveis de pressão arterial sejam rapidamente reduzidos e mantidos baixos, uma vez que a tensão exercida pelo sangue bombeado nas paredes da aorta é um dos determinantes mais importantes da evolução da dissecção. O uso de vasodilatadores diretos potentes como o nitroprussiato de sódio está indicado.

A taquicardia reflexa que pode ocorrer deve ser prevenida previamente com a infusão de betabloqueadores, até que se atinjam níveis seguros de frequência cardíaca. Esta associação costuma ser eficiente. A manutenção de níveis extremamente baixos de pressão arterial (100mmHg de pressão sistólica) pode ser ideal, com a cautela de se observar se a hipotensão não agrava a isquemia produzida por esta doença em outros órgãos. Pela característica de bloqueadores adrenérgicos α e β, o labetalol é o fármaco de escolha no exterior. A utilização de sedativos potentes como a morfina também está indicada[2-5,7,8].

Edema agudo de pulmão

A elevação abrupta da pressão arterial causa aumento súbito e intenso da pós-carga ventricular, levando à insuficiência cardíaca aguda e à consequente congestão pulmonar. Esta condição é muito mais frequente naqueles pacientes que já são portadores de disfunção miocárdica importante e naqueles que sofrem de insuficiência renal crônica. Hipertensos crônicos e coronariopatas que possam apresentar insuficiência cardíaca diastólica também são suscetíveis a essa situação.

O diagnóstico baseia-se nos achados clínicos de dispneia intensa associada à crepitação pulmonar, taquipneia, ortopneia e eventualmente estase jugular. A ausculta cardíaca pode revelar sopros cardíacos antigos, principalmente de insuficiência mitral, presença de terceira bulha e galope. O paciente pode se apresentar cianótico, pálido e sudorético, mostrando grande ativação adrenérgica.

Exames complementares que devem ser considerados são o eletrocardiograma, que pode revelar sinais de cardiopatia prévia, a radiografia de tórax, para avaliação do nível da congestão pulmonar, a dosagem de eletrólitos e de ureia e creatinina para determinação do estado renal do paciente. A monitorização cardíaca associada à da pressão arterial e da saturação de oxigênio deve ser imediatamente disponibilizada, assim como a complementação de oxigênio. As drogas mais comumente utilizadas com sucesso nessas condições são os diuréticos de alça, a nitroglicerina endovenosa e a morfina, que causarão aumento da capacidade do território venoso, diminuindo a congestão pulmonar, o trabalho cardíaco e o consumo de oxigênio pelo miocárdio.

A utilização de dispositivos de pressão positiva no tratamento do edema agudo de pulmão é adequada em quaisquer situações. Nos pacientes portadores de insuficiência renal grave que não respondam adequadamente a diuréticos, pode-se considerar o uso de nitroprussiato de sódio, mantendo-se atenção especial aos sinais de intoxicação por tiocianato, até que esteja disponível a realização de ultrafiltração[2-5,7,8].

Emergências com acometimento renal

A hipertensão arterial é extremamente comum em pacientes portadores de insuficiência renal e frequentemente causa agravamento dessa condição. Os pacientes renais crônicos devem ser considerados grupo de risco para o desenvolvimento de emergências hipertensivas por causa da hipervolemia que é encontrada habitualmente nesse grupo. Pacientes que apresentem antecedente de *diabetes mellitus* há mais de 10 anos têm maior risco de serem portadores de insuficiência renal crônica. O tratamento nesta condição deve incluir vasodilatadores diretos como a hidralazina e diuréticos de alça. Quando não houver efetividade, pode-se considerar o uso de nitroprussiato de sódio até que se consiga realizar diálise. No exterior, as drogas de escolha são a nicardipina e o fenoldopam.

A hipertensão arterial acelerada ou maligna tem como seu principal órgão-alvo o rim. Os níveis continuamente altos da pressão arterial (muitas vezes acima de 140mmHg de diastólica) levam a necrose vascular fibrinoide, arteriolosclerose hiperplásica e, por fim, nefrosclerose. Além disso, a natriurese pressórica induzida pelos altos valores da pressão arterial causa ativação do sistema renina-angiotensina-aldosterona, levando à lesão endotelial e isquemia local. Portanto, a função renal tende a ser rapidamente comprometida nessa condição. A presença de papiledema ou de exsudatos ao exame de fundo de olho são marcadores importantes da doença. Ainda são comuns estreitamentos arteriolares, ingurgitamento venoso e hemorragias. Existe relação marcadamente definida com tabagismo.

As manifestações clínicas mais frequentes desta doença são cefaleia, confusão mental, vômitos, oligúria, sinais de uremia, entre outros. As alterações laboratoriais que se encontram são a elevação dos níveis de ureia, proteinúria, hematúria, hipocalemia e hiponatremia, além de anemia microangiopática. O eletrocardiograma pode mostrar sinais de sobrecarga de câmaras esquerdas, padrão de *strain* e em alguns casos infarto antigo.

O tratamento deve ser iniciado com o paciente internado, com drogas vasodilatadoras diretas, porém não obrigatoriamente endovenosas. O prognóstico desses pacientes pode ser bastante reservado se não for instituído tratamento eficaz (sobrevida de apenas 10 a 20% em um ano). Já esta situação melhora intensamente com o controle adequado da pressão arterial (sobrevida de até 80% no mesmo período). Um dos marcadores prognósticos mais importantes desta doença é a creatinina sérica. Quando seu valor está abaixo de 1,5mg/dl, a sobrevida em cinco anos é estimada em 96%. Quando seu valor ultrapassa este nível, a sobrevida cai para 65% no mesmo período[2-5,7,8,13].

Crise simpática

O abuso de cocaína, o uso de drogas simpatomiméticas, a suspensão abrupta da medicação hipotensora (principalmente betabloqueadores e clonidina) e, mais raramente, o feocromocitoma são exemplos de emergências hipertensivas associadas à elevação dos níveis circulantes de substâncias adrenérgicas. Os achados mais comuns dessas condições, além da elevação da pressão arterial, são a taquicardia, a sudorese, a cefaleia, o rubor facial entre outras.

O tratamento específico pode incluir a nicardipina, fenoldopam, verapamil ou fentolamina, associado com benzodiazepínicos. Outra alternativa é o uso de betabloqueadores que diminuirão a resposta dos receptores às substâncias simpatomiméticas circulantes, com exceção ao abuso de cocaína. A utilização de betabloqueadores exclusivos libera a ação direta da droga sobre os alfa-receptores, causando taquicardia intensa e possível comprometimento isquêmico miocárdico[2-5,7,8].

Pré-eclampsia e eclampsia

A elevação da pressão arterial em pacientes gestantes sem antecedentes de hipertensão a partir da vigésima semana pode se relacionar com o desenvolvimento destas doenças. O achado de proteinúria no exame de urina (3g em 24 horas) e o edema periférico são achados comuns. Os níveis pressóricos admitidos como valorizáveis nessas condições são de 140 × 90mmHg. É mais frequente em primigestas e quando não adequadamente tratadas podem evoluir para acometimento do sistema nervoso central com desenvolvimento de confusão mental, convulsões e coma.

O tratamento da doença hipertensiva específica da gestação previne esta evolução catastrófica. Poucos são os agentes hipotensores que podem ser utilizados sem restrições durante a gestação. A alfa-metildopa costuma ser utilizada como medicamento inicial. Todos os outros medicamentos não estão isentos de efeitos deletérios sobre o feto. De toda forma, podem ainda ser utilizados com cautela os bloqueadores de canais de cálcio (nifedipina), os betabloqueadores (de preferência o pindolol, que tem atividade beta-adrenérgica seletiva) e os diuréticos tiazídicos. Estão contraindicados os inibidores da enzima de conversão da angiotensina e os antagonistas dos receptores AT1.

Quando nos deparamos com condições de extrema gravidade, uma opção de tratamento, considerada extremamente drástica, é a interrupção da gestação. Esta decisão deve ser analisada em conjunto pelo clínico e pelo obstetra e costuma ser deixada para o último caso.

O tratamento medicamentoso da hipertensão na eclampsia inclui a hidralazina 5mg endovenosa, administrada em pequenos bolos a cada 20min até o controle da hipertensão. A nicardipina e o labetalol têm menos efeitos adversos e são mais tituláveis. Pode-se também utilizar o verapamil 20mg diluído em soro glicosado a 5% contínuo. Nos casos de desenvolvimento de hiper-reatividade neurológica, utiliza-se de forma associada ao sulfato de magnésio endovenoso[14].

URGÊNCIAS HIPERTENSIVAS

O tratamento da elevação da pressão arterial em salas de emergência deve ser realizado apenas nas situações em que esta alteração traga risco de vida ou de desenvolvimento de lesão irreversível em órgãos-alvo. Cabe também a intervenção nos níveis pressóricos se estes não representarem risco imediato, mas se mostrarem como potencialmente deletérios a algumas condições prévias do paciente, como insuficiência cardíaca, insuficiência coronariana ou insuficiência renal. Nestas situações, o manejo da alteração pressórica deve ser realizado com drogas por via oral e a diminuição da pressão arterial pode ser realizada de forma mais lenta. Devemos lembrar que a utilização de drogas por via sublingual não tem comprovação científica quanto à sua segurança, com exceção dos nitratos sublinguais.

Toda vez que se administrar uma droga hipotensora a um determinado paciente, deve-se ter em mente o potencial efeito deletério que pode se seguir, pela queda inadequada dos níveis pressóricos. Portanto, a decisão de se prescrever uma droga hipotensora a um indivíduo que procura o serviço de emergência por elevação de sua pressão arterial deve ser muito bem ponderada. Muitas vezes não é fácil convencer o paciente de que não deve receber qualquer hipotensor naquele momento porque ele não apresenta sinais de risco. Contudo, a opção por medicar um paciente para tratar a sua pressão arterial no pronto-atendimento não é adequada. Muitos desses pacientes são hipertensos crônicos, possuem volume intravascular depletado e a ação de diuréticos ou vasodilatadores poderá trazer hipotensão sintomática e risco de complicações como acidente vascular cerebral isquêmico e infarto agudo do miocárdio.

É importante destacar que o uso da nifedipina sublingual, que foi extremamente difundido no meio médico há alguns anos como tratamento de eleição de urgências hipertensivas, por ser de fácil administração e de efeito rápido e seguro, mostrou-se deletério em diversos estudos que a avaliaram. Não apresenta ação mais rápida que outros vasodilatadores, não é mais bem absorvida que pela via oral e não se mostra segura, estando associada a diversos casos de complicações graves relacionadas à hipotensão, como acidente vascular cerebral e insuficiência renal aguda. Desta forma, este meio de utilização da droga deve ser proscrito do arsenal terapêutico[2-5,7,8].

MEDICAMENTOS PARA O MANEJO DAS CRISES HIPERTENSIVAS

É bastante lógico que, com a existência de drogas que tenham efeitos hemodinâmicos diferentes, possamos escolher qual é aquela que melhor se apresenta para o tratamento de uma manifestação específica das crises hipertensivas. A escolha de qual substância será utilizada deve, portanto, basear-se na origem do problema e no mecanismo pelo qual a elevação pressórica leva àquela condição clínica.

No exterior, a disponibilidade de fármacos mais modernos e seguros, como a nicardipina, labetalol, fenoldopam e, em breve, a clevidipina, tornam mais fácil o manuseio desses pacientes. No Brasil, temos que nos adaptar aos fármacos disponíveis em nosso meio.

Na maioria das situações classificadas como emergências hipertensivas, a opção pelo nitroprussiato de sódio é segura e deve ser utilizada. Este vasodilatador tem ação direta sobre a musculatura lisa de ambos os territórios vasculares (arterial e venoso), início de ação rápido e meia-vida extremamente curta, o que o torna o hipotensor ideal em diversas situações que requerem controle preciso da pressão arterial. Suas principais contraindicações estão relacionadas ao fenômeno de roubo de fluxo que pode induzir nos casos de insuficiência coronariana e ao acúmulo do metabólito tiocianato, tóxico, que se concentra principalmente em pacientes portadores de comprometimento da função renal. As manifestações mais comuns de toxicidade pelo nitroprussiato de sódio são hipotensão, náusea, vômito, confusão mental e convulsão.

Os betabloqueadores são drogas que têm espaço no tratamento de determinadas condições relacionadas às emergências hipertensivas, principalmente nas síndromes coronarianas agudas e nos casos de dissecção aguda de aorta. Com seu efeito cronotrópico e inotrópico negativo, esta classe de drogas garante um menor consumo de oxigênio pelo miocárdio isquêmico e diminui a tensão na parede da aorta, reduzindo a área do miocárdio sob risco de infarto e a progressão da delaminação da aorta.

As principais contraindicações ao seu uso se relacionam com broncoespasmos em pacientes portadores de doenças pulmonares e descompensação de miocardiopatas dilatados. A insuficiência vascular periférica também pode ser agravada com o uso desses medicamentos. Essas são drogas que têm o potencial de causar bloqueios do sistema de condução do estímulo cardíaco, culminando com o bloqueio atrioventricular total.

Os diuréticos de alça têm indicação no tratamento de condições que cursem com aumento evidente da volemia, como o edema agudo de pulmão e as emergências hipertensivas relacionadas à disfunção renal. Os efeitos colaterais dessas drogas são relacionados à depleção de volume e à hipocalemia, que devem ser evitados nestas condições.

Outras drogas como o captopril e a clonidina têm indicações específicas, principalmente no tratamento das urgências hipertensivas. Suas características e de outros hipotensores são descritos nas tabelas 3.2 e 3.3.

CONSIDERAÇÕES FINAIS

O manejo clínico das emergências hipertensivas necessita, antes de tudo, do bom senso do socorrista. A correta avaliação da situação em que se encontra o paciente e do risco ao qual ele se encontra exposto devido à elevação da pressão arterial é que vão determinar a necessidade de intervenção com hipotensores.

Tabela 3.2 – **Principais drogas utilizadas no tratamento de crises hipertensivas.**

Fármaco	Classe	Início de ação	Dose	Via	Principais indicações	Efeitos adversos
Furosemida	Diurético	5-15min	20 a 40mg (para IRC podem ser usadas doses maiores)	EV	Edema agudo de pulmão	Depleção de volume, hipocalemia
Nitroprussiato	Vasodilatador	Imediato	0,25 a 10µg/kg/min	EV	Encefalopatia hipertensiva, dissecção da aorta	Náusea, vômito, convulsões
Nitroglicerina	Vasodilatador	2 a 5min	5 a 100µg/min	EV	Insuficiência coronariana	Cefaleia, vômitos
Hidralazina	Vasodilatador	10 a 20min	10 a 20mg a cada 20min	EV	Eclampsia	Taquicardia reflexa
Enalaprilato	IECA	10 a 15min	1,25 a 2,5mg de 6/6h	EV	Insuficiência ventricular esquerda	Piora da função renal
Captopril	IECA	15min	6,25 a 50mg	VO	Insuficiência ventricular esquerda	Piora da função renal
Clonidina	Alfa-agonista central	30min a 2 horas	0,2mg inicial, repetir 0,1mg/h até 0,8mg	VO	Urgências hipertensivas	Sonolência, rebote com suspensão abrupta
Nifedipina	Bloqueador de canais de cálcio	10 a 15min	10mg	VO	Urgências hipertensivas	Taquicardia, hipotensão
Propranolol	Betabloqueador	5 a 10min	1mg, repetir até três vezes	EV	Insuficiência coronariana, dissecção de aorta	Bradicardia, BAVT, broncoespasmo
Metoprolol	Betabloqueador	5 a 10min	5mg, repetir até três vezes	EV	Insuficiência coronariana, dissecção de aorta	Bradicardia, BAVT, broncoespasmo
Esmolol	Betabloqueador	60s	Bolo 0,5 a 1,0mg/kg Manutenção 50 a 300µg/kg/min		Insuficiência coronariana, dissecção de aorta	Bradicardia, BAVT, broncoespasmo, náusea, *flushing*, dor no local da infusão

EV = via endovenosa; IRC = insuficiência renal crônica; IECA = inibidor da enzima de conversão da angiotensina; VO = via oral; BAVT = bloqueio atrioventricular total.

Tabela 3.3 – **Principais drogas utilizadas no tratamento de crises hipertensivas não disponíveis no Brasil.**

Fármaco	Classe	Início de ação	Dose	Via	Principais indicações	Efeitos adversos
Fenoldopam	Bloqueador, receptor de dopamina	5min	0,1µg/kg/min Adicionais de 0,05 a 1,0µg/kg/min até 1,6µg/kg/min	EV	AVC, EAP, encefalopatia, insuficiência renal	Náusea, cefaleia, *flushing*
Nicardipina	Bloqueador de canais de cálcio	5 a 15min	5mg/h Aumento de 2,5mg/h a cada 5min até 15mg/h	EV	Todas, exceto insuficiência coronariana	Cefaleia, tontura, náusea, *flushing*, edema, taquicardia
Fentolamina	Alfa-bloqueador	5min	Bolo 1 a 5mg até 15mg	EV	Crise simpática	*Flushing*, tontura, náusea, taquicardia
Labetalol	Betabloqueador	2 a 5min	Bolo 20mg Bolo repetido 20 a 80mg; Infusão 2mg/min; Máximo 300mg em 24h	EV	Todas exceto EAP, disfunção sistólica e insuficiência renal	Bradicardia, BAVT, broncoespasmo, hipotensão, tontura, náuseas, parestesias

EV = via endovenosa; AVC = acidente vascular cerebral; IRC = insuficiência renal crônica; IECA = inibidor da enzima de conversão da angiotensina; BAVT = bloqueio atrioventricular total; EAP = edema agudo de pulmão.

Existe uma tendência bastante forte de se preocupar demais com os níveis pressóricos e se esquecer dos riscos que a prescrição de anti-hipertensivos pode trazer. O termo crise hipertensiva é muito utilizado nas salas de emergência e as condutas decorrentes podem ser deletérias. Devemos estar sempre atentos a um dos princípios da medicina, que determina, antes de tudo, não prejudicar. A maior parte dos pacientes que procuram os serviços de pronto-atendimento tem condições de ser orientada apenas a procurar tratamento ambulatorial, não sendo necessárias intervenções medicamentosas, que, em última análise, estarão trazendo um novo risco, inexistente até então, que é a hipotensão sintomática com hipoperfusão cerebral e renal.

REFERÊNCIAS BIBLIOGRÁFICAS

1. Martin JFV et al. Perfil de crise hipertensiva: prevalência e apresentação clínica. Arq Bras Cardiol 2004;83(2):125. • 2. Marik PE, Varon J. Hypertensive crises. Chest 2007; 131:1949. • 3. Nobre F et al. Urgências e emergências hipertensivas. In Nobre F, Serrano Jr CV eds. Tratado de Cardiologia – SOCESP. Barueri: Manole; 2005. • 4. Zampaglione B et al. Hypertensive urgencies and emergencies: prevalence and clinical presentation. Hypertension 1996;27:144. • 5. Cherney D, Straus S. Management of patients with hypertensive urgencies and emergencies. A systematic review of the literature. J Gen Intern Med 2002;17:937. • 6. Olmos RD, Martins HS. Hipertensão arterial sistêmica: abordagem inicial. In Martins HS et al. (eds.) Emergências Clínicas – Abordagem Prática. Barueri: Manole; 2005. • 7. Kaplan NM. Hypertensive crises. In Kaplan NM (ed.) Clinical Hypertension. 9th. ed. Philadelphia: Williams & Wilkins; 2006. p.311. • 8. Slama M, Modeliar SS. Hypertension in the intensive care unit. Curr Opin Cardiol 2006;21:279. • 9. V Diretriz Brasileira de Hipertensão. Bras Cardiol 2007;89(3):e24. • 10. Braunwald E et al. Systemic hypertension: therapy. In Braunwald E et al. eds. Braunwald's Heart Disease: a Textbook of Cardiovascular Medicine. 7. ed. Philadelphia: WB Saunders Co; 2005. • 11. Kruszewski P et al. Headache in patients with mild to moderate hypertension is generally not associated with blood pressure elevation. J Hypertens 2000;18:437. • 12. Veterans' Administration Cooperative Study Group on Antihypertensive Agents. Effects of treatment on morbidity in hypertension. Results in patients with diastolic blood pressure averaging 115 though 129 mmHg. JAMA 1967;202:1028. • 13. Constantinine E, Linakis J. The assessment and management of hypertensive emergencies and urgencies in children. Pediatr Emerg Care 2005;21:391. • 14. Vidaeff AC et al. Acute hypertensive emergencies in pregnancy. Crit Care Med 2005: 33:S307.

3.5. Síndrome Coronariana Aguda

Vitor Sérgio Kawabata
Antonio Carlos Nogueira
Paulo Andrade Lotufo

INTRODUÇÃO

A síndrome coronariana aguda (SCA) é uma das principais causas de óbito em pacientes adultos. Daí a importância do correto diagnóstico e tratamento desses pacientes. O quadro clínico pode ser bastante variável e traiçoeiro, muitas vezes sem dor, dificultando o diagnóstico.

FISIOPATOLOGIA

A lesão e a disfunção do endotélio coronariano são as responsáveis pelo quadro de síndrome coronariana aguda, causando a adesão plaquetária – aderência de uma primeira camada de plaquetas na área lesada, dependente da glicoproteína Ib do fator de von Willebrand e colágeno. A adesão plaquetária é seguida da agregação plaquetária – aglutinação de plaquetas entre si, com a ativação destas, dependente da glicoproteína IIb/IIIa e do fibrinogênio. A agregação plaquetária forma, então, os trombos brancos, altamente instáveis, compostos de plaquetas agregadas, responsáveis pelos quadros de dor reentrante, pela formação e dissolução deles. A ativação plaquetária, por sua vez, ativa a cascata de coagulação, com a formação do "trombo vermelho" pela formação da rede de fibrina, que represa as hemácias em seu interior. O trombo vermelho, pela presença de fibrina, é mais estável, sendo, em geral, responsável pelos quadros de dor contínua.

É importante lembrar que os vasos transmurais, responsáveis pela irrigação do músculo cardíaco, saem dos vasos coronarianos localizados no epicárdio, irrigando primeiro esta parte da parede e depois a região subendocárdica, tornando-a mais sensível à isquemia.

A obstrução coronariana pode ser completa e não haver circulação colateral, resultando em isquemia e necrose de toda a parede, em geral manifestada no eletrocardiograma (ECG) por supradesnivelamento ST ou bloqueio de ramo esquerdo agudo. Por outro lado, a obstrução pode ser parcial, transitória em área servida por circulação colateral, resultando em necrose e isquemia da parte da parede cardíaca voltada para o endocárdio, manifestada por infradesnivelamento ST, ou alterações inespecíficas no ECG.

QUADRO CLÍNICO

A síndrome coronariana aguda compreende os quadros decorrentes do desbalanço entre oferta e consumo de oxigênio do miocárdio, com alguma característtica de instabilidade. Para explicar o quadro agudo, iniciaremos pelo quadro crônico e estável, que seria manifestado por sintomas ao esforço, com duração menor que 15min, que cedem espontaneamente ao repouso. O sintoma mais frequente é o de dor precordial, mas alguns pacientes podem apresentar o chamado equivalente isquêmico (náuseas, vômitos, sudorese, dispneia e sintomas de baixo débito) no lugar da dor.

No quadro instável ou agudo, a dor (ou equivalente) ocorre ao repouso, é prolongada ou não cede ao repouso. Portanto, o diagnóstico de síndrome coronariana aguda abrange um grande número de pacientes, muito diferentes entre si, desde o paciente com quadro inicial de angina (angina de início recente), ou aquele com dor a menores esforços (angina em progressão), até os pacientes com angina reentrante ou infarto agudo do miocárdio. Dentre estes inúmeros quadros clínicos, o prognóstico e o tratamento diferem substancialmente.

A dor é descrita como uma opressão, aperto e peso sobre o peito, muitas vezes acompanhada pelo gesto do punho fechado sobre o tórax (sinal de Levine). Pode ser associada à irradiação para os membros superiores (face ulnar), epigástrio, pescoço até a mandíbula, ombros e região interescapular. Por vezes, é acompanhada pelos mesmos sintomas do equivalente isquêmico, como náuseas, vômitos, sudorese, palidez, dispneia e sintomas de baixo débito. A duração é de poucos minutos (5 a 15min) nos quadros anginosos, mas pode durar até 24 horas no infarto agudo do miocárdio. Portanto, dores extremamente curtas (segundos) ou muito prolongadas (superior a 24 horas) provavelmente não são coronarianas.

O quadro clínico pode ainda incluir sinais e sintomas das complicações da síndrome coronariana aguda e infarto agudo do miocárdio, como insuficiência cardíaca, edema agudo de pulmão, taquiarritmias (sinusal, taquicardia ventricular, fibrilação atrial e *flutter* atrial), bradiarritmias (sinusal e bloqueios atrioventriculares), choque (disfunção ventricular, insuficiência mitral aguda, comunicação interventricular aguda e ruptura da parede livre do ventrículo), acidente vascular cerebral concomitante.

O exame físico é inespecífico, o paciente pode estar pálido, sudorético e desconfortável. A ausculta cardíaca pode revelar a quarta bulha (B_4) ou sopros decorrentes de complicações mecânicas do infarto agudo do miocárdio. Poderemos encontrar sinais de insuficiência cardíaca ou de baixo débito, dependendo do montante de miocárdio acometido.

EXAMES COMPLEMENTARES

ELETROCARDIOGRAMA

O eletrocardiograma é o primeiro exame a ser solicitado. Se houver a presença de supradesnivelamento ST ou bloqueio de ramo esquerdo agudo, associado ao quadro de dor compatível com síndrome coronariana aguda, fecha-se o diagnóstico de infarto agudo do miocárdio com supradesnivelamento ST. A presença de infradesnivelamento ST é altamente sugestiva de isquemia miocárdica, porém pode muitas vezes ser "crônico". Entretanto, quando associado à isquemia, tem valor prognóstico muito importante. Mais importante que o infradesnivelamento ST estático é a alteração dinâmica do eletrocardiograma (mudando com a ausência e presença de dor), confirmando o caráter agudo da alteração. A inversão de onda T também pode indicar isquemia, entretanto sem o caráter de gravidade do infradesnivelamento ST. Para detectar as alterações dinâmicas é interessante ter eletrocardiogramas seriados, na vigência e fora da dor, para a comparação. O eletrocardiograma é o "divisor de águas" da síndrome coronariana aguda com e sem supradesnivelamento ST.

MARCADORES DE LESÃO MIOCÁRDICA

Os marcadores de lesão miocárdica dão o diagnóstico de infarto agudo do miocárdio, quando elevados. Entretanto, há um atraso considerável entre o início da manifestação do quadro e a alteração de marcadores, de tal forma que estes são desconsiderados nas primeiras horas do quadro. Dos marcadores, o que se eleva de forma mais precoce é a mioglobina, que é absolutamente inespecífica, elevando-se também nas lesões musculares esqueléticas.

As troponinas I e T são altamente sensíveis e específicas. Permanecem elevadas por um bom período, permitindo o diagnóstico por muitos dias depois. Mas, por este mesmo motivo, não são bons marcadores para detectar reinfarto neste período. A troponina C não é utilizada como marcador por ser inespecífica.

A fração MB da creatinoquinase (CK-MB) "atividade" é menos sensível e específica que a troponina, mas por retornar mais rápido à normalidade é útil nos diagnósticos de reinfarto. A CK-MB "massa" é melhor que a CK-MB "atividade", mas seu custo, igual ao da troponina, torna seu uso pouco interessante (Tabela 3.4).

Tabela 3.4 – **Marcadores séricos de lesão miocárdica e evolução da elevação dos níveis no infarto agudo do miocárdio.**

	Início da elevação	Pico	Retorno ao normal
Mioglobina	1-4h	6-7h	24h
Troponina I	3-12h	24h	5-7 dias
Troponina T	3-12h	12-48h	5-14 dias
CK-MB	3-12h	24h	2-3 dias
TGO/AST	6-12h	18-36h	3-4 dias
DHL-1	10h	24-48h	10-14 dias

A aspartato transaminase (AST) e a desidrogenase lática (DHL) são marcadores inespecíficos pouco utilizados na condução da síndrome coronariana aguda.

ECOCARDIOGRAMA

O ecocardiograma pode fornecer o grau de acometimento ventricular pela isquemia, as paredes acometidas, as prováveis artérias responsáveis, a presença de complicações mecânicas e a possível existência de doença cardíaca prévia ao quadro de síndrome coronariana aguda.

EXAMES FUNCIONAIS

Exames funcionais, como a cintilografia de perfusão miocárdica, a ecocardiografia com estresse por dobutamina e a eletrocardiografia de esforço, servem apenas para confirmar a etiologia isquêmica nos quadros duvidosos ou estratificar os pacientes com forte suspeita de síndrome coronariana aguda, mas considerados de baixo risco.

ANGIOTOMOGRAFIA COMPUTADORIZADA DE CORONÁRIAS

Os tomógrafos mais modernos, com múltiplos sensores (64), conseguem obter imagens das coronárias semelhantes às da cineangiocoronariografia, que permanece sendo o *golden standard*. Entretanto, sua utilidade nos quadros de síndrome coronariana aguda ainda está por ser determinada. Exame não invasivo, mas com uso de radiação e contraste.

CINEANGIOCORONARIOGRAFIA

O exame invasivo usa radiação e contraste. Revela a anatomia coronariana de forma detalhada e permite o tratamento de algumas lesões durante o próprio procedimento pela angioplastia transluminal coronariana e colocação de *stent*.

TRATAMENTO

MEDIDAS GERAIS

As medidas descritas a seguir devem ser tomadas para todos os casos de síndromes coronarianas agudas exceto aqueles sem supradesnivelamento ST de baixo risco[1,2].

- Avaliação objetiva da história e exame físico. Obtenção do eletrocardiograma em 10min.
- Colocação do paciente na sala de emergência, monitorizado. Repouso absoluto.

- Ácido acetilsalicílico (AAS), 200mg por via oral em dose de ataque, manutenção de 100mg por via oral ao dia.
- Nitrato sublingual (dinitrato ou mononitrato de isosorbida 5mg) – se melhora da dor, repetir eletrocardiograma para detectar alteração dinâmica.
- Cateter nasal de O_2.
- Morfina 1 a 3mg por via endovenosa a cada 15min para sedar a dor.
- Betabloqueador por via endovenosa lenta a cada 15min, até frequência cardíaca aproximadamente 60bpm.
  - *Metoprolol ou atenolol* – 5mg.
  - *Propranolol* – 1mg.
  - *Esmolol* – 250-500µg em 1min (25 a 50µg/kg/min contínuo) a dose pode ser aumentada a cada 10min até 300µg/kg/min.
- Anticoagulação com enoxaparina 1mg/kg/dose a cada 12 horas.

O ácido acetilsalicílico só não deve ser utilizado em caso de alergia. Um dos substitutos possíveis é o clopidogrel, dose de ataque de 300 a 600mg e manutenção de 75 a 150mg/dia.

O nitrato sublingual não deve ser utilizado em pacientes hipotensos. Pode ser mantido por via endovenosa com nitroglicerina 10 a 200µg/min. Cuidado com pacientes portadores de glaucoma.

O cateter de O_2 pode ser dispensado se a saturação de O_2 for adequada.

A morfina, por seu efeito vasodilatador, deve ser utilizada com cautela em pacientes com risco de hipotensão.

O betabloqueador adrenérgico só não deve ser utilizado na presença de contraindicação absoluta como asma e doença pulmonar obstrutiva crônica, bradicardia e hipotensão. No caso de asma e doença pulmonar obstrutiva crônica, considerar o uso de um bloqueador de canais de cálcio, como o verapamil (uma fenilalquilamina) ou o diltiazem (benzotiazepina), para reduzir a frequência cardíaca.

- *Verapamil* – 5mg por via endovenosa a cada 15min – máximo de 30mg.
- *Diltiazem* – 0,25mg/kg em 2min – 0,35mg/kg em 15min. Manutenção de 5 a 15mg/h.

A enoxaparina é melhor que a heparina não fracionada no tratamento da síndrome coronariana aguda[3-5]. Mas o uso concomitante de alguns fibrinolíticos, como a alteplase e a estreptoquinase, pode exigir o uso de heparina convencional contínua pela não existência de estudos de segurança com as drogas associadas. Em pacientes muito idosos, com peso extremo ou portadores de insuficiência renal, este cálculo de dose de 1mg/kg pode não ser adequado. Esses pacientes podem necessitar da dosagem de atividade do fator × ativado (4 horas após a dose) para reajuste da dose.

- *Heparina* – 80UI/kg de ataque (60UI/kg – máximo de 4.000UI se fibrinolítico ou inibidor GP IIb/IIIa concomitantes).
- Manutenção de 18UI/kg/h (12 a 14UI/kg/h – máximo de 1.000UI/h se fibrinolítico ou inibidor da glicoproteína IIb/IIIa concomitantes).

Deve-se manter o paciente em repouso absoluto no leito nas primeiras 48 horas sem dor e para isto é importante o uso de diazepínicos neste período. Estas primeiras 48 horas sem sintomas são importantes, pois é considerado o período em que há a recuperação do endotélio que iniciou o quadro. Entretanto, novos episódios de dor reiniciam a contagem do zero.

SÍNDROME CORONARIANA AGUDA COM SUPRADESNIVELAMENTO ST OU BLOQUEIO AGUDO ESQUERDO

Geralmente está associada aos quadros com infarto agudo do miocárdio transmural e oclusão completa da artéria coronariana responsável, em geral, por trombo vermelho ou de fibrina. Portanto, neste quadro, é importante a abertura da coronária acometida a fim de reduzir a necrose miocárdica na área isquêmica. A artéria pode ser aberta por angioplastia na fase aguda (angioplastia primária) ou por meio de drogas fibrinolíticas.

Quanto mais precoce for a abertura da artéria, maior será o benefício nas primeiras 12 horas. Após este período, continua havendo algum benefício na abertura da artéria, mas não compensa o risco da angioplastia ou do fibrinolítico. A exceção a este limite de 12 horas são os infartados evoluindo para choque cardiogênico, cuja única chance de melhora de prognóstico é a abertura da coronária responsável até 18 horas após o início do quadro.

Quando realizada com o mesmo tempo de início do infarto agudo do miocárdio, a angioplastia tem chance muito maior de abrir a coronária, sendo superior ao uso de fibrinolítico, inclusive em mortalidade. Entretanto, nem todos os hospitais têm estrutura adequada para realizar o procedimento, e a demora para transportar o paciente para um serviço adequado muitas vezes anula a vantagem teórica da angioplastia.

Quando indicada a angioplastia, o paciente deve receber clopidogrel para evitar a trombose do *stent* a ser colocado na angioplastia.

- *Clopidogrel* – ataque 300 a 600mg e manutenção de 75 a 150mg/dia.

Além das medidas gerais, outros fármacos têm indicação:

- *Inibidores da enzima de conversão da angiotensina* – melhoram a remodelação ventricular no período pós-infarto agudo do miocárdio.
- *Estatinas* – tratamento secundário das dislipidemias. O uso de atorvastatina 80mg/dia melhorou *endpoints* combinados. Não houve resultados com outras drogas do grupo ou outras dosagens.

SÍNDROME CORONARIANA AGUDA SEM SUPRADESNIVELAMENTO ST

Geralmente está associada aos quadros com oclusão parcial ou transitória da artéria ou presença de circulação colateral. Muitas vezes o trombo responsável é branco ou plaquetário. Como relatamos anteriormente, abrange um grande número de quadros, de prognóstico e tratamento diferentes. Para organizar melhor a abordagem desses pacientes, eles são divididos em baixo, moderado e alto risco. Muitos livros e textos trazem uma tabela com os critérios que caracterizam esta classificação de risco. Entretanto, este tipo de tabela traz muita confusão para os alunos e médicos residentes, que tendem a considerar todo paciente com dor torácica e idade acima de 75 anos, como "alto risco" pela presença do critério na tabela.

Preferimos então usar o chamado *TIMI risc score*, criado pelo grupo de estudos *TIMI (Thombolysis in Myocardial Infaction)*, pois esta escala apresenta critérios de pontos e entendimento mais claro que as tabelas supracitadas. Pertencem a esta escala, os seguintes critérios:

- Idade superior a 65 anos.
- Doença coronariana conhecida, com estenose maior que 50%.
- Angina recente grave (menos de 24 horas).
- Alteração de ST-T maior ou igual a 0,5mm.
- Três ou mais fatores de risco para doença arterial coronariana (história familiar de doença arterial coronariana, hipertensão arterial, diabetes, dislipidemias e tabagismo).
- Uso de ácido acetilsalicílico nos últimos sete dias.
- Alteração de marcadores (troponina ou CK-MB).

O número de critérios presentes determina a classificação de risco. Dos fatores acima, dois têm maior importância na gravidade: a alteração de eletrocardiograma ou a alteração de marcadores. A presença destes, por si só, indica quadro de alto risco.

- *TIMI 0 a 2 (sem critérios de alto risco)* – risco baixo. Tratamento ambulatorial e estratificação não invasiva, em princípio.
- *TIMI 3 a 4 (sem critérios de alto risco)* – risco intermediário. Tratamento em unidade coronariana, estratificação invasiva ou não invasiva.
- *TIMI 5 a 7* – risco alto. Tratamento em unidade coronariana e estratificação invasiva, em princípio.

Outros critérios de alto risco (mesmo fora da escala *TIMI*) indicam quadro de alto risco – notar que todos eles são indicativos de doença coronariana significativa prévia ou disfunção cardíaca pela grande área acometida.

- Sinais de insuficiência cardíaca.
- Instabilidade hemodinâmica.
- Angina recorrente após otimização terapêutica.
- Insuficiência mitral nova ou com piora.
- Taquicardia ventricular sustentada.
- Fração de ejeção no ecocardiograma inferior a 40%.
- Angioplastia coronariana inferior a seis meses.

- Revascularização miocárdica prévia.
- Teste não invasivo de alto risco (eletrocardiograma de esforço, eletrocardiograma de estresse e cintilografia).

SÍNDROME CORONARIANA AGUDA SEM SUPRADESNIVELAMENTO ST DE RISCO BAIXO

O paciente pode, em princípio, ser tratado ambulatorialmente. Deve ser medicado com ácido acetilsalicílico e betabloqueador e encaminhado para estratificação não invasiva.

SÍNDROME CORONARIANA AGUDA SEM SUPRADESNIVELAMENTO ST DE RISCO INTERMEDIÁRIO

O tratamento é realizado com o paciente internado em unidade coronariana e semi-intensiva. Medicado com anticoagulante (enoxaparina e heparina), betabloqueador e nitrato endovenoso (nitroglicerina), além das medidas de baixo risco. A estratificação pode ser invasiva ou não invasiva, conforme o paciente. O paciente pode ser liberado da unidade crítica se permanecer por mais de 48 horas sem sintomas.

SÍNDROME CORONARIANA AGUDA SEM SUPRADESNIVELAMENTO ST DE RISCO ALTO

O tratamento é realizado com o paciente em unidade coronariana e semi-intensiva. Em princípio indica-se a estratificação invasiva. Na presença de critérios de alto risco, os pacientes são considerados de "altíssimo risco" – indicar a cineangiocoronariografia nas primeiras 24 horas. Utilizar as medicações do risco intermediário mais dupla antiagregação plaquetária. Associar ao ácido acetilsalicílico:

- *Clopidogrel* – ataque de 300 a 600mg por via oral, manutenção de 75mg uma vez ao dia. Efeito prolongado, paciente pode precisar esperar cinco a sete dias se houver indicação cirúrgica. É indicado nos hospitais sem serviço de hemodinâmica ou nos pacientes sem estratificação invasiva precoce.
- *Inibidores da glicoproteína IIb/IIIa* – possuem efeito mais curto, uso endovenoso, alto custo e maior antiagregação plaquetária. Em caso de indicação cirúrgica, basta o paciente aguardar 8 horas para o término do efeito. É usado preferencial em pacientes com critérios de alto risco, que vão ser submetidos à estratificação invasiva precoce (menos de 24 horas), já que as angioplastias realizadas na vigência destes fármacos têm melhor resultado[8].

- *Trofiban* – 0,4µg/kg/min por 30min de ataque e 0,1µg/kg/min por 24 a 36 horas de manutenção.
- *Epitifibatide* – 180µg/kg/min em bolo e 2µg/kg/min de manutenção.

NOVOS FÁRMACOS NO TRATAMENTO DA SÍNDROME CORONARIANA AGUDA

Como é possível notar, pelo exposto acima, a fisiopatologia da SCA é centrada na plaqueta. Os antiagregantes plaquetários utilizados atualmente apresentam deficiências: uma parte dos pacientes tem resistência natural ao ácido acetilsalicílico, outra tem resistência ao clopidogrel. Outro defeito é o caráter irreversível do efeito antiagregante nas plaquetas, o que pode complicar a situação daqueles pacientes que necessitam de procedimento cirúrgico de urgência – a agregação plaquetária só volta ao normal após a substituição das plaquetas em cinco a sete dias ou com transfusão de plaquetas.

A resistência ao clopidogrel, um tienopiridínico, que é uma pró-droga, bloqueador do receptor $P2Y_{12}$ das plaquetas, resulta da redução de produção do metabólito ativo por mutações de setores do citocromo P450, responsáveis por esse metabolismo. Foi desenvolvido um derivado do clopidogrel, o prasugrel, também um tienopiridínico e pró-droga, mas de metabolismo menos dependente desses setores do citocromo P450, portanto com menor resistência. A associação do ácido acetilsalicílico com prasugrel é superior em *endpoints* combinados à associação do ácido acetilsalicílico com clopidogrel[9,10].

Outro fármaco novo, o ticagrelor, é de uma nova classe – inibidores do receptor $P2Y_{12}$, não tienopiridínicos, sem resistência, por já serem a droga ativa e de ação reversível, sendo possível submeter o paciente a eventual procedimento cirúrgico de urgência, após 12 horas da suspensão do fármaco. A associação ácido acetilsalicílico com ticagrelor foi superior à associação do ácido acetilsalicílico com clopidogrel, inclusive com redução da mortalidade por SCA, sem aumento significativo de sangramentos[11].

EVOLUÇÃO

Com a exceção da síndrome coronariana aguda sem supradesnivelamento ST de risco baixo, os demais pacientes permanecem internados em unidade coronariana até que completem 48 horas sem dor. Esta é a fase com maior risco de fibrilação ventricular e reinfarto. Se for configurado um infarto agudo do miocárdio, o período de remodelação ventricular, em que o paciente deverá evitar grandes esforços, é de seis a oito semanas.

Pacientes encaminhados para estratificação não invasiva podem necessitar da estratificação invasiva, se o exame for francamente positivo. Aqueles encaminhados para a estratificação invasiva podem necessitar de revascularização miocárdica ou de angioplastia da artéria responsável pelo episódio isquêmico.

Não indicar, na fase aguda, intervenção em lesão de artéria não relacionada ao quadro atual – aumenta, em muito, a incidência de complicações.

Na alta hospitalar é fundamental enfatizar, para o paciente, a necessidade de controle rigoroso dos fatores de risco da doença coronariana, a fim de evitar novos episódios de síndrome coronariana aguda e melhorar sua evolução e prognóstico.

REFERÊNCIAS BIBLIOGRÁFICAS

1. Antman EM et al. 2007 Focused update of the ACC/AHA 2004 guidelines for the management of patients with ST-elevation myocardial infarction. Circulation 2008;117;296. • 2. Gibler WB et al. Practical implementation of the guidelines for unstable angina/non–st-segment elevation myocardial infarction in the emergency department. Circulation 2005;111:2699. • 3. Cohen M et al. A comparison of low-molecular-weight heparin with unfractionated heparin for unstable coronary artery disease. N Engl J Med 1997; 337:447. • 4. Antman EM et al. Enoxaparin prevents death and cardiac ischemic events in unstable angina/non–q-wave myocardial infarction : results of the thrombolysis in myocardial infarction (TIMI) 11b trial. Circulation 1999;100;1593. • 5. Antman EM et al. Assessment of the treatment effect of enoxaparin for unstable angina/non–q-wave myocardial infarction: TIMI 11B–ESSENCE meta-analysis. Circulation. 1999;100:1602. • 6. Schwartz G, et al. Effects of atorvastatin on early recurrent ischemic events in acute coronary syndromes. The MIRACL study: a randomized controlled trial. JAMA 2001;285: 1711. • 7. The clopidogrel in unstable angina to prevent recurrent events (cure) trial investigators. effects of clopidogrel in addition to aspirin in patients with acute coronary syndromes without st-segment elevation. N Engl J Med 2001;345:494. • 8. Atwater BD et al. Platelet glycoprotein IIb/IIIa receptor antagonists in non-st segment elevation acute coronary syndromes: a review and guide to patient selection. Drugs 2005;65:313. • 9. Wiviott SD et al. Prasugrel versus clopidogrel in patients with acute coronary syndromes. N Engl J Med 2007;357:2001. 10. Wiviott SD et al. Prasugrel compared with high loading- and maintenance-dose clopidogrel in patients with planned percutaneous coronary intervention the prasugrel in comparison to clopidogrel for inhibition of platelet activation and aggregation–thrombolysis in myocardial infarction 44 trial. Circulation 2007;116: 2923. 12. Wallentin L et al. Ticagrelor versus clopidogrel in patients with acute coronary syndromes. N Engl J Med 2009;361:1045.

4. HIPOTERMIA

Márcio Sommer Bittencourt
Antonio Carlos Nogueira

INTRODUÇÃO

Apesar de o uso terapêutico da hipotermia induzida para proteção neurológica ter sido inicialmente descrito há vários anos, apenas em 2002 foram publicados grandes trabalhos que comprovaram seu benefício clínico[1,2]. Em 2005 essas recomendações foram incluídas nos consensos de reanimação cardiopulmonar[3], e são consideradas atualmente parte do arsenal terapêutico rotineiro no ambiente de emergência e terapia intensiva.

Apesar disso, seu uso tem recebido aderência variável nos diversos serviços em todo o mundo. As causas de sua subutilização incluem a dificuldade de resfriar o paciente de forma adequada e rápida, o controle inadequado da temperatura, os efeitos colaterais, a dificuldade de manejo dos materiais utilizados no resfriamento (cobertores, gelo, toalhas molhadas etc.) e a falta de definição de um protocolo adequado que minimize tais complicações e dificuldades.

Neste capítulo definiremos hipotermia, a fisiologia do seu uso, a forma técnica de aplicação e suas potenciais contraindicações e complicações. No final incluímos um protocolo adaptado à realidade brasileira.

FISIOPATOLOGIA DA ISQUEMIA CEREBRAL E OS EFEITOS DA HIPOTERMIA INDUZIDA

Após 5min de fluxo sanguíneo cerebral inadequado inicia-se o processo de lesão cerebral. Este processo pode ser dividido em três fases: precoce, intermediária e tardia. Na fase precoce há diminuição do fluxo sanguíneo cerebral com manutenção do consumo de oxigênio, ATP e glicose. Nesta fase a hipotermia reduz o consumo de energia, oxigênio e glicose[4].

Na segunda fase, que ocorre horas após a lesão cerebral, há ativação de cascatas citotóxicas incluindo a liberação de radicais livres e de óxido nítrico. Nesta fase a hipotermia leva à redução na liberação desses agentes neurotóxicos[5].

Na fase tardia, que pode ocorrer em até 24 horas após a lesão, há quebra da barreira hematoencefálica, piora do edema cerebral e morte neuronal. Nesta fase a hipotermia reduz a deterioração da barreira hematoencefálica e o edema[6].

Na prática, a cada redução de 1°C na temperatura corpórea, há redução do metabolismo cerebral em aproximadamente 7%. Além disso, com a hipotermia induzida há uma melhor distribuição do fluxo sanguíneo cerebral, redução da pressão intracraniana e redução da concentração de lactato após o episódio de isquemia[7].

Do ponto de vista sistêmico, a hipotermia induzida causa redução da frequência cardíaca, aumento da resistência vascular sistêmica, redução do metabolismo basal, levando à redução do volume minuto com manutenção da PCO_2[1,8]. Há também redução do potássio plasmático por seu deslocamento intracelular, além de redução dos níveis de fosfato[9]. Ocorre aumento do débito urinário no período de indução da hipotermia, com manutenção do débito após ter-se atingido a temperatura estável. Pode ocorrer discreta piora inicial da função renal, com melhora após a estabilização da temperatura[8].

Pode ocorrer, ainda, alteração de equilíbrio acidobásico, já que há redução da solubilidade dos gases no sangue com a redução da temperatura, e a interpretação da gasometria deve sempre levar em conta a temperatura do paciente[8].

Outras alterações de menor importância incluem a redução da motilidade intestinal, aumento da glicemia por diminuição da secreção pancreática de insulina, redução do número total de leucócitos e plaquetas, com o aumento da incidência de quadros de sepse e de sangramentos durante a hipotermia[8].

TÉCNICAS DE RESFRIAMENTO, MANUTENÇÃO DA HIPOTERMIA E REAQUECIMENTO

TÉCNICAS DE RESFRIAMENTO

Existem inúmeras formas de indução da hipotermia, as principais delas estão listadas no quadro 4.1. Dentre as formas não invasivas, o resfriamento da superfície corpórea é simples de ser realizado, mas pode demorar de 2 a 8 horas para atingir a temperatura adequada. Ele pode ser realizado de forma prática com o uso de mantas térmicas ou pacotes de gelo colocados diretamente em contato com a superfície corpórea. Outros métodos, como as pás adesivas, podem ser mais efetivos, mas têm seu uso restrito em nosso meio devido ao alto custo do material.

Quadro 4.1 – **Técnicas disponíveis para resfriamento.**

Técnicas não invasivas	Técnicas invasivas
Mantas térmicas	Infusão endovenosa de líquidos gelados (soro fisiológico, Ringer lactato)
Pacotes de gelo	Circulação sanguínea extracorpórea
Capacetes de resfriamento	Lavagem gástrica e retal com soro fisiológico gelado
Imersão em água gelada	Lavagem peritoneal com soro gelado
Pás adesivas	*Flush* retrógrado em veia jugular

As formas invasivas são as preferidas em grande parte dos serviços pela facilidade de uso e efetividade da redução da temperatura. Dentre elas, as mais populares são a infusão de soro fisiológico a 4°C endovenoso e a infusão de soro fisiológico gelado por sonda nasogástrica. Esses métodos são capazes de atingir a temperatura alvo em menos de 2 horas na maior parte dos casos. Outras formas invasivas, como o uso de circulação extracorpórea, têm seu uso restrito pelo alto custo e dificuldade técnica de uso, apesar de serem altamente efetivas.

Outros equipamentos, como cateteres para resfriamento, *flush* retrógrado através da veia jugular, circulação extracorpórea através de *bypass* femoral, têm seu uso clínico bastante restrito atualmente. Os métodos descritos acima também podem ser utilizados de forma combinada, com um método sendo utilizado para indução e outro para a manutenção da hipotermia.

TÉCNICAS DE CONTROLE DA TEMPERATURA

A hipotermia terapêutica pode ser dividida em leve (32 a 36°C), moderada (28 a 32°C), intensa (17 a 27°C) e profunda (4 a 16°C). Para a maior parte dos casos de hipotermia induzida, incluindo a hipotermia pós-parada cardiorrespiratória, utiliza-se a temperatura de 32 a 34°C[10].

Para o controle adequado desses valores, é necessário o uso de medidas de temperatura confiáveis e frequentes durante todo o período de hipotermia. Para isso, podemos utilizar termômetros retais, esofágicos, timpânicos, vesicais, vaginais ou em artéria pulmonar.

Os termômetros retais têm uso limitado, pois possuem confiabilidade limitada e deslocam-se com facilidade, levando a medidas incorretas. Os termômetros timpânicos são fáceis de serem utilizados, mas têm a desvantagem de não fornecerem a temperatura de forma contínua. O uso de termômetros em artéria pulmonar fica restrito a pacientes que tenham indicação de monitorização hemodinâmica invasiva.

Por esses motivos, em nosso meio damos preferência ao uso de termômetros vesicais e esofágicos para monitorização contínua da temperatura.

REAQUECIMENTO

Em muitos casos o reaquecimento pode ser mais trabalhoso e difícil de ser realizado do que o resfriamento inicial. A forma mais comum de reaquecimento é o uso de mantas térmicas. Deve-se realizar o reaquecimento de forma lenta e gradual, com o objetivo de aumento de 0,5 a 1°C/h[8].

Durante este período pode ocorrer hipotensão pela vasodilatação associada ao reaquecimento, esta costuma ser responsiva à infusão de volume. Também deve-se ficar atento aos níveis de potássio, pois nesse período pode ocorrer hipercalemia, especialmente em casos em que houve reposição de potássio durante o resfriamento.

INDICAÇÕES DA HIPOTERMIA INDUZIDA

Segundo o Consenso Internacional de Ressuscitação Cardiopulmonar de 2005, em pacientes ressuscitados com retorno da circulação espontânea que ainda se encontram comatosos (definido por escore da escala de coma de Glasgow inferior a 9) indica-se a hipotermia induzida com temperatura alvo de 32 a 34°C por 12 a 24 horas após o evento[3]. Esta indicação está mais bem definida para pacientes em que a causa da parada foi de origem cardíaca, com ritmo de parada em fibrilação ventricular e no ambiente extra-hospitalar. No entanto, tem-se utilizado a hipotermia na maioria dos casos de retorno da circulação espontânea em que o paciente ainda encontra-se comatoso.

Deve-se iniciar o resfriamento o mais cedo possível. No entanto, há benefício mesmo nos casos em que o resfriamento foi iniciado até 6 horas após o evento.

Outras indicações encontram-se em estudo, mas ainda não são utilizadas como rotina. Dentre elas destacam-se afogamento, traumatismo cranioencefálico, acidente vascular cerebral, encefalopatia hepática, meningite e outros.

COMPLICAÇÕES

A taxa de complicações da hipotermia induzida tem correlação direta com a intensidade utilizada. Protocolos com temperaturas alvo abaixo de 32°C e com controle inadequado da temperatura apresentam alta taxa de complicações.

As complicações de menor importância incluem:

1. *Tremores* – além de aumentarem o consumo de oxigênio, os tremores inibem o resfriamento. Todos os pacientes submetidos à hipotermia devem receber sedação profunda e bloqueio neuromuscular associado quando necessário.
2. *Redução do metabolismo basal* – levando ao efeito prolongado de drogas, tais como sedativos.
3. *Hipocalemia e hipercalemia* – hipocalemia durante a indução de hipotermia e hipercalemia durante o reaquecimento. Devem ser manejados com o controle frequente de eletrólitos e correção leve, pois o distúrbio ocorre por deslocamento intracelular de potássio, podendo ocorrer efeito rebote após correção.
4. *Hiperglicemia* – pela alteração na secreção de insulina pelo pâncreas, pode ocorrer hiperglicemia durante o período de hipotermia. O tratamento é semelhante a outros quadros de hiperglicemia em ambiente de terapia intensiva.

Dentre as complicações graves merecem destaque:

1. *Sepse* – especialmente de origem pulmonar. Seu controle e tratamento incluem todas as medidas habituais de prevenção e tratamento de pneumonia no ambiente de terapia intensiva[1].

2. *Arritmias* – podem ocorrer várias formas diferentes de arritmias[1]. Seu tratamento deve seguir o protocolo habitual de tratamento de arritmias.

3. *Sangramentos* – podem ocorrer sangramentos variados, desde quadros leves até sangramentos com risco de morte. Além das medidas habituais, em alguns casos há indicação de suspensão da hipotermia[2].

PROTOCOLO SUGERIDO DE HIPOTERMIA INDUZIDA

1. Avaliar se há indicação de hipotermia:
   - parada cardiorrespiratória com duração maior que 5min;
   - pontuação menor que 10 na escala de coma de Glasgow;
   - tempo de retorno a circulação espontânea menor que 6 horas.
2. Avaliar critérios de exclusão:
   - gestação;
   - temperatura inicial menor que 30°C;
   - hipotensão arterial menor que 90/50 após ressuscitação volêmica adequada;
   - relação PaO_2/FiO_2 menor que 200;
   - paciente em sepse grave;
   - doença terminal;
   - coagulopatia.
3. Avaliação neurológica inicial:
   - escala de coma de Glasgow;
   - pupilas;
   - reflexo oculocefálico;
   - movimentos extraoculares;
   - reflexos profundos (aquileu e patelar);
   - presença de mioclonia.
4. Avaliação clínica inicial, incluindo eletrocardiograma, hemograma, coagulograma, sódio, potássio, ureia, creatinina, glicemia, cálcio, magnésio, lactato, CK-MB e troponina.
5. Iniciar resfriamento com a infusão de dois litros de soro fisiológico a 0,9% a 4°C em 30min (ou 30ml/kg).
6. Manter o paciente sedado em Ramsay 6 com infusão contínua de midazolan e fentanil.
7. Iniciar bloqueio neuromuscular para pacientes com tremores, para redução da demanda metabólica.
8. Controlar os sinais vitais e tremores de hora em hora, monitorização contínua de eletrocardiograma, pressão venosa central, SaO_2, capnografia e temperatura (termômetro esofágico ou vesical).

9. Controle laboratorial de 6 em 6 horas, incluindo CK-MB, troponina, glicemia, potássio e gasometria.
10. Seguir ajuste de temperatura conforme esquema da figura 4.1.

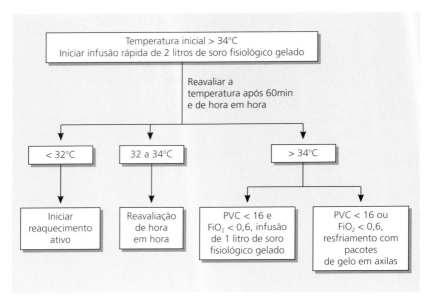

Figura 4.1 – Protocolo de controle da temperatura.

11. Pacientes que apresentem sepse, pneumonia, instabilidade hemodinâmica ou elétrica devem ser reaquecidos e retirados do protocolo.
12. Após 18 horas de resfriamento suspender novas intervenções e permitir reaquecimento passivo. Se não atingir temperatura maior que 35°C nas 24 horas, iniciar aquecimento ativo com manta térmica até a temperatura de 36°C.
13. Se o paciente se apresentar estável, suspender sedação e bloqueio neuromuscular após 24 horas para reavaliação neurológica.
14. Reavaliação clínica, neurológica e laboratorial, incluindo hemograma, potássio, glicemia, gasometria e radiografia de tórax.

REFERÊNCIAS BIBLIOGRÁFICAS

1. Bernard SA et al. Treatment of comatose survivors of out-of-hospital cardiac arrest with induced hypothermia. N Engl J Med 2002;346:557. • 2. Holzer M et al. Mild therapeutic hypothermia to improve the neurologic outcome after cardiac arrest. N Engl J Med 2002;346:549. • 3. International Liason Committee on Resuscitation. International Consensus on Cardiopulmonary Resuscitation and Emergency Cardiovascular Care Science with Treatment Recommendations. Circulation. 2005;112:III-1. • 4. Laptook AR et al. Quantitative relationship between brain temperature and energy utilization rate measured in vivo using 31P and 1H magnetic resonance spectroscopy. Pediatr Res 1995;38:919. • 5. Gunn AJ, Gunn TR. The "pharmacology" of neuronal rescue with cerebral hypothermia. Early Human Dev 1998;53:19. • 6. Hammer MD, Krieger DW. Hypothermia for acute ischemic stroke: not just another neuroprotectant. Neurologist 2003;9:280. • 7. Rosomoff HL, Holaday DA. Cerebral blood flow and cerebral oxygen consumption during hypothermia. Am J Physiol 1954;179:85. • 8. Bernard S, Buist M. Induced hypothermia in critical care medicine: a review. Crit Care Med 2003;2041. • 9. Hachimi-Idrissi S et al. Postischemic mild hypothermia reduces neurotransmitter release and astroglial cell proliferation during reperfusion after asphyxial cardiac arrest in rats. Brain Res 2004; 1019:217. • 10. Nolan JP et al. Therapeutic hypothermia after cardiac arrest. An advisory statement by the Advanced Life Support Task Force of the International Liason Committee on Resuscitation. Resuscitation 2003;57: 231.

5. CONTROLE GLICÊMICO PRECONIZADO ATUALMENTE

Marcos Catania

INTRODUÇÃO

Desde a primeira descrição da associação entre doenças severas agudas e hiperglicemia feita em 1877 por Claude Bernard, que observou a ocorrência de glicosúria em vítimas de ferimentos no campo de batalha, até recentemente a ocorrência de hiperglicemia nesse contexto era tida como fenômeno "adaptativo", visando ao fornecimento de glicose para células que a utilizam como substrato energético exclusivo, como o cérebro e as células fagocíticas, dentre outras ações nessa etapa de reação orgânica às doenças mais graves[1]. Hoje é bem conhecido que qualquer forma de estresse físico agudo pode causar resistência à ação da insulina, levando ao desenvolvimento de hiperglicemia (resposta denominada "diabetes do estresse" ou "diabetes da injúria").

Passou-se a observar uma relação entre a magnitude das alterações metabólicas com o grau de estresse ou gravidade da doença (níveis glicêmicos proporcionais ao nível de estresse). Desta forma, as alterações no metabolismo dos carboidratos – resistência à ação da insulina e hiperglicemia – passaram a ser reconhecidas como um fator prognóstico em diversos cenários clínicos (sepse, infarto agudo do miocárdio, isquemia cerebral, trauma, doenças graves em geral)[2], e o que inicialmente fora interpretado como uma resposta adaptativa e, portanto, "benéfica" ao organismo em situações de estresse, passou a ser visto como um possível alvo de intervenção pelas estratégias de controle glicêmico, tendo em consideração que dados clínicos e experimentais indicavam que a hiperglicemia poderia causar alteração em diversas funções orgânicas, como veremos adiante.

O próximo passo foi avaliar o impacto de estratégias de controle glicêmico na evolução dos pacientes graves. Ensaios clínicos foram realizados para tal finalidade com resultados variáveis, não havendo atualmente uma clara definição com relação à melhor estratégia de controle para os diversos subgrupos de pacientes graves.

INCIDÊNCIA E FISIOPATOLOGIA

No grupo de pacientes que apresenta hiperglicemia na doença grave, podemos alocá-los em diferentes pontos no diagrama a seguir (Fig. 5.1). Analisando-se tal

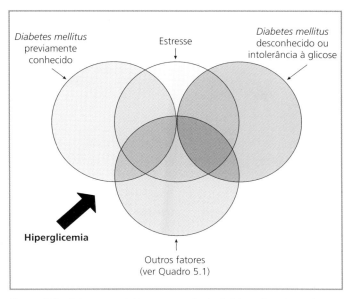

Figura 5.1 – Fatores envolvidos na ocorrência de hiperglicemia na doença grave.

diagrama, podemos compreender que estão envolvidas no desenvolvimento da hiperglicemia características próprias do paciente que são independentes da doença grave (tais como obesidade com resistência à ação da insulina, pré-diabetes, diabetes manifesto – conhecido ou não e idade), alterações metabólicas em decorrência do nível de estresse orgânico, características da evolução clínica do paciente e dos diagnósticos apresentados (por exemplo, pancreatite, cirrose, hipocalemia) e efeitos da terapêutica e suporte intensivos utilizados sobre o metabolismo dos carboidratos (nutrição parenteral, uso de glicocorticoides, dentre outros) (Quadro 5.1).

Com relação à incidência de hiperglicemia nos pacientes graves, cabe ressaltar a magnitude da prevalência de *diabetes mellitus* em pacientes hospitalizados, que variou de 12,5% a 25% no levantamento de um estudo[3]. Analisando-se pacientes hospitalizados sem diabetes, cerca de um terço desses indivíduos apresentou hiperglicemia significativa, acredita-se relacionada ao estresse[4]. Casuística avaliando pacientes não diabéticos com sepse ou trauma severo mostrou ocorrência de hiperglicemia de estresse em 50% deles[5]. Notar que tal incidência varia de acordo com os níveis glicêmicos adotados na definição de hiperglicemia nos diversos estudos e de acordo com a intensidade de monitorização à qual são submetidos os pacientes. Se formos rigorosos com a definição de hiperglicemia

Quadro 5.1 – Fatores de risco para o desenvolvimento de hiperglicemia na sepse.

Fator	Principal mecanismo
Diabetes preexistente	Deficiência de insulina (relativa ou absoluta)
Infusão de catecolaminas	Resistência à insulina
Administração de corticoide e outros fármacos (por exemplo, tiazídicos, inibidores de protease, pentamidina, fenitoína, fenotiazinas)	Resistência à insulina
Obesidade	Resistência à insulina
APACHE (*Acute Physiology and Chronic Health Evaluation*) elevado	Maior nível de hormônios contrarreguladores e citocinas inflamatórias
Idade avançada	Resistência à insulina
Administração excessiva de glicose	Efeito direto
Pancreatite	Deficiência de insulina
Hipotermia	Deficiência de insulina
Hipocalemia	Deficiência de insulina
Uremia	Resistência à insulina
Cirrose	Resistência à insulina

e utilizarmos monitorização frequente, poderemos constatar uma incidência bastante elevada de disglicemia nesses indivíduos (98,7% dos pacientes submetidos ao controle glicêmico intensivo no estudo de Leuven apresentaram glicemia superior a 110mg/dl em algum momento)[6].

Na doença grave, a ativação dos centros de estresse no sistema nervoso central por meio de diversos estímulos (alterações na volemia, acidose, hipoxia, dor e produção de citocinas) leva à ativação do eixo hipotálamo-adrenocortical e do sistema simpático-adrenomedular. A elevação dos níveis de hormônios contrarreguladores e de citocinas (Quadro 5.2) contribui diretamente para a gênese da hiperglicemia, reduzindo a captação de glicose dependente de insulina tanto central (fígado) quanto periférica (tecido muscular), ou seja, aumentando a resistência à ação a insulina, elevando a produção de glicose pelo fígado (glicogenólise e gliconeogênese), inibindo a secreção e elevando o *clearance* de insulina (Fig. 5.2)[7]. No quadro 5.1 estão descritos fatores que contribuem para a hiperglicemia nesses pacientes.

Diversos estudos avaliaram os mecanismos pelos quais a elevação dos níveis glicêmicos poderia provocar lesão orgânica pelo dano celular. A hiperglicemia seria capaz de induzir um estado de glicotoxicidade acelerada por meio da acentuada sobrecarga celular de glicose e dos efeitos tóxicos mais pronunciados da

Quadro 5.2 – Ações dos hormônios contrarreguladores e citocinas no desenvolvimento da hiperglicemia do estresse.

Hormônio (citocina)	Mecanismo
Glucagon	Estímulo da gliconeogênese
Adrenalina	Resistência à ação de insulina no músculo alterando a sinalização pós-receptor da insulina
	Estímulo da gliconeogênese, da glicogenólise hepática e muscular e da lipólise
Noradrenalina	Estímulo da lipólise e da gliconeogênese
Glicocorticoides	Indução de resistência à ação de insulina, aumento da lipólise e facilitação da gliconeogênese
GH	Indução de resistência à ação de insulina, aumento da lipólise e aumento da gliconeogênese
TNF	Resistência à ação de insulina hepática e muscular (alterando a sinalização pós-receptor da insulina)

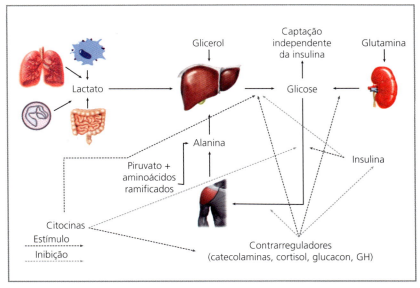

Figura 5.2 – Fisiopatologia da hiperglicemia. Na doença grave a hiperglicemia é o resultado de alterações no eixo hipotálamo-hipofisário, de alterações no sistema nervoso autônomo e da ação de citocinas neste contexto. Citocinas e hormônios contrarreguladores inibem a secreção e promovem resistência à ação da insulina nos tecidos dependentes deste hormônio para a captação de glicose (fígado e músculo), bem como aumentam a produção de glicose pelo fígado e rins (glicogenólise e gliconeogênese).

glicólise e da fosforilação oxidativa na doença grave. Hiperglicemia estimula a apoptose, aumenta o estresse oxidativo e contribui de várias maneiras para a ocorrência de dano funcional à mitocôndria, que são eventos importantes na gênese da falência bioenergética e das disfunções orgânicas na doença grave[1].

Do ponto de vista das repercussões clínicas, a hiperglicemia induz a diurese osmótica (com hipovolemia e alterações hidroeletrolíticas consequentes), piora da cicatrização, aumento do catabolismo em músculo esquelético, disfunção imune (imunodepressão), aumento da inflamação sistêmica e hiperatividade simpática, alterações trombóticas (estado pró-trombótico) e associa-se a um perfil lipídico adverso (dislipidemia da doença grave). Todas essas evidências sugerem que a hiperglicemia, além de ser fator prognóstico, tem seu papel na gênese de alterações envolvidas na fisiopatologia das disfunções orgânicas observadas frequentemente na doença grave (Fig. 5.3). Estudos de intervenção buscam provar que a manutenção do controle glicêmico neste cenário melhoraria o prognóstico dos pacientes[6].

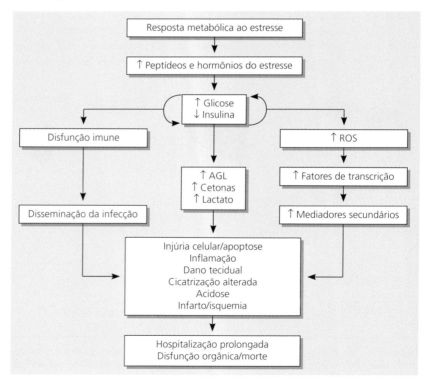

Figura 5.3 – Alterações fisiopatológicas desencadeadas pela resposta metabólica ao estresse e pela hiperglicemia que contribuem para o pior desfecho clínico dos pacientes (AGL = ácidos graxos livres; ROS = espécies reativas de oxigênio).

CONTROLE GLICÊMICO
EM TERAPIA INTENSIVA

Partindo-se do racional exposto anteriormente que indica o papel deletério da hiperglicemia na evolução e no prognóstico dos pacientes graves, o controle glicêmico passou a ser visto como parte integrante das estratégias de tratamento desses pacientes.

Com relação ao uso de drogas hipoglicemiantes orais, geralmente seu uso é descontinuado e não iniciado em pacientes graves em virtude das contraindicações e dos efeitos colaterais desses agentes. Metformina não pode ser utilizada em pacientes com insuficiência renal ou que estejam hemodinamicamente instáveis ou sob risco de instabilidade. Sulfonilureias podem causar hipoglicemia severa e prolongada. Outros agentes também apresentam aspectos indesejáveis em pacientes graves[8].

Assim, na grande maioria dos casos, quando necessária intervenção para controle do nível glicêmico, procedemos à administração de insulina humana de curta duração. As insulinas ou análogos de longa duração costumam ser contraindicados, tendo em vista a variabilidade da absorção dessas formulações de aplicação subcutânea em situação de hipoperfusão tecidual e de edema periférico, comum em pacientes graves, tornando imprevisível o padrão de ação dessas insulinas. Tal fato, juntamente com as mudanças que frequentemente ocorrem no aporte de carboidratos fornecido a esses pacientes (como pausas na dieta enteral para realização de exames radiológicos ou intervenções cirúrgicas), resulta em um risco inaceitável de hipoglicemias e na impossibilidade de um controle glicêmico satisfatório nessas circunstâncias.

A administração da insulina de curta duração pode ser realizada por meio de esquemas que contemplem insulina subcutânea de horário (os tão usados esquemas de insulina subcutânea, conforme valor de glicemia capilar), mas que acabam sendo muitas vezes inadequados pelos mesmos argumentos acima expostos para as insulinas de longa duração. Assim, a melhor via de administração da insulina rápida acaba sendo a endovenosa.

Como optaremos pelo uso endovenoso, torna-se necessária a utilização de insulina regular (análogos ultrarrápidos, como insulina Lispro ou Aspart, são indicados para uso subcutâneo, não sendo indicados de forma geral nesses pacientes). Frequentemente observa-se na prática clínica a prescrição de esquemas que utilizam em bolo de insulina regular endovenosa intermitente de acordo com o valor da glicemia. Tal estratégia é inadequada, visto que a cinética da insulina em bolo torna inviável um controle glicêmico estável, considerando a meia-vida curta da insulina administrada dessa forma.

Concluindo, para a maioria dos pacientes, e como estratégia a ser padronizada em protocolos de serviços de terapia intensiva, utiliza-se insulina regular em infusão endovenosa contínua, baseada em um algoritmo de controle com maior ou menor supervisão médica, a depender das características do serviço (em vários centros a supervisão da infusão é feita pelo pessoal de enfermagem). Dentro desse conceito de infusão contínua, a realização de bolo torna-se opcional, a critério do algoritmo utilizado.

Existe uma série de trabalhos publicados avaliando o impacto de diversos protocolos de controle glicêmico em terapia intensiva, que diferem entre si com relação a aspectos, tais como o alvo glicêmico pretendido, frequência e forma da monitorização da glicemia, nível de supervisão da equipe médica, estratégia de adequação da infusão de insulina (com ou sem bolo, levando ou não em conta a resistência à ação da insulina do paciente), bem como a categoria de pacientes (por exemplo, clínico *versus* cirúrgico, portador ou não de insuficiência renal). Existe uma variabilidade significativa entre a complexidade dos diversos algoritmos propostos[9].

A escolha de tais características deve contemplar a capacidade operacional da unidade (alvos mais rígidos e protocolos mais complexos demandam maior capacitação e trabalho da equipe), o perfil dos pacientes da unidade (cabe ressaltar que nenhum protocolo é capaz de se ajustar da melhor maneira a todos os pacientes), o regime de aporte nutricional (carga de carboidratos administrada e via de nutrição – enteral, parenteral ou combinada) e a incidência de episódios de hipoglicemia durante a implementação do protocolo.

O algoritmo mais frequentemente adotado deriva do estudo de Leuven[6], marco na literatura relativa ao impacto clínico do controle glicêmico em terapia intensiva. Na Unidade de Terapia Intensiva do Hospital Universitário da Universidade de São Paulo utilizamos uma adaptação de tal protocolo, seguindo os últimos estudos que propõem um alvo de 150mg/dl[14], transcrito no quadro 5.3.

Ainda não sabemos o melhor alvo glicêmico para os diversos grupos de pacientes graves. Baseados nos dados do estudo de Leuven (ensaio randomizado em pacientes cirúrgicos) que mostrou redução na morbidade e na mortalidade pelos alvos rigorosos (70 a 110mg/dl), muitos passaram a recomendar alvos próximos à normoglicemia como objetivo de controle glicêmico na doença grave (dentre as sociedades, a Associação Americana de Diabetes e o Colégio Americano de Endocrinologia endossam essa recomendação; a *Surviving Sepsis Campaign* recomenda níveis inferiores a 150mg/dl[8], assumindo que esse benefício se estenderia a outros grupos de pacientes. Entretanto, há estudos avaliando o papel do controle glicêmico rígido na doença grave que foram suspensos em virtude de um risco inaceitavelmente elevado de hipoglicemia, além de outros sugerindo que a ocorrência de hipoglicemia poderia piorar o desfecho dos pacientes[10]. Estudo com pacientes clínicos[11] não detectou o mesmo benefício visto no estudo inicial feito em pacientes cirúrgicos em se atingir a normoglicemia, bem como indicou a possibilidade de efeito deletério de tal conduta. Os novos estudos indicam a estratégia de se buscar estabilidade da glicemia dentro de uma faixa segura, com baixa incidência de hipoglicemias, respeitando-se as diversas características do serviço e da população atendida[12].

Quadro 5.3 – Protocolo de controle glicêmico utilizado na Unidade de Terapia Intensiva do Hospital Universitário da Universidade de São Paulo.

Protocolo de controle glicêmico		
Solução utilizada: Soro fisiológico 100ml + Insulina R 100UI (infusão endovenosa em bomba de infusão; 1ml = 1UI insulina)		
Objetivos: glicemia entre 80 e 110mg/dl		
Atenção/pré-requisito para seguir adiante: o paciente precisa estar recebendo algum aporte calórico (carboidrato): Soro glicosado, nutrição parenteral, dieta enteral		

Glicemia capilar	Resultado (mg/dl)	Ação
A) Medida da admissão	> 300	Iniciar a infusão a 6UI/h. Seguir **B**
	220 a 300	Iniciar a infusão a 6UI/h. Seguir **B**
	110 a 220	Iniciar a infusão a 6UI/h. Seguir **B**
	< 110	Não iniciar infusão. Realizar glicemia capilar de 4/4h e seguir **A**
B) Medidas a cada 1-2h	> 140	Aumentar a dose em 2UI/h
	120 a 140	Aumentar a dose em 1UI/h
	110 a 120	Aumentar a dose em 0,5UI/h
	80 a 110	Manter a infusão. Caso ocorra queda abrupta (redução > 20% em relação à medida anterior), diminuir a infusão em 1UI/h
C) Medidas a cada 4h	80 a 110	Manter a infusão
D) Hipoglicemia	60 a 80	Diminuir a infusão pela metade, assegurar o recebimento de glicose, reavaliar glicemia em 1h
	40 a 60	Parar a infusão, assegurar o recebimento de glicose e reavaliar a glicemia em 1h
	< 40	Parar a infusão, assegurar o recebimento de glicose, administrar 10g de glicose EV e reavaliar glicemia em 1h
Se a glicemia capilar reduzir seu valor em mais que 50% da medida anterior, reduzir a infusão pela metade e reavaliar em 1h		

Atenção para:
- Mudanças no aporte calórico podem implicar em mudanças da necessidade de insulina.
- Caso ocorra pausa no aporte nutricional, como para realização de exame, por exemplo, iniciar glicose parenteral: NÃO DEIXAR O PACIENTE SEM APORTE DE GLICOSE.
- CUIDADO AO INICIAR HEMODIÁLISE – a diálise retira a glicose, mas não a insulina, e o paciente pode necessitar de redução da infusão de insulina.

REFERÊNCIAS BIBLIOGRÁFICAS

1. Catania M. Distúrbios endocrinológicos. In: Silva FV, Velasco IT eds. Sepse. Barueri: Manole; 2007. p 114. • 2. Clement S et al. Management of diabetes and hyperglycemia in hospitals. Diabetes Care 2004;27(2):553. • 3. Inzucchi SE. Clinical practice. Management of hyperglycemia in the hospital setting. N Engl J Med 2006;355(18):1903. • 4. Umpierrez GE et al. Hyperglycemia: an independent marker of in-hospital mortality in patients with undiagnosed diabetes. J Clin Endocrinol Metab 2002;87(3):978. • 5. Frankenfield DC et al. Correlation between measured energy expenditure and clinically obtained variables in trauma and sepsis patients. JPEN J Parenter Enteral Nutr 1994;18(5):398. • 6. van den Berghe G et al. Intensive insulin therapy in the critically ill patients. N Engl J Med 2001; 345(19):1359. • 7. Mizock BA. Alterations in fuel metabolism in critical illness: hyperglycemia. Best Pract Res Clin Endocrinol Metab 2001;15(4):533. • 8. Management of diabetes mellitus in the acute care setting [database on the Internet]. 2008 [cited. Available from: www.uptodate.com]. • 9. Malesker MA et al. An efficiency evaluation of protocols for tight glycemic control in intensive care units. Am J Crit Care 2007;16(6):589. • 10. Watkinson P et al. Strict glucose control in the critically ill. BMJ 2006;332(7546):865. • 11. van den Berghe G et al. Intensive insulin therapy in the medical ICU. N Engl J Med. 2006;354(5): 449. • 12. Finfer S et al. Intensive versus conventional glucose control in critically ill patients. NICE-SUGAR Study Investigators. N Engl J Med 2009;360:1283-97

6. CETOACIDOSE DIABÉTICA E ESTADO HIPERGLICÊMICO HIPEROSMOLAR

Marcos Tadashi Kakitani Toyoshima
Tatiana Silva Goldbaum

INTRODUÇÃO

A cetoacidose diabética e o estado hiperosmolar hiperglicêmico são as complicações metabólicas agudas mais importantes do *diabetes mellitus*. Quando não adequadamente tratadas, são situações potencialmente fatais.

A cetoacidose diabética está geralmente associada ao *diabetes mellitus* tipo 1, mas pode ocorrer em pacientes com *diabetes mellitus* tipo 2 em situações de intenso estresse, como infecções graves, trauma e emergências cardiovasculares ou, menos comumente, como manifestação inicial do *diabetes mellitus* tipo 2 (em pacientes portadores de *diabetes mellitus* tipo 2 propenso à cetose – *ketosis--prone type 2 diabetes*).

Antes da descoberta da insulina, a mortalidade por cetoacidose diabética era superior a 90%. Na década de 50, com o uso de altas doses de insulina e hidratação endovenosa, a mortalidade desses pacientes foi reduzida para menos de 10%. Atualmente, a utilização de consensos para o tratamento resultou em taxas de mortalidade inferiores a 2%, sendo os maiores valores observados em pacientes idosos com doenças graves concomitantes[1].

O estado hiperosmolar hiperglicêmico ocorre geralmente em indivíduos com mais de 65 anos com *diabetes mellitus* tipo 2. Cursa com altas taxas de mortalidade entre 10 e 50%[1,2], sendo que a maior parte das mortes é decorrente de complicações da doença que precipitou a descompensação diabética.

FISIOPATOLOGIA

A cetoacidose diabética e o estado hiperosmolar hiperglicêmico são desencadeados por deficiência absoluta ou relativa de insulina e concomitante excesso de hormônios contrarregulares (principalmente glucagon, mas também catecolaminas, cortisol e hormônio do crescimento). Fazem parte de um mesmo espectro que inclui as formas de descompensação metabólica do diabetes. Em um extremo, a cetoacidose diabética sem hiperosmolaridade tipicamente indica um estado de ausência completa ou deficiência grave de insulina. No outro extremo, o estado hiperosmolar hiperglicêmico sem cetoacidose, que se apresenta com menor grau de deficiência insulínica e em que a secreção de insulina residual é capaz de minimizar a cetose, mas não é capaz de controlar a hiperglicemia. Entretanto, em grande parte dos casos pode ocorrer uma apresentação mista, dependendo da duração dos sintomas, da presença de comorbidades e do fator precipitante.

Nas duas situações, a hiperglicemia resulta da redução da captação de glicose pelas células musculares e adiposas, além do aumento da gliconeogênese e glicogenólise resultantes da deficiência de insulina e elevação da concentração dos hormônios contrarreguladores. Além disso, a diurese osmótica induzida pela hiperglicemia leva à depleção de volume e à redução do ritmo de filtração glomerular, determinando o comprometimento da excreção renal de glicose.

A glicemia no estado hiperosmolar hiperglicêmico é frequentemente superior a 1.000mg/dl, mas na cetoacidose diabética raramente ultrapassa 800mg/dl. Pelo menos dois fatores contribuem para o menor grau de hiperglicemia encontrado na cetoacidose diabética:

1. Pacientes com cetoacidose diabética geralmente procuram o serviço de emergência mais precocemente devido aos sintomas da cetoacidose (como dispneia e dor abdominal), antes da instalação dos sintomas relacionados à hiperosmolaridade.
2. Pacientes com cetoacidose são mais jovens e tendem a apresentar taxa de filtração glomerular mais elevada do que pacientes com estado hiperosmolar hiperglicêmico. Esta característica permite uma maior taxa de excreção de glicose, minimizando a hiperglicemia[3].

Quando o aumento de hormônios contrarreguladores associa-se à deficiência insulínica mais grave, ocorre aumento da lipólise e maior aporte de ácidos graxos livres para o fígado. Na presença de excesso de glucagon, os ácidos graxos são então convertidos a corpos cetônicos (beta-hidroxibutirato e acetoacetato) no interior da mitocôndria do hepatócito.

QUADRO CLÍNICO

O processo de instalação do estado hiperosmolar hiperglicêmico geralmente se desenvolve durante dias ou semanas, enquanto o quadro de cetoacidose diabética tende a evoluir muito mais rapidamente, podendo resultar em sinais e sintomas de hiperglicemia e de desidratação não tão marcantes como no estado hiperosmolar hiperglicêmico.

Tanto na cetoacidose diabética quanto no estado hiperosmolar hiperglicêmico, podemos observar os sintomas mais típicos de hiperglicemia, que são poliúria, polidipsia, polifagia e emagrecimento.

Na cetoacidose diabética podemos observar sinais e sintomas decorrentes da acidose metabólica e da cetose, tais como taquicardia, taquipneia com respiração de Kussmaul, dor abdominal (em crianças principalmente, pode simular abdome agudo), hálito cetônico, náuseas, vômitos, alteração do estado mental (podendo chegar ao coma em aproximadamente 10% dos casos).

Comparado à cetoacidose diabética, no estado hiperosmolar hiperglicêmico os sinais de desidratação são geralmente mais graves (mucosas secas, menor turgor da pele, taquicardia, hipotensão postural e até choque), hiperglicemia mais acentuada, sintomas neurológicos mais frequentes e mais graves (letargia, obnubilação e até coma).

Fatores precipitantes podem geralmente ser identificados em pacientes com cetoacidose diabética ou estado hiperosmolar hiperglicêmico. Os fatores precipitantes mais frequentemente encontrados são infecções (sendo pneumonia e infecção do trato urinário as mais comuns) ou uso inadequado de insulina. Em indivíduos idosos, a redução do acesso à água devido a doenças concomitantes pode provocar desidratação grave e determinar o aparecimento de estado hiperosmolar hiperglicêmico. A cetoacidose diabética pode estar presente na primodescompensação do diabetes tipo 1 e, menos frequentemente na primodescompensação do diabetes tipo 2 em indivíduos portadores de diabetes tipo 2 propensos à cetose. Estes últimos são indivíduos geralmente de raça negra, obesos e com forte história familiar de diabetes.

Outras condições associadas com o desenvolvimento de cetoacidose diabética e com o estado hiperosmolar hiperglicêmico são[3]:

1. Infarto agudo do miocárdio, acidente vascular cerebral, hemorragia gastrointestinal, pancreatite aguda, tromboembolismo pulmonar, trauma e queimaduras.
2. Uso de drogas que afetam o metabolismo de carboidratos como glicocorticoides, altas doses de diuréticos tiazídicos, uso de agentes psicóticos de segunda geração e uso de drogas simpatomiméticas, como a cocaína.
3. Distúrbios alimentares, como bulimia e anorexia nervosa, que podem levar à omissão proposital de doses de insulina com o objetivo de evitar o aumento de peso.
4. Mau funcionamento da bomba de infusão subcutânea contínua de insulina (mais raro com o uso de aparelhos mais modernos).

Apesar de pesquisa minuciosa, em 2 a 10% dos casos o fator precipitante das crises hiperglicêmicas não é identificado.

DIAGNÓSTICO

A definição de cetoacidose diabética e a de estado hiperglicêmico hiperosmolar propostas pela *American Diabetes Association* são apresentadas na tabela 6.1.

UTI - ADULTO – MANUAL PRÁTICO

Tabela 6.1 – Critérios diagnósticos de cetoacidose diabética e estado hiperosmolar hiperglicêmico, de acordo com a *American Diabetes Association* (2006).

Parâmetros	Cetoacidose diabética			Estado hiperglicêmico hiperosmolar
	Leve	Moderada	Grave	
Glicemia (mg/dl)	> 250	> 250	> 250	> 600
pH arterial	7,25-7,30	7,00-7,25	< 7,00	> 7,30
Bicarbonato sérico (mEq/l)	15-18	10-15	< 10	> 15
Cetonúria	Positiva	Positiva	Positiva	Fracamente positiva
Cetonemia	Positiva	Positiva	Positiva	Fracamente positiva
Osmolalidade efetiva (mOsm/kg)	Variável	Variável	Variável	> 320
Ânion *gap*	> 10	> 12	> 12	< 12
Nível de consciência	Alerta	Alerta/ sonolento	Estupor/ coma	Estupor/coma

EXAMES LABORATORIAIS

A avaliação inicial de um paciente com suspeita de cetoacidose diabética ou estado hiperosmolar hiperglicêmico deve incluir os seguintes exames: glicemia, ureia, creatinina, sódio, potássio, cloro, magnésio, fósforo, corpos cetônicos na urina e no sangue, hemograma, gasometria arterial, urina tipo I e eletrocardiograma.

A pesquisa de corpos cetônicos na urina é feita pelo teste do nitroprussiato e detecta apenas a presença de acetoacetato. Por outro lado, a pesquisa de cetonemia é capaz de identificar a presença de acetoacetato e beta-hidroxibutirato.

Além disso, devem ser calculados o ânion *gap* e a osmolalidade plasmática efetiva:

$$\text{Ânion } gap \text{ (AG)} = [Na^+ \text{ em mEq/l}]) - \{[Cl^- \text{ em mEq/l}] + [HCO_3^- \text{ em mEq/l}]\}, \text{ (AG normal: } < 10 \text{ a } 12\text{mEq/l})$$

$$\text{Osmolalidade efetiva em mOsm/kg} = (2 \times [Na^+ \text{ em mEq/l}]) + ([\text{glicemia em mg/dl}]/18), \text{ (Osm normal: } 285 \text{ a } 295\text{mOsm/kg})$$

Outros exames podem ser necessários, de acordo com a suspeita clínica, tais como hemoculturas, urocultura, liquor, teste de gravidez, enzimas hepáticas, amilase, radiografia de tórax e outros.

A maioria dos pacientes com emergências hiperglicêmicas apresenta leucocitose proporcional à concentração de corpos cetônicos sanguíneos.

A concentração de sódio geralmente se apresenta diminuída em decorrência do fluxo osmótico de água do espaço intracelular para o extracelular por causa do estado hiperglicêmico e, menos frequentemente, o sódio sérico pode estar falsamente reduzido devido à hipertrigliceridemia grave.

A concentração de potássio no sangue pode estar elevada por causa da troca desse íon para o meio extracelular em decorrência da deficiência de insulina, da hipertonicidade e da acidose. Os pacientes que se apresentam com potássio sérico no limite inferior ou abaixo da normalidade ao diagnóstico da emergência diabética têm deficiência grave de potássio corpóreo total e necessitam de monitorização cardíaca cuidadosa e reposição vigorosa desse íon, pois o tratamento da emergência poderá reduzir ainda mais os níveis de potássio.

Estupor ou coma em paciente diabético na ausência de uma elevação efetiva da osmolalidade (maior ou igual a 320mOsm/kg) implica na necessidade de uma imediata investigação de outras causas de rebaixamento dos níveis de consciência.

Os níveis de amilase podem estar elevados na maioria dos pacientes com cetoacidose diabética, mas isto pode ser proveniente de fontes não pancreáticas, tais como a glândula parótida. A determinação da lipase pancreática pode ser útil para o diagnóstico diferencial com pancreatite. Porém, é importante ressaltar que a lipase também pode estar elevada na cetoacidose diabética. Dor abdominal e elevação de amilase e enzimas hepáticas são geralmente mais observadas na cetoacidose diabética do que no estado hiperosmolar hiperglicêmico.

DIAGNÓSTICO DIFERENCIAL

Outras causas de cetose, além da diabética, são a cetose de jejum e a cetoacidose alcoólica, que podem ser distinguidas da cetoacidose diabética pela história e pela concentração de glicose plasmática que varia desde moderadamente elevada (raramente maior que 250mg/dl) até hipoglicemia. Embora a cetoacidose alcoólica possa resultar em profunda acidose, isto raramente ocorre na cetose de jejum, em que a concentração de bicarbonato geralmente não é inferior a 18mEq/l.

A cetoacidose diabética precisa, também, ser diferenciada de outras causas de acidose metabólica com elevação do ânion *gap*, incluindo a acidose láctica, a ingestão de drogas, como os salicilatos, metanol, etilenoglicol e paraldeído. História clínica de intoxicações prévias por drogas ou uso de metformina deve ser pensada. A análise do lactato, do salicilato e do metanol no sangue pode ser útil nessas situações. A intoxicação por etilenoglicol é sugerida pela presença de oxalato de cálcio e cristais de hipurato na urina. A ingestão de paraldeído é evidenciada pelo seu forte odor na respiração.

TRATAMENTO[4,5] (Figs. 6.1 e 6.2)

Os princípios do tratamento da descompensação diabética são:

1. Hidratação – corrigir o déficit hídrico.
2. Insulinoterapia – corrigir a hiperglicemia e a acidose.
3. Corrigir os déficits eletrolíticos, sendo fundamental ter cuidados especiais com o potássio.
4. Repor bicarbonato (necessário apenas na cetoacidose grave).
5. Procurar e tratar os fatores precipitantes.

Hidratação

O objetivo da hidratação é a expansão dos volumes intra e extravascular e restauração da perfusão renal. Recomenda-se ter cautela com a velocidade e volume de hidratação em pacientes com insuficiência cardíaca.

Na ausência de insuficiência cardíaca, o soro fisiológico pode ser infundido à velocidade de 15 a 20ml/kg/h (1 a 1,5 litros) durante a primeira hora.

A escolha da melhor forma de reposição volêmica, após a primeira hora, dependerá do grau de hidratação, do resultado dos exames laboratoriais e do débito urinário.

Se o sódio corrigido for normal ou alto, recomenda-se infundir NaCl a 0,45%, enquanto a infusão de soro fisiológico deve ser mantida se o sódio corrigido for baixo.

Quando a glicemia for entre 200 e 250mg/dl, iniciar 150 a 250mg/h de solução que contenha glicose e NaCl a 0,45%.

> Sódio corrigido = sódio medido + 1,6 {(glicemia – 100)/100}

Insulinoterapia

É componente fundamental do tratamento. A insulina deve ser iniciada se o potássio for maior que 3,3mEq/l e paciente sem hipotensão. O esquema preferencial é com insulina regular endovenosa, porém em casos de cetoacidose leve esquemas de tratamento intramuscular ou subcutâneo com insulinas ultrarrápidas (Lispro e Aspart) parecem ter eficácia semelhante a um custo menor.

Antes de iniciar a infusão de insulina deve-se desprezar 50ml da solução no equipo para evitar a ligação da insulina no plástico.

O tratamento com insulina deve ser ajustado de forma a manter a queda na glicemia entre 50 e 70mg/dl/h. Se a redução da glicemia capilar for superior a 50mg/dl/h, dobrar a velocidade de infusão de insulina, e se a redução da glicemia capilar for superior a 100mg/dl/h, diminuir pela metade a velocidade de infusão de insulina.

A infusão de insulina deve ser mantida até a resolução do quadro (ver *Critérios de resolução*).

CETOACIDOSE DIABÉTICA E ESTADO HIPERGLICÊMICO HIPEROSMOLAR

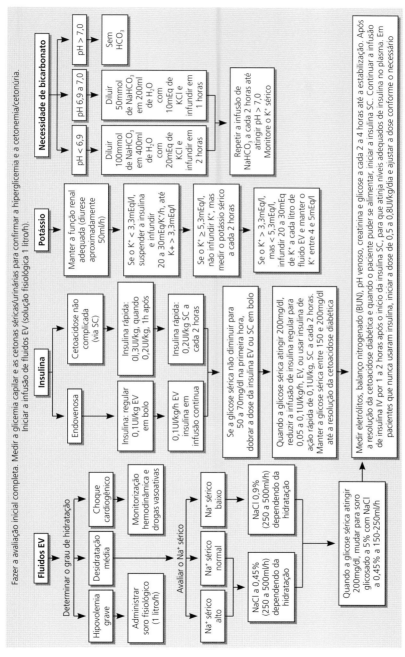

Figura 6.1 – Tratamento da cetoacidose diabética[4].

UTI - ADULTO – MANUAL PRÁTICO

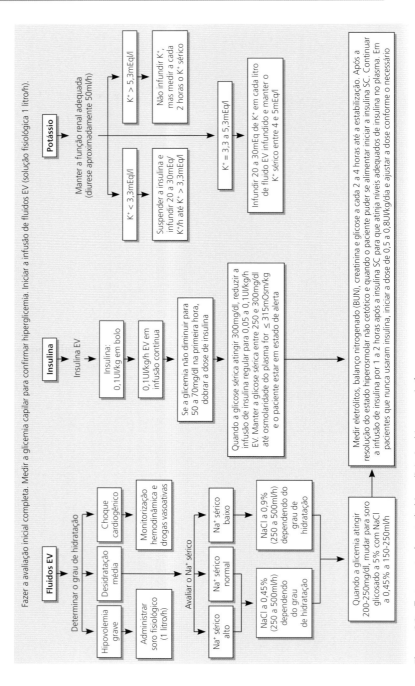

Figura 6.2 – Tratamento do estado hiperglicêmico hiperosmolar[4].

Potássio

O potássio sérico inicial geralmente é normal ou aumentado, sendo raramente baixo. Entretanto, o déficit corporal de potássio é grande (em torno de 3 a 6mEq/kg). Com a hidratação, reposição de insulina, correção da acidose e da hipovolemia, ocorre diminuição importante do potássio sérico. Desta forma, deve-se dosá-lo com frequência (2 em 2 horas a 4 em 4 horas). A primeira dosagem do potássio deve ser feita no momento da chegada do paciente (Tabela 6.2).

Tabela 6.2 – Dosagem de potássio.

K < 3,3mEq/l	3,3 > K > 5,3mEq/l	> 5,3mEq/l
• Não prescrever a dose inicial de insulina (bolo) • Repor 20 a 30mEq de potássio em um litro de soro fisiológico, durante 1 hora, e dosá-lo logo após • Só iniciar insulina quando o potássio estiver > 3,3	• Repor o potássio de rotina: 20 a 30mEq de potássio para cada litro de qualquer soro infundido • Monitorização de 2/2 horas	• Não se deve repor o eletrólito e continuar a dosagem

Bicarbonato

Raramente é necessário repor o bicarbonato. Está indicado quando o pH for menor que 7,0 ou o bicarbonato for inferior a 5mEq/l. É fundamental a monitorização dos níveis de potássio durante a reposição de bicarbonato. As formas de administração são apresentadas na figura 6.1.

Fósforo

Apesar dos déficits corporais totais de uma média de 1,0mmol/kg de peso corporal, o fosfato sérico geralmente está normal ou elevado no momento do diagnóstico de cetoacidose diabética e a concentração de fosfato diminui com a insulinoterapia. Porém, comumente sua reposição não é necessária. Entretanto, a reposição cuidadosa de fosfato pode ser indicada em pacientes com insuficiência cardíaca, anemia ou depressão respiratória e naqueles com contração de fosfato sérico menor que 1,0mg/dl. Quando necessário, 20 a 30mEq/l de fosfato de potássio podem ser adicionados aos fluidos infundidos, com velocidade não superior a 3-4mEq/h em um paciente de 60 a 70kg. Não existem estudos sobre o uso de fosfato no tratamento do estado hiperosmolar hiperglicêmico.

Outros eletrólitos

Recomenda-se a reposição de magnésio, se seu nível sérico for menor que 1,8mEq/l e houver sintomas de hipomagnesemia (tetania, por exemplo). Nesta situação deve-se repor sulfato de magnésio 5g em 500ml de solução de NaCl a 0,45% em 5 horas.

COMPLICAÇÕES DO TRATAMENTO

As complicações mais comuns do tratamento da cetoacidose diabética e do estado hiperosmolar hiperglicêmico incluem a hipoglicemia decorrente de tratamentos muito afoitos, hipocalemia causada por administração de insulina e pelo tratamento da acidose metabólica com bicarbonato, e a hiperglicemia secundária à interrupção ou descontinuidade da terapia com insulina subcutânea após a compensação com a insulina endovenosa.

Edema cerebral é raro, mas pode ocorrer e, nesta eventualidade, se resultar em queda rápida do nível de consciência ou em coma, a mortalidade é alta. Embora o mecanismo do edema cerebral não esteja completamente esclarecido, ele parece resultar do movimento osmoticamente controlado de água para o interior do sistema nervoso central que ocorre se houver um declínio rápido da osmolalidade plasmática durante o tratamento da cetoacidose diabética ou do estado hiperosmolar hiperglicêmico. Uma medida que parece prevenir o perigo de edema cerebral em pacientes de alto risco é a reposição gradual dos déficits de sódio e água nos casos de estado hiperosmolar (redução máxima da osmolalidade em $3mOsm \times kg^{-1} H_2O \times h^{-1}$) com a adição de glicose na solução de hidratação quando os níveis de glicemia atingirem 200 a 250mg/dl. No estado hiperosmolar hiperglicêmico, o nível de glicemia deveria ser mantido em 250 a 300mg/dl até que o nível de consciência melhore e o paciente torne-se clinicamente estável.

CRITÉRIOS DE RESOLUÇÃO

CETOACIDOSE DIABÉTICA

1. Glicemia controlada (menor que 200mg/dl).
2. pH arterial maior que 7,30.
3. Bicarbonato arterial maior ou igual a 18mEq/l.
4. Negativação da cetonemia.

Devido à possibilidade de desenvolvimento de acidose hiperclorêmica durante o tratamento, alguns autores consideram que a normalização do ânion *gap* correlaciona-se melhor com a resolução da cetoacidose do que com a normalização do pH e do bicarbonato.

É importante lembrar que, durante o tratamento, o beta-hidroxibutirato, cetoácido mais forte e mais prevalente, é convertido em acetoacetato, podendo ocorrer um aumento no valor da cetonúria (que só detecta acetoacetato e acetona). Desta forma, apenas a negativação da cetonemia e não da cetonúria pode ser utilizada como parâmetro de resposta ao tratamento.

ESTADO HIPEROSMOLAR HIPERGLICÊMICO

1. Osmolalidade inferior a 320mOsm/kg.
2. Retorno gradual ao estado de alerta.

A transição da insulina endovenosa para subcutânea deve ser gradual, uma vez que a cetoacidose diabética esteja resolvida, pode-se utilizar a insulina regular subcutânea a cada 4 horas de acordo com a necessidade, lembrando que a infusão endovenosa deve continuar por 1 a 2 horas após a administração da primeira dose de insulina subcutânea. Nos pacientes já em tratamento, pode-se reiniciar o esquema de insulina anterior à cetoacidose diabética ou ao estado hiperosmolar hiperglicêmico; em pacientes com *diabetes mellitus* recém-diagnosticado, recomenda-se iniciar insulina na dose de 0,5 a 0,8UI/kg/dia, incluindo a insulina basal (NPH, Glargina ou Detemir) e insulina prandial (regular, Lispro, Aspart ou Glulisina).

RESUMO

- Cetoacidose e estado hiperosmolar são duas graves complicações hiperglicêmicas relacionadas ao *diabetes mellitus*. Em ambos, deve-se procurar e tratar um fator precipitante para a descompensação.
- Em geral, a insulina regular endovenosa contínua é a melhor terapêutica. Na cetoacidose leve ou moderada, pode-se administrá-la de forma subcutânea intermitente.
- O potássio sérico deve ser medido logo à chegada do paciente e só iniciar insulina se o potássio for superior a 3,3mEq/l.
- A reposição de bicarbonato só deve ser prescrita se o pH for inferior a 7,0.
- Na cetoacidose diabética, se a glicemia tiver sido reduzida a valores inferiores a 200mg/dl e os outros parâmetros da cetoacidose não estiverem corrigidos, não se deve suspender a infusão de insulina endovenosa. Deve-se mantê-la e acrescentar glicose ao soro. A bomba de infusão de insulina só deverá ser desligada quando a cetose estiver corrigida. A hiperglicemia é mais facilmente corrigida que a cetose.
- No estado hiperglicêmico hiperosmolar, considera-se controle do quadro se a glicemia for menor que 300mg/dl, a osmolalidade plasmática menor ou igual a 315mOsm/kg e o paciente estiver com nível de consciência recuperado (alerta).
- Desligar a bomba de infusão endovenosa de insulina somente após 1 a 2 horas do início da insulinoterapia subcutânea.

REFERÊNCIAS BIBLIOGRÁFICAS

1. Kitabchi AE et al. Diabetes ketoacidosis and hyperglycemic hyperosmolar state. In: DeFronzo RA et al. eds. International textbook of diabetes mellitus. 3rd ed. Chichester, UK: John Wiley, Sons; 2004. p 1101. • 2. Fishbein HA, Palumbo PJ. Acute metabolic complications in diabetes. In: Diabetes in America. National Diabetes Data Group, National Institutes of Health; 1995. p 283 (NIH publ. no: 95-1468). • 3. Kitabchi AE. In epidemiology and pathogenesis of diabetic ketoacidosis and hyperglycemic hyperosmolar state. Uptodate 2008. • 4. Kitabchi AE et al. Hyperglycemic crises in adult patients with diabetes: a consensus statement from the American Diabetes Association. Diabetes Care 2006;29(12):2739. • 5. Martins HS et al. In: Martins HS et al. eds. Pronto-Socorro – Diagnóstico e Tratamento de Emergências. 2ª ed. Barueri: Manole; 2008. p 506.

7. RESSUSCITAÇÃO VOLÊMICA

Márcio Sommer Bittencourt
Luiz Gonzaga Ribeiro Júnior

INTRODUÇÃO

Ressuscitação volêmica é o termo utilizado para a infusão de volume com o intuito de restaurar a volemia e melhorar a perfusão de pacientes com hipovolemia ou sinais de má perfusão tecidual. Inúmeras soluções estão disponíveis para a infusão nessas situações. Neste capítulo discutiremos cada uma delas, suas vantagens, desvantagens e indicações clínicas. A forma de ressuscitação volêmica depende do quadro clínico do paciente e será discutida em cada situação específica.

FORMAS DE RESSUSCITAÇÃO VOLÊMICA

Classicamente, as substâncias utilizadas na ressuscitação volêmica foram divididas em coloides e cristaloides, de acordo com a sua capacidade de difundir através das membranas. Cristaloides são substâncias que atravessam prontamente as membranas, enquanto coloides não têm esta capacidade. Os líquidos utilizados também podem ser divididos de acordo com a sua capacidade de distribuírem-se no terceiro espaço. Nesta parte descreveremos as substâncias utilizadas na ressuscitação volêmica, suas vantagens e desvantagens.

CRISTALOIDES

Cristaloides são soluções compostas somente de água e pequenas moléculas capazes de se difundirem livremente em todo o espaço extracelular. O principal soluto dessas soluções é o cloreto de sódio, já que o sódio é o íon mais abundante no espaço extracelular e encontra-se distribuído uniformemente nesse espaço. Como três quartos do líquido extracelular do corpo encontram-se no extravascular, a distribuição dos cristaloides segue esta mesma proporção. Com isso, a infusão de uma solução normotônica de cloreto de sódio 75% do líquido irá para o espaço intersticial, enquanto 25% irão para o intravascular. Ou seja, a ressuscitação com cristaloides expande preferencialmente o volume intersticial e não o volume plasmático. Como ilustrado na figura 7.1, a infusão de um litro

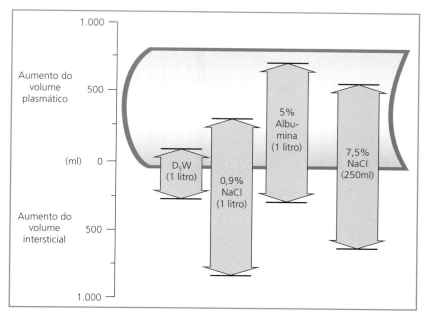

Figura 7.1 – Efeitos de expansão plasmática e do espaço extravascular com a infusão de várias formas de coloides e cristaloides.

de solução isotônica de cristaloides expande 275ml no volume plasmático e 825ml no espaço intersticial. O volume total de expansão é de 1.100ml, pois há um *shift* de aproximadamente 100ml de líquido do intracelular, pois o soro fisiológico é um pouco mais hipertônico que o extracelular.

A seguir iremos detalhar cada uma das formas de soluções cristaloides disponíveis.

Solução salina isotônica (soro fisiológico a 0,9%)

O soro fisiológico a 0,9% é o protótipo clássico das soluções cristaloides isotônicas. Na realidade, este soro não é exatamente isotônico, pois ele contém 154mEq/l de sódio, enquanto o plasma contém 140mEq/l, além de ter uma osmolaridade de 308mEq/l enquanto o plasma tem 290mEq/l (Tabela 7.1).

A principal desvantagem do uso desta solução para ressuscitação volêmica é que quando infundida em grandes quantidades ela pode levar à acidose metabólica hiperclorêmica, pelo excesso de cloro infundido. No entanto, esta complicação só tem significado quando grandes quantidades de volume são utilizadas, e mesmo assim não costuma ter maiores consequências.

Tabela 7.1 – Comparação entre as várias formas de coloides.

Solução infundida	Peso molecular médio (kDaltons)	Pressão oncótica (mmHg)	Variação de volume plasmático/volume infundido	Duração do efeito
Albumina 25%	69	70	4 a 5	16h
Dextran 40 10%	26	40	1,0-1,5	6h
HEA 6%	450	30	1,0-1,3	10h
Albumina 5%	69	20	0,7-1,3	16h

Solução de Ringer lactato

A solução de Ringer tornou-se popular, pois com a adição de lactato de sódio à solução infundida, este atua como solução tampão, prevenindo a acidose metabólica anteriormente descrita. A composição padrão da solução de Ringer lactato está na tabela 7.1. Esta solução contém uma concentração menor de sódio e cloro, tornando-se mais semelhante ao plasma.

Uma das grandes desvantagens da solução de Ringer lactato é a presença do cálcio. Sua presença não permite a infusão concomitante de várias drogas, como ácido aminocaproico, anfotericina, ampicilina e tiopental, pois o cálcio pode se ligar a elas e reduzir sua eficácia. Além disso, o cálcio pode se ligar ao citrato usado como anticoagulante em hemoderivados. Com isso, teoricamente pode levar à formação de trombos nos hemoderivados infundidos. Por este motivo, a solução de Ringer lactato é contraindicada como diluente em concentrados de hemácias.

Apesar da concentração alta de lactato da solução, na prática mesmo a infusão de grandes quantidades de Ringer lactato em pacientes com *clearance* zero de lactato não leva a aumento significativo deste em dosagens plasmáticas. Por isso, não há razão para preocupação com o risco de hiperlactatemia com o uso de Ringer lactato.

Líquidos com pH normal

Existem alguns outros expansores plasmáticos cristaloides disponíveis no mercado. Estes contêm acetato ou gluconato como soluções tampão para manter o pH próximo de 7,4. No entanto, essas soluções não são utilizadas rotineiramente e não serão detalhadas neste capítulo.

Soluções glicosadas

Antes do advento das nutrições enterais e parenterais, a adição de glicose no soro parenteral era a principal forma de fornecer calorias para pacientes em jejum. Cada grama de glicose fornece 3,4kcal. Logo, o soro glicosado a 5% (50g de glicose/l) fornece 170kcal/l infundido. Como a necessidade calórica mínima para prevenir a degradação de proteínas para produção de caloria é de aproximadamente 500kcal, a infusão de três litros de soro glicosado a 5% ou 1,5 litros de soro glicosado a 10% é suficiente para evitar tal destruição de proteínas. Como o uso rotineiro de nutrições enterais e parenterais, o uso rotineiro de soluções glicosadas não é mais recomendado, como veremos a seguir.

Por outro lado, o uso rotineiro de soluções glicosadas pode causar inúmeros efeitos adversos. O uso de glicose em soluções com eletrólitos leva a um aumento da osmolalidade da solução infundida. Em pacientes graves, em que a utilização de glicose está alterada, este efeito de aumento da osmolalidade plasmática pode levar à desidratação celular. Por outro lado, nas situações em que a solução glicosada é utilizada sem eletrólitos, a expansão plasmática é mínima. Além do aporte de glicose, esta infusão pode levar a edema celular.

Quando pessoas normais recebem uma infusão de glicose, apenas 5% transformam-se em lactato. No entanto, em pacientes críticos com hipoperfusão tecidual, até 85% da glicose infundida será transformada em lactato. Por isso, a infusão de solução glicosada em pacientes com hipoperfusão tecidual pode piorar a acidose metabólica ao invés de levar a uma melhora da produção de energia.

Por fim, conforme discutido no capítulo sobre manejo de hiperglicemia, quando a infusão de glicose leva à hiperglicemia, esta causa inúmeras consequências negativas, incluindo aumento do risco de infecção, piora de lesão cerebral, aumento da mortalidade, entre outros.

COLOIDES

Coloides são mais eficazes que cristaloides para expansão plasmática, pois eles contêm moléculas grandes, pouco difusíveis, que criam uma pressão osmótica que retém o líquido no intravascular.

Funcionamento da pressão coloidosmótica

Para que a água se movimente de um compartimento para outro, é necessária a diferença de concentração de solutos entre os dois compartimentos. Para que isso ocorra, é necessário que o soluto não seja difusível através da membrana que separa os dois compartimentos em questão. Quando há este gradiente, a água atravessa a membrana saindo do compartimento com menos soluto para o compartimento com mais soluto. Este aumento de volume do compartimento com mais soluto leva a um aumento de pressão, e este aumento de pressão recebe o nome de pressão coloidosmótica.

Pressão osmótica do plasma

A pressão osmótica do plasma é dada por grandes proteínas que não são difusíveis através dos capilares. Em pessoas saudáveis, a pressão osmótica do plasma é de 20 a 25mmHg.

Efeitos na expansão plasmática

O efeito da infusão de coloides na expansão plasmática depende da concentração do coloide na solução infundida. Como exemplo prático, se utilizarmos a infusão de um litro de albumina a 5%, a expansão volêmica resultante será de 700ml, enquanto a expansão do espaço intersticial será de 300ml. Vale lembrar que a infusão de um litro de cristaloide (soro fisiológico a 0,9%) resulta na expansão plasmática de apenas 250ml.

Comparação entre os vários tipos de coloides

Cada tipo de coloide resulta em expansão plasmática diferente, tem diferentes efeitos colaterais e diferentes custos. A tabela 7.1 apresenta algumas dessas soluções, mostrando o efeito de pressão osmótica de cada solução e expansão plasmática produzida por sua infusão. Quando há expansão plasmática maior que o volume infundido, isso significa que esta solução tem concentração osmótica maior que o plasma e causará *shift* de água proveniente de outros compartimentos.

Soluções com albumina

Albumina é a proteína mais abundante do plasma e a maior responsável pela pressão coloidosmótica deste. Ela é sintetizada no fígado, e está presente tanto no plasma quanto no espaço intersticial. Ela é a principal proteína de transporte do plasma e também atua com função tampão e efeito antioxidante, além de atuar como antiagregante plaquetário.

As soluções de albumina são preparadas com albumina humana em diversas concentrações, variando de 5 a 25%, diluídas em solução salina isotônica. Albumina a 5% tem pressão coloidosmótica semelhante à do plasma. Quando utilizada, 70% do volume infundido permanece no intravascular, e seu efeito tem duração de até 12 horas, pois nesse período há difusão da albumina infundida. A solução de albumina a 25% é uma solução hiperoncótica, não fisiológica que deve ser infundida em pequenas quantidades (até 100ml por vez). A sua infusão leva a uma expansão plasmática de três a quatro vezes o volume infundido, por *shift* de volume do espaço intersticial. Por este motivo, a albumina a 25% nunca deve ser utilizada como expansor plasmático em pacientes com perda aguda de volume, como hemorragias. Sua única potencial indicação é nos pacientes em que há hipovolemia resultante do aumento do espaço intersticial, como ocorre com vários pacientes internados em UTI.

As soluções com albumina tem sido alvo frequente de questionamentos com relação à sua segurança, pois alguns estudos indicam aumento de mortalidade com o seu uso. Esta questão ainda não se encontra definida, e há autores que defendem seu uso da mesma forma que críticos que propõe a abolição do uso rotineiro.

Hidroxietilamido

O hidroxietilamido (HEA) é um polímero modificado que se encontra disponível em concentrações de 6 e 10% no Brasil. Existem três tipos diferentes de hidroxietilamidos, que variam de acordo com o tamanho das moléculas presentes. Quanto maiores as moléculas utilizadas, maior a eficácia na expansão volêmica, porém maior o risco de efeitos colaterais.

Todos os hidroxietilamidos são metabolizados pela lise enzimática no sangue, seguida de eliminação renal. Mesmo nos casos em que a eliminação é lenta devido à insuficiência renal, o efeito oncótico não dura mais de um dia, pois a clivagem enzimática permanece ativa.

Os hidroxietilamidos a 6% têm o mesmo efeito plasmático da albumina a 5%, em alguns casos discretamente maiores. A maior diferença entre os dois é que a albumina tem um custo substancialmente maior.

Dentre os efeitos colaterais dos hidroxietilamidos, o mais importante é o aumento do risco de sangramento por inibição do fator VII e do fator de von Willebrand, além da piora da adesividade plaquetária. Isso ocorre mais comumente nos hidroxietilamidos de alto peso molecular. As alterações da coagulação tornam-se mais pronunciadas após a infusão de 1.500ml de hidroxietilamido em menos de 24 horas.

As enzimas que clivam os hidroxietilamidos no sangue são amilases. Após a clivagem essas moléculas permanecem aderidas ao hidroxietilamido, e quando dosadas têm aumento de até três vezes, pelo tamanho da molécula formada (há formação de uma macroamilase). Esta alteração é transitória, e não acarreta risco ao paciente. Quando existem dúvidas, pode-se diferenciar este quadro de pancreatite por valores de lipase normais. Outros efeitos colaterais raros incluem reações anafiláticas e prurido por depósito extravascular das moléculas de hidroxietilamido.

Dextrans

Os dextrans são polímeros de glicose produzidos por uma bactéria, quando incubada em um meio de sacarose. Esses coloides estão disponíveis no mercado em duas formas – dextran 40 a 10% e dextran 70 a 6% – ambas diluídas em solução fisiológica.

Ambas as formas têm pressão oncótica de 40mmHg, e têm um efeito de expansão plasmática maior que o da albumina a 5%. O dextran 70 oferece a vantagem de uma meia-vida maior (12 horas) quando comparado com o dextran 40 (6 horas).

Os dextrans são muito pouco utilizados no Brasil. A principal razão para isso é que há um risco dose-dependente de sangramento por alteração da agregação plaquetária e alteração dos fatores VII e de von Willebrand. Além disso, os dextrans aderem à superfície das hemácias, e pode levar à dificuldade de *cross-match* do sangue, e podem levar ao aumento da velocidade de hemossedimentação. Ainda, há dúvidas na literatura quanto ao risco de insuficiência renal secundária ao seu uso.

Solução salina hipertônica

Apesar de ser considerado um cristaloide, o uso de solução salina hipertônica apresenta particularidades importantes, e será discutido de forma separada. A forma mais comum do seu uso é na concentração de NaCl a 7,5%. Seu uso tem sido bastante estudado como uma forma de ressuscitação volêmica com baixos volumes infundidos. Sua osmolalidade é mais de oito vezes maior que a do plasma, e a sua infusão leva a uma expansão volêmica do dobro do volume infundido. Uma parte desse volume é retirada do espaço intracelular, por *shift*.

Apesar dos estudos disponíveis, principalmente na área de trauma, o uso rotineiro de soluções hipertônicas ainda não encontra espaço na prática clínica diária.

NA PRÁTICA, COLOIDES OU CRISTALOIDES?

A pergunta acima ainda é uma dos temas mais polêmicos em terapia intensiva. Os cristaloides têm a vantagem de serem mais facilmente disponíveis, mais baratos e melhor estudados. Apesar disso, há necessidade de maior volume infundido e maior acúmulo de volume no espaço extracelular levando ao edema.

Os coloides resultam em maior expansão plasmática por volume infundido, e por isso possuem o efeito de expansão plasmática mais rápido. No entanto, há maior risco de sangramento, menor disponibilidade e custo mais alto.

A escolha entre as duas formas ainda não está definida. Porém, mais do que tentar definir a forma mais adequada de ressuscitação volêmica, o ideal é definir a melhor forma para cada quadro clínico específico.

INDICAÇÕES DE RESSUSCITAÇÃO VOLÊMICA

De forma geral a ressuscitação volêmica está indicada para pacientes com algum sinal clínico de perda volêmica significativa ou sinal de má perfusão tecidual. Como estes quadros clínicos são extremamente variados, as indicações de ressuscitação volêmica, assim como os parâmetros utilizados para a sua adequação variam de acordo com o tipo de choque apresentado pelo paciente. Detalhes sobre a indicação e forma de ressuscitação estão descritos nos capítulos relacionados com as diversas formas de choque.

REFERÊNCIAS BIBLIOGRÁFICAS

1. Bunn F et al. Colloid solutions for fluid resuscitation. Cochrane Database Syst Rev 2008;(1):CD001319. • 2. Perel P, Roberts I. Colloids versus crystalloids for fluid resuscitation in critically ill patients. Cochrane Database Syst Rev 2007;(4):CD000567. • 3. Imm A, Carson RW. Fluid resuscitation in circulatory shock. Crit Care Clin 1993;9:313. • 4. SAFE Study Investigators. A comparison of albumin and saline for fluid resuscitation in the intensive care unit. N Engl J Med 2004;350:2247. • 5. Treib J et al. An international view of hydroxyethyl starches. Intensive care Med 1999;25:258. • 6. Vincent J-L et al. Morbidity in hospitalized patients receiving human serum albumin: a meta-analysis of randomized, controlled trials. Crit Care Med 2004;32:2029.

8. COMPLICAÇÕES CLÍNICAS NO PÓS-OPERATÓRIO – INFARTO AGUDO DO MIOCÁRDIO, TROMBOEMBOLISMO PULMONAR E INSUFICIÊNCIA RESPIRATÓRIA

Elke Frerichs
Marcelo Lacava Pagnocca
Domingos Dias Cicarelli

INFARTO AGUDO DO MIOCÁRDIO

INTRODUÇÃO

O infarto agudo do miocárdio é a maior causa de morte e incapacitação no mundo[1]. No Brasil, as doenças cardiovasculares constituem a primeira causa de óbito, superando trauma, neoplasias e doenças infectoparasitárias. O infarto agudo do miocárdio causa aproximadamente 60.000 óbitos por ano no Brasil, apesar de não conhecermos o número exato de infartos por ano no país, estima--se que este número esteja entre 300 e 400 mil casos por ano[2].

Não menos prevalente, é a incidência desta doença no período pós-operató-rio. Em séries de pacientes submetidos a cirurgias vasculares maiores (aneurismas de aorta) 9,2% dos pacientes evoluíram com isquemia miocárdica e 6,1% com infarto agudo do miocárdio no pós-operatório[3].

FISIOPATOLOGIA

O termo infarto do miocárdio indica morte celular dos miócitos cardíacos causada pela isquemia, que é um reflexo do desequilíbrio entre oferta e consumo de oxigênio[1].

A ruptura da placa ateromatosa com a formação de trombo sobreposto é o principal mecanismo desencadeante da síndrome coronariana aguda. A fissura da placa promove deposição plaquetária, com estreitamento da luz arterial provocado pela formação do trombo[1,2].

A ruptura da placa ateromatosa pode ser desencadeada por mudanças súbi-tas de pressão e tônus do vaso. Proteínas de adesão subendotelial, fator de agregação plaquetária e fator de von Willebrand são expostos. As plaquetas aderem-se às glicoproteínas e inicia-se a cascata de coagulação para geração de trombina e formação de trombo intracoronariano. Este trombo causa diminuição da luz coronariana, hipofluxo e consequente diminuição da oferta de oxigênio, levando à isquemia e à necrose miocárdica[2].

Outras causas que podem desencadear a síndrome coronariana aguda são: espasmo coronariano devido à hipercontratilidade da musculatura lisa e disfunção endotelial (angina de Prinzmetal), progressão do estreitamento luminal pelo crescimento intrínseco da placa ateromatosa (mais comum após angioplastias sem colocação de *stent*) e condições que alteram o equilíbrio oferta/consumo de oxigênio pelo miocárdio, seja aumento de consumo (febre, taquicardia, tireotoxicose e hipertensão) seja redução da oferta (anemia, hipotensão e hipoxia)[1,2].

DIAGNÓSTICO

A síndrome coronariana aguda pode apresentar-se como angina instável, infarto agudo do miocárdio sem elevação do segmento ST e infarto agudo do miocárdio com elevação do segmento ST.

O diagnóstico da síndrome coronariana aguda baseia-se nos sinais e sintomas, alteração eletrocardiográfica e dosagem de marcadores enzimáticos[1,2]. O principal sintoma é dor precordial em aperto ou sufocamento que pode manifestar-se apenas como desconforto, durando pelo menos 20min[1]. Sintomas como dispneia, fraqueza, náuseas, vômitos, epigastralgia ou mal-estar inespecífico podem acompanhar o caso. Sudorese, agitação, taquipneia, alterações na frequência e ritmo cardíaco, congestão pulmonar, hipotensão e até choque também podem ser observados.

Alterações eletrocardiográficas devem ser pesquisadas. A elevação do segmento ST em mais de 1mm vista em pelo menos duas derivações consecutivas é o principal critério utilizado. A identificação de um bloqueio de ramo esquerdo, não observado em eletrocardiograma prévio, também é considerada alteração compatível de infarto agudo do miocárdio com elevação do segmento ST. Os pacientes com angina instável ou infarto agudo do miocárdio sem elevação do segmento ST podem apresentar infradesnivelamento de ST ou inversão de onda T no eletrocardiograma. Por outro lado, a presença de um eletrocardiograma normal não exclui o diagnóstico de síndrome coronariana aguda[1].

Além da história e do eletrocardiograma, as dosagens de marcadores de lesão miocárdica também devem ser realizadas. A creatinofosfoquinase (CPK) é composta de três frações enzimáticas: CK-MM (predominantemente muscular), CK-BB (predominantemente cerebral) e CK-MB (músculos cardíacos e periféricos). A CK-MB obtida pelas dosagens sanguíneas em sangue periférico está elevada a partir de 4 a 6 horas após o início do infarto agudo do miocárdio, atingindo pico máximo em torno de 18 horas e normalizando-se em 48 a 72 horas. Outra CK-MB utilizada é a CK-MB massa. A CK-MB massa seria mais fiel na diferenciação de lesão muscular miocárdica ou não. Uma relação de CK-MB massa/creatinofosfoquinase acima de 2 ou 4%, dependendo do autor, pode indicar dano miocárdico.

Outros marcadores de lesão cardíaca são as troponinas. Basicamente as mais utilizadas são a troponina I e a troponina T. As troponinas começam a se elevar em 4 a 6 horas após o infarto agudo do miocárdio, mantendo-se elevadas por vários dias. Lesão miocárdica não isquêmica pode ser responsável por elevação da troponina I. Logo, a troponina T seria mais específica para o diagnóstico de lesão miocárdica. Um grupo de autores concluiu que a sensibilidade para o diagnóstico de infarto agudo do miocárdio pela dosagem de troponina T e CK-MB é semelhante, porém a especificidade do teste para troponina T foi menor neste estudo[4]. Diversas situações podem causar elevação de troponinas na ausência de isquemia miocárdica: contusão cardíaca, insuficiência cardíaca congestiva aguda ou crônica, dissecção de aorta, doença valvar aórtica, miocardiopatia hipertrófica, lesão cardíaca com rabdomiólise, embolia pulmonar, hipertensão pulmonar grave, falência renal, doença neurológica aguda (acidente vascular cerebral ou hemorragia subaracnóidea), pericardite, amiloidose, sepse, falência respiratória e queimaduras extensas[1].

Os pacientes com angina instável não apresentam alterações desses marcadores enzimáticos como os pacientes com infarto agudo do miocárdio sem elevação do segmento ST.

TRATAMENTO

O tratamento da síndrome coronariana aguda, independente de angina instável, infarto agudo do miocárdio com elevação do segmento ST ou infarto agudo do miocárdio sem elevação do segmento ST, deve ser:

1. Oxigênio suplementar por cateter nasal ou máscara facial com 5 litros/min[5].
2. Ácido acetilsalicílico macerado 200mg por via oral ou sonda nasogástrica e mantido em 200mg/dia. As contraindicações relativas, como úlcera péptica ou sangramento ativo, devem ter seu risco/benefício avaliados. A contraindicação absoluta é alergia à medicação[2,5]. O ácido acetilsalicílico isoladamente reduz em 20% a mortalidade[2,5].
3. O dinitrato de isosorbida deve ser administrado por via sublingual para o controle da dor e da pressão arterial. Está contraindicado em pacientes com hipotensão arterial (pressão sistólica menor que 100mmHg), com uso prévio de sildenafil em menos de 24 horas e com infarto agudo do miocárdio de ventrículo direito. A dose inicial é de 5mg, podendo chegar a 15mg, e então é substituído por nitroglicerina endovenosa numa dose inicial de 10µg/min e titulada em função da pressão arterial média[2].
4. A morfina pode ser usada em doses de 2mg por via endovenosa caso a dor não tenha melhorado com o uso de nitrato[2].
5. Os pacientes com síndrome coronariana aguda devem receber betabloqueador para reduzir a frequência cardíaca e diminuir o consumo miocárdico de oxigênio, sempre que não houver contraindicação (asma,

doença pulmonar obstrutiva crônica, bradicardia e hipotensão). Nestes casos, a opção recai sobre os bloqueadores de canal de cálcio, como o verapamil ou o diltiazem[2].

6. O clopidogrel também é um antiagregante plaquetário que pode ser utilizado, com dose de ataque de 300mg/dia e manutenção em 75mg/dia. O uso do clopidogrel normalmente requer adiamento da cirurgia por cinco dias[2,6].

O *infarto agudo do miocárdio com elevação do segmento ST* requer tratamento específico:

1. O uso dos fibrinolíticos visa dissolver o trombo e reperfundir a área isquêmica. A estreptoquinase pode ser utilizada na dose endovenosa de 1,5 milhões de unidades diluídas em solução fisiológica e infundida em 60min, não sendo necessária terapia antitrombótica posterior. Outra opção é o uso do alteplase (t-PA) na dose de 100mg diluídos em 100ml de solução salina, infundidos durante 1 hora, com posterior utilização de heparina não fracionada por 24 a 48 horas[2,7]. As contraindicações absolutas ao uso de trombolíticos são: antecedente de acidente vascular cerebral hemorrágico, acidente vascular cerebral isquêmico nos últimos seis meses, trauma recente (inclusive craniano) ou cirurgia de grande porte nos últimos três meses, discrasia sanguínea ou sangramento ativo e suspeita de dissecção de aorta. As contraindicações relativas são: acidente isquêmico transitório nos últimos seis meses, gestação ou pós-parto imediato, úlcera péptica ativa, pressão sistólica acima de 180mmHg ou diastólica maior que 100mmHg e tratamento anterior com estreptoquinase[7].

2. A angioplastia com *stent* primário pode ser realizada até 12 horas do início da dor. Esta técnica é preferível ao tratamento com fibrinolítico[2].

O tratamento específico do *infarto agudo do miocárdio sem elevação do segmento ST* e *angina instável* inclui:

1. Os inibidores da glicoproteína IIb/IIIa estão indicados nos pacientes estratificados como de alto risco para eventos adversos. Pode ser utilizado o tirofibam na dose inicial de 0,4µg/kg/min por 30min, e seguido de manutenção de 0,1µg/kg/min até completar 48 horas. Quando o paciente for encaminhado para angioplastia, preconiza-se o abcixmab na dose de 0,25mg/kg em bolo e manutenção de 10µg/min durante 12 horas[2,6].

2. A heparina, seja a não fracionada ou a de baixo peso molecular, deve ser administrada a todos os pacientes de risco intermediário ou alto. A dose de heparina não fracionada é de 60UI/kg em bolo seguida de infusão de 12UI/kg/h. O tempo de tromboplastina parcial ativada deve ser dosado a cada 6 horas, ajustando-se para uma relação de até 2,5 vezes o normal. A dose de enoxaparina é de 1mg/kg subcutânea de 12 em 12 horas. Deve-se evitar o uso deste fármaco em obesos e pacientes com insuficiência renal[2].

Os pacientes com infarto agudo do miocárdio sem elevação do segmento ST e angina instável devem ser estratificados em até 48 horas do início do quadro. O tratamento após estabilização deve incluir os inibidores da enzima de conversão da angiotensina e as estatinas. Os inibidores da enzima de conversão da angiotensina são responsáveis por melhor processo de remodelação ventricular após quadro de infarto agudo do miocárdio. As estatinas também são recomendadas, porém ainda em bases empíricas.

O tratamento cirúrgico tem suas indicações atuais muito discutidas e cada vez mais restritas, estando reservado para os quadros de insuficiência mitral aguda por isquemia ou ruptura da cordoalha, comunicação interventricular, ruptura da parede ventricular e angina pós-infarto agudo do miocárdio refratária ao tratamento clínico[2].

TROMBOEMBOLISMO PULMONAR

INTRODUÇÃO

O tromboembolismo pulmonar é uma doença comum, frequentemente fatal, mas cuja mortalidade pode ser reduzida com diagnóstico e tratamento rápidos[8].

Define-se tromboembolismo pulmonar maciço quando a obstrução arterial pulmonar está associada à pressão sistólica sistêmica menor que 90mmHg ou quando se observa queda maior ou igual a 40mmHg dos valores basais por período maior que 15min sem causas aparentes, como a hipovolemia, sepse ou arritmia[9,10].

A mortalidade na primeira hora é de 12%, atingindo 30% quando não diagnosticado neste intervalo[11].

Procedimentos cirúrgicos diversos predispõem à embolia pulmonar até mesmo um mês após a intervenção, estando entre os fatores de risco mais significativos, juntamente com o trauma e a imobilização prolongada.

Fatores de risco – neoplasias (principalmente as do pâncreas, pulmão, mama e trato geniturinário) resultantes da ação dos fatores pró-coagulantes e ativadores plaquetários liberados pelas células neoplásicas[12]. Fatores de risco adicionais incluem queimaduras, contraceptivos, insuficiência cardíaca, síndrome nefrótica, síndromes mieloproliferativas, doenças autoimunes, gravidez, hiper-homocisteinemia, reposição hormonal pós-menopausa, anticorpo fosfolipídico e deficiência endógena de proteínas da coagulação (antitrombina III, proteínas C e S)[10].

A estratificação do risco de ocorrência de trombose venosa profunda e de tromboembolismo pulmonar é apresentada no quadro 8.1.

FISIOPATOLOGIA

De 65 a 90% dos trombos originam-se das veias profundas das extremidades inferiores, podendo também provir da pelve, rins, extremidades superiores e

Quadro 8.1 – Fatores de risco de tromboembolismo (Anderson FA Jr, Spencer FA Circulation 2003;107:19).

Risco alto (> 10%)	Risco moderado (2 a 9%)	Risco pequeno (< 2%)
Fratura de quadril ou fêmur	Cirurgia artroscópica no joelho	Paciente acamado há mais de três dias
Prótese de quadril ou de fêmur	Cateter venoso central	Imobilidade em longas viagens de carro ou avião (sentados)
Politrauma	Quimioterapia	Idade avançada
Lesão da medula espinhal	Insuficiência cardíaca ou respiratória	Cirurgia laparoscópica
	Terapia de reposição hormonal	Obesidade
	Neoplasias	Gravidez
	Uso de contraceptivo oral	Varizes
	Puerpério	
	Tromboembolismo pulmonar prévio	
	Plaquetose	

coração direito. Nos membros inferiores os trombos se desenvolvem onde há baixo fluxo, como nas veias poplíteas, propagando-se proximalmente. Nos pulmões, os trombos maiores alojam-se nas bifurcações da artéria pulmonar ou dos ramos lobares causando comprometimento hemodinâmico, enquanto os trombos menores migram mais distalmente, desencadeando resposta inflamatória e dor pleurítica[8].

Oclusões embólicas na circulação pulmonar aumentam o espaço morto. A broncoconstrição reflexa, localizada ou generalizada, também pode aumentar as áreas com baixas proporções de ventilação-perfusão. A área afetada perde o surfactante em horas, podendo tornar-se atelectásica entre 24 e 48 horas[13]. Infarto pulmonar ocorre em aproximadamente 10% dos casos, geralmente em pacientes com doença cardiovascular. A maior parte das embolias pulmonares é múltipla e acomete os lobos inferiores[8].

Também ocorre aumento da resistência vascular pulmonar por redução da área da seção transversa da circulação. Tal aumento, dependendo da magnitude da oclusão e do estado cardiovascular prévio, pode levar à hipertensão arterial pulmonar e à insuficiência ventricular direita.

Na sobrevida, o período habitual de resolução se dá entre uma e duas semanas[13].

DIAGNÓSTICO[14]

Os *sinais e sintomas* incluem: taquipneia súbita (70%), dispneia (73%), dor torácica (66%), tosse (37%) e hemoptise (13%), quando evolui para infarto pulmonar.

Exame físico – taquicardia com amplo desdobramento fixo da segunda bulha (23%) e hipotensão arterial com elevação de pressão venosa central, evidências que indicam a insuficiência cardíaca direita. A embolia maciça pode apresentar--se como parada cardiorrespiratória por atividade elétrica sem pulso. A sibilância pode estar presente.

Gasometria arterial – hipoxemia arterial discreta com alcalose respiratória, hipocapnia secundária à hiperventilação.

Exames laboratoriais – não específicos: leucocitose, aumento da velocidade de hemossedimentação e elevação de DHL ou de TGO (AST), com bilirrubinas normais.

Peptídeo natriurético cerebral (BNP) – pouco específico (62%) e pouco sensível (60%), porém a magnitude da elevação revela correlação com o risco de complicações e o prognóstico (níveis menores que 50pg/ml sugerem boa evolução em aproximadamente 95% dos acometidos, enquanto níveis maiores que 90pg/ml associam-se à evolução pior).

Troponina – aumenta em 30 a 50% dos pacientes com tromboembolismo pulmonar de moderado a grave, devido ao *cor pulmonale* agudo, diminuindo em 40 horas, em contraste à manutenção de níveis elevados mais prolongados no infarto agudo do miocárdio. O aumento de troponina é associado à maior incidência de hipotensão e mortalidade aos 30 dias.

Troponina e peptídeo natriurético cerebral juntos – troponina maior que 0,07µg/l e peptídeo natriurético cerebral maior ou igual a 600ng/l apontam 33% de mortalidade. Com peptídeo natriurético cerebral menor que 600ng/l não foi relatada mortalidade.

Raio X de tórax – pode estar normal ou radioluzente, densidade em forma de cunha no infarto; atelectasia apareceu em 69% dos pacientes com tromboembolismo pulmonar, mas também em 58% daqueles em que não se confirmou o diagnóstico; derrame pleural em 47% dos pacientes com tromboembolismo pulmonar e 39% nos diagnósticos supostos e não confirmados; artéria pulmonar com dilatação proximal assimétrica e hipertensão pulmonar são outros possíveis achados.

O *eletrocardiograma* pode mostrar *cor pulmonale* agudo – desvio do eixo para a direita onde antes o eletrocardiograma era normal, bloqueio do ramo direito e ondas T elevadas, em pico. Inversão das ondas T nas derivações precordiais correlaciona-se com a disfunção ventricular direita grave.

Ultrassom de membros inferiores – falso-positivo em 3%. Somente 29% dos pacientes com tromboembolismo pulmonar têm trombose venosa profunda detectada no ultrassom de membros inferiores.

D-dímero – é produto de degradação da fibrina e pode ser quantificado por dois métodos: ELISA (*Enzyme-linked immunosorbent assay*) ou aglutinação com látex. O ELISA tem maior acurácia, mas o látex é mais rápido. Recentemente, um novo teste de ELISA manteve a mesma acurácia e ficou mais rápido, tornando-se o favorito. Valor superior a 500ng/ml é anormal para o ELISA. Tem elevada sensibilidade – está aumentado em 95% dos pacientes com tromboembolismo pulmonar. Apresenta valor preditivo negativo – pacientes com D-dímero normal têm 95% de chance de não obterem tromboembolismo pulmonar pelo ELISA e 85% pelo látex. Especificidade – está normal em 25% dos pacientes sem tromboembolismo pulmonar e está comumente aumentado em pacientes hospitalizados, principalmente com doenças malignas ou cirurgias recentes. O D-dímero normal pode excluir tromboembolismo pulmonar recorrente em pacientes com trombose venosa profunda ou tromboembolismo pulmonar prévios, embora poucos pacientes com eventos trombóticos prévios tenham D-dímero normal.

A *varredura de ventilação/perfusão* (V/Q) associada à suspeita clínica de tromboembolismo pulmonar tem especificidade igual a 72%, porém com acurácia de 15 a 86%, insuficiente para excluir ou confirmar diagnóstico, demandando a realização de angiografia para confirmação.

Angiografia pulmonar é o padrão ouro. Contraste iodado é injetado pela veia femoral na árvore pulmonar. Se negativo, exclui o diagnóstico. É bem tolerado e seguro na ausência de instabilidade hemodinâmica causada por hipertensão pulmonar aguda. A mortalidade do procedimento é menor que 2%.

A *tomografia computadorizada helicoidal com contraste endovenoso pulmonar (CT-PA)* tem sensibilidade de 83% e especificidade de 96%. Acrescentando-se uma fase venosa ao exame, aumenta-se a especificidade para 90% e a especificidade mantém-se em 95%. Ainda sofre variação da interpretação do examinador e da qualidade de imagem.

Ressonância magnética – é limitada pela movimentação cardíaca e pulmonar, pequena resolução e suscetibilidade ao conteúdo aéreo pulmonar, interferindo no campo magnético.

Ecocardiograma – somente 30 a 40% dos pacientes com tromboembolismo pulmonar têm anormalidades, incluindo aumento de ventrículo direito, diminuição da função de ventrículo direito e regurgitação tricúspide. Trombo em ventrículo direito aparece apenas em 4% dos casos.

Muitos algoritmos foram descritos na literatura, e numa revisão sistemática de 25 estudos prospectivos abrangendo mais de 7.000 pacientes, somente dois tinham CT-PA[15]. Assim, um recente trabalho sugere um algoritmo bastante simplificado baseado em critérios clínicos, D-dímero e CT-PA[16]. Os critérios clínicos de Wells modificados geram um escore de probabilidade de ser tromboembolismo pulmonar: maior que quatro pontos a probabilidade é grande, menor ou igual a quatro a probabilidade é pequena (Quadro 8.2). A figura 8.1 mostra uma diferenciação no algoritmo de acordo com a experiência da instituição na interpretação do CT-PA.

Quadro 8.2 – **Critérios clínicos de tromboembolismo pulmonar modificados de Wells[16].**

Sintomas de trombose venosa profunda	3 pontos
Outros diagnósticos menos apropriados que tromboembolismo pulmonar	3 pontos
Frequência cardíaca > 100bpm	1,5 pontos
Imobilização ou cirurgia prévia nas últimas 4 semanas	1,5 pontos
Tromboembolismo pulmonar ou trombose venosa profunda prévios	1,5 pontos
Hemoptise	1 ponto
Malignidade	1 ponto

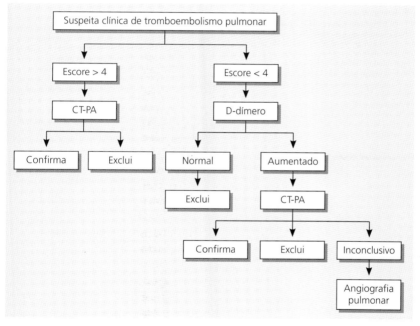

Figura 8.1 – Algoritmo de diagnóstico de tromboembolismo pulmonar.

TRATAMENTO[17] (Fig. 8.2)

1. Estabilização:
   - Suporte ventilatório.
   - Hemodinâmico: fluidos podem precipitar falência cardíaca direita: administrar somente de 500 a 1.000ml. Drogas vasoativas: norepinefrina, dopamina ou epinefrina. A dobutamina aumenta a contratilidade miocárdica, mas causa vasodilatação, podendo piorar a hipotensão.

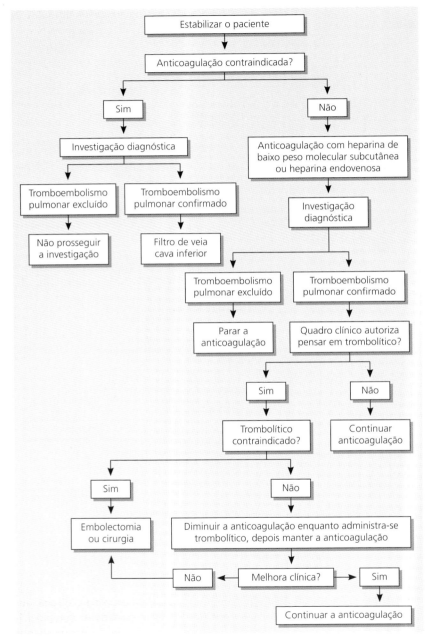

Figura 8.2 – Algoritmo de tratamento de tromboembolismo pulmonar.

2. Anticoagulação sistêmica (nível de evidência 1B) – previne a formação de novos coágulos sanguíneos ou a progressão dos existentes, com heparina de baixo peso molecular subcutânea (nível de evidência 1A), se a hemodinâmica está restabelecida ou heparina endovenosa se persistir hipotensão ou severa insuficiência renal (nível de evidência 2C). Se o diagnóstico for confirmado a anticoagulação será mantida por longos períodos e cessada se o diagnóstico for excluído. Depois de uma a duas semanas com heparina passa-se para anticoagulação oral por períodos que variam de 6 a 12 meses.

3. Terapia trombolítica com ativador de plasminogênio tecidual ou estreptoquinase (nível de evidência 2C) – indicado em tromboembolismo pulmonar maciço ou colapso circulatório. Enquanto infunde-se o trombolítico a anticoagulação é descontinuada, reiniciando-a em seguida. É contraindicada em cirurgia recente e no sangramento ativo.

4. Filtro de veia cava inferior (nível de evidência 2C) – previne a embolia pulmonar recorrente; é indicado quando a anticoagulação não é possível, falhou ou causou complicações.

5. Embolectomia pulmonar (nível de evidência 2C) – no tromboembolismo pulmonar maciço e nos quais a terapia trombolítica está contraindicada, por gravidade do quadro ou se falhou.

A profilaxia de trombose venosa profunda diminui em até 64% a incidência de trombose venosa profunda e diminui de 0,9% para 0,3% a mortalidade, nos casos de tromboembolismo pulmonar fatal. O tratamento inclui prevenção com heparina – 5.000UI a cada 12 horas –, anticoagulação oral, aspirina, dextrana, deambulação precoce, meias elásticas altas e compressão pneumática das pernas (não reduzem incidência de trombose pélvica ou no coração).

INSUFICIÊNCIA RESPIRATÓRIA

INTRODUÇÃO

Insuficiência respiratória é definida como comprometimento da troca gasosa normal em uma intensidade suficientemente grave, a ponto de exigir intervenção terapêutica.

A insuficiência respiratória pode ser hipóxica, quando o distúrbio afeta principalmente a transferência de oxigênio dos alvéolos para o sangue (PaO_2 inferior a 56mmHg); ou ventilatória pura, em que o distúrbio atinge primariamente a eliminação de dióxido de carbono ($PaCO_2$ superior a 48mmHg).

Em relação à duração, a insuficiência respiratória pode ser aguda ou crônica, e de etiologia variada: doenças com acometimento do sistema nervoso central, neuromuscular, das vias aéreas, do parênquima pulmonar, da caixa torácica e do abdome. Pode ainda ser desencadeada por drogas, decorrente de alterações metabólicas, infecção, neoplasias ou traumáticas[18].

Complicações pulmonares são as maiores causas de morbidade e mortalidade perioperatória. Dependendo da definição de complicação e da população alvo, a incidência de complicações pulmonares varia de 5 a 80%[19].

No pós-operatório as complicações mais comumente observadas que evoluem para insuficiência respiratória são:

Atelectasias – junto com hipoxemia são as complicações mais comuns após cirurgias, principalmente toracoabdominais. O pico do evento hipoxêmico é em torno de 36 a 48 horas, podendo se estender até o quarto ou quinto dia. *Fisiopatologia* – edema das vias aéreas, acúmulo de secreções faríngeas, queda da língua posteriormente em direção à faringe associada à hipoventilação decorrente dos efeitos residuais de anestésicos. A língua pode estar edemaciada por reações alérgicas ou manipulação cirúrgica. A complacência tecidual pulmonar reduzida, a ventilação regional comprometida e a retenção de secreções nas vias aéreas contribuem para desenvolver atelectasias. A dor pós-operatória interfere na ventilação espontânea, limitando a tosse e a respiração profunda, resultando em diminuição da capacidade residual funcional e contribuindo para atelectasia. *Tratamento* – fisioterapia, pressão positiva contínua das vias aéreas, broncoscopia para extrair secreções. A terapia mucolítica é controversa.

Broncoespasmo – é muito comum no pós-operatório seja por aspiração ou secundário à liberação de histamina por medicamentos (por exemplo, morfina, atracúrio, d-tubocurarina), resposta alérgica, ou exacerbação de doenças pulmonares preexistentes (doença pulmonar obstrutiva crônica). A estimulação traqueal causada por secreções, aspiração de conteúdo gástrico, intubação traqueal ou outros estímulos cirúrgicos pode deflagrar broncoconstrição reflexa. O tratamento consiste em identificação e eliminação das causas. A droga indicada é β_2-agonista, como albuterol, por via inalatória. Anticolinérgicos podem ser administrados para diminuição de secreções (atropina, glicopirrolato). Corticoides podem ser utilizados se houver componente inflamatório associado. Aminofilina pode estar indicada, em casos em que podemos melhorar a função diafragmática.

Infecção, incluindo pneumonia e bronquite – a pneumonia pós-operatória e a pneumonia associada à ventilação são descritas como infecções nosocomiais, pois se desenvolvem após 48 horas de internação, sem evidências de infecção na admissão. A antibioticoterapia deve ser guiada pela identificação das bactérias envolvidas, lembrando-se que a associação de mais de um tipo é frequente. Ela tende a ocorrer nos primeiros cinco dias de pós-operatório.

Exacerbação de doenças crônicas pulmonares.

Obstrução aguda das vias aéreas superiores – edema laríngeo, paralisia iatrogênica das cordas vocais, laringoespasmo ou obstrução pela língua. *Tratamento* – permeabilização da via aérea, inclusive cirúrgica.

Derrame pleural – pequenos derrames aparecem no pós-operatório de cirurgias abdominais (49%) e são absorvidos espontaneamente em poucos dias. Aqueles em que possa ser necessária a intervenção incluem: pancreatite, pós-embolia pulmonar, abscesso subfrênico e insuficiência cardíaca congestiva.

Pneumonite química – é resultado da aspiração de conteúdo gástrico. Sua prevalência é de 0,8% dos pacientes operados. Os principais achados clínicos constituem-se em dispneia e taquicardia. Pode ocorrer febre, broncoespasmo ou cianose, com tosse produtiva. O raio X de tórax mostra infiltrado em um ou ambos os lobos pulmonares inferiores nas primeiras 24 horas. A evolução pode variar entre extremos, desde a remissão completa até síndrome do desconforto respiratório do adulto e infecção bacteriana secundária. O tratamento é de suporte, com oxigenoterapia, pressão positiva expiratória final ou pressão positiva das vias aéreas. A administração de corticoides é controversa e a antibioticoterapia só deve ser instituída na infecção secundária.

Edema pulmonar não cardiogênico – relacionado à pressão pulmonar negativa, também chamado de *ex-vacuum*. Ocorre com a geração de alta pressão intratorácica negativa contra glote fechada, resultando em transudação de fluidos dos capilares pulmonares para o interstício. Pacientes com maior risco de apresentar tal quadro são: obesos, com pescoço curto, antecedentes de apneia do sono, acromegalia e os submetidos à cirurgia otorrinolaringológica. Entretanto, adultos jovens podem desenvolver a afecção após extubação, se apresentarem laringoespasmo. São frequentes tosse com expectoração rósea e até mesmo hemorragia pulmonar maciça. O tratamento é de suporte e o uso de diuréticos e corticoides é controverso.

Síndrome compartimental abdominal – definida como disfunção orgânica sintomática resultante de aumento da pressão intra-abdominal. Este aumento gradativo manifesta-se por crescente hipoxemia. As causas mais comuns são ressuscitação maciça com fluidos após trauma (incidência de 2 a 9%) e em cirurgias de emergência, bem como retrações após queimaduras.

Laceração ou ruptura traqueal – são descritas como complicações da intubação traqueal. A repercussão respiratória é muitas vezes notada somente após 12 a 24 horas. Os sinais incluem enfisema subcutâneo, pneumomediastino e pneumotórax. O tratamento é cirúrgico.

DIAGNÓSTICO

O diagnóstico definitivo da insuficiência respiratória só pode ser obtido por meio da gasometria arterial ou da saturação sanguínea de hemoglobina.

As manifestações clínicas da hipoxemia são: taquipneia, agitação, confusão mental, coma, hipotensão arterial, taquicardia e cianose.

UTI - ADULTO – MANUAL PRÁTICO

As manifestações clínicas da hipercarbia são: vertigem, confusão mental, torpor, coma, tremores, abalos musculares, miose, edema de papila, hipertensão pulmonar e sudorese.

Já as manifestações da hipocarbia são: parestesia, tetania e taquicardia.

TRATAMENTO

Independente do distúrbio, o tratamento da insuficiência respiratória é principalmente de suporte. A hipoxemia é tratada com oxigenoterapia e pressão positiva nas vias aéreas, enquanto a hipercarbia é tratada com ventilação mecânica[20]. Podem estar indicados broncodilatadores, remoção das secreções e fisioterapia.

REFERÊNCIAS BIBLIOGRÁFICAS

1. Thygesen K et al. Universal definition of myocardial infarction. Circulation 2007;116: 2634. • 2. Serrano Jr CV et al. Síndromes coronarianas agudas, In Lopes AC ed. Tratado de clínica médica. São Paulo: Roca, 2006;1:693. • 3. Cicarelli DD et al. Incidência de isquemia miocárdica no pós-operatório de pacientes submetidos à cirurgia para correção de aneurisma de aorta abdominal. Estudo retrospectivo. Rev Bras Anestesiol 2001; 51:319. • 4. Newby LK et al. The role of troponin and other markers for myocardial necrosis in risk stratification. In Topol E ed. Acute coronary syndromes. Nova Iorque: Marcel Dekker, 1998. p 405. • 5. Piegas LS et al. III Diretriz sobre tratamento do infarto agudo do miocárdio. Arq Bras Cardiol 2004; 83(supl IV):1. • 6. Lewi DS et al. Manual farmacêutico 2005. São Paulo, Hospital Albert Einstein, 2005. • 7. Marino PL. Early treatment in acute myocardial infarction In Marino PL ed. ICU textbook. 3. ed. Philadelphia: Williams & Wilkins; 2007. • 8. Thompson T, Hales CA Overview of acute pulmonary embolism. UpToDate® Clinical information service on the web. August 2007. • 9. Guidelines on diagnosis and management of acute pulmonary embolism – Task Force on Pulmonary Embolism, European Society of Cardiology. Eur Heart J 2000;21:301. • 10. Kucher N, Goldhaber SZ Management of massive pulmonary embolism. Circulation 2005;112: e28. • 11. Pimenta KB, Nunes BC. Embolia pulmonar na sala de cirurgia. Relato de caso. Rev Bras Anestesiol 2002;52(2):236. • 12. Levitan N et al. Rates of initial and recurrent thromboembolic disease among patients with malignancy versus those without malignancy. Medicine, 1999;78:285. • 13. Morgan GE Jr et al. Embolia pulmonar – anestesiologia clínica. 3. ed. Rio de Janeiro: Revinter; 2006. p 429. • 14. Thompson T, Hales CA. Diagnosis of acute pulmonary embolism. UpToDate® Clinical information service on the web. August 2007. • 15. Kruip MJ et al. Diagnostic strategies for excluding pulmonary embolism in clinical outcome studies. A systematic review. Ann Inter Med 2003;138:941. • 16. van Belle A et al. Effectiveness of managing suspected pulmonary embolism using an algorithm combining clinical probability, D-dimer testing, and computed tomography. JAMA 2006;295:172. • 17. Tapso VF. Treatment of acute pulmonary embolism. UpToDate® Clinical information service on the web. August 2007. • 18. Cangiani LM. Fisiopatologia do sistema respiratório. In Tratado de Anestesiologia SAESP. 6. ed. Rio de Janeiro: Atheneu. 2006. p 87. • 19. Conde MV, Im SS. Overview of the management of post operative pulmonary complications. UpToDate® Clinical information service on the web. August 2007. • Morgan GE Jr et al. Insuficiência respiratória – Anestesiologia clínica. 3. ed. Rio de Janeiro: Revinter; 2006. p 787.

9. ANÁLISE DA FICHA ANESTÉSICA

Elke Frerichs
Marcelo Lacava Pagnocca
Domingos Dias Cicarelli

A ficha de anestesia é o documento médico-legal que espelha a evolução clínica do paciente durante a anestesia e a cirurgia[1]. Habitualmente, tem impresso próprio em cada hospital, enquanto relatórios de anestesia são feitos mais frequentemente nas folhas da evolução médica ou em qualquer outro impresso da instituição que o identifique como documento médico-legal e que pertença ao prontuário do paciente.

FINALIDADES[2]

- Fornecer dados do transcorrer da anestesia e suas tendências.
- Referência para futuras anestesias no paciente.
- Documento médico-legal dos serviços prestados.
- Documento de auditoria para pagamento de contas hospitalares (tempo de utilização da sala, equipamentos, drogas anestésicas e outros medicamentos).
- Dados estatísticos, estudo e ensino.
- Documento de avaliação da qualidade da anestesia.

CONTEÚDO

A ficha deve conter espaços para:
- Identificação completa do paciente (etiqueta).
- Dados antropométricos.
- Monitorização utilizada.
- Resultado de exames laboratoriais intraoperatórios.
- Acessos venosos e arteriais e seus locais de punção.
- Descrição da(s) técnica(s) rotineira(s) e especial(ais) utilizada(s), como ventilação de pulmão único, anestesia hipotensiva, ventilação de alta frequência ou circulação extracorpórea, por exemplo.
- Drogas anestésicas e outros agentes farmacológicos utilizados, com suas concentrações e quantidades administradas, bem como via de administração e horário.

- Tipos e quantidades de líquidos administrados e perdidos, incluindo sangue e derivados.
- Eventos adversos ou inesperados durante o período anestésico, como por exemplo alterações de ritmo cardíaco, vômitos, transpiração, fraturas dentárias, parada cardíaca etc.
- Os tempos importantes do ato anestésico, como indução, posicionamento, incisão cirúrgica e extubação.
- Condição final da cirurgia e destino do paciente.

Existem diversas maneiras de preenchimento da ficha de anestesia, não existindo mesmo uma padronização definida internacionalmente. Alguns símbolos e notações utilizadas são bastante comuns e intuitivos.

O padrão mais utilizado é um gráfico com tempo nas abscissas, registrado a intervalos mínimos de cinco minutos, e as variáveis fisiológicas nas ordenadas. O tempo zero marca o início da anestesia e corresponde ao momento da entrada do paciente na sala de cirurgia, sendo descrito como notação internacional, representada por um (X) ou, no nosso país, com as iniciais IA (início de anestesia).

O início da cirurgia é grafado simbolicamente com um ponto, um sinal de mais ou um "x" com um círculo em volta ($\otimes$).

As variáveis representadas por dados numéricos obtidos pelos monitores são: frequência cardíaca e respiratória, parâmetros ventilatórios do aparelho de ventilação, pressões arterial e venosa central, capnometria, análise de gases, saturação periférica de hemoglobina, índice biespectral ou monitor de estado de consciência, além da interpretação subjetiva da condição clínica do paciente, como cianose, intensidade de pulso, perfusão periférica.

A Sociedade Brasileira de Anestesiologia recomenda, baseada na literatura internacional, que sejam anotados na ficha de anestesia todos os parâmetros monitorizados. A resolução nº 1.802/06 do Conselho Federal de Medicina estendeu o intervalo mínimo para 10min, o que permite fornecer boa indicação de suas tendências.

Os registros devem representar o real andamento dos procedimentos anestésico e cirúrgico, devendo ser completos, exatos e precisos, representando de forma continuada todas as variáveis fisiológicas mensuradas de forma contínua, servindo como elemento diagnóstico e prognóstico no transcorrer do ato anestésico-cirúrgico.

A tendência mais atual é que o registro da anestesia possa ser informatizado e que seja possível o registro automático das monitorizações efetuadas por meio do simples comando verbal dos procedimentos realizados.

Assim, como qualquer outro documento médico-legal, deve ser feito com letra legível, sem rasuras, datado e com o horário da realização dos eventos descritos, bem como identificação do responsável aposta ao final da descrição, constando o nome completo do médico e seu CRM.

No preenchimento de um documento com campos definidos – como é ficha de anestesia – deixar campos em branco implica em entendimento legal que não ocorreu verificação do dado em questão.

No campo anestesia é descrita a técnica anestésica empregada (geral, regional, combinada, sedação) assim como suas características de classificação (venosa, inalatória, balanceada, balanceada + peridural lombar contínua, subaracnóidea etc.).

Quando o campo não tiver relação com o procedimento deve-se escrever: "não se aplica" ou então passar um traço. Isto indica que a informação pelo menos foi verificada. Campos deixados em branco serão interpretados em uma demanda judicial como não tendo sido verificados.

Em geral, o gráfico comporta quatro horas de registro sendo que se o procedimento se estender além desse tempo, torna-se necessária à continuação em folhas subsequentes. Todas as folhas de uma ficha de anestesia devem conter TODOS os dados de identificação do paciente. Todos os outros campos (diagnósticos pré e pós-operatórios, cirurgia proposta e efetivamente realizada, medicação pré-anestésica etc.) podem constar apenas na primeira folha e nas folhas consecutivas estes campos devem ser escritos (Fig. 9.1).

Também podem constar na ficha de anestesia, embora a lei atual determine que constem em outro impresso próprio, todos os procedimentos pré-anestésicos realizados, incluindo a inspeção de rotina do aparelho de anestesia e uma descrição sucinta das condições em que o paciente é recebido na sala, como nível de consciência, se está intubado, a condição de ventilação (espontânea, assistida ou controlada), seu grau de sedação e se recebeu medicação pré-anestésica (tipo, doses e via de administração).

Todos os cateteres e sondas, tanto como suas respectivas localizações no paciente, devem ser descritos (J-18 MSE, por exemplo). Também todos os procedimentos realizados (monitorização, antissepsia, venopunção, cateterização de qualquer estrutura, sondagens de qualquer espécie) devem ser anotados no horário correspondente, do mesmo modo que todas as medicações utilizadas (tipo, via, tempo de infusão, concentração) e totais em volume e em massa.

A resolução nº 1.802/2006 do Conselho Federal de Medicina[3] define as condições para realização de procedimento anestésico que inclui: monitorização com a eletrocardioscopia contínua, pressão arterial não invasiva (obtida através de manguito) e oximetria de pulso periférica (SpO_2) que indica a saturação da hemoglobina, além de monitorização do gás carbônico exalado – capnometria – para todas as anestesias que manipulem as vias aéreas. Qualquer outra monitorização utilizada (teletermometria, pressão venosa central, diurese etc.) deve ser descrita e anotada, bem como deve ser identificada sua unidade de medida (%, mmHg, cmH_2O).

No campo "drogas" ou "agentes" descrevemos o volume injetado. No campo das "drogas utilizadas ou agentes" na parte inferior esquerda descrevemos sua concentração e/ou a massa ou volume por minuto utilizado (mg, µg, ml/min, l/min) apenas das drogas anestésicas, outras drogas devem ser descritas nos campos de procedimentos.

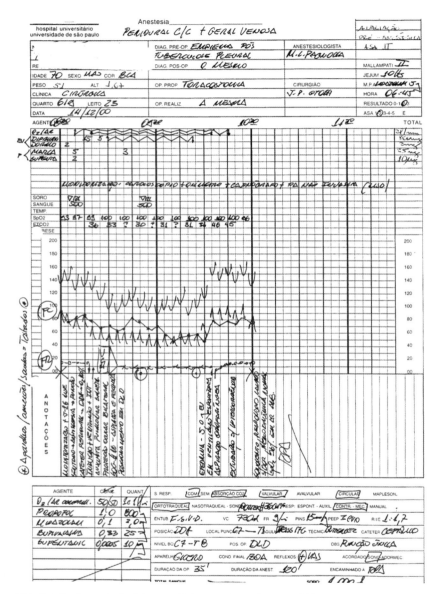

Figura 9.1 – Exemplo de ficha anestésica corretamente preenchida.

Existem campos para descrição do sistema respiratório utilizado: com ou sem reabsorção de CO_2; valvular ou avalvular, fração inspirada de O_2, volume corrente, uso ou não de pressão positiva expiratória final e pressão positiva contínua das vias aéreas, relação de tempo inspiratório-expiratório, pausa inspiratória etc.

Nos campos de descrição do bloqueio devem constar a posição do paciente no momento da sua execução, a condição de antissepsia (degermação e aspersão) e o antisséptico utilizado (iodopovidona, álcool iodado, clorexedina); as agulhas empregadas, constando tipo e calibre, além da técnica empregada (*Dogliotti*, pesquisa de parestesias, estimulação elétrica etc.) sem deixar de incluir o número de punções realizadas.

Também é fundamental a descrição da posição operatória do paciente, bem como a utilização ou não de aquecimento ativo e por qual método (manta ou colchão térmico, por exemplo).

Finalmente, após o término do procedimento devem constar as condições clínicas do paciente, do mesmo modo como descrito na recepção do paciente no momento da admissão em sala de operação, sua condição de transporte (com nebulização, ventilação mecânica e a monitorização utilizada) e seu destino (recuperação pós-anestésica, recuperação pós-operatória, unidade de terapia intensiva ou enfermaria).

O encerramento da ficha deve totalizar os tempos anestésico e cirúrgico, o total e a descrição das soluções infundidas (soro fisiológico, concentrado de hemácias etc.), os débitos de drenos e sondas (diurese, drenos de tórax etc.) e os balanços hídricos e de sangue (quando isto se aplicar).

Os resultados de exames devem ser anotados na ficha com a data e a hora da coleta.

Sangue e seus derivados têm etiquetas de identificação próprias, sendo recomendável anexá-las com fita adesiva no verso da ficha de anestesia.

O documento produzido pelo médico anestesiologista responsável é parte integrante de todos os que compuserem o prontuário do paciente, representando em última instância a instituição.

Com a finalidade de se resguardar responsabilidades, atribuindo-as a quem é de direito, devemos transferir o paciente tanto na passagem do caso para a recuperação pós-anestésica como para troca de plantão para outro colega, anotando na ficha de anestesia a transferência com o nome de quem assume o caso e em que horário.

REFERÊNCIAS BIBLIOGRÁFICAS

1. Morgan GE. The practice of anesthesiology. In Morgan GE ed. Clinical Anesthesiology. 4. ed. New York: Appleton & Lange a Simon & Schuster Co; 2003. p 7. • 2. Manual de Orientação ao Anestesiologista. 3. ed. Conselho Regional de Medicina do Estado de São Paulo – Sociedade de Anestesiologia do Estado de São Paulo; 2004. p 98. • 3. Resolução do Conselho Federal de Medicina 1802/2006. Site: cremesp@org.br, resoluções.

10. INTOXICAÇÃO EXÓGENA

Márcia Andreassa
Antonio Carlos Nogueira
Vitor Sérgio Kawabata
Luiz Gonzaga Ribeiro Júnior

INTRODUÇÃO

Os casos de internação por intoxicação exógena em unidade de terapia intensiva (UTI) se devem a uma superdosagem intencional, acidental ou suspeita de substâncias externas, por via inalatória, digestiva e contato, apresentando comprometimento cardiovascular, respiratório, nervoso central, hepático, gastrointestinal e renal[1]. O paciente intoxicado difere, em alguns aspectos, daqueles assistidos no cotidiano por um atendimento de emergência. Habitualmente, não se trata de pessoas doentes no sentido estrito da palavra, sendo, na maioria dos casos, pessoas saudáveis, que desenvolvem sintomas e sinais decorrentes do contato com substâncias externas e dos efeitos sistêmicos delas. Outro aspecto importante é no cuidado quanto à relação da equipe com o paciente, sendo frequentes os sentimentos de raiva e de desprezo em relação aos que tentam autoextermínio[2].

A tomada da história clínica na intoxicação para a tentativa de autoextermínio torna-se um desafio. Pouco se pode confiar nas informações acerca das substâncias utilizadas, das quantidades e do tempo decorrido. O exame físico detalhado e repetido sistematicamente é o melhor método para o diagnóstico (muitas vezes, não o de certeza, mas o mais provável) e para a orientação do tratamento. Na história clínica sempre tentar, porém, identificar a substância, a quantidade ingerida, e pesquisar o tempo decorrido da intoxicação.

O laboratório é uma ferramenta de grande auxílio em toxicologia, alguns metabólitos podem ser identificados na urina ou no sangue. A dosagem sérica da substância para alguns compostos correlaciona-se com a gravidade da intoxicação. As dosagens seriadas são importantes em intoxicações graves, sendo indicadores de resposta ao tratamento, bem como do momento em que o tratamento específico pode ser interrompido.

Os exames laboratoriais podem ser diretos (qualitativos ou quantitativos) ou indiretos. Exames diretos qualitativos ou semiquantitativos, como o *screening* urinário para drogas de abuso, podem ser úteis no esclarecimento do diagnóstico, detectando acetona, anfetaminas, anticolinérgicos, barbitúricos, ben-

152

zoilecgonina, cafeína, canabinoides, cocaína, codeína, deidrocodeína, etanol, fenotiazínicos, heroína, morfina e nicotina. Além disso, podem detectar antidepressivos tricíclicos, betabloqueadores, cloroquina, diquat, disopiramida, estricnina, glicóis, herbicidas fenoxiclorados, isopropanol, metanol, metoclopramida, paracetamol, paraquat, salicilatos e teofilina.

Os exames quantitativos, geralmente realizados no sangue, são importantes no controle da intoxicação devido principalmente aos seguintes agentes: acetaminofeno (> 20mg/l), chumbo (> 25mg/dl), digitálicos (> 2ng/ml), etanol (> 100mg/dl), etilenoglicol (> 20mg/dl), fenobarbital (> 30mg/ml), ferro (> 300mg/dl), salicilato (> 30mg/dl) e teofilina (20mg/ml).

Os exames indiretos consistem na dosagem de marcadores sugestivos de intoxicações. São exemplos a dosagem da atividade da colinesterase sanguínea e a dos níveis de metemoglobinemia. No primeiro caso, queda superior a 50% é altamente sugestiva de intoxicação por inseticidas organofosforados e carbamatos. Metemoglobinemia superior a 15% é acompanhada por sintomatologia tóxica.

MEDIDAS GERAIS NO TRATAMENTO

AVALIAÇÃO E ESTABILIZAÇÃO INICIAIS

O processo de avaliação consiste no ABC do atendimento[1]:

Abertura de vias aéreas
Avaliar a presença de resíduos de medicamentos ou da droga utilizada na boca do indivíduo, observar odor do hálito e se há presença de prótese ou ainda de resíduos eméticos.

Respiração
Intubação se necessário, sobretudo pacientes com grave depressão respiratória. Oferecer oxigênio por máscara de 8 a 15 litros/min em pacientes com dispneia ou leve alteração no padrão respiratório, instalar oximetria de pulso e colher gasometria arterial.

Circulação
Iniciar a infusão de cristaloides, administrar antídotos, drogas, xaropes ou a lavagem seguida de carvão conforme o quadro clínico do paciente.

RECONHECIMENTO DAS SÍNDROMES TÓXICAS

Os dados de anamnese e exame físico poderão permitir o reconhecimento das síndromes tóxicas, algumas bem caracterizadas e que facilitam o início do tratamento[1]:

Síndrome anticolinérgica

Sintomatologia – rubor de face, mucosas secas, hipertermia, taquicardia, midríase, retenção urinária, agitação psicomotora, alucinações e delírios.

Principais agentes – atropina, derivados e análogos, anti-histamínicos, antiparkinsonianos, antidepressivos tricíclicos, antiespasmódicos, midriáticos, plantas da família Solanaceae, particularmente do gênero *Datura*.

Síndrome anticolinesterásica

Sintomatologia – sudorese, lacrimejamento, salivação, aumento das secreções brônquicas, miose, bradicardia, fibrilações e fasciculações musculares.

Principais agentes – inseticidas organofosforados, inseticidas carbamatos, fisostigmina, algumas espécies de cogumelos.

Síndrome narcótica

Sintomatologia – depressão respiratória, depressão neurológica, miose, bradicardia, hipotermia, hipotensão e hiporreflexia.

Principais agentes – opiáceos, incluindo também elixir paregórico, difenoxilato e loperamida.

Síndrome depressiva

Sintomatologia – depressão neurológica (sonolência, torpor, coma), depressão respiratória, cianose, hiporreflexia e hipotensão.

Principais agentes – barbitúricos, benzodiazepínicos e etanol.

Síndrome simpatomimética

Sintomatologia – midríase, hiper-reflexia, distúrbios psíquicos, hipertensão, taquicardia, piloereção, hipertermia e sudorese.

Principais agentes – cocaína, anfetamínicos, derivados e análogos, descongestionantes nasais, cafeína e teofilina.

Síndrome extrapiramidal

Sintomatologia – distúrbios do equilíbrio, distúrbios da movimentação, hipertonia, distonia orofacial, mioclonias, trismo, opistótono e parkinsonismo.

Principais agentes – fenotiazínicos, butirofenonas, fenciclidina e lítio.

Síndrome meta-hemoglobinêmica

Sintomatologia – cianose de pele e mucosas, de tonalidade e localização peculiar, palidez de pele e mucosas, confusão mental, depressão neurológica.

Principais agentes – acetanilida, azul de metileno, dapsona, doxorrubicina, fenazopiridina, furazolidona, nitratos, nitritos, nitrofurantoína, piridina e sulfametoxazol.

TRATAMENTO DE OVERDOSE DE DROGAS

O tratamento depende do tipo e da quantidade da droga ingerida, taxa de absorção, via de administração, período entre o tempo de ingestão e o atendimento. A remoção de uma droga ingerida oralmente pode ser feita seguindo as tendências de tratamento.

Xarope de ipeca (ipecacuanha)

O uso deste agente de descontaminação gástrica depende do tempo decorrido da ingestão e do tratamento, bem como do estado mental do paciente, pode ser inadequado para pacientes que ingeriram droga há mais de uma hora e causar bradicardia combinada com o vômito, é prejudicial principalmente em substâncias cardiotóxicas. Deve ser observado também antes da administração do xarope de ipeca se o paciente já vomitou, se fez uso de alguma substância cáustica como hidrocarbonato ou ácido muriático e ainda se existe outro antídoto oral. Quando administrado o vômito deve ser esperado em 20min, se isso não ocorrer, repetir a dose e se ineficaz fazer a lavagem gástrica[4].

Carvão ativado

Sua eficácia é aumentada quando misturado com sorbitol catártico, mas fica diminuída se existirem alimentos no trato gastrointestinal. A dose usual é de 1g/kg, por via oral, em suspensão aquosa e, havendo necessidade da administração de múltiplas doses, oferecer doses subsequentes em 2 a 6 horas. O carvão ativado não se liga ao lítio, potássio, cloreto de potássio, etanol ou ao ferro. Parece ser, até o momento, o melhor procedimento para descontaminação digestiva. A eficácia diminui com o tempo, sendo que os melhores resultados são observados na primeira hora após ingestão do tóxico. Ainda não há evidência de que sua administração melhora a evolução do intoxicado[8].

Lavagem gástrica

Auxiliar importante no tratamento de ingestão de overdose, porque resulta no pronto esvaziamento do conteúdo gástrico. É fundamental proteger as vias aéreas ao utilizar esta terapia. A lavagem deve continuar até que o líquido não contenha resíduos, o que pode levar de 10 a 30min[7].

Antídoto

Quando identificada a substância e esta tem um antídoto específico (Quadro 10.1). Segue abaixo uma descrição de alguns antídotos, os outros serão descritos no item de intoxicações mais frequentes.

Acetilcisteína – tem um efeito poupador de glutation, prevenindo a formação de metabólitos hepatotóxicos do acetaminofeno. Sua principal indicação terapêutica é a intoxicação por esse medicamento. Outras indicações ainda não têm evidências suficientes. As doses usuais são de 140mg/kg, por via oral e, a seguir, 70mg/kg, por via oral, durante três dias.

Quadro 10.1 – **Antídotos.**

Antídoto/Medicamentos	Indicação
Nitrilo de amilo (inalável)	Cianeto
Atropina (injetável)	Organofosforados, carbamatos
Budesonida (inalável)	Gases irritantes
Betametasona (injetável)	Gases irritantes
Gluconato de cálcio (tópico)	Ácido fluorídrico
Sais de cálcio (injetáveis)	Ácido fluorídrico
Edetato de cobalto	Cianetos
Solução de cobre	Fósforo branco (amarelo)
Dimercaprol	Arsênico, mercúrio
Sulfonato de dimercaptopropano (DMPS) (injetável, comprimidos)	Arsênico, mercúrio
Ácido dimercaptossuccínico (DMSA) (injetável, comprimidos)	Arsênico, mercúrio
Hidroxocobalamina (injetável)	Cianetos
4-Dimetilaminofenol (4-DMAP)	Cianetos
Metiltionina (azul de metileno) (injetável)	Nitritos, dinitrobenzeno (e outros agentes formadores de meta-hemoglobina)
Obidoxima (injetável)	Organofosforados
Oxigênio	Monóxido de carbono, cianetos, ácido sulfúrico, gases irritantes, nitrilos
Polietilenoglicol 400 (tópico)	Fenol
Permanganato de potássio + bicarbonato de sódio (tópico)	Fósforo branco (amarelo)
Pralidoxima (injetável)	Organofosforados
Salbutamol (inalável)	Gases irritantes
Nitrito de sódio	Cianetos
Tiossulfato de sódio (injetável)	Cianetos
Sulfato de terbutalina (inalável)	Gases irritantes
Tetracaína hidrocloreto (solução ocular)	Para irrigação ocular
Azul de toluidina (injetável)	Nitritos, nitrobenzina (e outros agentes formadores de metemoglobina)
Xantina, derivados	Gases irritantes
Naloxona	Opioides
Flumazil	Benzodiazepínicos
Acetilcisteína	Paracetamol
Anticolinérgicos	Atropina

Azul de metileno – medicamento que age como transportador de elétrons, ativando a via da hexose-monofosfato eritrocitária, na qual a G-6-PD é enzima básica, permitindo a redução da meta-hemoglobina em hemoglobina. É indicado no tratamento das meta-hemoglobinemias tóxicas, particularmente as induzidas por derivados da anilina e nitritos. Em indivíduos com deficiência de G-6-PD seus efeitos são menos evidentes.

BAL – ou dimercaprol é um quelador cujos grupos sulfidrila competem com os das enzimas teciduais na ligação com metais pesados. Existem evidências suficientes demonstrando sua eficácia no tratamento da intoxicação por arsênico e ouro e na encefalopatia saturnina (juntamente com o EDTA). As doses usuais são de 2 a 4mg/kg a cada 4 horas no primeiro dia e, a seguir, doses menores em intervalos maiores. Como é um medicamento de difícil manuseio, que somente pode ser aplicado por via intramuscular em injeção muito dolorosa, apresentando, além disso, importantes efeitos colaterais, há atualmente uma tendência para uso de outras alternativas.

Deferoxamina – é um agente quelador com especial afinidade pelo ferro, com o qual forma um complexo hidrossolúvel rapidamente eliminado. Pode ser usado na intoxicação aguda, mas é mais indicado no tratamento da sobrecarga crônica de ferro. As doses devem ser individualizadas, utilizando-se genericamente 75mg/kg/dia, por via intramuscular ou endovenosa.

EDTA-cálcico – ou edatamil cálcio dissódico é um agente quelador que forma complexos estáveis e hidrossolúveis com alguns metais pesados. Sua principal indicação é a intoxicação por chumbo. As doses usuais são de 30 a 50mg/kg/dia a cada 12 horas, por via endovenosa ou intramuscular, durante cinco dias. Essa é mais usada no tratamento da encefalopatia saturnina, juntamente com o BAL. Dificuldade da administração, efeitos colaterais importantes e resultados nem sempre satisfatórios justificam a tendência atual de procura de medicamentos alternativos.

Etanol – age bloqueando a metabolização pela desidrogenase alcoólica de outros álcoois, particularmente metanol e etilenoglicol, impedindo a formação dos derivados que são tóxicos. As doses usuais têm por objetivo manter uma alcoolemia em torno de 100mg/dl, geralmente obtida com 50g de álcool, por via oral ou, se necessário, por via endovenosa. Em virtude da incerteza sobre seus resultados, estão sendo procuradas alternativas terapêuticas.

Hipossulfito – o hipossulfito (tiossulfato) de sódio faz parte do esquema terapêutico da intoxicação cianídrica grave juntamente com os nitritos e pode ser de uso isolado na intoxicação leve. Transforma o cianeto em tiocianato, que é rapidamente eliminado e bem menos tóxico. Sua ação é lenta e exige a presença da enzima rodanase. As doses usuais são de 1,5ml/kg da solução a 25% para crianças e de 50ml para adultos, por via endovenosa.

Naloxona – é considerado medicamento de primeira escolha no tratamento da intoxicação por opiáceos. Atua como antagonista puro, podendo ser usado mesmo quando houver dúvida diagnóstica. As doses utilizadas são de 0,1mg/kg.

Nitritos – os nitritos de amila e de sódio continuam sendo os medicamentos mais utilizados no tratamento da intoxicação cianídrica grave. Induzem a formação de meta-hemoglobina, que, ligando-se ao cianeto, forma um complexo, que, apesar de dissociável, é menos tóxico e facilita a ação do hipossulfito, administrado a seguir. As doses usuais são nitrito de amila, inalação de 30s a cada minuto, enquanto é preparado o nitrito de sódio, administrado na dose de 0,3ml/kg da solução a 3%, por via endovenosa.

Drogas que aumentam a eliminação do tóxico já absorvido

Ácido dimercaptossuccínico – conhecido também como DMSA ou succimer, é um agente quelador com dois grupos sulfidrila e que pode ser administrado por via oral. Parece ser uma boa alternativa para os queladores tradicionais, particularmente BAL e EDTA, cujo uso é difícil e apresentam importantes efeitos colaterais. É indicado especificamente no tratamento da intoxicação por arsênico, chumbo, mercúrio e prata.

4-Metilpirazol (4-MP) – é um potente inibidor da atividade da desidrogenase alcoólica, considerado como uma possível alternativa para tratamento da intoxicação por metanol e etilenoglicol. Apresenta ação mais prolongada e menos efeitos colaterais. Tem sido usado em intoxicações graves por etilenoglicol, juntamente com a hemodiálise. Nesses casos, as doses recomendadas são de 10 a 20mg/kg antes da hemodiálise e infusão de 1 a 1,5mg/kg/h durante[7].

Alcalinização

É útil nas intoxicações por salicilatos, ferro, fenobarbital, ciclofosfamida e isoniazida. Consiste na administração de bicarbonato por via endovenosa para neutralizar a ação ácida do agente intoxicante.

Acidificação da urina

É últil em intoxicações por anfetaminas, primidona e quinolonas. Consiste na administração de vitamina C ou cloreto de amônia para diminuir o pH da urina e aumentar a eliminação da droga.

Hemodiálise e hemoperfusão

Esses dois métodos não são indicados com frequência, quando mal indicados, podem aumentar a morbidade. São indicados em casos com dosagem sérica em níveis letais, deterioração progressiva do quadro clínico a despeito de terapia adequada e casos de compostos com toxicidade retardada (álcoois, barbitúricos, salicilatos, lítio, arsenicais, *paraquat*, compostos de ferro, mercúrio e chumbo).

INTOXICAÇÕES MAIS FREQUENTES

Intoxicações por pesticidas agrícolas inibidores da acetilcolinesterase

Os organofosforados e os carbamatos são compostos inibidores da acetilcolinesterase, enzima responsável pela degradação da acetilcolina, presente nas fendas sinápticas do sistema nervoso autônomo, do sistema nervoso central e da junção neuromuscular. Estes compostos ligam-se com a acetilcolinesterase de forma muito mais estável que a acetilcolina. A ligação do carbamato se desfaz em minutos a horas, de forma que a enzima é regenerada em 24 a 48 horas. A ligação do fosforado permanece por dias a semanas, tornando a enzima indefinidamente, se não for usado composto que desfaça a ligação.

Fosforados e carbamatos são absorvidos por qualquer via: oral, transdérmica, através de mucosas (gastrointestinal, geniturinária, conjuntiva) e parenteral. O quadro clínico se instala de minutos até 12 horas. Os sinais e sintomas são decorrentes dos diversos sítios onde ocorrerá excesso de acetilcolina. Os efeitos são a salivação excessiva, lacrimejamento, liberação de esfíncter vesical, diarreia, vômitos, broncoconstrição e broncorreia e aumento do tônus vagal cardíaco (lentificação da condução nos nós sinoatrial e atrioventricular), fasciculações, câimbras e fraqueza muscular (inclusive de musculatura respiratória), hipertensão, taquicardia, dilatação pupilar e palidez cutânea. Os efeitos no sistema nervoso central incluem inquietação, labilidade emocional, cefaleia, tremores, sonolência, confusão, ataxia, psicose, convulsões e coma.

As mortes decorrem, em sua maioria, de depressão respiratória associada à hipersecreção traqueobrônquica. A dosagem da acetilcolinesterase sanguínea guarda relação com a atividade da enzima neural e muscular, sendo que a recuperação dos níveis de colinesterase a valores normais não deve ser o parâmetro para se interromper o tratamento, mas sim a ausência de manifestações clínicas de intoxicação, já que a recuperação desses níveis pode ocorrer em meses[3].

O uso da atropina é essencial, por ser um antagonista competitivo da acetilcolina, tanto no sistema nervoso central quanto no sistema nervoso autônomo. A dose inicial para adultos é de 1 a 2mg para intoxicações por carbamatos e de 2 a 4mg para intoxicações por fosforados, por via endovenosa ou intramuscular. A dose a ser usada é empírica e será única para cada paciente. A dose inicial pode ser repetida em 5 a 10min, ou em infusão contínua, avaliando-se a necessidade de aumentá-la ou reduzi-la a cada administração, de acordo com o controle do quadro clínico, ou seja, o controle das secreções estimuladas pela atividade muscarínica. Uma vez ajustada a dose, esta deve ser mantida por no mínimo 24 horas.

Os sinais de atropinização incluem midríase (o mais precoce), taquicardia e ruborização cutânea (este é útil no ajuste de dose). A retirada é lenta e gradual, por pelo menos 24 horas, devendo ser restituída, se reaparecerem os sintomas. Nos casos de intoxicação por fosforados, deve-se fazer uso de oximas. A pralidoxima tem a capacidade de regenerar a colinesterase por ligar-se ao fosforado.

A via de administração é endovenosa, devendo ser realizada em 30min, na dose de 20 a 40mg/kg, diluídos em solução salina a 0,9%. A dose pode ser repetida em 1 a 2 horas, com dose máxima diária de 12g. Será suspensa somente quando forem abolidos todos os sintomas colinérgicos[4].

Organoclorados

Os organoclorados são estimulantes do sistema nervoso central, atuando na membrana axonal e lentificando o fechamento dos cais de sódio voltagem-dependentes. São absorvidos por via oral, transdérmica ou inalatória. Muitos são bastante lipossolúveis, levando a manifestações precoces do sistema nervoso central. Estes compostos levam à diminuição do limiar convulsivo e ao estímulo do sistema nervoso central. Sem dúvida, nas intoxicações por clorados, as convulsões são a principal ameaça, podendo abrir o quadro clínico. Podem ocorrer, também, náuseas e vômitos, hiperestesias e parestesias em face, língua e extremidades, cefaleia, tonturas, mioclonias, agitação e confusão. Febre de origem central não é infrequente. Não há exame laboratorial para identificação de organoclorados.

Na presença de crises convulsivas, pode-se utilizar diazepam por via endovenosa. Pele e mucosas devem ser descontaminadas, com proteção da equipe que presta assistência. Hipertermia deve ser tratada com métodos físicos. Atentar para o desenvolvimento de necrose tubular aguda, por rabdomiólise decorrente das convulsões. A colestiramina, resina de troca iônica não absorvível, deve ser utilizada em vez de carvão ativado. A dose indicada é de 4g, por via oral, a cada 6 horas.

Piretroides

Análogos sintéticos das piretrinas são compostos de efeito rápido e letal para insetos, frequentemente associados a butóxido de piperonila. Como os clorados, prolongam o período de abertura dos canais de sódio voltagem-dependentes. São praticamente inabsorvidos pela pele. Suas manifestações principais decorrem da indução de manifestações alérgicas ao contato com a pele e mucosas. Quando ingeridos, podem levar a parestesias, náuseas e vômitos, tonturas e fasciculações. Lavagem gástrica e carvão ativado são suficientes[5].

Paraquat

A toxicidade do paraquat encontra-se no efeito cíclico de redução de óxido, com produção de compostos tóxicos de oxigênio. Os radicais livres formados reagem com lipídeos da membrana celular, proteínas estruturais e enzimas, além da molécula DNA. O contato ocular pode levar à ceratite e à conjuntivite. O contato repetido com a pele pode levar à dermatite e à erosão ungueal. No trato gastrointestinal, podem ocorrer ulceração e corrosão orofaríngea, náusea e vômito, diarreia, hematêmese, disfagia, perfuração esofágica, pancreatite e necrose hepática. Pode ocorrer necrose tubular aguda; no sistema respiratório, tosse, mediastinite, pneumotórax, hemoptise, hemorragia alveolar, edema e fibrose pulmonar; hipovolemia, choque e arritmias; convulsões, coma e edema cerebral.

Os sintomas ocorrerão na dependência da dose ingerida. Se a ingestão foi de até 20mg/kg, as lesões são poucas e ocorre a recuperação. Se entre 20 e 40mg/kg, há morte dentro de cinco dias, por acometimento gastrointestinal, renal e pulmonar. Se acima de 40mg/kg, há falência de múltiplos órgãos e morte em um a três dias.

O sucesso do tratamento depende do tempo de sua instituição. Consiste em lavar copiosamente pele e mucosa, se estas foram expostas. Para ingestão, pode ser empregado carvão ativado ou Terra de Füller em suspensão aquosa a 15% (15g/100ml) na dose de 1 a 2g/kg de peso corporal. Manter hidratação e fluxo renal adequados. A suplementação de oxigênio pode potencializar os efeitos do paraquat, só devendo ser realizada nos casos em que a hipoxemia é limitante para vida. Hemodiálise e hemoperfusão podem ser utilizadas para aumentar a eliminação. Nenhum antídoto tem se mostrado efetivo. Outra tentativa é a utilização de compostos que previnam a formação de radicais livres, como as vitaminas E e C. Tenta-se, também, reduzir a reação inflamatória, pulmonar, principalmente com o uso de corticosteroides. Paraquat pode ser dosado no sangue e na urina. O nível sérico tem estrita correlação com morbidade e mortalidade que é elevada[6].

Benzodiazepínicos

Sedativos, hipnóticos e ansiolíticos são medicações que atuam, aumentando a neutransmissão inibitória GABAérgica no sistema nervoso central, através de aumento no número de canais abertos de cloreto. São rapidamente absorvidos no intestino. O início da ação também é rápido. Medicações como o midazolam e o diazepam são intensamente lipofílicos, cruzando rapidamente a barreira hematoencefálica. Pelo mesmo motivo, redistribuem-se pelos tecidos adiposos, levando à meia-vida consideravelmente maior. A ingestão aguda de altas doses de benzodiazepínicos pode levar à ataxia, fala empastada e sonolência. Raramente, doses elevadas podem levar ao coma e à depressão respiratória. Além do manejo básico, nos casos de depressão profunda do sistema nervoso central ou de instabilidade hemodinâmica, pode-se fazer uso de flumazenil. Este deve ser feito lentamente, a fim de não precipitar convulsões. A dose usual inicial é de 0,2 a 0,3mg por via endovenosa em 15s. A seguir, 0,1mg em intervalos de 1min, até a melhora do paciente, que geralmente ocorre com menos de 3mg.

Barbitúricos

O principal uso deles, atualmente, é anticonvulsivante. Atuam prolongando o período de abertura dos canais de cloreto, associados aos receptores do ácido gama-aminobutírico (GABA), fenobarbital é o principal representante. Também apresentam elevada lipossolubilidade, com rápido início de ação e longa meia-vida. Metabolizados no fígado, são excretados, na sua maior parte, de forma inalterada na urina. O quadro clínico da intoxicação é um *continuum*, sendo a progressão limitada pela quantia ingerida. No início, há fala empastada, ataxia, cefaleia, nistagmo e confusão mental. Com a progressão, existem os vários graus de coma, com perda total de reflexos. É comum haver hipotermia, depressão respiratória e da contratilidade miocárdica.

A depressão miocárdica, associada à vasodilatação e depressão medular leva ao choque. O comprometimento cardiopulmonar é o principal responsável pelos óbitos na fase aguda. Tardiamente, os óbitos ocorrem por edema pulmonar, pneumonia e edema cerebral. A dose potencialmente fatal é de 6 a 10g. Dispomos do método quantitativo para dosagem de barbitúricos. Além da utilidade evidente para o diagnóstico, a quantificação é importante para correlação com o quadro clínico e para monitoração do tratamento. Deve-se obter via aérea adequada, além de monitorização cardíaca adequada, com eletrocardiogramas seriados. Fenobarbital é uma base fraca, sendo que, na presença de urina alcalina, haverá um maior transporte desse composto do plasma para os túbulos renais.

O pH sanguíneo deve ficar em torno de 7,40 a 7,45, o que aumenta a excreção do fenobarbital em 5 a 10 vezes[7].

Antidepressivos tricíclicos

Os antidepressivos tricíclicos de primeira geração (amitriptilina, imipramina, clomipramina e nortriptilina) inibem a recaptação de noradrenalina e serotonina. Os de segunda geração (fluoxetina, paroxetina e sertralina) são inibidores seletivos da recaptação de serotonina. São rapidamente absorvidos a partir do trato gastrointestinal. Apresentam grande metabolismo de primeira passagem hepática, somente 10% são excretados de forma inalterada na urina.

As intoxicações graves decorrem do abuso dos tricíclicos de primeira geração. Exercem efeito depressor na fibra miocárdica e levam à diminuição na resistência vascular periférica, resultando em hipotensão. Por efeito anticolinérgico, aumentam a frequência cardíaca e predispõem a taquiarritmias. As convulsões ocorrem precocemente e têm curto período de duração, mas são potencialmente letais.

Além dessas manifestações, podemos ter outras, como letargia, agitação, ataxia, movimentos coreoatetoicos, pele seca, constipação intestinal e retenção urinária. Os tricíclicos de segunda geração são desprovidos dos efeitos anticolinérgicos e não causam arritmias, hipotensão ou convulsões. Causam apenas sedação. Os eventos letais ocorrem dentro das seis primeiras horas, em especial nas duas primeiras, com arritmias cardíacas, alterações de condução, convulsões, depressão respiratória ou hipotensão.

Manter o pH sanguíneo entre 7,40 e 7,45 é útil para prevenir, mesmo que em parte, o efeito cardiodepressor do tricíclico. Para convulsões, utilizar benzodiazepínico ou barbitúrico; evitar fenitoína, pela eficácia limitada e pelo efeito pró-arrítmico.

Neurolépticos

Os neurolépticos de maior importância em toxicologia são os típicos, representados pelas fenotiazinas (clorpromazina e tioridazina) e pelas butirofenonas (haloperidol). Têm efeito inibitório em receptores dopaminérgicos, colinérgicos, α_1 e α_2-adrenérgicos, histaminérgicos e serotinérgicos. São de uso oral exceto o haloperidol, que também tem uso parenteral.

Os efeitos da intoxicação por neurolépticos podem ser vistos em pessoas utilizando doses terapêuticas, não somente na overdose. Esses efeitos podem ser divididos em relacionados ou não ao sistema nervoso central. Os não relacionados são: cardíacos (hipotensão, depressão miocárdica, prolongamento dos intervalos PR, QRS e QT, alterações inespecíficas de onda T e segmento ST, taquiarritmias ventriculares e supraventriculares), gastrointestinais (boca seca, redução de motilidade e secreção, pseudo-obstrução, geniturinárias – retenção urinária, priapismo –, midríase ou miose.

Os efeitos relacionados ao sistema nervoso central são: acatisia, distonia, confusão e alterações de memória, hipo ou hipertermia, parkinsonismo, diminuição do limiar convulsivo, sonolência e coma. Os efeitos no sistema nervoso central são os mais comuns e mais importantes. Os níveis séricos não se correlacionam com a gravidade do quadro clínico. Deve-se fazer monitoração cardíaca e eletrocardiograma seriado; alcalinização da urina não é útil.

Nos casos graves, pode-se utilizar fisostigmina. Quando houver importantes sinais extrapiramidais, pode-se utilizar o biperiden, um anticolinérgico, por via intramuscular, na dose de 0,08mg/kg de 6 em 6 horas. A síndrome neuroléptica maligna é uma reação idiossincrásica, implicada aos neurolépticos típicos, caracterizada por hipertermia, rigidez muscular, acinesia, coreoatetose, flutuação do estado mental e alterações autonômicas (pressão arterial, frequência cardíaca e padrão respiratório). Cursa com leucocitose, acidose metabólica, hipercalemia e elevação de enzimas hepáticas, creatinoquinase e creatinina. É diagnóstico de exclusão e exige ingestão recente das substâncias relacionadas.

O tratamento consiste em abaixar a temperatura por métodos físicos. Dantrolene para a hipertonia muscular e bromocriptina para acentuar e neurotransmissão dopaminérgica no sistema nervoso central.

Raticidas

Cumarínicos

Com a proibição do uso de arsenicais como raticidas, os cumarínicos são os únicos raticidas atualmente comercializados. São inibidores competitivos da vitamina K, interferindo na γ-carboxilação final dos fatores II, VII, IX e X, da qual ela é cofator. A intoxicação por tais compostos é assintomática por 12 a 24 horas, isto se deve ao tempo de meia-vida do fator VII. Somente após esse período, o paciente apresentará alterações da coagulação com sangramento em qualquer sítio, com as manifestações decorrentes de sua localização. Disso concluímos que não se deve esperar o paciente sangrar para iniciar o tratamento.

Sempre que se tiver a suspeita de intoxicação por cumarínico e o paciente não apresentar sangramento, iniciar tratamento com vitamina K 10mg, intramuscular, a cada 6 ou 8 horas. Após lavagem gástrica, utilizar colestiramina, na dose de 4g diluídos em 200ml de líquido a cada 8 horas. O tempo de protrombina deve ser solicitado e repetido diariamente. Nos casos em que há sangramento identificado, pode-se recorrer ao uso de plasma fresco congelado, na dose habitual de até 20ml/kg de peso corporal a cada 6 horas. Esses compostos têm meia-vida longa (40 horas para o varfarina e seis dias para a femprocumona), por isso o tratamento com vitamina K deve permanecer por 24 a 48 horas após a normalização do tempo de protrombina.

PRINCIPAIS DIAGNÓSTICOS DE ENFERMAGEM

- Desobstrução das vias aéreas ineficaz relacionada à presença de secreções ou obstrução traqueobrônquicas, sensorial diminuído.
- Hipertermia relacionada à overdose de cocaína, alucinógenos, feniciclina e salicilatos.
- Percepção sensorial perturbada relacionada a alterações químicas, causada pela ingestão de substâncias que alteram a mente.
- Proteção ineficaz relacionada à alteração do nível de consciência, convulsões e alterações sensoriais.
- Risco para violência autodirecionada, relacionada às substâncias que alteram o estado mental e depressivo.

REFERÊNCIAS BIBLIOGRÁFICAS

1. Schvartsman S. Intoxicações agudas. 4. ed. São Paulo: Sarvier; 1991. p 25. • 2. Oliveira RDR, Menezes JB. Exogenous intoxications in clinical medicine. Medicina Ribeirão Preto 2004;36:472. • 3. Rang HP, Dale MM. Farmacologia. 4. ed. Rio de Janeiro: Guanabara Koogan; 2001. • 4. Klaassnen CD. Casarett and Doull's toxicology: The basic science of poisons. 6. ed. New York: McGraw-Hill Medical Publication; 2001. • 5. Krezenlok EP. Position statement: ipecac syrup. American Academy of Clinical Toxicology and European Association of Poison Centers and Clinical Toxicology. J Toxicol Clin Toxicol 1997;35:672. • 6. SINITOX – Estatística anual de casos de intoxicação e envenenamento Brasil, 1996. Rio de Janeiro: FIOCRUZ/CICT; 1998. p 3. • 7. Vale JA. Position statement: gastric lavage. American Academy of Clinical Toxicology and European Association of Poison Centers and Clinical Toxicology. J Toxicol Clin Toxicol 1997;35: 711. • 8. Jacobsen D. Kinetic interations between 4-methylpirazole and ethanol in healthy humans. Alcohol Clin Exp Res 1996;20: 804.

11. ATUAÇÃO FONOAUDIOLÓGICA NA UNIDADE DE TERAPIA INTENSIVA

Milena Vaz Bonini

INTRODUÇÃO

A fonoaudiologia, regulamentada no Brasil pela Lei Federal nº 6.965 de 09 de dezembro de 1981 e pelo Decreto Federal nº 87.218 de 31 de maio de 1982, é uma profissão articulada à saúde e, a formação de seus profissionais deve conter ênfase na promoção, prevenção, recuperação e reabilitação de saúde individual e coletiva.

Dessa forma, o fonoaudiólogo atua na prevenção, avaliação, habilitação e na reabilitação dos distúrbios da comunicação, assim como no aprimoramento da comunicação humana. Atua também em ações preventivas de saúde coletiva direcionadas às linguagens oral e escrita, audição, fala, voz e motricidade oral, sendo que a esta última área enumerada inclui-se o estudo da deglutição e de suas disfunções.

O campo de atuação da fonoaudiologia tem-se ampliado de forma significativa nas últimas décadas. A atuação do fonoaudiólogo no ambiente hospitalar – ambulatório, enfermarias e unidades de terapia semi-intensiva e intensiva – é relativamente recente, com início em meados dos anos 80. Tem caráter multi e interdisciplinar e seus objetivos são a prevenção, o diagnóstico e a reabilitação para a redução de complicações e o restabelecimento da alimentação por via oral e da comunicação, contribuindo para a melhora na qualidade de vida[1-2].

Quando inserido na UTI, a abordagem está relacionada principalmente à dinâmica da deglutição e às disfagias orofaríngeas e, desta forma, os objetivos são mais específicos – avaliação, orientação e reabilitação – e a atuação visa diminuir os riscos de pneumonias aspirativas, antecipar a alta e reduzir os custos hospitalares[3].

Para que o gerenciamento e tratamento do paciente disfágico sejam adequados, é fundamental a colaboração de todos os profissionais envolvidos em caráter interdisciplinar, além do fonoaudiólogo – equipe médica, equipe de enfermagem, nutricionistas, fisioterapeutas, terapeutas ocupacionais e farmacêuticos. A formação da equipe depende diretamente da população atendida, das características da instituição e do objetivo da equipe, podendo variar tanto com relação ao número de profissionais quanto às especialidades envolvidas[1,4].

DEGLUTIÇÃO

Para a compreensão dos processos de avaliação e tratamento das disfagias orofaríngeas, seguem breves considerações com relação ao processo de deglutição.

A deglutição é um ato complexo que depende da integridade do comando e das estruturas. Pode ser definido como o transporte do alimento da boca ao estômago. Envolve a atividade coordenada da cavidade oral, faringe, laringe e esôfago. O centro da deglutição é uma organização complexa de elementos neurais no córtex e no tronco cerebral do sistema nervoso central[5]. Trata-se de processo dinâmico e de curta duração, que tem a função de satisfazer os requisitos nutricionais e de prazer alimentar do indivíduo[1].

Classicamente, o processo de deglutição pode ser dividido em quatro fases: preparatória oral, oral, faríngea e esofágica. No quadro 11.1 encontram-se descritas as principais informações relacionadas a cada fase.

Quadro 11.1 – **Fases da deglutição.**

Fases	Descrição
Preparatória oral	• Consciente • Voluntária • Captação do alimento • Preparação/mastigação • Organização do bolo alimentar na porção central da língua
Oral	• Consciente • Voluntária • Ejeção do bolo alimentar para a faringe
Faríngea	• Consciente • Involuntária • Fechamento velofaríngeo • Elevação e anteriorização da laringe • Fechamento das pregas vocais verdadeiras, falsas e das pregas ariepiglóticas (apneia da deglutição)
Esofágica	• Inconsciente • Involuntária • Passagem do bolo alimentar pela transição faringoesofágica (esfíncter esofágico superior) • Movimentos peristálticos

DISFAGIA

A disfagia é didaticamente definida como a dificuldade do transporte do bolo alimentar da boca ao estômago. Pode também ser descrita como distúrbio de deglutição, com sinais e sintomas específicos, caracterizada por alterações em qualquer etapa ou entre as etapas da dinâmica da deglutição, podendo ser congênita ou adquirida após comprometimento neurológico, mecânico ou psicogênico, podendo trazer prejuízos aos aspectos nutricionais de hidratação, ao estado pulmonar, ao prazer alimentar e social do indivíduo[6].

Aspiração é a passagem de saliva, alimento ou líquido pelas pregas vocais. Quando este material não ultrapassa o nível das pregas vocais, caracteriza-se a penetração laríngea. Os indivíduos que aspiram têm maior risco de apresentar sequelas respiratórias sérias, incluindo a obstrução das vias aéreas e a pneumonia aspirativa[7].

Os efeitos da aspiração são muito variáveis (Quadro 11.2). É bem descrita a microaspiração de saliva por indivíduos normais. Já a aspiração em maior volume e principalmente franca é anormal e pode ocasionar complicações respiratórias. Apesar disso, alguns indivíduos toleram melhor a aspiração que outros[8,9]. Ainda não há *guidelines* que apresentem, de forma clara, o volume de material aspirado que seria tolerado pelo indivíduo, antes que complicações como a pneumonia aspirativa ocorressem.

Quadro 11.2 – **Fatores que influenciam nos efeitos da aspiração[7].**

Quantidade	• ↑ Volume aspirado, ↑ risco de pneumonia aspirativa
"Profundidade"	• Entrada de material aspirado nas porções distais das vias aéreas oferece maior risco em comparação à entrada ao nível da traqueia
Propriedades físicas do material aspirado	• Aspiração de alimento sólido pode causar obstrução fatal das vias aéreas • Material ácido – pulmões são altamente sensíveis aos efeitos do ácido • Aspiração de conteúdo gástrico decorrente de refluxo pode causar sério prejuízo ao parênquima pulmonar
Mecanismos de proteção das vias aéreas	• Mecanismos que incluem a ação ciliar e tosse • Aspiração normalmente provoca reflexo de tosse forte • Se sensibilidade ↓, tosse pouco eficaz ou nível de consciência rebaixado, pode ocorrer "aspiração silente" (sem engasgo, tosse ou pigarro)

Os distúrbios da deglutição podem ocorrer em todas as idades, considerando-se desde o recém-nascido até o idoso. Pesquisas comprovaram que, na população adulta, os indivíduos com disfagia em geral apresentam quadros neurológicos, tais como o acidente vascular encefálico, doenças neuromusculares, traumatismo cranioencefálico, tumores do sistema nervoso central e Parkinson, caracterizando-se a disfagia neurogênica. Quando a causa é mecânica, o sistema nervoso central está intacto e a disfagia é decorrente de inflamações, traumas mecânicos, macroglossia, divertículo de Zenker, tumores de cabeça e pescoço, ressecções cirúrgicas, sequelas de radioterapia, osteófito vertebral, paresia ou paralisia de pregas vocais[1,7,10].

O envelhecimento pode ocasionar ou agravar as alterações na dinâmica da deglutição. Modificação no padrão mastigatório, prótese dentária mal adaptada, redução do volume salivar, decorrente de medicações e doenças associadas, diminuição da propulsão e pressão orofaríngea, diminuição dos reflexos de proteção e aumento da incidência de refluxo gastroesofágico são alguns dos fatores que aumentam o risco de complicações, como a pneumonia aspirativa, a desnutrição e a desidratação na população em questão[11] (Quadro 11.3).

Quadro 11.3 – **Sinais e sintomas da disfagia orofaríngea[4].**

Observação clínica/Instrumental	Alteração provável
Acúmulo de alimento em cavidade oral	• Diminuição da coordenação da língua para formação do bolo alimentar • Sensibilidade intraoral diminuída
Saída de alimento pela cavidade nasal	• Incompetência velofaríngea
Escape extraoral do bolo alimentar	• Vedamento labial ineficaz
Engasgos/tosse *antes* da deglutição	• Escape prematuro do alimento decorrente de dificuldade no controle oral • Atraso no início da fase faríngea da deglutição • Excursão laríngea reduzida (elevação e anteriorização do complexo hiolaríngeo)
Tempo de trânsito oral aumentado	• Mobilidade de língua diminuída • Apraxia da deglutição: dificuldade na organização do movimento anteroposterior de língua
Atraso na excursão laríngea	• Atraso no início da fase faríngea da deglutição
Acúmulo de resíduo em recessos faríngeos (valécula, uni ou bilateralmente nos seios piriformes)	• Paralisia uni ou bilateral da faringe, sensibilidade diminuída • Força de ejeção oral diminuída
Engasgos, tosse *durante* a deglutição	• Fechamento laríngeo (pregas vocais falsas, verdadeiras e ariepiglóticas) reduzido
Engasgos, tosse, voz molhada *após* a deglutição, excesso de secreção	• Disfunção do músculo cricofaríngeo • Excursão laríngea reduzida
Engasgos, tosse *após* a deglutição, excursão laríngea reduzida	• Paresia uni ou bilateral da faringe • Força de ejeção oral diminuída • Excursão laríngea reduzida

A incidência e a prevalência da disfagia variam de acordo com o grupo estudado. A morbidade relacionada à disfagia é de grande preocupação. Quando decorrente de acidente vascular encefálico, por exemplo, a disfagia ocorre em 27 a 50% dos casos e está associada ao aumento no risco de complicações, tais como a broncopneumonia aspirativa, desidratação, desnutrição[4,10,12] e perda de peso[13].

Considerando-se os pacientes internados em UTI, a incidência da disfagia aumenta em decorrência da intubação orotraqueal prolongada, da traqueostomia (50 a 87%)[25], da ventilação mecânica e do uso de vias alternativas de alimentação. Várias pesquisas apresentam evidências sugerindo que a permanência da intubação orotraqueal por mais de 48 horas pode causar pelo menos prejuízo transitório à laringe, seguindo-se à redução da eficácia dos mecanismos de proteção de vias aéreas. A presença do tubo orotraqueal parece alterar mecanorreceptores e quimiorreceptores da mucosa da faringe e laringe, causando alteração no reflexo de deglutição[14].

Estudos relatam que a prevalência da disfagia pós-extubação é de 20 a 83% dos pacientes que permanecem em intubação orotraqueal por mais de 48 horas. O grande intervalo entre as estimativas é decorrente da variabilidade das ferramentas para diagnóstico da disfagia e das características da população estudada[15,16]. Os poucos estudos que avaliaram o impacto da idade na disfagia pós--extubação, indicam que os indivíduos com 55 anos em diante apresentam risco significativo de aspiração[17,18].

As complicações decorrentes da disfagia são passíveis de prevenção a partir de diagnóstico e intervenção adequados[12,19]. Tais ações são realizadas pelo fonoaudiólogo, quando dizem respeito às disfagias orofaríngeas, nas quais estão comprometidas as fases preparatória oral, oral e/ou faríngea da deglutição (Quadro 11.4).

Quadro 11.4 – Funções do fonoaudiólogo no gerenciamento das disfagias orofaríngeas[20].

- Identificação de indivíduos com risco para disfagia
- Realização da avaliação clínica fonoaudiológica da disfagia orofaríngea
- Realização de avaliação instrumental da disfagia orofaríngea
- Determinação do gerenciamento de cada indivíduo no que diz respeito aos métodos para alimentação por via oral, às medidas preventivas e à necessidade de intervenção
- Reabilitação para indivíduos disfágicos
- Avaliação e gerenciamento dos casos de disfagia orofaríngea em lactentes e crianças
- Promover a formação, supervisão e treinamento para o indivíduo disfágico, família, cuidadores e equipe interdisciplinar
- Participação e/ou gerenciamento da equipe de reabilitação da disfagia
- Manutenção de programas de controle de qualidade e de risco

AVALIAÇÃO

A avaliação da dinâmica da deglutição é a base para o planejamento das estratégias de gerenciamento. Diferentes formas de avaliação – triagem, avaliação clínica, avaliação instrumental – oferecem informações diferentes e complementares. Além disso, reavaliações são necessárias no decorrer do tratamento para que sejam constatadas as mudanças no desempenho do indivíduo disfágico e para que o planejamento terapêutico seja modificado de acordo com as necessidades[10].

Os objetivos da avaliação em questão são: identificar a possível causa da disfagia, avaliar a habilidade de proteção de vias aéreas e os possíveis riscos de aspiração, determinar a possibilidade de alimentação por via oral e a melhor consistência da dieta alimentar, indicar a realização de avaliações complementares e procedimentos necessários ao diagnóstico e ao tratamento da disfagia e estabelecer o tipo de terapia indicada para cada caso[1,20].

AVALIAÇÃO CLÍNICA

As etapas da avaliação clínica da dinâmica da deglutição, também conhecida como avaliação em beira de leito, bem como as informações obtidas durante a execução de cada etapa são:

1. **Levantamento do prontuário** – idade, antecedentes pessoais, data da internação, diagnóstico de internação, evolução do quadro clínico, tempo de intubação orotraqueal, data da extubação.
2. **Anamnese** – a ser realizada com o próprio paciente, quando ele apresenta condições para tal, familiar ou cuidador formal/informal: queixa, duração da queixa, adaptações, acompanhamento fonoaudiológico prévio, cirurgias, perda de peso, perda de apetite, história de broncopneumonias de repetição, modificações na dieta anteriormente à internação.
3. **Levantamento da condição atual** – uso de via alternativa de alimentação/hidratação, estado de alerta, nível cognitivo, condições de colaboração para a avaliação, condição pulmonar/necessidade de suporte de oxigênio, uso de traqueostomia, ocorrência de picos febris, medicações prescritas.
4. **Avaliação do sistema estomatognático** – presença/ausência dentária, uso de prótese dentária, simetria facial, pesquisa dos reflexos orofaríngeos; postura, coordenação, força, mobilidade, sensibilidade e amplitude de movimento dos órgãos fonoarticulatórios.
5. **Avaliação da qualidade vocal** – permite constatar a presença de rouquidão, soprosidade e voz molhada; características frequentemente associadas ao maior risco de aspiração.
6. **Pesquisa da eficácia das manobras de limpeza e proteção das vias aéreas** – tosse, pigarro.
7. **Avaliação funcional da deglutição** – inicialmente, solicita-se a deglutição de saliva. É avaliada a prontidão para a realização da solicitação, sua eficiência e possíveis alterações, descritas ao final deste item. Quando o paciente apresenta prejuízo da compreensão ou por quaisquer outras razões não realiza a solicitação, avalia-se a deglutição espontânea de saliva.

A isso, segue-se a oferta de diferentes consistências – líquido, líquido engrossado, pastoso homogêneo e sólido, em diferentes volumes (aumento gradativo) e com diferentes utensílios – colher, seringa, canudo ou copo.

Nesta etapa da avaliação, o fonoaudiólogo realiza a ausculta cervical, definida como a escuta dos sons associados à deglutição. É realizada antes, durante e após a deglutição e permite avaliar a presença ou ausência de resíduos na faringe ou laringe. Além da ausculta cervical, é feita a monitoração de parâmetros como a saturação de oxigênio, frequência cardíaca e frequência respiratória.

Observa-se o tempo necessário até o início da fase faríngea da deglutição (tempo de trânsito oral), a força de ejeção oral, a necessidade de deglutições múltiplas para o clareamento do bolo alimentar, a ocorrência de tosse, engasgos ou pigarro, antes, durante ou após a deglutição, a coordenação respiração/deglutição, a amplitude da excursão laríngea e a presença ou ausência de refluxo nasal, resíduo em cavidade oral e/ou de voz molhada (som borbulhante durante a fonação).

Para a avaliação de pacientes traqueostomizados, é utilizado corante alimentício (*Blue Dye Test*[21]) para a oferta das diferentes consistências, permitindo a constatação de aspiração laringotraqueal durante procedimento imediato e tardio de aspiração ou mesmo durante a expectoração espontânea. O corante alimentício também é utilizado quando se questiona a aspiração de saliva, para avaliação da possibilidade de desmame do *cuff*.

Ao término da avaliação clínica, são traçados os objetivos, o planejamento terapêutico e é determinada a necessidade de avaliações objetivas complementares para o gerenciamento seguro e eficaz da disfagia orofaríngea.

AVALIAÇÃO INSTRUMENTAL/COMPLEMENTAR

Uma série de avaliações instrumentais tem sido realizada para estudar os vários aspectos envolvendo a normalidade e as alterações na fisiologia da deglutição. Cada procedimento fornece informações específicas. Na prática clínica, quando a avaliação clínica da deglutição não permite concluir a existência de risco de aspiração, principalmente nos casos de suspeita de aspiração silente, é indicada a realização da avaliação instrumental/complementar da deglutição.

A seguir, encontram-se descritos alguns dos métodos utilizados para pesquisa e/ou na prática clínica:

Videofluoroscopia – considerado o método "padrão-ouro" para avaliação objetiva da deglutição. É realizada pelo radiologista, juntamente com o fonoaudiólogo. Permite a visualização pela ingestão de diferentes consistências (líquido, líquido pastoso, pastoso e sólido) modificadas com bário, de todos os eventos e possíveis alterações da dinâmica da deglutição, desde a captação do bolo alimentar, sua passagem pela transição faringoesofágica e posteriormente pela transição esofagogástrica. O paciente é avaliado nas visões lateral e anteroposterior. Possibilita a constatação de penetração e/ou aspiração laringotraqueal, para quais consistências, em qual volume, a eficácia das manobras de limpeza e proteção de vias aéreas, das técnicas posturais e das manobras de deglutição. As desvantagens do método em questão são a exposição do paciente à radiação, inviabilizando a reavaliação frequente, a impossibilidade de avaliar diretamente a sensibilidade das estruturas e de realização do exame nas unidades de terapia intensiva.

Nasofibrolaringoscopia/videoendoscopia da deglutição (FEES – *Fiberoptic Endoscopic Evaluation of Swallowing*) – exame realizado pelo otorrinolaringologista, juntamente com o fonoaudiólogo. Inicialmente, com a introdução do equipamento de nasofibrolaringoscopia, avalia-se a anatomia do trato aerodigestivo superior e a sensibilidade de suas estruturas. Em seguida, é avaliada a fonação e a deglutição de saliva e de diferentes consistências, coradas com anilina ou azul de metileno em diferentes volumes. O exame tem como objetivo avaliar de forma macroscópica a morfologia das estruturas, a mobilidade do esfíncter velofaríngeo e das pregas vocais, a simetria dos recessos piriformes, aritenoides e pregas vocais, presença de estase em valécula e recessos piriformes, regurgitação nasal, aspiração antes e após a deglutição, o número de deglutições para ingerir o bolo e sensibilidade[23]. Não permite a avaliação da fase oral e o registro do evento durante a deglutição, mas pode ser realizado com frequência para acompanhamento da evolução terapêutica e em unidades de terapia intensiva.

Cintilografia – realizada por médico especialista em medicina nuclear, a partir da ingestão de alimento com radiação. Permite a quantificação precisa do volume do bolo em qualquer região do trajeto, durante e após o exame. A radioatividade do bolo é gravada na passagem da cavidade oral para a faringe e desta para o esôfago. Possibilita quantificar regurgitação e/ou material aspirado dentro da região traqueobrônquica[1].

Manometria – realizada pelo gastrenterologista, através da inserção transnasal de cateter com transdutores de pressão multicanais, alocados em pontos da faringe, esfíncter esofágico superior e esôfago. Avalia as mudanças de pressão nos pontos descritos e trata-se do melhor método diagnóstico para o estudo das alterações motoras do esôfago.

Eletromiografia – realizada a partir do posicionamento de eletrodos de superfície abaixo do queixo e abaixo da cartilagem tireóidea. Oferece informações como o tempo e a amplitude relativa da contração dos músculos durante a deglutição. Pode ser utilizada durante terapia, como técnica de *biofeedback*.

Ultrassonografia – exame realizado por técnico de ultrassom, juntamente com o fonoaudiólogo. A imagem é obtida a partir de captor posicionado na região submentoniana, permitindo a visualização da cavidade oral e da hipofaringe durante a deglutição.

TRATAMENTO DAS DISFAGIAS OROFARÍNGEAS

O tratamento fonoaudiológico das disfagias orofaríngeas tem como objetivos reduzir o risco de aspiração, adequar/melhorar a dinâmica da deglutição e, consequentemente, a possibilidade de alimentação por via oral e otimizar a condição nutricional do paciente.

Ao iniciar o tratamento, a etiologia da disfagia, bem como a evolução do quadro clínico devem ser consideradas. As decisões no gerenciamento da disfagia serão diferentes, na medida em que a alteração é decorrente de evento agudo, de condição crônica ou de doença neurológica progressiva/degenerativa. Nas doenças neurológicas progressivas, por exemplo, o papel do fonoaudiólogo é otimizar a função na condição atual, postergar a perda da função, avaliar e reavaliar as mudanças e discutir com o paciente e seus familiares a necessidade, em longo prazo, de utilização de via alternativa de alimentação e de interrupção da ingestão por via oral.

Na unidade de terapia intensiva, uma vez finalizada a avaliação da dinâmica da deglutição, as seguintes questões devem ser consideradas:

1. O paciente tem condições de alimentar-se de forma segura? – considerando-se, além dos resultados da avaliação, condição pulmonar, cognição e nível de alerta:

   Em caso positivo – é liberada a dieta por via oral, interrompendo-se o jejum ou iniciando-se o desmame da via alternativa de alimentação.

   Em caso negativo – sugere-se a passagem de via alternativa de alimentação e é iniciada a reabilitação fonoaudiológica.

2. O paciente está em condições de receber dieta exclusivamente por via oral, considerando se o tempo necessário para alimentar-se, a eficiência da ingestão oral e possível ocorrência de fadiga?

   Em caso positivo – se em uso de via alternativa de alimentação, sugere-se a sua interrupção.

   Em caso negativo – sugere-se a passagem de via alternativa de alimentação e é iniciada a reabilitação fonoaudiológica.

3. Como as habilidades funcionais de deglutição podem ser otimizadas para que o paciente receba dieta exclusivamente por via oral de forma segura, contemplando suas necessidades nutricionais? É indicada *modificação na dieta*, o uso de *técnicas posturais* ou de *manobras de deglutição*?

MODIFICAÇÃO NA DIETA

Trata-se de abordagem bastante comum, utilizada quando ajustes nas consistências da dieta são necessários para evitar a ocorrência de aspiração, mantendo-se a dieta exclusivamente por via oral. Para o paciente com risco de aspiração de líquido fino, é introduzido o uso de espessante (composto de amido). Se o risco de aspiração for decorrente de alteração na fase preparatória oral da deglutição de sólidos, como o acúmulo de resíduo alimentar em cavidade oral ou a estase em recessos faríngeos, é interrompida a oferta da consistência em questão e orientada a oferta de alimentos na consistência pastosa.

A modificação no volume do bolo alimentar ou ainda dos utensílios utilizados durante a ingestão por via oral também podem compensar algumas alterações na dinâmica da deglutição.

Técnicas posturais

Técnicas compensatórias que auxiliam o paciente a deglutir de forma segura, sem alterar a fisiologia da deglutição. A indicação e o treino das técnicas dependem da alteração constatada na dinâmica da deglutição e das condições clínica, cognitiva e de compreensão do paciente. São exemplos de técnicas posturais: queixo abaixado, cabeça para trás, rotação cervical e cabeça inclinada.

Manobras de deglutição

Técnicas de reabilitação que têm como objetivo a modificação da fisiologia da fase faríngea da deglutição. Depende da habilidade do paciente em realizar ordens sequenciais. Quando indicada a deglutição supraglótica, por exemplo, o paciente é instruído a prender a respiração, deglutir e, em seguida, tossir, melhorando, dessa forma, o fechamento das vias aéreas ao nível da glote, antes e após a deglutição[4]. As demais manobras descritas na literatura são: deglutição super--supraglótica, deglutição com esforço, manobra de Mendelsohn e manobra de Masako.

Terapias indireta e direta

Estratégias utilizadas quando o paciente ainda não apresenta condições de receber dieta por via oral com segurança. Nesses casos, é sugerida a manutenção da dieta por via alternativa de alimentação – sonda nasogástrica, sonda nasoenteral, gastrostomia, jejunostomia, até que a substituição pela alimentação por via oral exclusiva seja possível.

A terapia indireta envolve a realização de exercícios que maximizem a mobilidade, força e sensibilidade das estruturas e coordenação dos movimentos relacionados à dinâmica da deglutição. Além disso, são utilizadas técnicas como a estimulação tátil-térmico-gustativa, deglutição seca e manipulação digital em região laríngea. A terapia é realizada sem alimento.

Na terapia direta, diferentes consistências são introduzidas na cavidade oral, aumentando-se gradativamente o volume e variando-se os utensílios, conforme a necessidade. Tem como objetivo o reforço dos eventos envolvidos na dinâmica da deglutição. Permite o treino de técnicas posturais e de manobras de deglutição e a maximização das fases preparatória oral e oral com alimento, pelo, por exemplo, treino de mastigação.

A reabilitação da dinâmica da deglutição está relacionada à reintrodução por via oral precoce, com segurança[24], ao aumento na proporção de pacientes que readquirem padrão funcional de deglutição, à diminuição na proporção de pacientes que cursaram com complicações clínicas, especialmente a pneumonia aspirativa, e que morreram ou foram institucionalizados seis meses após a hospitalização[12]. Seu início precoce é indicado e justificado, uma vez que em muitos casos possibilita a alta fonoaudiológica ainda durante a internação, não sendo necessário acompanhamento após a alta hospitalar[13].

Mostra-se particularmente importante para pacientes traqueostomizados, em uso ou não de ventilação mecânica, que em geral apresentam excursão laríngea e sensibilidade laríngea reduzidas, pressão subglótica reduzida e fluxo aéreo por via aérea superior diminuído. Além disso, a presença do *cuff* oferece pressão no esôfago, efeito que pode alterar a dinâmica da deglutição.

Com o objetivo de possibilitar a comunicação, pela expressão oral e de maximizar a dinâmica da deglutição em pacientes traqueostomizados, mesmo em ventilação mecânica, o fonoaudiólogo deve avaliar a indicação de adaptação de válvula de fonação, instrumento que permite a entrada de fluxo aéreo pela traqueostomia, mas que oferece resistência à sua saída pela mesma, favorecendo a passagem de fluxo aéreo por vias aéreas superiores e permitindo, assim, a fonação e a redução no risco de penetração laríngea e aspiração de saliva e alimentos, uma vez que propicia o aumento na pressão subglótica, melhora na sensibilidade laríngea e nas condições de limpeza e proteção de vias aéreas superiores[25].

REFERÊNCIAS BIBLIOGRÁFICAS

1. Furia, CLB. Abordagem interdisciplinar na disfagia orofaríngea. In: Rios, IJA ed. Conhecimentos Essenciais para Atender Bem em Fonoaudiologia Hospitalar. São José dos Campos: Pulso; 2003. p 31. • 2. Barros APB et al. Atuação fonoaudiológica em unidade de terapia intensiva. In: Fundação Oncocentro de São Paulo. Comitê de Fonoaudiologia em Cancerologia. Fonoaudiologia em cancerologia. São Paulo: FOSP; 2000. • 3.Odderson IR et al. Swallow management in patients on an acute stroke pathway: quality is cost effective. Arch Phts Med Rehabil 1995; 76(12):1130. • 4. Logemann JA. Evaluation and treatment of swallowing disorders. 2. ed. Texas: Pro-Ed; 1998. • 5. Bieger AM, Conklin JL. Functional controls of deglutition. In Perlman AL, Schulze-Delrieu K eds. Deglutition and its Disorders: Anatomy, Physiology, Clinical Diagnosis and Management. San Diego: Singular Publishing Group; 1997. p 43. • 6. Furkim AM, Silva RG. Programa de reabilitação em disfagia neurogênica. São Paulo: Frontis; 1999. • 7. Palmer JB et al. Evaluation and treatment of swallowing impairments. American Family Physician; Apr 2000. Available from: http://www..aafp.org/afp (10 mar; 2008). • 8. Feinberg MJ et al. Aspiration and the elderly. Dysphagia 1990;5:61. • 9. Kidd D et al. The natural history and clinical consequences of aspiration in acute stroke. QJM 1995;88:409. • 10. American Speech-Language-Hearing Association. Roles of Speech-Language Pathologists in Swallowing and Feeding Disorders: Technical Report [Technical Report]; 2001. Available from: www. asha.org/policy (15 mar 2008). • 11. Macedo E et al. Disfagia: abordagem multidisciplinar. 2. São Paulo: Frontis; 1998. • 12. Carnaby G et al. Behavioural intervention for dysphagia in acute stroke: a randomizer controlled trial. Lancet Neurol 2006;5:31. • 13. Schindler A et al. Rehabilitative management of oropharyngeal dysphagia in acute care settings: data from a large italian teaching hospital. Dysphagia Oct 2007 [Epub ahead of print]. • 14. Solh AE et al. Swallowing disorders post orotracheal intubation in the elderly. Intensive Care Med 2003;29:1451. • 15. Leder SB et al. Fiberoptic endoscopic documentation of the high incidence of aspiration following extubation in critically ill trauma patients. Dysphagia 1998;13:208. • 16. Tolep K et al. Swallowing dysfunction in patients receiving prolonged mechanical ventilation. Chest 1996;109:167. • 17. Barquist E et al. Postextubation fiberoptic endoscopic evaluation of swallowing after prolonged endotracheal intubation: a randomized prospective trial. Crit Care Med 2001;29:1710. • 18. Leder SB, Ross DA. Investigation of the causal relationship between tracheotomy and aspiration in the acute care setting, Laryngoscope 2000; 110:641. • 19. Gresham SL. Clinical assess-

ment and management of swallowing difficulties after stroke. Medical Journal of Australia 1990;153:397. • 20. American Speech-Language-Hearing Association. Knowledge and Skills Needed by Speech-Language Pathologists Providing Services to Individuals With Swallowing and/or Feeding Disorders [Knowledge and Skills]; 2002. Available from: www.asha.org/policy (15 mar 2008). • 21. Martin BJW et al. Normal laryngeal valving patterns during three breath-hold maneuvers: a pilot investigation. Dysphagia 1993;8:11. • 22. Cameron JL. Radiation fibrosis and necrosis of the larynx. Ann Otol Rinol Laryngol 1973;136:68. • 23. Logemann JA et al. Effects of a sour bolo on oropharyngeal swallow measures in patients with neurogenic dysphagia. J Speech Hear Res 1995;38:556. • 24. Langmore SE et al. Fiberoptic endoscopic examination of swallowing safety: a new procedure. Dysphagia 1988;2:216. • 25. Suiter DM. Effects of cuff deflation and one-way tracheostomy speaking valve placement on swallow physiology. Dysphagia 2003;18:284.

12. DISFUNÇÕES NEUROMUSCULARES NOS PACIENTES GRAVES

Antonio Carlos Nogueira
Andréa Cristina Dalto
Silvana Caravaggi

INTRODUÇÃO

Historicamente, as doenças musculares, como poliomielite, síndrome de Guillain-Barré, miastenia grave e esclerose lateral amiotrófica, eram as causas mais comuns de fraqueza muscular e respiratória na Unidade de Terapia Intensiva (UTI)[1-3]. A partir de 1984, uma nova modalidade de fraqueza muscular começou a ser descrita nos pacientes graves não neurológicos, quando Bolton et al.[4] descreveram uma polineuropatia em cinco pacientes com doença grave, que tinham desenvolvido paresia flácida de extremidades e não puderam ser retirados da ventilação mecânica, esta diferia da síndrome de Guillain-Barré por ser uma neuropatia sensorial e motora. Na mesma época, foi descrita uma tetraplegia aguda em pacientes com asma grave que haviam recebido bloqueador neuromuscular e corticoides[5]. Pela experiência adquirida em todo o mundo nas últimas duas décadas reconhece-se agora a fraqueza neuromuscular como uma complicação dos pacientes graves, sendo ainda a fisiopatologia melhor entendida[5]. Aproximadamente 50% dos pacientes submetidos à ventilação mecânica desenvolvem anormalidades eletrofisiológicas, com 25 a 33% desenvolvendo sinais clínicos de fraqueza muscular[4]. Atualmente a fraqueza muscular na UTI é dividida em: polineuropatia do paciente grave, miopatia do paciente grave e bloqueio neuromuscular prolongado, algumas vezes os quadros podem estar sobrepostos.

Existe dificuldade no diagnóstico da fraqueza muscular, pois os pacientes na UTI estão frequentemente sedados, intubados, confusos, dificultando o diagnóstico que, muitas vezes, é feito acidentalmente, como por exemplo na passagem de um cateter ou troca de roupas do paciente, desconhecendo-se, na maioria das vezes, o início do quadro. Atenção especial deve ser dada aos pacientes em uso de bloqueadores neuromusculares, corticoides, agentes antirretrovirais, estatinas e fibratos.

A incidência atual de polineuropatia, em estudos prospectivos quando usado o exame clínico, está em torno de 25 a 36%. Quando testes neurofisiológicos são utilizados, a neuropatia e a miopatia estão presentes em 52 a 57% dos pacientes internados na unidade de terapia intensiva há mais de sete dias e 68 a 100% dos pacientes com sepse ou resposta inflamatória sistêmica[7].

POLINEUROPATIA DO PACIENTE GRAVE

É a segunda causa de fraqueza muscular adquirida na UTI e ocorre geralmente nos pacientes internados mais que duas semanas, necessitando de suporte ventilatório prolongado[6], os pacientes apresentam uma polineuropatia sensorial e motora caracterizada clinicamente por fraqueza muscular distal, atrofia, redução ou ausência de reflexos tendinosos profundos, perda de sensação periférica e preservação relativa da função de nervos cranianos[7].

ETIOLOGIA

Síndrome da resposta inflamatória sistêmica e disfunção de múltiplos órgãos

A polineuropatia e a miopatia do paciente clínico são frequentes associações da síndrome da resposta inflamatória e da disfunção de múltiplos órgãos, estudos têm mostrado que os mecanismos básicos são a inflamação, apoptose, trombose e oxidação[8]. Provavelmente os distúrbios da microcirculação, que levam à diminuição da perfusão dos nervos, levam ao déficit de energia com degeneração axonal e mitocondrial.

A hiperglicemia está associada ao risco de polineuropatia em vários estudos, o controle da glicemia reduz a incidência de 51,9% para 28,7%, nos pacientes tratados com insulina, existindo talvez efeito neuroprotetor da insulina[10,11]. O edema endoneural produzido pela hiperglicemia pode ser um fator, piorando o déficit de oxigenação das fibras nervosas.

Vários estudos têm relacionado o uso de corticoides e bloqueadores neuromusculares induzindo a polineuropatia, a qual pode ser mais facilmente induzida pela associação destes; as drogas que alteram a função neuromuscular são: antibióticos (D-penicilamina, aminoglicosídeos, polimixina, eritromicina, imipenem), antiarrítmicos (procainamida, quinidina), bloqueadores de canal cálcio (verapamil e diltiazem), betabloqueadores, fenitoína, lítio, estatinas, fibratos, antirretrovirais (zidovudina, estavudina, lamivudina)[12-14].

O mecanismo proposto de ação é o efeito tóxico direto nos axônios e aumento de permeabilidade capilar das células nervosas.

A alteração lipídica da sepse e o catabolismo da musculatura podem contribuir para a fraqueza muscular, os pacientes graves apresentam hipermetabolismo com taxas reduzidas de síntese proteica apesar do suporte nutricional[15]. A hipoalbuminemia causa edema endoneural e hipoxia das células nervosas.

Outros estudos associam a gravidade da doença, tempo de estadia na UTI, idade avançada e gênero feminino, como preditores da fraqueza muscular na UTI[15-16].

DIAGNÓSTICO

A polineuropatia deve ser suspeitada em pacientes com fraqueza muscular na UTI e em condições clínicas descritas anteriormente, alguns critérios devem ser sempre lembrados nos pacientes internados[17-18]:

- Pacientes internados em UTI, particularmente aqueles com sepse, falência multiorgânica e síndrome da resposta inflamatória sistêmica.
- Dificuldade na saída da ventilação mecânica com causas pulmonares excluídas.
- Fraqueza muscular distal.
- Evidências eletrofisiológicas de polineuropatia axonal motora e sensorial (ainda não existe consenso eletrofisiológico claro para o diagnóstico).
- A creatinofosfoquinase (CPK) e proteínas do liquor estão sempre normais.

TRATAMENTO E PROGNÓSTICO

Nos sobreviventes com lesão nervosa de leve a moderada, a recuperação da força muscular ocorre de semanas a meses, o exame eletrofisiológico pode demonstrar após vários anos disfunção da condução nervosa, pacientes com polineuropatia grave podem permanecer tetraplégicos[19]. Quanto ao seguimento de longo prazo, existem relatos de fraqueza muscular relacionada à síndrome do desconforto respiratório, com persistência de fraqueza muscular em todos pacientes.

O tratamento baseia-se na abordagem agressiva da sepse e evitar complicações clínicas como tromboembolismo venoso, o controle glicêmico parece apresentar certo impacto na prevenção, a recuperação fisioterápica é importante[20].

Miopatia do paciente grave

A biopsia muscular dos pacientes da UTI demonstra a incidência de miopatia entre 48 e 96% dos pacientes, sendo a miopatia do paciente grave a mais frequentemente adquirida na UTI.

O fator de risco principal para o desenvolvimento da miopatia do paciente grave é o uso de corticoides, outro agente a ser considerado é o uso de bloqueadores neuromusculares. Fatores coadjuvantes são a gravidade da doença, hiperglicemia, hipertireoidismo e síndrome da resposta inflamatória sistêmica.

De acordo com achados da biopsia muscular, três tipos de miopatia tetraplégica aguda são descritos: miopatia do paciente grave, miopatia do filamento grosso e miopatia necrotizante, geralmente todos são agrupados na entidade miopatia do paciente crítico[20].

O quadro clínico é caracterizado por tetraparesia que afeta principalmente a musculatura proximal, dificuldade de retirada do paciente da ventilação mecânica, a fraqueza muscular facial é relativamente comum, mas a fraqueza de musculatura extraocular raramente ocorre, os reflexos tendinosos profundos podem ser normais ou atenuados. A creatinofosfoquinase geralmente é normal e o prognóstico da miopatia do paciente grave não está bem definido e parece ser melhor nos pacientes com mal asmático[21].

Bloqueio prolongado da junção neuromuscular

As drogas bloqueadoras neuromusculares são muitas vezes administradas nos pacientes graves em associação com a sedação para facilitar a ventilação mecânica, reduzir o consumo de oxigênio e controle da pressão intracraniana. Os bloqueadores neuromusculares dependem da função hepática e renal para a eliminação total, e doses elevadas de bloqueadores neuromusculares podem levar ao bloqueio prolongado na vigência de insuficiência renal, exemplo disto é o uso de pancurônio e vecurônio, estas duas drogas são depuradas da circulação após várias horas, primeiramente pelo fígado e posteriormente pelos rins, nos pacientes com *clearance* de creatinina inferior a 30ml/min; os metabólitos podem circular vários dias e os riscos adicionais para o bloqueio prolongado incluem hipermagnesemia, acidose metabólica, uso de aminoglicosídeos e clindamicina[21].

OUTRAS POLINEUROPATIAS E DIAGNÓSTICOS DIFERENCIAIS

Rabdomiólise

A rabdomiólise ocorre geralmente nos pacientes que estejam usando corticoides, bloqueadores neuromusculares, neurolépticos, anticolinérgicos e anfotericina e, ainda, com infecções bacterianas e fúngicas.

A apresentação habitual é fraqueza muscular, mialgia e edema dos músculos afetados. A necrose muscular maciça resulta em hipercalemia e hipocalcemia, podendo levar a arritmias cardíacas e insuficiência renal. Os níveis de creatinofosfoquinase elevados (geralmente acima de 10.000UI/l) e mioglobinúria ocorrem frequentemente. Os achados eletrofisiológicos são os mesmos da miopatia aguda. Os estudos da condução nervosa sensorial e motora são normais ou pouco alterados. A biopsia muscular pode ser normal ou mostrar vários graus de necrose das miofibrilas com ou sem inflamação e perda de miosina[22].

Miopatia caquética

Pacientes na UTI podem desenvolver uma miopatia subaguda devido ao catabolismo proteico e desuso da musculatura. Na miopatia caquética há o predomínio de fraqueza muscular proximal, níveis séricos de creatinofosfoquinase normais. Evidências laboratoriais de má nutrição, eletroneuromiografia com alterações discretas e histologia com alteração das fibras tipo 2. A miopatia caquética é um diagnóstico de exclusão[22].

Síndrome de Guillain-Barré

A síndrome de Guillain-Barré é uma polineuropatia desmielinizante inflamatória aguda e de ocorrência rara nos pacientes já internados na UTI, porém é um distúrbio neuromuscular que mais requer a admissão de pacientes na UTI. É caracterizada por fraqueza muscular simétrica das extremidades, acompanhada por parestesia distal com perda sensorial e arreflexia generalizada, o líquido cefalorraquidiano mostra aumento significante de proteínas com celularidade normal a partir da segunda semana da doença. O estudo eletrofisiológico mostra evidência de bloqueio da condução ou retardo de condução nos nervos motores e sensoriais[23].

Miastenia grave

É usualmente caracterizada por paresia dos nervos extraoculares cranianos sem alteração do reflexo pupilar, tendência à fadiga muscular com o exercício e a preservação dos reflexos tendinosos profundos. A estimulação repetitiva do nervo na frequência 3 a 5Hz demonstra uma redução no potencial de ação do componente motor e que é reversível com a infusão de inibidores da acetilcolina. Entre 85 e 90% dos pacientes são soropositivos para o anticorpo receptor de acetilcolina[23].

Infecção pelo vírus da imunodeficiência humana (HIV)

Está associada com várias formas clínicas da neuropatia periférica, além de polineuropatia, a sorologia para pacientes de risco deve ser realizada.

Porfiria e vasculite

O diagnóstico de porfiria, apesar de raro, e o de vasculite devem ser sempre lembrados nos casos de polineuropatia[24].

Neuropatias compressivas

Pacientes em unidade de terapia intensiva podem desenvolver neuropatia focal por compressão (por exemplo, nervo ulnar e nervo fibular); devido ao posicionamento, o diagnóstico é feito pela eletroneuromiografia[24].

Poliomielite aguda

Casos raros de neuropatia na unidade de terapia intensiva são a poliomielite aguda, esclerose amiotrófica lateral e síndrome de Hopkins.

REFERÊNCIAS BIBLIOGRÁFICAS

1. O'Donohue WJ Jr et al. Respiratory failure in neuromuscular disease: management in a respiratory intensive care unit. JAMA 1976; 235(7):733. • 2. Bolton CF. Electrophysiologic studies of critically ill patients. Muscle Nerve 1987;10(2):129. • 3. Ropper A et al. Guillain-Barre's syndrome. Philadelphia: FA Davis; 1991. • 4. Bolton CF et al. Polyneuropathy in critically ill patients. J Neurol Neurosurg Psychiatry 1984;47(11):1223. • 5. MacFarlene IA, Rosenthal FD. Severe myopathy after status asthmaticus (letter). Lancet 1977;2(8038):615. • 6. Garnacho-Monteiro et al. Effect of critical illness polyneuropathy on the withdrawal from mechanical ventilation and the length of stay in septic patients. Crit Care Med 2005;33:349. • 7. Tennila A et al. Early signs of critical illness polyneuropathy in ICU patients with systemic inflammatory response syndrome or sepsis. Intensive Care Med 2000;26:1360. • 8. Bolton CF. Critical illness polyneuropathy. In: Thomas PK, Asbury A eds. Peripheral Nerve Disorders II. Oxford, England: Butterworth-Heinemann; 1995. p 262. • 9. Witt NJ et al. Peripheral nerve function in sepsis and multiorgan failure. Chest 1991;99:176. • 10. van den Berghe G et al. Intensive insulin therapy in the critically ill patient. N Engl J Med 2001; 345:1359. • 11. Aljada A et al. Insulin inhibits the pro-inflammatory transcription factor early growth response gene-1 (Egr-1) expression in mononuclear cells (MNC) and reduces plasmatissue factor (TF) and plasminogen activator inhibitor-1 (PAI-1) concentrations. J Clin Endocrinol Metab 2002;87:1419. • 12. MacFarlane IA, Rosenthal FD. Severe myopathy after status asthmaticus. Lancet 1977;2: 615. • 13. Leatherman JW et al. Muscle weakness in mechanically ventilated patients with severe asthma. Am J Respir Crit Care Med 1996;153:1686. • 14. Behbehani NA et al. Myopathy after mechanical ventilation for acute severe asthma: role of muscle relaxants and corticosteroids. Chest 1999;115:1627. • 15. Khovidhunkit W et al. Infection and inflammation-induced proatherogenic changes of lipoproteins. J Infect Dis 2000;181:S462. • 16. Ruff RL. Acute illness myopathy. Neurology 1996;46:600. • 17. Fenzi F et al. Enhanced expression of E-selectin on the vascular endothelium of peripheral nerve in critically ill patients with neuromuscular disorders. Acta Neuropathol (Berl) 2003;106: 75. • 18. Latronico N et al. Critical illness myopathy and neuropathy. Lancet 1996;247: 1579. • 19. Chan ST et al. Muscle power after glucose-potassium loading in undernourished patients. BMJ 1986;293:1055. • 20. Hund E. Myopathy in critically ill patients. Crit Care Med 1999;27:2544. • 21. Pandit L, Agrawal A. Neuromuscular disorders in critical illness. Clin Neurol and Neurosurgery 2006;108:621. • 22. Dhand UK. Clinical Approach to the weak patient in the intensive care unit. Resp Care 2006;51(9):243. • 23. Bolton C. Neuromuscular manifestations of critical illness. Muscle & Nerve 2005;32:140. • 24. Varkey B, Widjdicks EF. Acute neuromuscular weakness in the ICU. Critical Care Med 2006;34(11):342.

13. TRATAMENTO FISIOTERÁPICO DA DISFUNÇÃO NEUROMUSCULAR DO PACIENTE GRAVE

Silvana Caravaggi
Antonio Carlos Nogueira

IMOBILIDADE E INFLAMAÇÃO

O tecido muscular é um dos mais adaptáveis órgãos do corpo, responde rapidamente ao uso e desuso, alterando o diâmetro, comprimento e tipo de fibras contráteis e o suprimento vascular. A imobilização no leito resulta em efeitos cardiovasculares (diminuição do volume plasmático, instabilidade ortostática e diminuição do fluxo venoso nas extremidades), efeitos pulmonares (diminuição do volume e alteração da relação ventilação-perfusão, aspiração e pneumonia), efeitos endócrinos (perda óssea, aumenta a excreção de cálcio alterando o balanço eletrolítico necessário para a função muscular normal, diminui a sensibilidade à insulina resultando em hiperglicemia), efeitos neuromusculares (contraturas e lesões nervosas periféricas). As causas desses efeitos ainda não estão bem estabelecidas, acredita-se num conjunto de fatores, incluindo a cascata inflamatória. Em 4 horas de repouso ocorre deterioração muscular com redução de sarcômeros, diminuição das fibras musculares e do comprimento total do músculo e após 8 horas podem ocorrer contraturas. Após uma semana de repouso total, em indivíduos saudáveis, pode ocorrer 10% de redução do comprimento dos músculos posturais. O sistema parassimpático promove anti-inflamação e com a imobilidade diminui a ativação do nervo vago[1].

O estresse oxidativo e as citocinas pró-inflamatórias têm sido investigados como causas de miopatias no paciente crítico. É provável que haja uma sinergia entre esses fatores e a inatividade, acelerando a atrofia. O paciente crítico está vulnerável à síntese excessiva de oxidantes e reduzido nível de substâncias que metabolizem esses oxidantes. Radicais de oxigênio reagem com os lipídeos nas membranas celulares dos miócitos.

A peroxidação lipídica libera toxinas e derivados de ácido araquidônico que pode lesar as membranas celulares e, consequentemente, inativar os receptores de membranas, alterando as respostas dos canais iônicos. Nos miócitos, esta degradação leva à modificação de sinalizadores como o fator nuclear capa-B

(NK-B). Óxido nítrico e seus derivados também são formados no músculo contrátil pela enzima óxido nítrico sintetase. Em baixas taxas, o óxido nítrico regula as sinalizações intra e extracelulares. A inflamação estimula a expressão da óxido nítrico sintetase induzível pelas células musculares, aumentando a oxidação. O óxido nítrico também aumenta o fluxo sanguíneo através da vasodilatação e pode ter papel na redução da fadiga devido ao aumento do fluxo sanguíneo. Tanto os radicais de oxigênio quanto o óxido nítrico são necessários para a contração muscular normal e, em condições basais, baixos níveis aumentam a força contrátil.

As citocinas importantes, como biomarcadores tanto na doença crítica quanto no exercício, são o fator de necrose tumoral-α (TNF-α) e interleucinas (IL) 1, 6 e 10. Qualquer célula com núcleo produz TNF-α e este, junto com radicais de oxigênio, induz à NK-B, promovendo a degradação muscular. Alguns estudos em homens e mulheres saudáveis sugerem que o exercício causa anti-inflamação por induzir tanto IL-10 quanto IL-6 e inibir TNF-α e IL-1β[1,8].

Baixos níveis de atividade podem interromper diretamente a miopatia. Atividade em pacientes na unidade de terapia intensiva pode aumentar a capilaridade, reduzindo a síntese e a distribuição de mensageiros pró-inflamatórios. São necessários mais estudos para determinar se a atividade física pode influenciar positivamente nos ganhos funcionais do paciente crítico sem exacerbar o processo inflamatório. A determinação da dose de atividade (frequência, duração e intensidade) deveria ser guiada pelos biomarcadores de inflamação como os radicais de oxigênio e citocinas[1].

PREVENÇÃO E TRATAMENTO

O desenvolvimento de doença neuromuscular do paciente grave é a principal causa de tempo prolongado de UTI[2]. Muitos sobreviventes de doença grave apresentam baixo desempenho nas atividades físicas, implicando em baixa funcionalidade e qualidade de vida nos meses e até anos após a fase aguda[3].

Há indícios de que o controle glicêmico intensivo pode diminuir o risco de desenvolvimento da doença neuromuscular do paciente grave[2,4].

O exercício ativo é o principal recurso para a manutenção da força e massa muscular[5]. Os exercícios resistidos contribuem para manter a síntese proteica do músculo[6,8].

Alguns estudos demonstram que a eletroestimulação resulta em aumento da força muscular, hipertrofia e aumento do diâmetro da massa muscular[7]. Mobilização precoce, como sentar no leito, sentar na poltrona e deambular, em pacientes com insuficiência respiratória que necessitaram de ventilação mecânica por mais de quatro dias, mostrou-se segura desde que a equipe multiprofissional esteja envolvida. Essas atividades são as possíveis formas de prevenção e tratamento de complicações neuromusculares do paciente grave[3].

REFERÊNCIAS BIBLIOGRÁFICAS

1. Wilkelman C. Inactivity and inflammation in the critically ill patient. Crit Care Clin 2007;23:21. • 2. Khan J et al. Early development of critical illness myopathy and neuropathy in patients with severe sepsis. Neurology 2006;67:1421. • 3. Bailey P et al. Early activity is feasible and safe in respiratory failure patients. Crit Care Med 2007;35: 139. • 4. Hermans G et al. Impact of intensive insulin therapy on neuromuscular complications and ventilator dependency in the medical intensive care unit. Am J Respir Crit Care Med 2006;175:480. • 5. Muller EA. Influence of training and of inactivity on muscle strength. Arch Phys Med Rehabil 1970;51: 449. • 6. Ferrando AA et al. Resistance exercise maintains skeletal muscle protein synthesis during bed rest. J Appl Physiol 1997;82: 807. • 7. Quittan M et al. Improvement of thigh muscles by neuromuscular electrical stimulation in patients with refractory heart failure: a single-blind, randomized, controlled trial. Am J Phys Med Rehabil 2001;80: 206. • 8. Stevens RD et al. Neuromuscular dysfunction acquired in critical illness: a systematic review Intensive. Care Med 2007;33: 1876. • 9. Bednarik J et al. Risk factors for critical illness polyneuromyopathy. J Neurol 2005;252: 343.

14. INFECÇÕES HOSPITALARES

14.1. Medidas Básicas de Prevenção das Infecções Hospitalares

Valéria Cassettari Chiaratto

INTRODUÇÃO

Os pacientes internados em unidade de terapia intensiva são de grande risco para aquisição de múltiplas infecções hospitalares. É possível prevenir uma parte dessas infecções pelo rigor na técnica asséptica ao realizar procedimentos invasivos, e isso interfere na evolução e no tempo de permanência do paciente. Entretanto, parte dessas infecções decorre principalmente das condições clínicas do paciente e é de difícil prevenção. Nesses casos, cabe ao profissional evitar que o paciente adquira bactérias multirresistentes, de maneira que as possíveis infecções sejam de fácil tratamento.

Portanto, os principais objetivos das medidas de prevenção em unidade de terapia intensiva são:

1. Reduzir a frequência das infecções hospitalares.
2. Reduzir a incidência de bactérias multirresistentes.

As medidas de prevenção das infecções hospitalares e da multirresistência bacteriana são simples, porém obrigatórias, devendo ser incorporadas na rotina de forma que se tornem automáticas.

PRECAUÇÕES-PADRÃO (Quadro 14.1)

Devem ser aplicadas em todas as situações de atendimento a pacientes e visam prevenir a transmissão de agentes infecciosos, mesmo quando a fonte ainda não é conhecida.

Quadro 14.1 – Precauções-padrão: orientações.

Higienização das mãos
Com água e sabão ou gel alcoólico, antes e após o contato com qualquer paciente ou com suas secreções.

Luvas
Se houver risco de contato com sangue ou outros fluidos corporais. Trocar as luvas entre procedimentos no mesmo paciente se houver contato com secreções. Calçar luvas limpas antes de manipular mucosas ou pele não íntegra. Não tocar superfícies com as luvas (por exemplo, telefone, maçaneta etc.). Retirar as luvas imediatamente após o uso e higienizar as mãos.

Avental
Se houver risco de respingo ou contato da pele ou roupas do profissional com fluidos ou secreções do paciente. Dispensar imediatamente após o uso. Não usar o mesmo avental para cuidados com pacientes diferentes.

Máscara, óculos e protetor facial
Sempre que houver exposição da face do profissional a qualquer fluido ou secreções de pacientes. Obrigatórios para intubação orotraqueal. O profissional que apresentar infecção das vias aéreas (por exemplo, gripe ou resfriado) deve utilizar máscara cirúrgica para o atendimento ao paciente de terapia intensiva.

Prevenção de acidentes com perfurocortantes
Não reencapar a agulha. Não desconectar a agulha da seringa antes do descarte. Descartar todos os perfurocortantes (lâminas e agulhas) imediatamente após o uso nas caixas específicas para este fim.

Descontaminação do ambiente
Realizadas habitualmente pelas equipes de higiene hospitalar e de enfermagem. Realizar limpeza concorrente do mobiliário e bancadas a cada plantão. Realizar limpeza terminal na alta do paciente. Limpar e desinfetar superfícies sempre que houver presença de sangue ou secreções.

Artigos e equipamentos
Todos os artigos e equipamentos devem ser submetidos à limpeza e à desinfecção ou à esterilização antes de serem usados para outro paciente. Este processo é coordenado habitualmente pela equipe de enfermagem. Os estetoscópios devem ser de uso individualizado para cada paciente ou desinfetados por fricção com álcool 70% após o uso.

Seguindo as precauções-padrão o profissional evitará:

1. Adquirir ele próprio um agente infeccioso transmitido por um paciente (por exemplo, *Salmonella* spp., vírus influenza, rotavírus, vírus da imunodeficiência humana e vírus da hepatite C).
2. Transmitir por suas mãos e equipamentos um agente infeccioso de um paciente para outro.

A higienização das mãos é a principal e a mais simples medida para prevenção das infecções hospitalares e da disseminação da multirresistência bacteriana. Pode ser realizada com gel alcoólico ou com água e degermante contendo antisséptico (triclosan, clorexidina ou iodopovidona). Deve ser realizada sempre seguindo uma sequência de movimentos que alcance todas as superfícies das mãos durante 40 a 60s (Fig. 14.1 e Quadro 14.2)

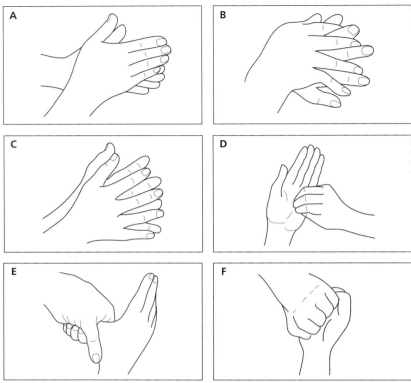

Figura 14. 1 – Higienização das mãos. **A**) Friccionar uma palma na outra. **B**) Friccionar a palma de uma mão no dorso da outra, limpando também os vãos entre os dedos. **C**) Mover as mãos com os dedos entrelaçados, friccionando as faces laterais dos dedos. **D**). Friccionar a palma de uma mão com as pontas dos dedos da outra. **E**) Friccionar os primeiros quirodáctilos em movimentação rotatória. **F**) Friccionar em movimentos horizontais os dedos dobrados e encaixados.

PRECAUÇÕES DE CONTATO

Em unidade de terapia intensiva a indicação mais frequente de precauções de contato é a colonização do paciente por bactéria multirresistente, embora outras condições possam ser listadas (Quadros 14.3 e 14.4). Sua realização criteriosa é extremamente importante para evitar a disseminação e a instalação endêmica da multirresistência na unidade de internação. É importante lembrar que os mecanismos de resistência das bactérias são múltiplos e determinados por fatores genéticos bacterianos, cuja disseminação é rápida e invisível aos nossos olhos, portanto cabe ao profissional fazer tudo o que está ao seu alcance para fortalecer a barreira física entre os pacientes.

INFECÇÕES HOSPITALARES

Quadro 14.2 – **Indicações de higienização das mãos.**

Indicação	Gel alcoólico a 70%	Água e degermante contendo antisséptico (triclosano, clorexidina ou iodopovidona)
Antes a após qualquer contato das mãos com o paciente	Sim	Sim
Ao mudar de um sítio corporal contaminado para outro mais limpo, durante o cuidado a um mesmo paciente	Sim	Sim
Antes de calçar luvas e após retirá-las	Sim	Sim
Antes e após manipular dispositivos invasivos (por exemplo, cateter vascular ou urinário e tubo traqueal)	Sim	Sim
Após contato com materiais ou equipamentos contaminados	Sim	Sim
Após contato com objetos ou superfícies próximos ao paciente (por exemplo, lençóis, cama, bomba de infusão, ventilador mecânico etc.)	Sim	Sim
Antes de realizar procedimentos invasivos (por exemplo, inserção de cateter venoso)	Não	Sim
Sempre que as mãos estiverem visivelmente sujas ou contaminadas com secreções do paciente	Não	Sim
Ao iniciar a jornada de trabalho	Não	Sim
Antes e após realizar atos pessoais (por exemplo, alimentar-se, assoar o nariz, ir ao toalete, pentear os cabelos etc.)	Não	Sim

Quadro 14.3 – **Precauções de contato: orientações.**

Quarto privativo
Recomendado, embora não obrigatório. Pode ser individual ou compartilhado entre pacientes portadores do mesmo micro-organismo

Luvas
Uso obrigatório para qualquer contato com o paciente ou com o seu leito. Trocar as luvas entre dois procedimentos diferentes no mesmo paciente. Descartar as luvas no próprio quarto e lavar as mãos imediatamente com degermante contendo antisséptico

Avental
Usar sempre que houver possibilidade de contato das roupas do profissional com o paciente, com o seu leito ou com material contaminado. Se o paciente apresentar diarreia, ileostomia, colostomia ou ferida com secreção não contida por curativo, o avental passa a ser obrigatório ao entrar no quarto. Dispensar o avental no *hamper* imediatamente após o uso (não reutilizar)

Transporte do paciente
Deve ser evitado. Quando for necessário o transporte, as precauções de contato devem ser seguidas durante todo o trajeto

Artigos e equipamentos
São todos de uso exclusivo para o paciente, incluindo termômetro, estetoscópio e esfigmomanômetro. Devem ser limpos e desinfetados (ou esterilizados) após a alta

UTI - ADULTO – MANUAL PRÁTICO

Quadro 14.4 – Indicações de precauções de contato em unidade de terapia intensiva de adultos.

Indicação	Duração
Abscesso drenante com secreção não contida pelo curativo	Durante a doença
Bactérias multirresistentes (confirmação ou suspeita). A critério da Comissão de Controle de Infecção Hospitalar (CCIH), pode ser aplicado a pacientes transferidos de outros hospitais, até resultados de culturas de vigilância	Até a alta hospitalar
Cólera	Durante a doença
Conjuntivite viral aguda (hemorrágica)	Durante a doença
Escabiose	Até 24h de tratamento
Estafilococcia com secreção cutânea não contida por curativo	Durante a doença
Estafilococcia-enterocolite em paciente incontinente ou em uso de fralda	Durante a doença
Estreptococcia (estreptococos do grupo A) com secreção cutânea não contida por curativo (exige também precauções para gotículas)	Durante a doença
Febre tifoide em paciente incontinente ou em uso de fralda	Durante a doença
Gastroenterite por *Campylobacter*, cólera, *Criptosporidium*	Durante a doença
Gastroenterite por *Escherichia coli*, *Salmonella* spp. ou *Shigella* spp. em paciente incontinente ou em uso de fraldas	Durante a doença
Hepatite A em paciente incontinente ou em uso de fraldas	Durante a doença
Herpes simples mucocutâneo disseminado ou primário grave	Até lesões virarem crostas
Herpes zóster disseminado ou localizado em imunossuprimido (exige também precauções para aerossóis)	Até lesões virarem crostas
Pediculose	Até 24h de tratamento
Peste pneumônica	Até três dias de tratamento
Pneumonia por adenovírus (exige também precauções para gotículas)	Durante a doença
Varicela (exige também precauções para aerossóis)	Até todas as lesões virarem crostas

PRECAUÇÕES RESPIRATÓRIAS

São aplicadas para as situações de doenças de transmissão respiratória. Dependendo do tamanho da partícula de transmissão da doença, as precauções podem ser para gotículas ou aerossóis (Quadro 14.5).

Quadro 14.5 – **Indicações de precauções respiratórias (para aerossóis ou gotículas) em unidade de terapia intensiva de adultos.**

Indicação	Tipo	Duração
Caxumba	Gotículas	Até 9 dias após início da tumefação
Coqueluche	Gotículas	Até 5 dias de tratamento
Difteria faríngea	Gotículas	Após duas culturas negativas em dias diferentes, após início do tratamento
Doença meningocócica	Gotículas	Até 24h de tratamento
Estreptococcia (estreptococos do grupo A) com secreção cutânea não contida por curativo (exige também precauções de contato)	Gotículas	Durante a doença
Herpes zóster disseminado ou localizado em imunossuprimido (exige também precauções de contato)	Aerossóis	Até lesões virarem crostas
Influenza A, B ou C	Gotículas	Durante a doença
Mycoplasma	Gotículas	Durante a doença
Parvovírus B19 – crise aplásica transitória	Gotículas	7 dias
Parvovírus B19 – doença crônica em imunossuprimido	Gotículas	Durante a internação
Rubéola	Gotículas	Até 7 dias após início do exantema
Sarampo	Aerossóis	Durante a doença
Tuberculose pulmonar ou laríngea	Aerossóis	Até obter três pesquisas de BAAR negativas após 15 dias de tratamento
Varicela (exige também precauções de contato)	Aerossóis	Até todas as lesões virarem crostas

Gotículas

Nestes casos o profissional deve usar máscara cirúrgica para entrar no quarto e descartá-la na saída. A transmissão por gotículas ocorre pelo contato próximo com o paciente. As gotículas de tamanho considerado grande (maiores que 5μm) são eliminadas durante a fala, respiração, tosse e procedimentos como aspiração. Atingem até 1m de distância e rapidamente se depositam no chão, cessando a transmissão. Portanto, a transmissão por gotículas não ocorre em distâncias maiores, nem por períodos prolongados. São exemplos de doenças transmitidas por gotículas: doença meningocócica e rubéola.

Aerossóis

Algumas partículas eliminadas durante a respiração, fala ou tosse ressecam-se e ficam suspensas no ar, permanecendo durante horas e atingindo ambientes diferentes, inclusive quartos adjacentes, pois são muito leves e carregadas por correntes de ar. Poucos micro-organismos são capazes de sobreviver nessas partículas, podendo ser citados como exemplos: *M. tuberculosis*, vírus do sarampo, vírus da varicela zóster.

Nestes casos o paciente deve usar máscara N95 (do tipo respirador ou bico--de-pato), pois a transmissão por aerossóis é diferente da transmissão por gotículas. A máscara N95 deve ser retirada ao sair do quarto e pode ser reaproveitada pelo mesmo profissional, desde que não esteja danificada.

Além do uso de máscara pelo profissional, também são necessários como precauções respiratórias:

- Quarto privativo: obrigatório para precauções para aerossóis ou gotículas. Pode ser individual ou compartilhado entre portadores do mesmo micro-organismo. Manter a porta fechada.
- Transporte do paciente para exames: deve ser evitado para precauções com aerossóis ou gotículas. Quando for necessário sair do quarto, o paciente deverá usar máscara cirúrgica.
- Sistema de ventilação com pressão negativa e o filtro de alta eficácia são altamente recomendáveis para as precauções com aerossóis, embora poucos serviços disponham dessa tecnologia devido ao alto custo. Quando não disponível, é obrigatório que o quarto tenha pelo menos ventilação externa.

REFERÊNCIAS BIBLIOGRÁFICAS

1. Agência Nacional de Vigilância Sanitária – ANVISA. Higienização das mãos em serviços de saúde. Agência Nacional de Vigilância Sanitária, Brasília;2007. • 2. Associação Paulista de Estudos e Controle de Infecção Hospitalar – APECIH. Precauções e isolamento. São Paulo;1999. • 3. Centers for Disease Control and Prevention – CDC. Guideline for hand hygiene in health-care settings. MMWR 2002;51(RR16):1. • 4. Siegel JD et al. The Healthcare Infection Control Practices Advisory Committee;2007. Guideline for Isolation Precautions: Preventing Transmission of Infectious Agents in Healthcare Settings, June 2007. http://www.cdc.gov/ncidod/dhqp/pdf/guidelines/Isolation2007.pdf • 5. Rotter M. Hand washing and hand disinfection. In Mayhall CG ed. Hospital Epidemiology and Infection Control. 3. ed. Philadelphia: Lippincott Willians & Wilkins; 2004. p 1727.

14.2. Diagnóstico de Infecções Hospitalares em Unidade de Terapia Intensiva

Graziella Hanna Pereira

PNEUMONIA ASSOCIADA À VENTILAÇÃO MECÂNICA (PAV)

INTRODUÇÃO

Pneumonia hospitalar adquirida durante a hospitalização considera-se após 48 horas da internação ou após a alta (considerar até 30 dias). Deve-se fazer distinção entre pneumonia adquirida na enfermaria ou na unidade de terapia intensiva, sempre considerar após 48 horas de internação na unidade[1]; relacionada à ventilação mecânica precoce com menos de quatro dias e tardia após quatro dias[2].

Pneumonia é uma das infecções mais comuns em unidade de terapia intensiva, ocorrendo em 31 a 47% das infecções hospitalares, com alta taxa de mortalidade atribuída e alto custo hospitalar.

A taxa média de infecção pulmonar relacionada à ventilação mecânica é de 10 a 15 pacientes/1.000 ventilador-dia[2,3], variável entre hospitais e o perfil de atendimento da UTI. A incidência de pneumonia associada à ventilação mecânica depende do tempo de ventilação mecânica, sendo que a taxa de pneumonia associada à ventilação mecânica usualmente é de 1 a 3% por dia de ventilação mecânica[2].

ALGORITMO PARA DIAGNÓSTICO DE PNEUMONIA ASSOCIADA À VENTILAÇÃO MECÂNICA[4]

1. **Avaliação diária da situação de cada paciente em ventilação mecânica superior ou igual a 48 horas**
   - Início de secreção pulmonar purulenta, aumento da secreção pulmonar, mudanças nas características da secreção e aumento da necessidade de aspiração.
   - Estertores pulmonares.
   - Piora da troca gasosa, aumento da necessidade de oxigênio ou dos parâmetros de ventilação.
   - Sustentado aumento da FiO_2 superior a 15mmHg acima de 48 horas ou PEEP maior ou igual a 5cmH$_2$O ou simultâneo aumento da FiO_2 maior que 10mmHg e PEEP superior a 2,5cmH$_2$O acima de 48 horas.

2. Avaliação clínica, temperatura e leucograma

- Temperatura maior que 38°C.
- Leucócitos menor que 4.000 ou maior que 12.000 leucócitos/mm³.
- Pacientes acima de 70 anos com alteração do estado mental sem outra causa.

3. Avaliação da citologia e da cultura de secreção pulmonar

- Amostra de secreção pulmonar nas últimas 72 horas com maior ou igual a 25 neutrófilos e menor que 10 células epiteliais, obtida preferencialmente por lavado broncoalveolar e se possível bilateral[5]. São consideradas contagens de colônias significativas obtidas por: aspirado endotraqueal maior ou igual a 10^5UFC/ml (unidades formadoras de colônias por ml), por lavado broncoalveolar maior ou igual a 10^4UFC/ml e por escovado brônquico protegido maior ou igual a 10^3UFC/ml.
- Outras culturas a serem solicitadas: líquido pleural (se houver), hemocultura e urocultura antes de iniciar a antibioticoterapia ou a modificação do esquema terapêutico.

4. Avaliação do infiltrado radiológico pulmonar

- Infiltrado pulmonar novo, progressivo ou persistente por mais de 72 horas, consolidação ou cavitação.

5. Marcadores séricos como proteína C-reativa e a pró-calcitonina são dados laboratoriais adicionais que podem auxiliar no diagnóstico e na evolução[6,7].

TRATAMENTO (Quadro 14.6)

Os patógenos isolados na maioria dos pacientes são: *Pseudomonas aeruginosa* (29%), *Staphylococcus aureus* (26%), *Enterobacter/Klebsiella/Serratia* (19%) e *Acinetobacter* spp. (18%), com resistência aos antimicrobianos: imipenem, oxacilina e cefalosporinas de terceira e quarta geração de *P. aeruginosa* (52%), *S. aureus* (65,4%) e *Enterobacteriaceae* (43,7%) respectivamente[8].

A recomendação de antimicrobianos deverá seguir a prevalência e o perfil de sensibilidade dos micro-organismos da instituição e o descalonamento dos antimicrobianos deverá ser realizado após o resultado das culturas.

A terapêutica adequada inicial e a precocidade de início da terapia dentro das primeiras 4 horas são fatores importantes para redução de mortalidade de pacientes em sepse. O tempo terapêutico recomendado é de 8 a 14 dias. O tratamento mais prolongado é recomendado para *P. aeruginosa*[9].

PROFILAXIA

- Elevação de cabeceira de 30 a 45°.
- Evitar intubação e reintubação, utilizar se possível ventilação não invasiva.
- Alimentação enteral com sondas pós-pilóricas.

- Profilaxia para úlceras de estresse com sucralfato.
- Aspiração de conteúdo subglótico antes de desinsuflar o *cuff*.
- Filtro entre o bocal e o aparelho.
- Desinfecção dos circuitos respiratórios recomendados pela Comissão de Controle de Infecção Hospitalar (CCIH) e adoção de rigorosas precauções-padrão na manipulação desses pacientes.

Quadro 14.6 – Tratamento de pneumonia associada à ventilação mecânica segundo os micro-organismos mais isolados, considerando o período de desenvolvimento da pneumonia e a gravidade hemodinâmica e ventilatória do paciente.

		Antimicrobianos sugeridos	Antimicrobianos sugeridos
Diagnóstico de pneumonia associada à ventilação mecânica	Micro-organismos isolados	Paciente estável clinicamente	Paciente instável clinicamente
Precoce menor que quatro dias de ventilação mecânica	*H. influenzae* *S. pneumoniae* *S. aureus* oxacilina-sensível Bacilos gram-negativos sensíveis	Cefepime	Cefepime + glicopeptídeo ou linezolida
Tardia maior que quatro dias de ventilação mecânica	*S. aureus* oxacilina-resistente Bacilos gram-negativos multirresistentes *P. aeruginosa* *Acinetobacter* sp.	Cefepime ou piperacilina + tazobactam	Piperacilina + tazobactam ou carbapenem + glicopeptídeo ou linezolida

REFERÊNCIAS BIBLIOGRÁFICAS

1. Garner JS et al. CDC definitions for nosocomial infections, 1988. Am J Infect Control 1988;16(3):128. • 2. Craven DE. Epidemiology of ventilator-associated pneumonia. Chest 2000;117(4 Suppl 2):186S. • 3. National Nosocomial Infections Surveillance (NNIS) System Report, data summary from January 1992 through June 2004, issued October 2004. Am J Infect Control 2004;32(8):470. • 4. Klompas M et al. Development of an algorithm for surveillance of ventilator-associated pneumonia with electronic data and comparison of algorithm results with clinician diagnoses. Infect Control Hosp Epidemiol 2008;29(1):31. • 5. Jackson SR et al. Utility of bilateral bronchoalveolar lavage for the diagnosis of ventilator-associated pneumonia in critically ill surgical patients. Am J Surg 2008;195(2):159. • 6. Lisboa T et al. C-reactive protein correlates with bacterial load and appropriate antibiotic therapy in suspected ventilator-associated pneumonia. Crit Care Med 2008;36(1):166. • 7. Povoa P. Serum markers in community-acquired pneumonia and ventilator-associated pneumonia. Curr Opin Infect Dis 2008;21(2): 157. • 8. Rocha LD et al. Ventilator-associated pneumonia in an adult clinical-surgical intensive care unit of a Brazilian university hospital: incidence, risk factors, etiology, and antibiotic resistance. Braz J Infect Dis 2008;12(1):80. • 9. Vidaur L et al. Ventilator-associated pneumonia: impact of organisms on clinical resolution and medical resources utilization. Chest 2008;133(3):625.

14.3. Infecções da Corrente Sanguínea Relacionadas a Cateteres Vasculares

Graziella Hanna Pereira

Cateteres endovenosos são importantes fontes de bacteriemia e fungemia, assim como complicações infecciosas no local da inserção. As taxas de infecção de corrente sanguínea relacionada a cateter um a dois por 1.000 cateter-dias são encontradas em unidade de terapia intensiva[1] (Quadro 14.7).

Quadro 14.7 – Recomendações e cuidados de troca de curativos em cateteres vasculares[3].

Tipo de cateter	Frequência de troca de cateter	Curativo
Cateter venoso periférico	Adultos: 72 a 96h, se colocado na urgência: 48 horas Pediatria: não há recomendação de troca, exceto se houver indicação clínica	Troca diária (gaze) e até uma vez por semana no transparente, com visualização diária da inserção. Deve ser trocado caso o curativo, esteja solto, sujo, úmido ou seja necessária a inspeção da inserção
Cateter venoso central, incluindo de inserção periférica (PICC)	Não há indicação de troca rotineira Deve ser visualizada diariamente a inserção Troca do circuito a cada 72 horas, na administração de produtos do sangue, a cada 24 horas	Troca a cada dois dias (gaze) e até uma vez por semana no transparente, com visualização diária da inserção

CLASSIFICAÇÃO

Infecções na inserção do cateter – presença de eritema ou enduração até 2cm do sítio de inserção, na ausência de infecção de corrente sanguínea.

Infecção no trajeto do cateter (infecção de túnel) – presença de eritema ou enduração maior que 2cm, ao longo do túnel subcutâneo (Hickman/Broviac), na ausência de infecção de corrente sanguínea.

Infecção de corrente sanguínea relacionada ao cateter – presença de bacteriemia ou fungemia em pacientes com cateter intravascular, com pelo menos uma hemocultura obtida de sangue periférico, com manifestações clínicas de infecção: febre, calafrios e/ou hipotensão. Não há nenhum outro foco de infecção exceto o cateter.

Micro-organismos mais isolados dependem de cada hospital e são esperados multirresistentes. Os micro-organismos descritos foram em 87,5% dos *Staphylococcus aureus* causados por cepas oxacilino-resistentes, 71,4% das *Enterobacteriaceae* resistentes ao ceftriaxone, 26,1% a piperacillin-tazobactam; 28,6% das cepas de *Pseudomonas aeruginosa* eram resistentes ao ciprofloxacin, 64,9% ao ceftazidime e 42,0% ao imipenem[2].

DIAGNÓSTICO

Quando existe suspeita de infecção relacionada ao cateter, a secreção do local de inserção e a ponta do cateter devem ser cultivadas.

Laboratorialmente podem ocorrer: cultura semiquantitativa do cateter com crescimento de 15UFC/cateter; cultura de sangue obtida do cateter em relação ao sangue periférico maior que 5:1 ou intervalo de crescimento de micro-organismos entre a cultura de sangue obtida do cateter e periférico for maior que 2 horas.

CATETERES CENTRAIS

PRINCÍPIOS GERAIS PARA PREVENÇÃO[3]

- Usar o mínimo de lúmens essenciais para assistência ao paciente.
- Usar cateteres impregnados com antisséptico, quando for permanecer mais cinco dias, associado aos cuidados na inserção e manutenção do cateter. Na criança não há recomendação dos cateteres impregnados.
- Preferir cateteres totalmente implantáveis nos pacientes que requerem longo período de acesso venoso ou intermitente. Para pacientes que necessitam de acesso frequente ou contínuo preferir cateter central com inserção periférica (PICC) ou cateter venoso central tunelado.
- Usar cateter venoso central com *cuff* para diálise nos pacientes com acesso venoso temporário acima de três semanas.
- Usar fístula ou enxerto ao invés de cateter venoso central para diálise.
- Não utilizar o cateter da diálise para administração de sangue ou derivados ou aplicações exceto para diálise a não ser na urgência.
- Uso de iodopovidona na inserção do cateter de hemodiálise apenas se não houver interação com o material do cateter, segundo orientação do fabricante.
- Pesar risco/benefício do local de inserção do cateter.
- Usar a subclávia em adultos para cateter venoso central não tunelado (menor risco de infecção).

UTI - ADULTO – MANUAL PRÁTICO

Para diálise preferir a jugular ou a femoral, pois pode haver estenose e ser necessário o acesso pela subclávia.

Usar precauções máximas de barreira durante a inserção do cateter central (inclui PICC): luvas, máscara, gorro, avental e campo estéril.

CATETERES VENOSOS DE LONGA PERMANÊNCIA

- Cateteres parcialmente implantáveis: Hickman, Broviac e Permicath.
- Cateteres totalmente implantáveis: *Port-a-cath*.

CONDUTA NAS INFECÇÕES RELACIONADAS AOS CATETERES[4]

A terapia das infecções relacionadas aos cateteres é frequentemente empírica. A escolha inicial depende da gravidade da doença de base, dos fatores de risco da infecção e dos micro-organismos mais prevalentes.

Os cateteres periféricos infectados deverão ser retirados e se houver secreção na inserção colhida fazer bacterioscopia e cultura. Não encaminhar ponta de cateter periférico para cultura. Se o paciente apresentar febre solicitar hemoculturas de sangue periférico.

Os cateteres centrais de curta duração infectados deverão ser retirados e a ponta do cateter encaminhada para cultura, associado à coleta de duas hemoculturas de sangue periférico.

TRATAMENTO

Os cateteres de longa duração infectados poderão ser tratados com terapêutica endovenosa por 14 dias associado à manutenção do antimicrobiano no cateter *in lock* por 14 dias, tem sido uma conduta coadjuvante para preservação do cateter. As doses recomendadas são para vancomicina de 1 a 5mg/ml; gentamicina, amicacina e ciprofloxacino de 1 a 2mg/ml, com heparina 50-100U e solução salina[4].

A prevalência de micro-organismos identificados depende da Instituição, do local de instalação do cateter e do grau de imunossupressão, portanto o tratamento com glicopeptídeos (vancomicina ou teicoplanina) associados à cefalosporina de quarta geração (cefepima) é recomendado como conduta inicial, podendo ser modificada após o resultado das culturas[5,6].

Nas complicações das infecções em cateteres, o tempo terapêutico deve ser prolongado e o cateter retirado. Nas tromboses sépticas e endocardites o tempo terapêutico varia de quatro a seis semanas, nas osteomielites de seis a oito semanas. Se houver a retirada do cateter, a terapêutica deve ser prolongada por sete dias após a retirada do cateter.

CRITÉRIOS PARA A RETIRADA DO CATETER DE LONGA DURAÇÃO

- Micro-organismos multirresistentes.
- Falha terapêutica durante ou após tratamento.
- Complicações: endocardite, trombose séptica e osteomielite.
- Sinais clínicos de sepse.

Após a retirada do cateter infectado, a reinstalação de um novo cateter deverá ser realizada em diferente sítio de inserção e após um período de cinco a sete dias de tratamento adequado e com hemoculturas negativas.

REFERÊNCIAS BIBLIOGRÁFICAS

1. Timsit JF. Diagnosis and prevention of catheter-related infections. Curr Opin Crit Care 2007;13(5):563-71. • 2. Mehta A et al. Device-associated nosocomial infection rates in intensive care units of seven Indian cities. Findings of the International Nosocomial Infection Control Consortium (INICC). J Hosp Infect 2007;67(2):168. • 3. O'Grady N P et al. Guidelines for the prevention of intravascular catheter-related infections. Am J Infect Control 2002;30(8):476. • 4. Mermel LA et al. Guidelines for the management of intravascular catheter-related infections. Clin In-

fect Dis 2001;32(9):1249. • 5. Rodriguez Colomo O et al. Use of antibiotics for the treatment of multiresistant gram positive cocci infections in critical patients. Med Intensiva 2008;32(6):263. • 6. Lorente L et al. Microorganisms responsible for intravascular catheter-related bloodstream infection according to the catheter site. Crit Care Med 2007;35(10): 2424. • 7. Manual de procedimentos básicos em microbiologia clínica para o controle de infecção hospitalar. http://www.anvisa.gov.br/servicosaude/manuais/microbiologia.asp. • 8. Site: http://hopkins-abxguide.org.

14.4. Infecções Fúngicas Invasivas

Graziella Hanna Pereira

As candidemias representam 8% das infecções de corrente sanguínea nos Estados Unidos e 4% em hospitais brasileiros, com mortalidade em torno de 40 a 60%[1].

Os fatores de risco para candidemias por *C. albicans* e não *albicans* em unidade de terapia intensiva incluem procedimentos gastrointestinais, cirurgias, bacteriemia entérica, hemodiálise, nutrição parenteral e transfusões sanguíneas[2]. Nas candidemias em UTI, cirurgia gastrointestinal e uso prévio de antifúngicos foram associados à *Candida* não *albicans* e potencial resistência ao fluconazol[3].

A prevalência de espécies de *Candida* difere entre hospitais e regiões. Os fungos mais prevalentes em candidemias em estudos internacionais foram *C. albicans* 62%, *C. glabrata* 18%, *C. krusei* 4%, e outras *Candida* spp. 16%[3]. Em estudos nacionais a incidência difere com *C. albicans* 38%, *C. parapsilosis* 23% e *C. tropicalis* 17%[1].

DIAGNÓSTICO

- Hemoculturas e culturas de outros materiais orgânicos: urina, lavado broncoalveolar.
- Detecção de antígenos e metabólitos da parede do fungo: galactomanana (aspergilose invasiva) e 1-3-betaglucana (candidemia e aspergilose).
- Amplificação do DNA do fungo por PCR (reação em cadeia da polimerase).
- Métodos radiológicos: tomografia de cortes finos de tórax para aspergilose e abdominal para detectar a forma hepatoesplênica da candidíase.
- Histopatologia.

TRATAMENTO

O tratamento para candidemias invasivas pode ser dividido em pré-emptivo e terapêutico. Devem ser excluídas colonizações. O tratamento pré-emptivo é quando existem fatores de risco suficientes, que predizem alto risco de fungemias invasivas, justificando a introdução de antifúngicos (Fig. 14.2 e Quadro 14.8).

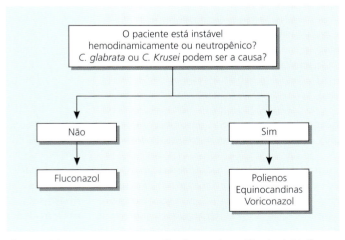

Figura 14.2 – Estratégia para escolha de terapia antifúngica inicial[5].

Quadro 14.8 – **Antifúngicos – mecanismos e espectro de ação.**

Classes de antifúngicos	Antifúngico	Mecanismos de ação	Espectro de ação	Atividade limitada ou inefetivo
Azólicos	Fluconazol	Inibe a enzima do CYP 450 responsável pela síntese de ergosterol, lesa a membrana citoplasmática	Espécies de *Candida* e *Cryptococcus*	*C. glabrata*, *C. krusei* e *Aspergillus*
Azólicos	Voriconazol		Espécies de *Candida*, *Aspergillus* e *Cryptococcus*	*Candida* fluconazol--resistente: resposta parcial; *Fusarium*: 43% resposta. Inefetivo para *Zygomicetos*
Polienos	Anfotericina B e formulações lipídicas	Liga-se ao ergosterol causando morte celular	Espécies de *Candida*, *Aspergillus*, *Cryptococcus*, histoplasma, paracoccidioides, zigomicetos, *Fusarium*	*C. luzitanea*
Equinocandina	Caspofungina	Inibidores da síntese de glucana, causando lesão da parede celular	Espécies de *Candida*, *Aspergillus* e histoplasma	*Cryptococcus*, *Fusarium*, *Zygomicetos* e dermatófitos

Foram fatores preditores de infecção por *Candida*: cirurgia (OR = 2,71, 95% CI, 1,45 a 5,06); colonização multifocal (OR = 3,04, 95% CI, 1,45 a 6,39); nutrição parenteral (OR = 2,48, 95% CI, 1,16 a 5,31) e sepse (OR = 7,68, 95% CI, 4,14 a 14,22), podendo indicar terapêutica pré-emptiva[4] (OR = razão de risco e CI = intervalo de confiança) (Quadro 14.9).

Quadro 14.9 – Doses e efeitos colaterais dos principais antifúngicos disponíveis.

Antifúngicos	Doses	Efeitos colaterais
Fluconazol	400mg/dia	Elevação de transaminases Reação alérgica e sintomas gastrointestinais
Voriconazol	6mg/kg 12/12h primeiro dia e após 3mg/kg 12/12h	Distúrbio visual Elevação de transaminases Não deve ser utilizada na forma endovenosa em pacientes com *clearance* < 50ml/min
Caspofungina	70mg no primeiro dia e após 50mg/dia, se insuficiência hepática reduzir para 35mg/dia	Pouco tóxica Elevação de transaminases Prurido durante a infusão
Anfotericina B desoxicolato Fungizon®	0,5-1,5mg/kg/dia	Uso sempre em soro glicosado Nefrotoxicidade 30 a 60%, hipocalemia Calafrios, febre, hipotensão, anemia, flebite
Anfotericina lipossomal Ambisome®	3 a 5mg/kg/dia	Uso sempre em soro glicosado Nefrotoxicidade 10 a 20%, hipocalemia Calafrios, febre, hipotensão, anemia, flebite
Anfotericina complexo lipídico Abelcet®	5mg/kg/dia	Uso sempre em soro glicosado Nefrotoxicidade 12 a 25%, hipocalemia Calafrios, febre, hipotensão, anemia, flebite
Anfotericina dispersão coloidal Amphocil®/ Amphotec®	3 a 4mg/kg/dia	Uso sempre em soro glicosado Nefrotoxicidade 15 a 30%, hipocalemia Calafrios, febre, hipotensão, anemia e flebite

REFERÊNCIAS BIBLIOGRÁFICAS

1. Colombo AL et al. Prospective observational study of candidemia in Sao Paulo, Brazil: incidence rate, epidemiology, and predictors of mortality. Infect Control Hosp Epidemiol 2007;28(5):570. • 2. Chow JK et al. Risk factors for *albicans* and *non-albicans* candidemia in the intensive care unit. Crit Care Med 2008;36:1993. • 3. Playford EG et al. Candidemia in nonneutropenic critically ill patients: Risk factors for non-albicans Candida spp. Crit Care Med 2008, 36:2034. • 4. Leon C et al. A bedside scoring system ("*Candida* score") for early antifungal treatment in nonneutropenic critically ill patients with *Candida* colonization. Crit Care Med 2006;34(3):730. • 5. Spellberg BJ et al. Current treatment strategies for disseminated candidiasis. Clin Infect Dis 2006;42(2):244.

14.5. Infecções Complicadas de Pele e Tecido Subcutâneo

Graziella Hanna Pereira

INTRODUÇÃO

As infecções complicadas da pele e de estruturas subjacentes podem ocorrer após cirurgia ou trauma. Muitas destas infecções são graves, de progressão rápida e associadas com altas taxas de mortalidade.

A gangrena infecciosa é doença rara em que as necroses bolhosas da pele podem estar associadas com bacteriemia e lesões metastáticas. Esta doença é frequentemente fatal.

A fasciíte necrotizante inicia-se geralmente como ferida cirúrgica do abdome e dissemina-se lateralmente para os flancos, até a linha de mamilo e desce para a região inguinal. O pus pode ser drenado pela pele dos flancos ou de outras partes da ferida original.

A doença de Fournier é uma forma de fasciíte necrotizante que afeta a região do períneo ou escroto, em que as camadas superficiais da pele enegrecem e descamam. A infecção pode se complicar e estender-se para os músculos da perna quando há comprometimento vascular, principalmente em diabéticos.

As bactérias comumente isoladas de feridas infectadas incluem *S. aureus, S. pyogenes* (grupo A), cocos anaeróbios, *Clostridium* spp., especialmente *C. perfringens*, membros da família Enterobacteriaceae, *Bacteroides* spp. e *Fusobacterium* spp.

INFECÇÕES DE FERIDA CIRÚRGICA

A infecção em ferida cirúrgica ocorre quando ela é contaminada com micro--organismos, geralmente em período intraoperatório ou imediatamente no perioperatório. A fonte de bactérias pode incluir sítios colonizados do corpo dos pacientes, tais como as narinas, cavidade oral, trato genital feminino, trato alimentar e a pele.

Os principais patógenos são: *S. aureus, S. epidermidis, Escherichia coli, Klebsiella* spp., *Enterobacter* spp., *Pseudomonas* spp., *Enterococcus* spp., *Bacteroides* spp. etc. Algumas feridas que parecem infectadas podem não apresentar patógeno em cultura enquanto outras apresentarão crescimento de múltiplas espécies.

Os micro-organismos como *Mycobacterium chelonei* e *Mycobacterium fortuitum* podem causar infecção, complicando a cirurgia cardíaca ou mamoplastia, cirurgia ocular e outras cirurgias limpas.

DIAGNÓSTICO LABORATORIAL

Cultura de secreção ou tecido – para pesquisa laboratorial eficiente necessita-se da coleta de volume adequado (até 5ml) de aspirado de pus ou biópsia de tecido. Processar o material dentro da primeira hora. Os cortes de tecido devem ser enviados ao laboratório em tubo com salina, não devem ser colocados em formol.

Hemoculturas – sempre deverão ser colhidas antes da introdução de antimicrobianos.

Modificações na terapêutica na evolução poderão ocorrer em função das culturas e evolução clínica (Quadro 14.10).

Quadro 14.10 – Terapêutica empírica inicial nas infecções de pele e tecido subcutâneo.

Patologias	Antimicrobianos
Fasciíte necrotizante	Ciprofloxacin + clindamicina + glicopeptídeos Ampicilina/sulbactam + glicopeptídeos Piperacilina/tazobactam + glicopeptídeos (vancomicina/teicoplanina)
Mordedura de animais	Amoxacilina/ácido clavulânico
Infecção de ferida operatória	Ciprofloxacin/Ceftazidime/Cefepime/piperacilina + tazobactam + glicopeptídeos
Escaras hospitalares	Ceftazidime/Cefepime/piperacilina + tazobactam/ampicilina + sulbactam + glicopeptídeos + clindamicina/metronidazol
Neutropênico com infecção cutânea	Ciprofloxacin/Ceftazidime/Cefepime/piperacilina + tazobactam + glicopeptídeos

TERAPÊUTICAS ADJUVANTES

Cirurgia – limpeza com remoção de tecido desvitalizado ou amputações podem ser necessárias.

Câmara hiperbárica – há evidência de eficácia somente em feridas em diabéticos. As evidências de benefícios são insuficientes em feridas em pacientes não diabéticos e infecções de tecidos moles necrotizantes e não há evidência de eficácia em osteomielite[3].

REFERÊNCIAS BIBLIOGRÁFICAS

1. Stevens DL et al. Practice guidelines for the diagnosis and management of skin and soft-issue infections. Clin Infect Dis 2005;41(10):1373. • 2. ANVISA, Manual de procedimentos básicos em microbiologia clínica para o controle de infecção hospitalar; 2003. http://www.anvisa.gov.br/servicosaude/manuais/microbiologia.asp. • 3. Hyperbaric oxygen therapy. http://cochrane.bvsalud.org

14.6. Infecções do Trato Urinário

Graziella Hanna Pereira

A infecção do trato urinário é a mais comumente adquirida no hospital[1], sendo estimada uma prevalência de urossepse de 7%. O diagnóstico precoce e o tratamento específico são os maiores determinantes de mortalidade em pacientes com sepse[2].

Definem-se as infecções do trato urinário como infecções do trato urinário baixo, as cistites, que envolvem a bexiga (cistite), a uretra (uretrite), e nos homens, a próstata (prostatite) e o epidídimo (epididimite); e como as do trato urinário alto, as pielonefrites, que envolvem o parênquima renal (pielonefrite) ou ureteres (ureterites).

Bacteriúria pode ser classificada como sintomática e, portanto, com infecção urinária e assintomática, ou seja, bacteriúria assintomática. Um grupo importante identificado com bacteriúria assintomática, que merece seguimento pelo elevado risco de UTI, são as gestantes, idosos e pacientes cateterizados. Aproximadamente 20% das grávidas com pielonefrite progridem para sepse[3].

A infecção do trato urinário complicada ocorre em indivíduos que já possuem alguma anormalidade estrutural ou funcional do sistema urinário, presença de cálculos renais ou prostáticos, doenças subjacentes em que haja predisposição a infecção renal (*diabetes mellitus*, anemia falciforme, doença policística renal, transplante renal) ou na vigência de cateterismo vesical, instrumentação ou procedimentos cirúrgicos do trato urinário. Estima-se que 5 a 10% dos pacientes com sonda vesical apresentarão bacteriúria por cada dia de cateterização, assim no final de 30 dias praticamente todos os pacientes com sonda vesical estarão colonizados por micro-organismos (Quadro 14.11).

DIAGNÓSTICOS CLÍNICO E LABORATORIAL

1. Sinais clínicos de infecção urinária: febre, disúria, urgência e aumento de frequência miccional e dor suprapúbica.
2. Urocultura maior ou igual a 10^5 colônias/ml e até duas espécies de micro-organismos obtidas por técnica asséptica.
3. Hemoculturas: em pacientes com pielonefrite aguda a hemocultura é positiva em 25%.
4. Radiológico: ultrassom ou tomografia podem identificar abscessos, obstruções, pionefrose, cálculos ou malformações, responsáveis pela infecção ou pela dificuldade na resposta clínica ao tratamento.

UTI - ADULTO – MANUAL PRÁTICO

Quadro 14.11 – Infecções do trato urinário, sintomas clínicos, micro-organismos prevalentes e diagnóstico laboratorial.

Tipos de infecções	Clínica	Micro-organismos	Diagnóstico e contagem de colônias
Trato urinário alto	Aguda: febre, calafrios, vômitos, dor em flanco Crônica: assintomática	Enterobactérias: *E. coli* e outros *Enterococcus* sp. *S. aureus*	$\geq 10^5$
Trato urinário baixo Cistite	Disúria	Enterobactérias: *E. coli* e outros *S. saprophyticus* *Enterococcus*	$\geq 10^5$
Uretrite	Disúria e secreção uretral	*Chlamydia trachomatis (a)* *Mycoplasma hominis (b)* *Ureaplasma urealyticum (c)* *Neisseria gonorrhoeae* *Trichomonas vaginalis* *Candida albicans*	a) Diagnóstico por imunofluorescência direta b e c) Meios de cultura específicos
Prostatite	Aguda: febre, calafrios e dor lombar	*Neisseria gonorrhoeae* *E. coli, Proteus* e outras enterobactérias Menos frequentes: *Enterococcus* sp., *P. aeruginosa* e *Chlamydia trachomatis*	Urocultura ou cultura de secreção prostática $\geq 10^3$
Infecção hospitalar do trato urinário	Disúria e febre, mas na presença de sonda vesical pode ser assintomática	*E. coli, P. aeruginosa, A. baumannii, Enterococcus, Candida albicans* e outras *Candidas* não *albicans* e *Staphylococcus coagulase* negativo	$\geq 10^3$

TRATAMENTO[5,6,7,8]

A terapêutica empírica inicial nos pacientes graves deve ser de amplo espectro até a estabilização do paciente e o resultado das culturas.

O paciente de leve a moderada gravidade e se não houver uso de quinolonas recentemente e não for procedente de serviços ligados à saúde utilizar levofloxacino ou ciprofloxacino. Em pacientes graves podem ser utilizados: cefepima, ceftazidima, piperacilina-tazobactam, imipenem ou meropenem, dependendo do perfil de sensibilidade dos micro-organismos da instituição. Considerar associação de glicopetídeos (vancomicina ou teicoplanina) em pacientes graves e com crescimento de cocos gram-positivos.

O esquema empírico inicial poderá ser trocado baseado nos resultados das culturas.

O tempo terapêutico varia de 10 a 14 dias. Recomendações europeias sugerem término do tratamento três a cinco dias após paciente afebril e sem complicações clínicas[5].

As bacteriúrias e candidúrias assintomáticas habitualmente não necessitam de tratamento[6].

Intervenções cirúrgicas podem ser necessárias para resolução do processo, como drenagem de abscessos, desobstrução de vias urinárias e até nefrectomias.

REFERÊNCIAS BIBLIOGRÁFICAS

1. Saint S et al. Preventing hospital-acquired urinary tract infection in the United States: a national study. Clin Infect Dis 2008;46(2): 243. • 2. Marx G, Reinhart K. Urosepsis: from the intensive care viewpoint. Int J Antimicrob Agents 2008;31(1):S79. • 3. de Pont AC et al. Pyelonephritis during pregnancy: a threat to mother and child. Ned Tijdschr Geneeskd 2007;151(33):1813. • 4. Manual de procedimentos básicos em microbiologia clínica para o controle de infecção hospitalar. http://www.anvisa.gov.br/servicosaude/manuais/microbiologia.asp. • 5. Site:http://hopkins-abxguide.org. • 6. Lindsay E et al. Infectious Diseases Society of America Guidelines for the Diagnosis and Treatment of Asymptomatic Bacteriuria in Adults. Clin Infec Dis 2005;40:643. • 7. Lindsay E. Urinary tract infection: traditional pharmacologic therapies. Amer J Med 2002;113:35S. • 8. Complicated urinary tract infection: risk stratification, clinical evaluation and evidence-based antibiotic therapy for outpatient management-year 2004 update. Primary Care Consensus Reports. January 1; 2004.

UTI - ADULTO – MANUAL PRÁTICO

Anexo 14.1 – Tabela de doses dos betalactâmicos.

Penicilinas parenterais	Dose para função renal normal	Dose ajustada para comprometimento renal *clearance* creatinina ml/min			Suplementação após hemodiálise (AD)
		> 50-90	10-50	< 10	
Penicilina cristalina	1-4 milhões, 4h	100%	75%	25-50%	Dose AD
Amoxicilina/ácido clavulânico	1-2g/0,1-0,2g, 4-6h	Sem alteração			
Ampicilina	0,5-2,0g, 6/6h	6h	6-12h	12-24h	Dose AD
Ampicilina/sulbactam	1,5/3,0g, 6/6h	6h	8-12h	24h	Dose AD
Piperacilina/tazobactam	3,375/4,5g, 6-8h	3,375g, 6h	2,25g, 6h	2,25g, 8h	0,75g extra AD
Ticarcilina/ácido clavulânico	3,1g, 4-6h	3,1g, 4-6h	2g, 4-6h	2,0g, 12h	3,1g extra AD
Oxacilina	1-2g, 4h	Sem alteração	Sem alteração	Sem alteração	Sem alteração
Penicilinas orais					
Amoxicilina	0,25-0,5g, 8h	12h	12-24h	24h	Dose AD
Amoxicilina/ácido clavulânico	0,5/0,125g, 8h 0,875/0,125g, 12h	Sem alteração	500/125mg, 12h	0,5/0,125g/dia	Dose AD
Sultamicilina	0,375-0,75g, 12h	12h	12-24h	24h	Dose AD
Cefalosporinas parenterais					
Cefazolina	1-2g, 8h	8h	12h	24-48h	0,5-1,0g extra AD
Cefalotina	0,5-1,0g, 6h	6h	12h	24-48h	0,5-1,0g extra AD
Cefoxetina	1-2g, 8-6h	8h	8-12h	24-48h	1,0g extra AD
Cefuroxima	0,75-1,5g, 8h	8h	8-12h	24h	dose AD
Cefotaxima	1-2g, 8-12h	8-12h	12-24h	24h	1,0g extra AD
Ceftriaxona (EV/IM)	1-2g, 12-24h	Sem alteração	Sem alteração	Sem alteração	Sem alteração
Ceftazidima	1-2g, 8-12h	8-12h	24-48h	48h	1,0g extra AD

(Continua, pág. seguinte)

Anexo 14.1 – Tabela de doses dos betalactâmicos (*continuação*).

Penicilinas parenterais	Dose para função renal normal	Dose ajustada para comprometimento renal *clearance* creatinina ml/min			Suplementação após hemodiálise (AD)
		> 50-90	10-50	< 10	
Cefepime	1-2g, 8-12h	8h	12-24h	24h	1,0g extra AD
Cefalosporinas orais					
Cefaclor e cefaclor ER	0,25-0,5g, 8h 0,375-0,5g, 12h	100%	50-100%	50%	0,25g extra AD
Cefalexina	0,25-0,5g, 6h	8h	12h	12h	Dose AD
Cefadroxil	0,5-1,0g, 12h	12h	12-24h	24-48h	Dose AD
Cefuroxima	0,125-0,5g, 12h	100%	100%	100%	Dose AD
Carbapenens					
Imipenem	0,5-1,0g, 6h	0,25-0,5g, 8h	0,25g, 6-12h	0,125-0,25g, 12h	Dose AD
Meropenem	0,5-1,0g, 8h	1,0g, 8h	1,0g, 12h	0,5g, 24h	Dose AD
Ertapenem (EV/IM)	1,0g, 24h	1,0g, 24h	0,5g, 24h	0,5h, 24h	0,15g AD, se dose < 6h
Monobactam					
Aztreonam	1-2g, 8h	100%	50-75%	25%	0,5g extra AD
Clindamicina	300mg, VO, 6/6 h 600-900mg, EV, 6/6h		Sem correção		
Sulfametoxazol-trimetoprima	2 cápsulas, VO, 12/12h 2 ampolas, EV, 12/12h				
Metronidazol	500mg, EV, 8/8h 250-400mg, VO, 8/8h		Sem correção 250mg VO/EV 8/8h		

Anexo 14.2 – Tratamento endovenoso de infecções relacionadas a cateteres vasculares segundo o micro-organismo isolado (Hospital Brigadeiro, 2006).

Patógeno	Antimicrobiano	Dosagem adulto	Alternativas	Dosagem criança
Cocos gram-positivos				
S. aureus				
Oxacilino-sensível	Oxacilina ou cefalotina ou sulfametoxazol/trimetoprim (se for sensível)	2g, 4/4h		Oxacilina 200mg/kg/dia, 6/6h; cefalotina 100mg/kg/dia, 6/6h
Oxacilino-resistente	Vancomicina	1g, 12/12h	Linezolida	Vancomicina: 40 a 60mg/kg/dia, 6/6h
Staphylococcus coagulase-negativo				
Oxacilino-sensível	Oxacilina ou cefalotina ou sulfametoxazol/trimetoprim (se for sensível)	2g, 4/4h		
Oxacilino-resistente	Vancomicina	1g, 12/12h	Linezolida	
Enterococcus faecalis e *E. faecium*				
Ampicilina-sensível	Ampicilina + gentamicina	Ampola, 2g, 4 a 6h; Gentamicina 1mg/kg, 8/8h		
Ampicilina-resistente	Vancomicina ou teicoplanina			
Vancomicina-resistente	Linezolida			

(Continua, pág. seguinte)

Anexo 14.2 – **Tratamento endovenoso de infecções relacionadas a cateteres vasculares segundo o micro-organismo isolado (Hospital Brigadeiro, 2006) (***continuação***).**

Patógeno	Antimicrobiano	Dosagem adulto	Alternativas	Dosagem criança
Bacilos gram-negativos				
E. coli e *Klebsiella* sp.	Cefalosporinas 3ª geração	Ceftriaxona 1 a 2g/dia	Fluoroquinolonas: Ciprofloxacino/ levofloxacino	Ceftriaxona 100mg/kg/dia, 12/12h
Enterobacter sp. e *Serratia marcescens*	Cefalosporinas 4ª geração	Cefepima 2g, 12/12h	Carbapenem (imipenem/meropenem); Fluoroquinolonas	Cefepima 150mg/kg/dia, 8/8h
Acinetobacter sp.	Ampicilina + sulbactam	3g, 6/6h	Carbapenem (imipenem/meropenem)	
S. maltophilia	Sulfametoxazol-trimetoprima	3 a 5mg/kg, 8/8h		
P. aeruginosa	Cefalosporinas de 3ª ou 4ª geração, piperacilina + tazobactam ou carbapenem	Ceftazidima 2g, 8/8h; cefepima 2g, 12/12h; imipenem 500mg, 6/6h; meropenem 1g, 8/8h; piperacilina/tazobactam 4,5g, 6/6h.		Ceftazidima 150mg/kg/dia, 8/8 h; piperacilina + tazobactam 200 a 300mg/kg/dia, 6/6h; imipenem 60mg/kg/dia, 6/6h; meropenem 60mg/kg/dia, 6/6h
Fungos				
Candida albicans ou outras espécies sensíveis	Fluconazol	400-600mg/dia		3-6mg/kg/dia, uma vez ao dia
C. krusei, C. glabrata	Anfotericina B	0,5-1,0mg/kg/dia		0,5-1mg/kg/dia

(Continua, pág. seguinte)

Anexo 14.2 – **Tratamento endovenoso de infecções relacionadas a cateteres vasculares segundo o micro-organismo isolado (Hospital Brigadeiro, 2006) (*continuação*).**

Patógeno	Antimicrobiano	Dosagem adulto	Alternativas	Dosagem criança
Patógenos incomuns				
Corynebacterium sp.	Vancomicina	1,0g, 12/12h	Penicilina G + aminoglicosídeos	
Burkolderia cepacia	Sulfametoxazol-trimetoprima	3-5mg/kg, 8/8h	Carbapenem	
Flavobacterium sp.	Vancomicina	1,0g, 12/12h	Sulfametoxazol--trimetoprima ou carbapenem	
Trichophyton beigelii	Cetoconazol	200mg, VO		
Malassezia furfur	Anfotericina B			
Mycobacterium sp.	Depende da espécie			
Antimicrobianos utilizados *in lock*				
Antibióticos	Vancomicina, gentamicina, amicacina, ciprofloxacino	Vancomicina 1-5mg/ml, gentamicina/amicacina/ ciprofloxacino 1-2mg/ml,		
Heparina		50-100UI		
Volume para preencher o lúmen do cateter		2-5ml		

15. SEPSE

15.1. Síndrome Séptica

Francisco Garcia Soriano
Clara Batista Lorigados
Antonio Carlos Nogueira

DEFINIÇÃO

Sepse é definida pela presença de pelo menos dois de quatro sinais da síndrome de resposta inflamatória sistêmica: 1. febre (superior a 38°C) ou hipotermia (inferior a 36°C); 2. taquicardia (superior a 90bpm); 3. taquipneia (superior a 20rpm), hipocapnia (pressão parcial de dióxido de carbono inferior a 32mmHg), ou a necessidade de assistência ventilatória mecânica; e 4. leucocitose (superior a 12.000 células/mm^3), leucopenia (inferior a 4.000 células/mm^3) ou um desvio à esquerda (10% de células em bastão – imaturas) no leucograma diferencial; e item obrigatório a infecção suspeitada ou provada.

Bacteriemia é definida como crescimento de bactérias em hemoculturas, para estabelecer o diagnóstico de sepse não é necessário provar por culturas positivas a infecção.

Sepse grave é sepse em adição à disfunção de um ou mais órgãos ou sistemas (por exemplo, hipoxemia, oligúria, acidose láctica, trombocitopenia, escore de coma de Glasgow baixo).

Choque séptico é definido como sepse grave em adição à hipotensão (pressão arterial sistólica inferior a 90mmHg ou uma diminuição maior que 30mmHg da pressão sistólica) apesar de reposição hídrica adequada.

EPIDEMIOLOGIA

As estimativas nacionais são de que em 2003 houve 398.000 casos, evoluindo para choque séptico e óbito num total de 227.000 pacientes. Sepse causa tantas mortes quanto infarto agudo do miocárdio na população; em unidades de terapia intensiva não coronarianas o choque séptico e suas complicações são as causas mais frequentes de morte. A frequência de choque séptico está aumentando à medida que os médicos efetuam cirurgias mais agressivas, à medida que organismos mais resistentes estão presentes no ambiente e à medida que aumenta o imunocomprometimento resultante de doença e drogas imunossupressoras.

O choque séptico pode ser causado por bactérias gram-positivas ou gram-negativas, fungos e, muito raramente, protozoários ou riquétsias. Causas cada vez mais comuns de choque séptico são bactérias gram-positivas, especialmente *Staphylococcus aureus* resistente à meticilina, enterococos resistentes à vancomicina, *Streptococcus pneumoniae* resistentes à penicilina e bacilos gram-negativos resistentes.

Os locais comuns de infecção causando choque séptico são pneumonia, peritonite, pielonefrite, abscesso (especialmente intra-abdominal), bacteriemia primária, colangite, celulite, fasciíte necrosante e meningite. Pneumonia nosocomial é a causa mais comum de morte por infecção nosocomial.

FISIOPATOLOGIA

A resposta sistêmica à infecção é mediada pelas citocinas produzidas por macrófagos, que estimulam receptores específicos das células do sistema imunológico e de órgãos-alvo. As citocinas: interleucina-1 beta (IL-1β), IL-6, IL-8 e fator de necrose tumoral-α (TNF-α) são eventos deflagrados precocemente neste processo. Estas citocinas estimulam a liberação de outros mediadores da resposta inflamatória, como produtos derivados do ácido araquidônico (PGE$_2$, TXA$_2$), fator ativador de plaqueta; peptídeos vasoativos, como bradicinina, angiotensina, peptídeo intestinal vasoativo; aminas, como histamina e serotonina; uma variedade de produtos derivados do complemento, assim como outras citocinas.

Uma intricada rede de mediadores regula a produção e a liberação de citocinas, a qual mantém a resposta inflamatória sob controle pela redução da produção e contrabalanço dos efeitos de citocinas pró e anti-inflamatórias. Em alguns pacientes é difícil estabelecer o adequado equilíbrio e neste estágio o controle é perdido, ocorrendo uma intensa reação inflamatória.

A resposta imunológica é realizada pela sucessão dos mecanismos inatos e adaptativos, ou seja, nas fases iniciais da infecção há um predomínio das respostas inatas e nas fases mais tardias os linfócitos passam a gerar respostas imunológicas adaptativas. A principal diferença entre estes dois tipos de respostas é que a resposta adaptativa é altamente específica e desenvolve memória contra o germe agressor. A expansão clonal dos linfócitos em resposta a um agente infeccioso é absolutamente necessária para geração de uma resposta imunológica eficiente. O desenvolvimento de clones diferenciados em células efetoras leva de três a cinco dias.

Os linfócitos "memorizam" a estrutura do agente agressor e passam a responder mais rápida e eficientemente no caso de haver uma reinfecção pelo mesmo patógeno. Contudo, este período de tempo para desenvolver a resposta adaptativa é bastante longo e suficiente para que as bactérias produzam graves danos ou a morte do hospedeiro, desta forma é necessário um mecanismo de ação rápida, ou melhor, de ação imediata. Os mecanismos efetores da imunidade inata (peptídeos antimicrobianos, fagócitos e via alternativa do complemento) são ativados imediatamente após a invasão. A resposta imunológica inata utiliza sistemas de reconhecimento primitivos e inespecíficos que permitem sua ligação a muitos produtos microbianos. Estas estruturas estão referidas como "padrões moleculares associados a patógeno" (por exemplo, lipopolissacarídeo [LPS], peptidoglicano, ácidos lipoteicoicos, glicopeptídeos de fungos [mananos], DNA das bactérias, RNA de dupla-fita e glucanos), e os receptores do sistema da imunidade inata que estão envolvidos no reconhecimento dos padrões moleculares associados a patógeno são chamados de receptores de reconhecimento do padrão. Estes receptores estão expressos em muitas células efetoras do sistema inato, tais como neutrófilos polimorfonucleares, macrófagos, células dendríticas e células B – as células "profissionais" de apresentação de antígeno. Os receptores reconhecedores de padrão (PRR) como os LPS-PRRs reconhecem LPS e são encontrados exclusivamente em bactérias gram-negativas e "alertam" o sistema imunológico sobre a presença das bactérias. Os sinais induzidos em consequência do reconhecimento pelo sistema imunológico inato controlam a ativação da resposta imunológica adaptativa. O sistema imunológico adaptativo responde ao patógeno somente depois que este é reconhecido pelo sistema imunológico inato.

O sistema imunológico inato responde usando receptores de reconhecimento de padrões (por exemplo, receptores *toll-like*) moleculares associados aos patógenos, os quais são moléculas extremamente bem conservadas dos micro-organismos. Moléculas de superfície das bactérias gram-positivas e gram-negativas (peptidoglicano e lipopolissacarídeo, respectivamente) ligam-se aos receptores *toll-like*-2 (TLR-2) e TLR-4, respectivamente. A ligação a TLR-2 e TLR-4 dá início a uma cascata de sinalização intracelular que culmina no transporte nuclear do fator de transcrição nuclear, fator capa B (NFB), o que desencadeia a transcrição de citocinas como TNF-α e IL-6. As citocinas aumentam a expressão das moléculas de adesão dos neutrófilos e células endoteliais e a ativação dos neutrófilos leva a uma ação bactericida. Entretanto, as citocinas também lesam diretamente as células endoteliais. Neutrófilos, monócitos e plaquetas ativados também lesam as células endoteliais.

RESPOSTA DA COAGULAÇÃO À INFECÇÃO

A sepse ativa o sistema da coagulação e, em última análise, converte fibrinogênio em fibrina, que é ligada às plaquetas para formar trombos microvasculares. Os trombos microvasculares amplificam ainda mais a lesão endotelial, pela liberação de mediadores e por hipoxia tecidual em virtude da obstrução ao fluxo sanguíneo.

Normalmente, anticoagulantes naturais (proteína C, proteína S, antitrombina e inibidor da via do fator tecidual) regulam a coagulação, intensificam a fibrinólise e removem os microtrombos. A trombina-α liga-se à trombomodulina, a qual ativa a proteína C quando a proteína C está ligada ao receptor endotelial de proteína C. A proteína C ativada regula a ação pró-coagulante porque inativa os fatores Va e VIIIa e inibe a síntese de inibidor do ativador do plasminogênio-1 (PAI-1). A proteína C ativada também diminui a apoptose, ativação e adesão leucocitárias, e a produção de citocinas.

A sepse diminui as concentrações dos anticoagulantes naturais, proteína C, proteína S, antitrombina e inibidor da via do fator tecidual. Além disso, lipopolissacarídeo e TNF-α diminuem a trombomodulina e o receptor endotelial de proteína C, desse modo limitando a ativação da proteína C. Lipopolissacarídeo e TNF-α também aumentam as concentrações de PAI-1, inibindo assim a fibrinólise.

TRATAMENTO

As ações terapêuticas que apresentam evidências são: 1. a remoção do foco infeccioso, tanto de forma cirúrgica como por meio de antibióticos, tem sido demonstrado que quanto mais precoce a instituição destas medidas menor é a mortalidade associada; 2. suporte hemodinâmico por infusão de soluções salinas como pelo uso de drogas vasoativas.

Os antibióticos são introduzidos com base no foco suspeito e na epidemiologia conhecida de prováveis bactérias causadoras da infecção. Contudo, na continuidade terapêutica é importante determinar o germe causador e, se necessário, corrigir o antibiótico. A coleta de sangue, urina e secreções de locais suspeitos de serem focos infecciosos é de fundamental importância.

A seguir serão necessárias medidas conforme os órgãos que se apresentem em insuficiência. Em geral a insuficiência respiratória ocorre e medidas de suporte respiratório são necessárias, como cateter de oxigênio, intubação orotraqueal e ventilação mecânica.

A literatura da última década lançou diversas novas condutas que foram intensamente propagandeadas pelo chamado *Sepsis Surviving Campaing*, contudo estas não têm sido confirmadas pelos mais recentes estudos clínicos multicêntricos[1-6].

REFERÊNCIAS BIBLIOGRÁFICAS

1. Rivers E et al. Early goaldirected therapy in the treatment of severe sepsis and septic shock. N Engl J Med 2001;345:1368. • 2. Kumar A et al. Duration of hypotension prior to initiation of effective antimicrobial therapy is the critical determinant of survival in human septic shock. Crit Care Med 2006;34: 1589. • 3. Jimenez MF, Marshall JC. Source control in the management of sepsis. Intensive Care Med 2001;27:S49. • 4. Hollenberg SM et al. Practice parameters for hemodynamic support of sepsis in adult patients: 2004 update. Crit Care Med 2004;32:1928. • 5. Surviving Sepsis Campaign: International guidelines for management of severe sepsis and septic shock: 2008. Intensive Care Med 2008;34:17. • 6. NICE-SUGAR Study Investigators, Finfer S et al. Intensive versus conventional glucose control in critically ill patients. N Engl J Med. 2009;360(13):1283.

15.2. Choque Séptico

Francisco Garcia Soriano
Clara Batista Lorigados
Antonio Carlos Nogueira
Luiz Gonzaga Ribeiro Júnior

DISFUNÇÃO CARDIOVASCULAR

Hipoperfusão tecidual e hipoxia tecidual são o que caracteriza um estado de choque. No choque séptico, a maioria dos pacientes tem taquicardia sinusal e, por definição, pressão arterial diminuída (menor que 90mmHg sistólica, uma diminuição maior ou igual a 30mmHg da pressão sistólica básica, ou pressão arterial média inferior a 60mmHg). O choque séptico é caracterizado por pressão de pulso aumentada, resistência vascular sistêmica diminuída e hipovolemia relativa. Choque distributivo significa que a distribuição do fluxo sanguíneo é anormal, de tal modo que áreas de baixo fluxo (e consequentemente baixa saturação venosa de oxigênio) e áreas de alto fluxo (e consequentemente saturação venosa de oxigênio aumentada) estão presentes. Alguns pacientes só apresentam estas características clínicas e hemodinâmicas típicas do choque distributivo clássico após a administração de volume endovenoso.

A pré-carga ventricular pode estar diminuída no choque séptico inicial por várias razões. Primeira, os pacientes têm depleção de volume por ingestão líquida diminuída e em virtude de perdas líquidas aumentadas como resultado de febre, vômito e diarreia. Segunda, a perda hídrica do espaço intravascular para o intersticial é causada por mediadores que induzem à lesão endotelial disseminada, o que aumenta a permeabilidade capilar. No pulmão, permeabilidade aumentada é um componente da lesão pulmonar aguda. Uma terceira razão é a venodilatação induzida por mediadores, como óxido nítrico. A venodilatação aumenta a capacitância venosa, levando desse modo à depleção relativa de volume que agrava a depleção absoluta de volume. A pós-carga ventricular está diminuída em virtude da liberação excessiva de vasodilatadores potentes, tais como óxido nítrico, prostaglandina I_2, adenosina difosfato e outros vasodilatadores.

Além da vasodilatação anormal, os pacientes também têm vasoconstrição microvascular concomitante. Vasoconstrição microvascular pode não ser aparente clínica ou hemodinamicamente, mas pode levar à hipoxia tecidual detectada por concentrações aumentadas de lactato arterial. Vasoconstrição microvascular é causada por norepinefrina aumentada, tromboxanos e outros vasoconstritores locais. A vasoconstrição microvascular causa hipoxia focal, a qual é exacerbada pela obstrução microvascular por plaquetas e leucócitos.

Quando a distribuição de oxigênio diminui para menos que o nível crítico de distribuição de oxigênio, o consumo de oxigênio diminui e leva a um estado no qual o consumo de oxigênio depende da distribuição de oxigênio. Em níveis mais baixos que o nível crítico de distribuição de oxigênio, o lactato arterial aumenta como resultado da hipoxia tecidual. A função cardiovascular é ainda mais comprometida no choque séptico por causa da contratilidade ventricular diminuída. Inicialmente, no choque séptico os pacientes que sobrevivem têm volume diastólico final ventricular esquerdo aumentado, o que provavelmente permite aos sobreviventes manter o débito cardíaco apesar da contratilidade diminuída.

MANIFESTAÇÕES CLÍNICAS

O volume ventricular diminuído é detectado clinicamente por baixa pressão venosa jugular e hemodinamicamente por pressão venosa central diminuída. A pós-carga está também comumente diminuída e é detectada clinicamente por pele quente, ruborizada e hemodinamicamente por resistência vascular sistêmica diminuída.

DIAGNÓSTICO DIFERENCIAL

Os principais diagnósticos diferenciais do choque séptico clássico são outras causas não sépticas de síndrome de resposta inflamatória sistêmica, como pancreatite aguda, síndrome de angústia respiratória aguda, pneumonite aspirativa, politraumatismo e grande cirurgia recente sem infecção. Outras causas de choque distributivo são: choque anafilático (sugerido por angioedema e urticária), choque medular, trauma recente e paraplegia, insuficiência suprarrenal aguda e insuficiência hepática aguda ou crônica agudizada (icterícia, ascite e encefalopatia).

O diagnóstico diferencial do choque séptico deve incluir as outras causas de choque: choque hipovolêmico, cardiogênico e obstrutivo. Os pacientes com choque hipovolêmico apresentam-se com uma história sugestiva e sinais de hipovolemia (baixa pressão venosa jugular) e hipoperfusão da pele (extremidades frias, pegajosas e cianóticas). Choque cardiogênico (resultante de infarto do miocárdio ou insuficiência cardíaca congestiva aguda sobre crônica ou ocorrendo após cirurgia cardiovascular) é sugerido pela história, sinais de pressão de enchimento aumentada (pressão venosa jugular aumentada, estertores crepitantes, terceira bulha cardíaca (B_3), edema pulmonar e cardiomegalia) e hipoperfusão da pele. Alguns pacientes que têm infarto agudo do miocárdio e choque cardiogênico têm características de síndrome de resposta inflamatória sistêmica sem infecção. Choque obstrutivo (por tromboembolismo pulmonar, tamponamento cardíaco e pneumotórax) manifesta-se similarmente ao choque cardiogênico.

PREVENÇÃO

As medidas para prevenir sepse incluem lavagem das mãos, elevação da cabeceira do leito e técnicas estéreis para inserção de cateteres. Novos locais de inserção de cateter para trocas, isolamento dos pacientes que têm organismos resistentes e isolamento dos pacientes que estão significativamente imunocomprometidos também podem prevenir infecção.

A prevenção da progressão da sepse para choque séptico exige diagnóstico precoce e ressuscitação agressiva da sepse grave antes da progressão para hipotensão. Terapia precoce dirigida por objetivo hemodinâmico (pressão venosa central, pressão arterial e saturação venosa de oxigênio), ventilação protetora dos pulmões e antibióticos.

TRATAMENTO

TERAPIA CIRCULATÓRIA

Em geral, o objetivo da ressuscitação é aumentar a distribuição de oxigênio aos tecidos, aumentando a pressão arterial profundamente baixa, aumentando o fluxo sanguíneo inadequado, aumentando a baixa saturação de oxigênio arterial e aumentando a saturação venosa mista de oxigênio. A terapia dirigida para este objetivo exige monitoramento contínuo da saturação de oxigênio venosa central, com ressuscitação dirigida para aumentar e em seguida manter a saturação de oxigênio venosa central acima de 70%[1,2,5].

Líquidos devem ser usados para manter uma pressão venosa central de 8 a 12mmHg; no presente, nenhum dado convincente indica que albumina seja melhor que soro fisiológico. Vasopressores (por exemplo, norepinefrina, 1 a 50g/min) devem ser adicionados se a pressão arterial média for menor que 60mmHg. Se a saturação de oxigênio venosa central for menor que 70%, transfusões de papa de hemácias devem ser usadas para manter um hematócrito acima de 30%. Dobutamina (2,5 a 20g/kg/min) é necessária se a pressão venosa central, pressão arterial média e hematócrito estiverem otimizados e, todavia, a saturação de oxigênio venosa central permanecer abaixo de 70%[1,4,5].

Se o índice cardíaco for baixo ou se a saturação de oxigênio venosa mista for baixa (menor que 70%) apesar de uma pressão venosa central adequada, então um agente inotrópico, como dobutamina, deve ser acrescentado, inicialmente cerca de 2 a 5g/kg/min, e aumentando até que a saturação de oxigênio venosa mista seja adequada. Em alguns pacientes em choque séptico, o índice cardíaco é inadequado, conforme refletido por uma baixa saturação de oxigênio venosa mista apesar de uma alta pressão venosa central (superior a 12mmHg) e/ou pressão encunhada na artéria pulmonar (superior a 18mmHg), por causa de disfunção cardiovascular subjacente ou por causa de disfunção ventricular esquerda aguda resultante da sepse. Nesses pacientes, o uso mais precoce de um agente inotrópico, como dobutamina, deve ser considerado para aumentar a contratilidade ventricular esquerda[4,5].

DROGAS

Antibióticos

O local infectado e os organismos infectantes do choque séptico frequentemente não são conhecidos inicialmente. Depois de obtidas culturas apropriadas, devem ser administrados endovenosamente antibióticos de amplo espectro em uma base emergencial, enquanto são considerados fatores do hospedeiro como estado imune[3].

Corticosteroides

O tratamento recomendado é a hidrocortisona (50mg via endovenosa cada 6h) mais fludrocortisona (comprimido de 50g por tubo nasogástrico ou via oral diariamente) durante sete dias[5]. O entusiasmo pela terapia com corticosteroides deve ser moderado pelo conhecimento das complicações, tais como neuromiopatia, hiperglicemia, imunossupressão e cura prejudicada de ferida.

REFERÊNCIAS BIBLIOGRÁFICAS

1. Rivers E et al. Early goaldirected therapy in the treatment of severe sepsis and septic shock. N Engl J Med 2001;345:1368. • 2. Kumar A et al. Duration of hypotension prior to initiation of effective antimicrobial therapy is the critical determinant of survival in human septic shock. Crit Care Med 2006;34:1589. • 3. Jimenez MF, Marshall JC. Source control in the management of sepsis. Intensive Care Med 2001;27:S49. • 4. Hollenberg SM et al. Practice parameters for hemodynamic support of sepsis in adult patients: 2004 update. Crit Care Med 2004;32:1928. • 5. Surviving Sepsis Campaign: International guidelines for management of severe sepsis and septic shock: 2008. Intensive Care Med 2008;34:17.

15.3. Insuficiência Adrenal Relativa no Choque Séptico

Domingos Dias Cicarelli
Elke Frerichs

A síndrome da resposta inflamatória sistêmica é o resultado da liberação de mediadores inflamatórios desencadeada por um agente causal, infeccioso ou não[1]. Quando a causa da síndrome da resposta inflamatória sistêmica é uma infecção, definimos o quadro como sepse[1]. A sepse pode ser classificada como grave quando evolui com disfunção orgânica[1].

O choque séptico é definido como sepse grave, evoluindo com hipotensão a despeito de adequada ressuscitação volêmica, necessitando do uso de vasopressores[1]. A síndrome de disfunção de múltiplos órgãos é definida como disfunção orgânica em pacientes críticos que necessitam de intervenção para manutenção da homeostasia[2].

Sepse e choque séptico são as principais causas de mortalidade em unidades de terapia intensiva não cardiológicas em todo o mundo, principalmente em decorrência da síndrome de disfunção de múltiplos órgãos[3]. Estima-se uma taxa de mortalidade que varia de 20 a 80%, sendo que em nosso país a taxa de mortalidade atinge 65% nos pacientes com choque séptico[4]. Aproximadamente metade dos pacientes em choque séptico morre por disfunção de múltiplos órgãos[1]. A importância epidemiológica da sepse levou à criação de um comitê internacional em 2002, comandado por três sociedades médicas (*Society of Critical Care Medicine*, *European Society of Intensive Care Medicine* e *International Sepsis Forum*), que vem desenvolvendo uma campanha mundial denominada *Surviving Sepsis Campaign* (Campanha Sobrevivendo à Sepse) com o objetivo de colocar em prática protocolos de tratamento baseados nas melhores evidências científicas disponíveis, visando reduzir a mortalidade por esta doença[5]. Um dos tratamentos recomendados para os pacientes com choque séptico baseia-se no uso de glicocorticoides[5].

Os glicocorticoides têm efeito imunossupressor, reduzindo a transcrição de genes pró-inflamatórios pela inibição do fator nuclear capa-B[6,7]. Estudos têm utilizado corticoides para reduzir o processo inflamatório sistêmico associado à sepse e ao choque séptico[8]. Durante o desenvolvimento da sepse, citocinas pró-inflamatórias como as interleucinas (IL-1β e IL-6) e o fator de necrose tumoral (TNF-α) são liberados pelos linfócitos, macrófagos e células endoteliais. Essas citocinas promovem liberação de proteases, induzem a coagulação, diminuem a fibrinólise, diminuem a sensibilidade dos receptores adrenérgicos e ativam o eixo hipotalâmico-hipofisário-adrenal a produzir corticotropina[9]. A secreção de cortisol pelas adrenais atua como fator inibitório no processo inflamatório de defesa do paciente. O cortisol ainda inibe a liberação de catecolaminas e diminui a produção hepática de citocinas pró-inflamatórias. A produção endógena de corticoide é essencial para coordenar a defesa do paciente e sua homeostase[9]. Os corticosteroides protegem o paciente de uma resposta inflamatória exacerbada (síndrome da resposta inflamatória sistêmica) que por si pode causar efeitos deletérios no seu organismo. Sob condições normais, as glândulas adrenais produzem de 8 a 13mg/dia de cortisol. Durante situações de estresse intenso, a quantidade de cortisol produzida pode atingir 225 a 440mg/dia por vários dias[9]. O estímulo contínuo do eixo hipotalâmico-hipofisário-adrenal pelas citocinas pró-inflamatórias pode causar uma insuficiência adrenal relativa, pois as glândulas adrenais são incapazes de manter sua capacidade máxima de produção de cortisol durante longos períodos. Apesar de o estímulo prolongado manter a produção de corticotropina, a produção de cortisol pelas adrenais decai ao longo do tempo nos pacientes graves, produzindo deficiência de cortisol[9]. O cortisol produzido pelas adrenais é imediatamente secretado no plasma e circulando 95% ligado à globulina ligadora de corticoides. Durante os sete primeiros dias da resposta inflamatória, as concentrações de globulina ligadora de corticoides estão reduzidas, causando aumento do cortisol livre, porém este cortisol livre não atinge os tecidos-alvo sem estar ligado à globulina ligadora de corticoides[9].

A explicação atual para o uso dos corticoides seria a potencialização dos efeitos dos vasopressores pelo restabelecimento da sensibilidade dos receptores, permitindo melhores efeitos com menores doses[10]. Como 30 a 70% dos pacientes em sepse ou choque séptico apresentam insuficiência adrenal relativa, a reposição de corticoides nesses pacientes seria obrigatória[10-14]. Ainda não está definido qual o melhor método para o diagnóstico da insuficiência adrenal relativa nesses pacientes. Vários estudos utilizam a hidrocortisona após a realização de um teste de estimulação adrenal com corticotropina[12]. A definição de insuficiência adrenal relativa seria um aumento no cortisol total menor ou igual a 9µg/dl em resposta a um estímulo de 250µg de corticotropina[13,14]. Lipiner-Friedman et al. observam que quanto maior a variação do cortisol (valor de pico menos o valor basal) melhor é a evolução clínica do paciente. Portanto, só seria necessária a reposição de corticoide nos pacientes com pouca variação do cortisol após o estímulo. Porém, concluem que outros estudos são necessários para otimizar o diagnóstico de insuficiência adrenal relativa em pacientes em choque séptico ou sepse grave[15].

Sprung et al. (*Estudo Corticus*), em publicação recente, não encontraram diferença na evolução de pacientes que apresentaram ou não resposta ao teste com corticotropina, ou seja, pacientes sem insuficiência adrenal relativa ou com insuficiência adrenal relativa tratados com hidrocortisona evoluíram da mesma forma[16]. Porém, esses autores também não encontraram diferença entre os pacientes tratados com hidrocortisona ou placebo. Esta ausência de melhora dos pacientes tratados com corticoides ou com diagnóstico de insuficiência adrenal relativa pode ser atribuída à demora no início do tratamento. Neste estudo, os pacientes só receberam hidrocortisona após 72 horas do diagnóstico do choque séptico. Logo, necessitamos da realização de mais estudos com administração mais precoce do corticoide para confirmar a importância do diagnóstico e tratamento de insuficiência adrenal relativa nos pacientes com choque séptico.

As recomendações atuais da *Surviving Sepsis Campaign* (2008) para o uso de corticoides na sepse incluem apenas pacientes em choque séptico refratário à ressuscitação com fluidos e drogas vasoativas[17]. A recomendação para realização do teste com corticotropina para o diagnóstico de insuficiência adrenal relativa fica temporariamente suspensa aguardando novos estudos[17].

REFERÊNCIAS BIBLIOGRÁFICAS

1. Luzzani A et al. Comparison of procalcitonin and C-reactive protein as markers of sepsis. Crit Care Med. 2003;31(6):1737. • 2. Hotchkiss RS, Karl IE. The pathophysiology and treatment of sepsis. N Engl J Med 2003; 348:138. • 3. Silva E. Sepse, um problema do tamanho do Brasil. RBTI 2006;18:5. • 4. Sales Jr JAL et al. Sepse Brasil: estudo epidemiológico da sepse em unidades de terapia intensiva brasileiras. RBTI 2006;18:9. • 5. Silva E. Surviving Sepsis Campaign: um esforço mundial para mudar a trajetória da sepse grave. RBTI 2006;18:325. • 6. Christman JW et al. Nuclear factor kappa B: a pivotal role in the systemic inflammatory response syndrome and new target for therapy. Intensive Care Med 1998;24:1131. • 7. Scheinman RI et al. Role of transcriptional activation of kappa B alpha in mediation of immunossupression by glucocorticoids. Science 1995;270:283. • 8. Briegel J et al. Stress doses of hydrocortisone reverse hyperdynamic septic shock: a prospective, randomized, double blind, single center study. Crit Care Med. 1999;27:723. • 9. MacLaren R, Jung R. Stress-dose corticosteroid therapy for sepsis and acute lung injury or acute respiratory distress syndrome in critically ill adults. Pharmacotherapy 2002;22:1140. • 10. Manglik S et al. Glucocorticoid insufficiency in patients who present to the hospital with severe sepsis: A prospective clinical trial. Crit Care Med 2003;31:1668. • 11. Abraham E, Evans T. Corticosteroids and septic shock. JAMA 2002;288:886. • 12. Annane D et al. Effect of treatment with low doses of hydrocortisone and fludrocortisone on mortality in patients with septic shock. JAMA 2002;288:862. • 13. Dubey A, Boujoukos AJ. Free cortisol levels should not be used to determine adrenal responsiveness. Crit Care 2004;9:1. • 14. Nguyen HB et al. Severe sepsis and septic shock: review of the literature and emergency department guidelines. Ann Emerg Med 2006;48:28. • 15. Lipiner-Friedman D et al. Adrenal function in sepsis: the retrospective Corticus study. Crit Care Med 2007;35:1012. • 16. Sprung CL et al. Hydrocortisone therapy for patients with septic shock. N Engl J Med 2008;358:111. • 17. Dellinger RP et al. Surviving sepsis campaign: international guidelines for management of severe sepsis and septic shock. Crit Care Med 2008;36: 296.

15.4. Tratamento da Sepse e do Choque Séptico

Francisco Garcia Soriano
Antonio Carlos Nogueira
Clara Batista Lorigados
Wagner Issao Hoshino

ADEQUAÇÃO DA PERFUSÃO E OXIGENAÇÃO TECIDUAL

OBJETIVOS HEMODINÂMICOS

Os objetivos na estabilização hemodinâmica são: 1. pressão arterial média superior a 65mmHg; 2. pressão venosa central de 8 a 12mmHg; 3. saturação de oxigênio venosa mista acima de 70%; 4. débito urinário horário superior a 0,5ml/kg/h; 5. concentração de lactato arterial inferior a 2mmol/l; 6. estado mental e perfusão cutânea[4,5].

O restabelecimento precoce de parâmetros hemodinâmicos que resultem em melhora da perfusão tecidual constitui a pedra angular do tratamento de emergência, e esta conduta diminui dramaticamente as taxas de mortalidade hospitalar, de 28 dias e de 60 dias. O objetivo da ressuscitação é aumentar a distribuição de oxigênio aos tecidos, isto é obtido pelo aumento da pressão arterial, aumento do fluxo sanguíneo que em geral está inadequado, aumento da saturação de oxigênio arterial se esta estiver baixa e aumento da saturação venosa mista de oxigênio. Embora o fornecimento de oxigênio seja mais alto em sobreviventes que em não sobreviventes, não está claro que uma meta específica de distribuição de oxigênio seja mais benéfica do que pontos finais clínicos. Diversas experiências mostraram que o fornecimento de oxigênio global supranormal não diminui a mortalidade da sepse e do choque séptico. A terapia dirigida para objetivo exige monitoramento contínuo da saturação de oxigênio venosa central, com ressuscitação dirigida para aumentar e em seguida manter a saturação de oxigênio venosa central acima de 70%[1,4,5].

O volume deve ser usado para manter a pressão venosa central de 8 a 12mmHg; no presente, nenhum dado convincente indica que albumina seja melhor que o soro fisiológico. Vasopressores (por exemplo, norepinefrina 1 a 50g/min) devem ser adicionados se a pressão arterial média for menor que 65mmHg. Se a saturação de oxigênio venosa central for menor que 70%, transfusões de papa de hemácias podem ser usadas para manter um hematócrito acima de 30%. Dobutamina (2,5 a 20g/kg/min) é necessária se a pressão venosa central, pressão arterial média e hematócrito estiverem otimizados e, todavia, a saturação de oxigênio venosa central permanecer abaixo de 70%.

Se a hipotensão persiste apesar de ressuscitação hídrica adequada, então se acrescenta vasopressores, como norepinefrina (1 a 50g/min). Se o índice cardíaco for baixo ou se a saturação de oxigênio venosa mista for baixa (menor que 70%) apesar de uma pressão venosa central adequada, então deve-se acrescentar um agente inotrópico como dobutamina, inicialmente cerca de 2 a 5g/kg/min. Em alguns pacientes em choque séptico, o índice cardíaco é inadequado, conforme refletido por uma baixa saturação de oxigênio venosa mista apesar de uma alta pressão venosa central (maior que 12mmHg) e/ou pressão encunhada na artéria pulmonar (maior que 18mmHg), por causa de disfunção cardiovascular subjacente ou devido à disfunção ventricular esquerda aguda resultante da sepse. Nesses pacientes, o uso mais precoce de um agente inotrópico, como dobutamina, deve ser considerado para aumentar a contratilidade ventricular esquerda[1,2,4,5].

SUPORTE RESPIRATÓRIO

Para assegurar boa saturação arterial os pacientes em choque séptico necessitam de oxigênio inicialmente, e muitos necessitarão de ventilação mecânica. Ventilação protetora pulmonar (ventilação mecânica que minimiza lesão pulmonar usando volume corrente relativamente baixo, isto é, aproximadamente 6ml/kg de peso corporal predito) diminui a mortalidade relacionada à lesão pulmonar aguda e à síndrome de angústia respiratória aguda[5].

Os pacientes que necessitam de ventilação precisam de sedação, a qual pode piorar a instabilidade hemodinâmica, prolongar a ventilação e aumentar os riscos de pneumonia nosocomial. A interrupção diária da sedação diminui a duração da ventilação mecânica e da terapia intensiva. Agentes bloqueadores neuromusculares devem ser evitados por causa dos riscos de disfunção neuromuscular prolongada.

ADEQUAÇÃO DO TRANSPORTADOR DE OXIGÊNIO

Anemia é comum no choque séptico, mas o nível ótimo de hemoglobina para ressuscitação no choque séptico é controverso. A terapia dirigida para objetivos hemodinâmicos visa um hematócrito de 30%, enquanto um estudo randomizado de transfusão em pacientes criticamente enfermos observou que uma faixa de hemoglobina de 7 a 9g/dl foi equivalente ou melhor do que uma hemoglobina mais alta (10 a 12g/dl), exceto possivelmente em pacientes com infarto agudo do miocárdio ou angina instável[1,5].

REMOÇÃO DO FOCO INFECCIOSO

ANTIBIÓTICOS

Juntamente com o suporte hemodinâmico a remoção (química ou cirúrgica) dos organismos infectantes é determinante da evolução clínica. Trabalho recente mostrou que em paciente em choque séptico (em sepse não é tão claro) cada hora de demora na administração de antibiótico reduz sua sobrevida. Foi demonstrado também necessidade de cobertura correta de início, isto conduz a uma cobertura inicial de amplo espectro. Posteriormente, com os resultados das culturas pode-se fazer um descalonamento dos antibióticos. A terapia antibiótica empírica emergencial deve ser guiada pela maior frequência de bactérias gram-positivas e características bacteriológicas locais. A duração dos antibióticos deve ser guiada pela causa do choque séptico, mas os pacientes geralmente necessitam de 10 a 14 dias de terapia.

É fundamental reforçarmos a importância de sempre colher culturas de todos os prováveis focos infecciosos e hemoculturas. Durante procedimentos cirúrgicos é necessário coletar material para cultura[3,5].

Esses procedimentos podem e devem ser realizados de imediato no pronto-socorro[5].

CONTROLE DAS ALTERAÇÕES INFLAMATÓRIAS E METABÓLICAS

CORTICOSTEROIDES

A hidrocortisona pode diminuir a duração do suporte vasopressor necessário no choque séptico. O tratamento recomendado é hidrocortisona (50mg via endovenosa a cada 6h) mais fludrocortisona (comprimido de 50g por tubo nasogástrico ou via oral diariamente) durante sete dias. Corticosteroides administrados antes dos antibióticos também diminuem as sequelas neurológicas da meningite bacteriana, especialmente pneumocócica. Os corticosteroides apresentam complicações, tais como neuromiopatia, hiperglicemia, imunossupressão e cura prejudicada de ferida[5].

PROTEÍNA C HUMANA RECOMBINANTE ATIVADA

A proteína C ativada está aprovada para pacientes que têm sepse grave e um alto risco de morte, conforme definido por um escore APACHE (*Acute Physiology and Chronic Health Evaluation*) II de 25 ou mais e/ou dois ou mais órgãos disfuncionais. Em comparação, a proteína C ativada não é benéfica em pacientes de baixo risco. A proteína C ativada também não foi testada em pacientes com grande trauma, cirurgia recente (dentro de 12h), hemorragia ativa, coagulopatia, trombocitopenia ou acidente vascular cerebral recente, em virtude do risco aumentado de hemorragia. Mesmo em pacientes sem esses fatores de risco, o tratamento aumenta a hemorragia séria aproximadamente para o dobro, e cerca de 0,5% dos pacientes tratados desenvolvem hemorragia intracraniana. A proteína C ativada não deve ser usada em pacientes que têm sepse grave com disfunção de um só órgão[5].

HIPERGLICEMIA E INSULINOTERAPIA INTENSIVA

Hiperglicemia e resistência insulínica são comuns em choque séptico. A hiperglicemia altera diversas funções como: coagulação, redução da função dos neutrófilos aumentando o risco de infecção, prejudica a cura da ferida e está associada com mortalidade aumentada. Entretanto, os riscos da hipoglicemia não reconhecida e lesão cerebral podem ser aumentados no choque séptico em virtude da instabilidade da função endócrina e do uso de sedação. No presente, é preconizado uma faixa de glicemia ao redor de 150mg/dl[6].

DISFUNÇÃO RENAL E DIÁLISE

Insuficiência renal aguda é uma complicação importante do choque séptico por causa das suas associadas morbidade, mortalidade e utilização de recursos. Terapia de substituição renal contínua induz menos instabilidade hemodinâmica,

PROFILAXIA DAS COMPLICAÇÕES MAIS FREQUENTES

- Profilaxia de trombose venosa profunda usando heparina em baixa posologia.
- Profilaxia de úlcera de estresse usando antagonistas dos receptores H_2 diminui o risco de hemorragia gastrointestinal. Inibidores da bomba de prótons podem também ser eficazes, mas não foram tão completamente avaliados no choque séptico.
- Nutrição enteral é mais segura e mais eficaz que a nutrição parenteral total, mas a nutrição parenteral é necessária às vezes em pacientes que tiveram sepse, cirurgia ou trauma abdominais.
- O risco de infecção nosocomial é reduzido com o uso de antibióticos de espectro estreito, desmame precoce do ventilador e remoção de cateteres.

REFERÊNCIAS BIBLIOGRÁFICAS

1. Rivers E et al. Early goaldirected therapy in the treatment of severe sepsis and septic shock. N Engl J Med 2001;345:1368. • 2. Kumar A et al. Duration of hypotension prior to initiation of effective antimicrobial therapy is the critical determinant of survival in human septic shock. Crit Care Med 2006;34: 1589. • 3. Jimenez MF, Marshall JC. Source control in the management of sepsis. Intensive Care Med 2001;27:S49. • 4. Hollenberg SM et al. Practice parameters for hemodynamic support of sepsis in adult patients: 2004 update. Crit Care Med 2004;32:1928. • 5. Surviving Sepsis Campaign: International guidelines for management of severe sepsis and septic shock: 2008. Intensive Care Med 2008;34:17. • 6. NICE-SUGAR Study Investigators, Finfer S et al. Intensive versus conventional glucose control in critically ill patients. N Engl J Med. 2009;360(13):1283.

16. AGENTES INOTRÓPICOS E VASOPRESSORES

Antonio Carlos Nogueira
Francisco Garcia Soriano
Andréa Cristina Dalto

Os inotrópicos e vasopressores são substâncias que apresentam efeitos excitatórios e inibitórios no coração e musculatura vascular lisa, efeitos metabólicos e efeitos no sistema nervoso central. São indicados quando existem situações que necessitem melhora do débito cardíaco e do tônus vascular.

As catecolaminas sintéticas mais utilizadas são a adrenalina, noradrenalina, dopamina, dobutamina. Todas estas aminas possuem indicações terapêuticas específicas, diferindo entre si pela seletividade e potência de ações sobre os diferentes receptores. As ações das catecolaminas são determinadas pelas suas ligações às três classes principais de receptores: alfa, beta e dopa. Os receptores (conceito puramente funcional) são glicoproteínas que se localizam na superfície da célula efetora e possuem estrutura molecular específica com a qual as moléculas de uma determinada substância, o mediador, reagem para causar uma resposta característica ou específica sobre a célula. Os principais receptores adrenérgicos são o α_1, β_1 e β_2, assim como os receptores dopamina:

a) *Receptores α-adrenérgicos:* ativam os receptores α_1, localizados na parede vascular, induzindo importante vasoconstrição, estes receptores também estão presentes no coração e aumentam a duração da contração cardíaca sem aumento cronotrópico (o significado clínico desta ação não é claro).

b) *Receptores β-adrenérgicos:* os receptores β_1-adrenérgicos são os mais comuns no coração, induzindo aumento no inotropismo e no cronotropismo com vasoconstrição mínima. A estimulação dos receptores β_2-adrenérgicos nos vasos sanguíneos induz a vasodilatação.

c) *Receptores dopamina:* estão presentes nos rins, mesentério, leito vascular coronariano e cerebral, a estimulação destes receptores leva à vasodilatação.

Os vasopressores devem ser iniciados quando uma adequada ressuscitação volêmica dos pacientes foi realizada e a escolha inicial deve ser baseada no tipo de choque suspeitado (por exemplo, dobutamina nos casos de insuficiência cardíaca sem hipotensão). A dose deve ser titulada até se obter uma pressão arterial adequada, assim como a perfusão tecidual. Uma segunda droga pode ser associada e adicionada quando doses máximas de um agente forem inadequadas.

Os agentes inotrópicos e vasopressores devem ser administrados via cateter venoso central para evitar o risco de extravasamento periférico, em uma situação de emergência um acesso venoso periférico poderá ser usado temporariamente.

AGENTES ADRENÉRGICOS

Os agentes adrenérgicos, como a norepinefrina, dopamina e dobutamina, são os agentes vasopressores e inotrópicos mais comumente utilizados em terapia intensiva.

Noradrenalina

A noradrenalina é o neurotransmissor do sistema nervoso simpático e precursor da adrenalina. A noradrenalina possui atividade tanto no receptor α, como β_1--adrenérgico, com pouca ação sobre receptores β_2[2]. Dependendo da dose utilizada, obtém-se aumento do volume sistólico, diminuição reflexa da frequência cardíaca e importante vasoconstrição periférica, com aumento da pressão arterial. A contratilidade e o trabalho cardíaco também aumentam se o aumento da pós-carga for tolerado pelo ventrículo. A noradrenalina é também um potente vasoconstritor visceral e renal, o que limita sua utilização clínica. É também vasoconstritora sobre a rede vascular, sistêmica e pulmonar e deve ser usada com prudência em pacientes com hipertensão pulmonar.

É a droga de eleição no choque séptico, cuja finalidade é elevar a pressão arterial em pacientes hipotensos, que não responderam à ressuscitação volêmica e, às vezes, a outros inotrópicos menos potentes.

A droga é rapidamente eliminada do plasma após a sua administração endovenosa, com meia-vida de 2 a 2,5min, embora haja grande variação individual. A degradação é hepática e a eliminação renal.

Utilizam-se, normalmente, quatro ampolas de 4mg, diluídas em 230ml de qualquer solução rotineira (exceto em soluções alcalinas), cuja concentração final será de 0,065mg/ml. A infusão endovenosa contínua é, geralmente, iniciada em doses de 0,05 a 0,1µg/kg/min, até que o efeito hemodinâmico desejado seja alcançado e não existam efeitos colaterais importantes. As doses administradas podem atingir um máximo de 1,5 a 2µg/kg/min.

A noradrenalina deve ser administrada por acesso venoso central, devendo a pressão arterial ser monitorizada a cada 15min, até que se obtenha um acesso arterial para monitorização da pressão arterial média. O uso da noradrenalina, em altas doses e por tempo prolongado, pode provocar graves lesões renais, cutâneas e até mesmo cardíacas devido à vasoconstrição excessiva. No choque cardiogênico, o seu uso é limitado devido ao aumento do consumo de oxigênio e aumento do trabalho cardíaco, provocado pelo aumento da pós-carga no miocárdio.

Dobutamina

A dobutamina deve ser reservada para o tratamento de pacientes em choque cardiogênico, insuficiência cardíaca, lesão cardíaca associada à sepse, é usada isolada ou em associação à dopamina ou à noradrenalina, sendo, estas duas últimas, drogas associadas na vigência de hipotensão refratária.

A dobutamina é uma droga simpatomimética sintética e foi desenvolvida em 1978, tem ação predominantemente β_1-agonista, pequeno efeito vascular periférico por ação nos receptores β_2 (provoca leve queda da pressão arterial) e é quase desprovida de efeitos α-adrenérgicos[1]. A droga é utilizada para melhorar a função ventricular e o desempenho cardíaco, em pacientes nos quais a disfunção ventricular acarreta diminuição no volume sistólico e no débito cardíaco, sendo o consumo de oxigênio do miocárdio, sob o uso da dobutamina, menor do que sob a ação de outras catecolaminas[4]. Há também aumento da velocidade de condução atrioventricular, o que limita seu uso na vigência de *flutter* ou fibrilação atrial.

A dobutamina perde seu efeito hemodinâmico durante infusão prolongada, presumivelmente por causa da diminuição da atividade dos receptores adrenérgicos (*down regulation*). A dobutamina possui meia-vida de 2min, com início de ação rápido, não necessitando de dose de ataque. A excreção é renal e o efeito máximo é em 10min[1].

A dobutamina é disponível na forma de hidrocloridrato de dobutamina, em ampolas de 20ml, com 250mg da droga. Dilui-se uma ampola de 250mg em 230ml de solução (exceto soluções alcalinas). A concentração final será de 1mg/ml, sendo iniciada a infusão em doses de 3 a 15µg/kg/min, que deverá ser individualizada para cada paciente de acordo com o efeito hemodinâmico que se espera obter. Os efeitos colaterais da dobutamina incluem: arritmias, dores de cabeça, ansiedade, tremores, aumentos ou reduções excessivas da pressão arterial.

Dopamina

A dopamina é o precursor imediato da noradrenalina. Trata-se de uma substância derivada da fenilalanina, agindo pela estimulação direta nos receptores β_1 e, indiretamente, nos demais receptores, por meio da liberação de noradrenalina, que, por sua vez, também estimula os receptores β_1[3]. Possui inúmeros efeitos, pois estimula todos os tipos de receptores, sendo estes dose-dependentes. Não age no sistema nervoso central, possuindo meia-vida de 1,7min, sendo seus metabólitos eliminados por via renal.

As indicações principais da dopamina estão relacionadas aos estados de baixo débito, choque e alguns casos de bradicardia.

A dopamina é disponível na forma de cloridrato de dopamina em ampolas com 50mg da droga. Sendo a diluição padrão de cinco ampolas em 200ml de solução fisiológica ou soro glicosado, essa diluição apresentará uma concentração final da droga de 1mg/ml. Sendo a infusão inicial de 3µg/kg/min, podendo ser usada até 10µg/kg/min, após essa dose a opção habitual é a troca pela noradrenalina devido à taquicardia induzida pela dopamina.

Os efeitos colaterais da dopamina incluem: náuseas, vômitos, arritmias supraventriculares e ventriculares e agravamento da vasoconstrição pulmonar. O uso da dopamina dose dopaminérgica nos pacientes com sepse não é recomendada, e nos outros pacientes não existem dados que comprovem benefícios do seu uso para a prevenção da insuficiência renal aguda ou isquemia mesentérica.

COMPLICAÇÕES RELACIONADAS AO USO DE VASOPRESSORES E INOTRÓPICOS

Hipoperfusão – a excessiva vasoconstrição pode produzir perfusão inadequada das extremidades, mesentério e rins. As alterações teciduais nas pontas dos dedos podem progredir para necrose com autoamputação dos dedos. A alteração do leito vascular renal pode produzir insuficiência renal e oligúria. A hipoperfusão mesentérica aumenta o risco de gastrite, isquemia intestinal e hepática, translocação bacteriana e, a despeito destas intercorrências, a manutenção da pressão arterial média é importante para a manutenção do fluxo sanguíneo para estes órgãos e deve ser mantida.

Arritmias cardíacas – alguns vasopressores aumentam o efeito cronotrópico com o estímulo dos receptores β_1-adrenérgicos. Isto aumenta o risco de taquicardia sinusal (mais comum), fibrilação atrial e taquicardia ventricular.

Isquemia miocárdica – os efeitos cronotrópicos e inotrópicos da estimulação dos receptores beta-adrenérgicos podem aumentar o consumo de oxigênio do miocárdio, apesar de existir uma vasodilatação coronária, a qual pode ser insuficiente para suprir a demanda de oxigênio.

Efeitos locais – o extravasamento periférico dos vasopressores ao redor do cateter periférico pode levar à excessiva vasoconstrição com necrose da pele.

Hiperglicemia – a hiperglicemia pode ocorrer devido à inibição da secreção de insulina.

Interações medicamentosas e contraindicações – pacientes portadores de feocromocitoma apresentam risco excessivo pela estimulação autonômica causada pelos vasopressores adrenérgicos, a dobutamina é contraindicada nos portadores de estenose subaórtica hipertrófica idiopática.

OUTRAS DROGAS COMUMENTE UTILIZADAS EM UTI

NITROPRUSSIATO DE SÓDIO

O nitroprussiato de sódio é um vasodilatador misto, com efeitos sobre os territórios arteriais e venosos. Age diretamente na musculatura lisa, vascular, por meio da interação com grupos intracelulares de sulfidrila, inibição do transporte de cálcio e alteração dos nucleotídeos cíclicos, intracelulares. Não apresenta efeito direto sobre as fibras musculares cardíacas, sendo seu incremento no débito cardíaco devido à ação vasodilatadora.

O nitroprussiato de sódio promove uma redução no consumo de oxigênio do miocárdio. O fluxo sanguíneo renal e a taxa de filtração glomerular são mantidos e a secreção de renina, pelo organismo, é aumentada. A droga promove, então, diminuição da resistência periférica total, diminuição da pressão arterial, pouca alteração da frequência cardíaca e diminuição da resistência vascular pulmonar, sendo rapidamente metabolizada e convertida em tiocianato por meio da reação catalisada pela rodonase no fígado. O tiocianato pode ser, de forma lenta e incompleta, oxidado a cianeto nos eritrócitos, pela ação da tiocianatoxidase. O tiocianato é eliminado exclusivamente pelos rins, em média após três a quatro dias. Outro metabólito ativo da droga é o óxido nítrico, que parece ser o responsável pela ação vasodilatadora, por meio da ativação da guanilato ciclase, levando à formação de GMPc e à vasodilatação. O nitroprussiato de sódio é uma molécula instável, que sofre decomposição em condições alcalinas e quando exposto à luz. Sua ação ocorre segundos após a infusão ser iniciada, sendo seu efeito máximo alcançado em 2min e, quando interrompida, seus efeitos são rapidamente revertidos à medida que a substância vai sendo metabolizada.

É indicado no tratamento das emergências hipertensivas e como droga auxiliar nos estados de choque circulatório, com pressões de enchimento ventricular e resistência periférica aumentada (situações em que se desejam reduções em curto prazo da pré-carga e/ou pós-carga cardíacas).

O nitroprussiato de sódio é utilizado em infusão endovenosa. Dispõe-se, para utilização, de ampolas com 50mg da droga, adicionadas a 250ml de soro glicosado a 5%, com concentração final de 200mg/ml. As doses variam de 1 a 5mg/kg/min. Devendo ser tituladas para se obter uma resposta adequada. A duração da terapêutica não deve exceder três a quatro dias.

As intoxicações pelo cianeto e tiocianato podem ocorrer quando se utilizam doses superiores a 5mg/kg/min, por tempo prolongado. Parece que a toxicidade desses metabólitos é proporcional à velocidade de infusão e não à quantidade total de nitroprussiato de sódio administrada. A intoxicação pelo cianeto leva ao bloqueio da respiração aeróbica celular, promovendo acidose metabólica, sendo, no entanto, um evento de ocorrência rara. Constituem-se sinais de intoxicação pelo tiocianato: náuseas, fraqueza, espasmos musculares, confusão mental, cefaleia, diarreia e taquicardia. Estes efeitos são minimizados logo que a infusão da droga é interrompida ou sua velocidade de eliminação aumentada. A droga deve ser utilizada com prudência em pacientes com hepatopatias e nefropatias, e os níveis plasmáticos de tiocianato devem ser monitorizados, não excedendo a 10mg/dl. A meia-vida do tiocianato é de uma semana e o tratamento da intoxicação consiste na administração de hidroxicobalamina e diálise.

NITROGLICERINA

A nitroglicerina é um vasodilatador arterial e venoso direto, agindo pelo aumento do GMPc intracelular. Em doses baixas, tem efeito venodilatador predominante, sendo seu efeito vasodilatador arterial observado com doses maiores. É utilizada no tratamento das síndromes coronarianas agudas, insuficiência cardíaca de etiologia isquêmica, situações em que pode diminuir a congestão pulmonar e aumentar o fluxo sanguíneo coronariano. A dose inicial é de 0,5mg/kg/min, podendo ser aumentada a cada 5min, até o controle dos sintomas ou efeitos colaterais limitantes. Normalmente diluída em solução fisiológica ou glicosada (frascos de polietileno, pois o plástico normal absorve a nitroglicerina), com diluição padrão de uma ampola de 10ml (50mg) em 250ml (concentração final 200µg/ml).

Não deve ser utilizada em pacientes com hipotensão ou com infarto de ventrículo direito, tamponamento pericárdico e pericardite constritiva, miocardiopatia restritiva e outras situações em que o débito cardíaco seja dependente do retorno venoso.

A hipotensão é um efeito colateral temido, assim como cefaleia, meta-hemoglobinemia é um efeito colateral raro e é devido aos íons nitratos liberados durante o metabolismo da nitroglicerina que podem oxidar a hemoglobina a meta-hemoglobina. Não há evidências científicas construídas em ensaios clínicos randomizados que demonstrem o seu benefício em desfechos clinicamente relevantes, porém a prática clínica consagrou o seu uso.

REFERÊNCIAS BIBLIOGRÁFICAS

1. Levy B et al. Comparison of norepinephrine and dobutamine to epinephrine for hemodynamics, lactate metabolism, and gastric tonometric variables in septic shock. Intensive Care Medicine 1997;23:282. • 2. Meier-Hellmann A et al. Epinephrine impairs splanchnic perfusion in septic shock. Critical Care Medicine 1997;25:399. • 3. Dive A et al. Effect of dopamine on gastrointestinal motility during critical illness. Intensive Care Medicine. 2000;26:901. • 4. Neviere R et al. The contrasting effects of dobutamine and dopamine on gastric mucosal perfusion in septic patients. American Journal of Respiratory and Critical Care Medicine 1996;154:1684. • 5. Levy B et al. Comparison of norepinephrine and dobutamine to epinephrine for hemodynamics, lactate metabolism, and gastric tonometric variables in septic shock. Intensive Care Medicine 1997;23:282.

17. NUTRIÇÃO DO PACIENTE EM UNIDADE DE TERAPIA INTENSIVA

17.1. Avaliação e Acompanhamento Nutricional no Paciente Grave

Lúcia Caruso

INTRODUÇÃO

Os pacientes em unidade de terapia intensiva constituem uma população bem heterogênea. Além disso, em muitas condições há dificuldade para que uma via de administração para terapia nutricional seja estabelecida com segurança e de imediato. Como consequência, a prevalência de subnutrição relatada na literatura varia entre 43 e 88%[1,2].

O índice de massa corporal (IMC) correlaciona peso e estatura, sendo um parâmetro de avaliação nutricional amplamente utilizado. Na literatura, baixos valores (IMC inferior a 18,5 ou 20kg/m^2) apresentados por pacientes na admissão na unidade de terapia intensiva têm sido relacionados com aumento na mortalidade[3,4]. Esses dados ressaltam a importância da avaliação nutricional.

Segundo Kreymann et al.[5], é possível identificar pelo menos dois subgrupos de pacientes internados na unidade de terapia intensiva. O primeiro consiste nos que necessitam de controle de arritmias cardíacas, crises hipertensivas, vítimas de infarto agudo do miocárdio ou encontram-se em pós-operatório de cirurgias não complicadas. Não apresentam grandes alterações metabólicas e, na maioria das vezes, permanecem por curto período de tempo nesta unidade, sendo possível utilizar os parâmetros rotineiros para a avaliação nutricional.

O outro subgrupo é dos pacientes que sofreram traumas ou se encontram em sepse, síndrome da resposta inflamatória sistêmica, ou em pós-operatórios com complicações, apresentam importantes alterações metabólicas, as quais exigirão cuidados especiais na avaliação nutricional. O objetivo deste capítulo é abordar a avaliação nutricional nesta situação, quando a interpretação dos parâmetros deve considerar as repercussões da condição clínica.

Na síndrome da resposta inflamatória sistêmica ocorre a ativação de um sistema mediador, que envolve o sistema nervoso central, com liberação de hormônios catabólicos (cortisol, catecolaminas, hormônio do crescimento e gluca-

234

NUTRIÇÃO DO PACIENTE EM UNIDADE DE TERAPIA INTENSIVA

gon) e citocinas. A resposta metabólica é caracterizada por catabolismo intenso, especialmente proteico, levando a uma perda de massa magra e visceral, que ocorre intensa e rapidamente. Além disso, envolve a redistribuição do nitrogênio orgânico, com prioridade na produção das proteínas de fase aguda[1,7].

Ao comparar os eventos metabólicos durante o jejum e na síndrome da resposta inflamatória sistêmica, são várias as diferenças. No jejum, ocorre uma diminuição do gasto energético, que visa poupar as reservas orgânicas. O catabolismo ocorre com uma intensidade bem menor e, por isso, o processo de desnutrição é mais lento. Ao contrário, na síndrome da resposta inflamatória sistêmica há uma intensa mobilização das reservas, a desnutrição instala-se rapidamente e é mascarada pela retenção hídrica.

O risco nutricional é definido como qualquer situação em que há presença de fatores, condições ou diagnósticos, que possam afetar o estado nutricional do indivíduo. Torna-se evidente que o paciente grave, em virtude das alterações metabólicas, está em risco nutricional e a avaliação nutricional caracterizará uma etapa importante do tratamento[4].

A avaliação nutricional é a abordagem para a definição do estado nutricional, que utiliza a história médica, alimentar e medicamentosa, o exame físico, as medidas antropométricas e os exames bioquímicos. Ainda inclui a organização e análise das informações por um profissional habilitado, segundo a *American Dietetic Association*[9].

Este procedimento é realizado a partir de métodos que analisam os compartimentos corporais e as alterações causadas pela desnutrição. Inclui também a avaliação metabólica, que é a análise da função dos órgãos, buscando a determinação das alterações relacionadas à perda de massa magra e de outros compartimentos corporais, bem como da resposta metabólica à intervenção nutricional[9].

Assim, a avaliação nutricional envolve a interpretação de múltiplos indicadores para a definição de um diagnóstico nutricional, a coleta de informações para a elaboração do plano intervencional e a monitoração de sua adequação.

Como membro da Equipe Multidisciplinar de Terapia Nutricional (EMTN), o nutricionista deverá realizar a avaliação do estado nutricional e levar os resultados para fomentar a discussão, sua interferência nas condutas a serem adotadas no tratamento global, de modo a primar pela otimização da assistência a este paciente, cuja instabilidade clínica requer atenção especial de toda a equipe[10].

OBJETIVOS DA AVALIAÇÃO NUTRICIONAL NO PACIENTE GRAVE

São objetivos da avaliação nutricional na unidade de terapia intensiva:

- Estimar o ritmo metabólico, que é importante devido à alta velocidade de consumo dos substratos durante a síndrome da resposta inflamatória sistêmica.

UTI - ADULTO – MANUAL PRÁTICO

- Monitorar o estresse fisiológico.
- Monitorar os nutrientes administrados de acordo com a capacidade metabólica e dos exames clínicos.

AVALIAÇÃO NUTRICIONAL SUBJETIVA

A avaliação nutricional subjetiva é um formulário que reúne informações sobre a história de perda de peso e da ingestão alimentar, sobre os sintomas gastrointestinais que podem interferir negativamente na ingestão alimentar e relaciona o grau de catabolismo da doença. Ainda inclui breve exame clínico, com observação quanto à espoliação da massa proteica e adiposa tricipital e a investigação da presença de edema[11]. Permite um diagnóstico nutricional rápido e subjetivo.

Esse formulário apresenta as vantagens de ser simples, ter baixo custo, não ser invasivo e poder ser realizado à beira do leito. Por ser subjetivo, a desvantagem apontada é que sua precisão depende da experiência do observador e, por isso, o treinamento anterior à execução é fundamental. Sugere-se que pode ser utilizado por qualquer um dos profissionais que compõem a equipe multidisciplinar de terapia nutricional, sendo na prática clínica, na maioria das vezes, realizado por nutricionistas[12].

A avaliação subjetiva permite o conhecimento do estado nutricional prévio, para aqueles pacientes que não contaram com um diagnóstico nutricional anterior à admissão na UTI. Isso será de grande valia para as diretrizes da terapia nutricional. Mas sua aplicação em UTI nem sempre é viável devido ao baixo nível de consciência dos pacientes, o que faz com que as informações dependam dos familiares que, muitas vezes, não são capazes de contemplar todos os itens.

AVALIAÇÃO NUTRICIONAL OBJETIVA

Os parâmetros objetivos são importantes no diagnóstico nutricional, a partir da comparação dos resultados com os padrões de referência específicos para o gênero e faixa etária. Também são fundamentais no acompanhamento da intervenção nutricional proposta. Cabe ressaltar que não é objetivo abordar as técnicas, aplicação e interpretação desses parâmetros. O leitor interessado deverá recorrer à literatura específica.

O quadro 17.1 especifica os indicadores que podem ser adotados na avaliação nutricional objetiva, bem como alguns fatores intervenientes que devem ser considerados, uma vez que mascaram a interpretação dos resultados. Esses fatores estão presentes na maioria dos pacientes em UTI, inviabilizando a aplicação de forma regular.

As alterações no compartimento hídrico exigem atenção na utilização do peso atual. Caso esteja disponível uma cama balança, o peso no momento da admissão na unidade de terapia intensiva é uma referência interessante, pois a retenção hídrica pode ainda estar em fase inicial.

Quadro 17.1 – Parâmetros objetivos convencionais para diagnóstico e acompanhamento nutricional de subnutridos.

Parâmetro	Alguns fatores intervenientes

Antropometria
• Peso corporal
  estimativa de índice de massa corporal, % de peso habitual, % de peso ideal, % de perda de peso
• Pregas ou dobras cutâneas
• Circunferência e área muscular do braço
	Nível de hidratação:
	  Edema e desidratação

Bioquímicos • Proteínas séricas (albumina, transferrina, pré-albumina, proteína C reativa etc.) • Contagem linfocitária • Índice de creatinina altura • Hematócrito e hemoglobina • Testes de competência imunológica • Balanço nitrogenado • Vitaminas e minerais séricos	Reação de fase aguda Infecção Desidratação Ação de medicamentos Insuficiências orgânicas (especialmente hepática e renal)
Bioimpedância elétrica	Nível de hidratação (edema e desidratação). Deve-se observar que, para alguns casos, embora não seja interessante a aplicação das equações de estimativa de massa livre de gordura, o ângulo de fase pode ser útil como indicador de prognóstico

Fonte: Adaptado de ASPEN[7]; ESPEN[13].

Dados referentes ao peso corporal podem ser uma indicação das alterações no compartimento hídrico, sendo úteis quando avaliados em conjunto com o balanço hídrico, permitindo uma estimativa da evolução clínica.

Outros parâmetros antropométricos, como medidas de pregas e estimativa da circunferência muscular do braço, também sofrem influência do edema e terão sua utilidade comprometida nos pacientes em UTI.

A reação de fase aguda caracteriza a diminuição das proteínas séricas, independentemente da oferta nutricional, limitando a análise dessas proteínas como indicadoras do estado nutricional.

Na verdade, em UTI os parâmetros objetivos têm maior utilidade na definição do prognóstico do que na avaliação do estado nutricional propriamente dito[14].

Das proteínas séricas, a pré-albumina, pela sua vida útil ser de apenas dois a três dias, pode ser mais sensível e de maior utilidade no acompanhamento nutricional do paciente grave. Se for possível obter um valor inicial na admissão do paciente na unidade de terapia intensiva, será uma boa referência para monitorar o estresse fisiológico. Quando os níveis começarem a se elevar há indicação de que o estresse está diminuindo, sendo um indicador de prognóstico mais sensível pela curta vida útil[15].

O balanço nitrogenado permite a avaliação do ritmo do catabolismo proteico, bem como a monitoração da terapia nutricional diante deste catabolismo, podendo direcionar de forma mais eficaz a oferta proteica. É um dos parâmetros mais utilizados em UTI, no entanto deve-se estar atento para suas limitações. Em situações de diarreias, fístulas digestivas de alto débito ou sudorese excessiva, as perdas insensíveis serão obviamente maiores, comprometendo sua aplicação. Já no caso de insuficiência renal, fórmulas adaptadas para essa situação devem ser utilizadas.

A bioimpedância não foi validada em pacientes graves para diagnóstico nutricional. No entanto, alguns estudos indicam que este método, ao invés de estimar a composição corporal, pode ser utilizado para estimativa da gravidade da doença e, portanto, pode ser um indicador de prognóstico. A hipótese levantada para explicar a diminuição da resistência nos pacientes graves refere-se a alterações na função da membrana celular, resultante do processo fisiopatológico[16].

A hipocolesterolemia em pacientes graves tem sido relacionada com subnutrição, com o aumento da mortalidade e parece ter relação com a intensidade da reação de fase aguda. Estudos têm sugerido o acompanhamento dos níveis de colesterol sérico como indicador de prognóstico[6].

HIPERALIMENTAÇÃO

Há algumas décadas, a ideia era de que quanto maior a quantidade de nutrientes ofertada pela terapia nutricional melhor seria, especialmente para pacientes subnutridos. No entanto, excesso de nutrientes, isto é, acima da capacidade metabólica do organismo, pode precipitar a falência de alguns órgãos, principalmente quando o paciente encontra-se em cuidados intensivos e estado hipermetabólico[17].

O conceito atual é de que é fundamental considerar a tolerância metabólica. Na figura 17.1 verifica-se a integração do metabolismo dos nutrientes e os reflexos da sobrecarga.

Considerando hiperalimentação como o recebimento de quantidades superiores a 110% das necessidades de energia estimada, McClave et al.[18] verificaram que ocorre mais frequentemente em pacientes que ficaram por longo período em ventilação mecânica. É correlacionado com maior permanência no ventilador e azotemia.

Por outro lado, Reid[19], em levantamento prospectivo em UTI, encontrou maior incidência de hiperalimentação em pacientes com terapia nutricional que utilizavam de forma concomitante as vias oral e enteral.

SÍNDROME DA REALIMENTAÇÃO

A síndrome da realimentação ocorre em pacientes subnutridos, durante a realimentação, seja por via oral, enteral ou parenteral. Implica em depleção de eletrólitos (especialmente hipofosfatamia), aumento dos fluidos e descontrole glicêmico[20].

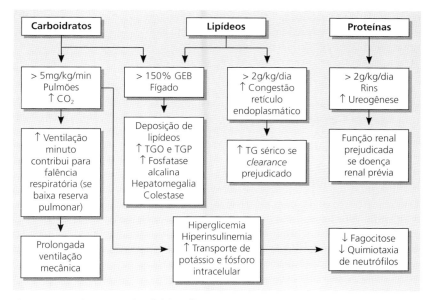

Figura 17.1 – Consequências da hiperalimentação. GEB = gasto energético basal; TGO = transaminase glutâmico-oxálica; TGP = transaminase glutâmico-pirúvica; TG = triglicerídeos. (Fonte: Adaptado de Klein et al.[12]).

Os fatores de risco incluem: jejum prolongado, anorexia nervosa, vômitos e diarreia prolongados, sonda nasogástrica aberta por período prolongado, cirurgia recente de grande porte, história de câncer recente ou etilismo crônico[20].

Levando em conta a composição corporal, aproximadamente 56% é representada pelos líquidos extra e intracelulares, que são ricos em íons. No extracelular há maior concentração de sódio, e no intracelular de potássio, magnésio e fosfato. Na realimentação pode ocorrer um desequilíbrio no balanço desses fluidos.

O mecanismo da síndrome da realimentação baseia-se essencialmente na grande perda de massa magra com depleção de fósforo intracelular. O fósforo é o mais abundante ânion intracelular que, dependendo de fatores como a carga glicêmica e alcalose sistêmica, irá migrar entre o intra e o extracelular. Com o restabelecimento da oferta nutricional, ocorre esta migração de fósforo do extra para o intracelular, levando à brusca diminuição dos níveis séricos deste mineral, que pode ter consequências graves. O nível sérico normal de fósforo é de 2,5 a 4,5mg/dl. A hipofosfatemia é classificada como severa quando o nível sérico está abaixo de 1,0mg/dl e moderada quando está entre 1,0 e 2,5mg/dl. As manifestações clínicas que envolvem o sistema cardiovascular, o músculo esquelético e o sistema hematoimunológico ocorrem com níveis abaixo de 1,5mg/dl. Isto porque o fósforo tem importante ação como cofator de múltiplos sistemas enzimáticos no metabolismo de nutrientes e como componente do fosfato de alta energia (ATP). Cabe ressaltar que ocorre também diminuição nos níveis séricos de potássio e magnésio, mas os mecanismos ainda não estão esclarecidos[20].

Em subnutridos, a investigação dos níveis de fósforo e magnésio antes do estabelecimento da terapia nutricional é essencial. Na constatação de baixos níveis, a reposição deve ser prontamente programada. A oferta nutricional deve ser gradualmente aumentada, conforme especificado no item a seguir. Esta preocupação em aumento gradual é essencial para que não se caracterize hipoalimentação, com oferta nutricional abaixo de 80% das necessidades.

ESCOLHA DO PESO A SER ADOTADO PARA A ESTIMATIVA DAS NECESSIDADES NUTRICIONAIS

Esta etapa é essencial para a acertividade na estimativa, bem como evitar tanto a hiperalimentação e a hipoalimentação como a síndrome da realimentação. O estado nutricional anterior à admissão na unidade de terapia intensiva pode ser bem variável, abrangendo desde a caquexia até a obesidade.

A escolha criteriosa do peso a ser adotado para as estimativas nutricionais no paciente, cujas alterações metabólicas induzem ao catabolismo intenso, é uma etapa que exige reflexão e conhecimento do estado nutricional prévio. De acordo com esta avaliação, as opções mais adequadas são:

Paciente eutrófico – pode ser utilizado o peso atual, habitual ou ideal, conforme a disponibilidade dos dados.

Paciente subnutrido – pode ser adotado o peso habitual ou ideal, exceto quando o índice de massa corporal for inferior a $16kg/m^2$. Neste caso, deve-se iniciar utilizando o peso atual (primeira semana). Existe risco de síndrome da realimentação e, por isso, é importante acompanhar os níveis séricos de glicose, fósforo, potássio e magnésio (ver anteriormente). Após a segunda ou terceira semana, conforme normalização dos minerais séricos, refazer os cálculos com peso ideal ou habitual.

Paciente obeso – segundo Cerra et al.[21] merecem atenção em unidade de terapia intensiva pacientes com índice de massa corporal superior a $25kg/m^2$. Neste caso, recomenda-se a utilização do peso ajustado. A seguir estão especificadas algumas fórmulas propostas para estimativa do peso ajustado:

$$\text{Peso ajustado a 50\%} = \frac{\text{Peso atual + Peso ideal}}{2} \text{ (Glynn et al.}^{22}\text{)}$$

$$\text{Peso ajustado a 25\%} = \text{Peso ideal + (Peso atual − Peso ideal)} \times 0,25$$
$$\text{(Cutts et al.}^{23}\text{)}$$

Tendo em vista o estado de baixo nível de consciência da maioria dos pacientes graves, em situações em que não há referência de história pregressa de peso corporal (peso atual ou habitual), podem ser utilizadas fórmulas para estimativa de peso ou de estatura. Estas últimas permitem a estimativa do peso ideal ou saudável por meio de padrões de referência.

A meta nutricional (energia e proteínas) deve ser calculada a partir das recomendações para a condição clínica, conforme especificado no quadro 17.2.

Quadro 17.2 – **Estimativa de energia e proteínas para pacientes graves conforme condição clínica.**

Condição clínica	Estimativa de energia	Estimativa de proteínas
Sepse e síndrome da resposta inflamatória sistêmica	GEB** × (1,0 a 1,2) **ou** 25 a 30kcal/kg/dia Para obesos: 20 a 25kcal/kg	1,25 a 2,0g/kg/dia
Trauma com injúria moderada a severa	GEB** × (1,2 a 1,4) **ou** 25 a 30kcal/kg/dia	1,25 a 2,0g/kg/dia
Trauma cranioencefálico Sem fármacos*: Com fármacos*:	GEB** × 1,4 **ou** 30kcal/kg/dia GEB** × 1,2 **ou** 25kcal/kg/dia	1,25 a 2,0g/kg/dia
Lesão de medula espinhal: Quadriplégicos: Paraplégicos:	20 a 22kcal/kg/dia 22 a 24kcal/kg/dia	1,25 a 2,0g/kg/dia

* No trauma os fármacos, como os barbitúricos usados para controle da pressão intracraniana, diminuem o gasto energético em até 40% e, por isso, é importante levar em conta a presença do medicamento na estimativa de energia.

** Gasto energético basal (GEB) com estimativa por meio da aplicação da fórmula proposta por Harris & Benedict: *Homens* = 66,5 + 13,8 peso (kg) + 5,0 altura (cm) – 5,8 idade (anos) e *Mulheres* = 66,5 + 9,6 peso (kg) + 1,9 altura (cm) – 4,7 idade (anos).

Fonte: Adaptado de ASPEN[7], ESPEN[13], Kreymann et al.[5], Jacobs et al.[25].

ACOMPANHAMENTO PLANEJADO × ADMINISTRADO

Apesar da importância da adequada ingestão de nutrientes e energia, pacientes em unidades de terapia intensiva frequentemente recebem valor energético inferior à necessidade. Assim, a monitoração diária da oferta nutricional é um acompanhamento essencial. É especialmente importante neste caso, quando a maioria dos parâmetros de avaliação nutricional apresenta limitações relacionadas à reação de fase aguda, conforme já discutido.

Com relação à via de administração da terapia nutricional, os benefícios da nutrição enteral estão cada vez mais claros, considerando as vantagens quando comparada à nutrição parenteral. Estudos sugerem que a nutrição enteral pode estar relacionada a menores riscos de infecção, menor disfunção hepática e metabólica, é mais fisiológica, preserva a integridade do trato digestório, diminui a translocação bacteriana, além de apresentar custo inferior à nutrição parenteral. Os consensos indicam que a nutrição enteral deve ser a via de escolha sempre que for possível a utilização do trato digestório[5,25].

No entanto, na prática clínica, garantir a oferta por via enteral exige empenho da equipe multidisciplinar de terapia nutricional. Em levantamento realizado com 51 pacientes em terapia nutricional por mais de dois dias em unidade de terapia intensiva, Jongue et al.[24] verificaram que em média 112% das calorias prescritas foram recebidas quando a via de administração foi parenteral. Já quando a via foi enteral, o valor médio recebido foi de 86,8%.

A importância em quantificar a real administração está relacionada à identificação das causas do não recebimento integral. Isso porque, conforme o caso, podem ser discutidas e estabelecidas estratégias que visem contribuir para a garantia do aporte calórico-proteico adequado.

Alguns dos fatores que impedem a adequada oferta nutricional enteral incluem: os relacionados à intolerância da dieta (vômitos, diarreia, resíduo gástrico, distensão abdominal etc.), os associados às práticas de rotina de enfermagem (manipulação do paciente, administração de medicamentos etc.) e outras rotinas (procedimentos e exames)[24,27].

Quando a via de administração é parenteral, a oferta diária não sofre interferência das intolerâncias e são poucos os procedimentos que exigem interrupção da oferta. Assim, geralmente o volume realmente administrado é bem mais próximo ao planejado. Por outro lado, a monitoração diária é fundamental para acompanhar a tolerância metabólica. O risco de hiperalimentação é maior, uma vez que os nutrientes são ofertados diretamente na corrente sanguínea e não sofrem interferência da biodisponibilidade.

Inicialmente é essencial acompanhar diariamente os exames séricos que permitem avaliar a tolerância metabólica: ureia e creatinina, alanina transaminase, aspartato transaminase, bilirrubina (total e frações), pressão de oxigênio e de gás carbônico, glicemia e eletrólitos (sódio, potássio, magnésio, fósforo e cálcio). No item referente à nutrição enteral sugere-se a frequência para o acompanhamento da tolerância metabólica em longo prazo. O acompanhamento da glicemia pode sinalizar a necessidade de insulina exógena. A partir da segunda semana, os exames para monitoração da tolerância metabólica podem ser realizados na frequência de aproximadamente três vezes por semana, de acordo com a condição clínica.

Cabe ressaltar que o controle glicêmico merece uma discussão à parte. A hiperglicemia foi relacionada na literatura com redução da função fagocitária, aumento das infecções de cateter central e maior risco de infecções por fungos, leveduras e nosocomiais. No entanto, segundo o guia proposto por Heyland et al.[25], para a terapia nutricional em pacientes em ventilação mecânica, terapia intensiva com insulina (manutenção da glicemia entre 80 e 110mg/dl) é indicada em pacientes cirúrgicos graves. Não há ainda evidência científica para estender essa recomendação a outros pacientes[28].

Retomando a discussão sobre a oferta nutricional real, estudos mostram que a porcentagem de administração da nutrição enteral em unidade de terapia intensiva é variável e pode atingir de 50 a 100% do objetivo calórico desejado[24,29,30].

Em levantamento prospectivo realizado na unidade de terapia intensiva de adulto do Hospital Universitário da Universidade de São Paulo, com pacientes em nutrição enteral por período maior ou igual a 72 horas, o aporte calórico médio administrado em 24 horas foi de 1.280,16kcal ± 368,2kcal (19,5kcal/kg ± 5,6kcal/kg) e de proteínas 50,8g ± 14,7g (0,8g/kg ± 0,2g/kg) o que representa, respectivamente, uma adequação de 74,4 e 74,1% em relação ao prescrito. Os principais fatores que impediram a adequada administração da nutrição enteral foram interrupções de rotina relacionadas ao paciente (40,6%), como por exemplo, pausas para administração de medicamentos por sonda, pausas para banho etc. A segunda principal causa de interrupção da dieta foram os jejuns para procedimentos (extubação, traqueostomia e repassagem da sonda) com 21%[31].

Analisando levantamentos anteriores sobre a nutrição enteral na unidade de terapia intensiva de adultos do Hospital Universitário da Universidade de São Paulo, percebe-se uma evolução positiva na assistência. Em 2001, foram acompanhados, também prospectivamente, 22 pacientes e a média de adequação encontrada foi de 49% para energia (média ofertada de 11,8kcal/kg) e 44% para proteínas (média ofertada de 0,6g/kg)[32]. Deve ser considerado que houve mudança na forma de administração, que passou de intermitente para contínua e foram implementados protocolos para administração da nutrição enteral.

Em estudo prospectivo observacional realizado em 59 unidades de terapia intensiva canadenses (638 pacientes com internação na UTI por período superior a 72 horas e em ventilação mecânica por um período maior que 48 horas), foi comparado o sucesso na infusão da nutrição enteral a partir da utilização de protocolos. As unidades de terapia intensiva que adotam protocolos, os quais incluem a padronização das indicações para o uso de pró-cinéticos e a avaliação de volume residual gástrico, apresentaram uma adequação "infusão nutrição enteral × necessidades estimadas" de 44%, contra 38,5% nas que não adotam protocolo, uma diferença significativa (p = 0,03)[33]. A tendência atual é a sistematização do atendimento e, com isso, espera-se que seja desenvolvido um maior número de estudos randomizados que evidenciem os benefícios da utilização de protocolos.

A presença de equipe multidisciplinar de terapia nutricional, o seguimento de protocolo para infusão da nutrição enteral e parenteral e o constante treinamento e sistematização do atendimento podem contribuir para otimizar a oferta nutricional em terapia intensiva. Estas devem ser preocupações constantes, uma vez que o controle do "volume infundido × necessidades" caracteriza um indicador de qualidade importante nesta situação, em que são várias as limitações para a aplicação dos parâmetros de avaliação nutricional.

REFERÊNCIAS BIBLIOGRÁFICAS

1. Giner M et al. In 1995 a correlation between malnutrition and poor outcome in critically ill patients still exists. Nutrition 1996;12:23. • 2. Barr MD et al. Outcomes in critically ill patients before and after the implementation of an evidence-based nutritional management protocol. Crit Invest Crit Care 2004;125(4):1146. • 3. Garrouste-Orgeas M et al. Body mass index: an additional prognostic factor in ICU patients. Intensive Care Med 2004;30:437. • 4. Tremblay A, Venkata B. Impact of body mass index on outcomes following critical care. Clin Invest Crit Care 2003; 123:1202. • 5. Kreymann KG et al. ESPEN guidelines on enteral nutrition: intensive care. Clin Nutr 2006;25(2):210. • 6. Negro F, Cerra FB. Nutritional monitoring in the ICU: rational and practical application. Intensive Care Monitoring 1988;4(3):559. • 7. American Society for Parenteral and Enteral Nutrition. Guidelines for the use of parenteral and enteral nutrition in adult and pediatric patients. JPEN 2002;26(Suppl.):1. • 8. Shils ME et al. Tratado de nutrição na saúde e na doença. São Paulo: Manole; 2002. • 9. ADA's definition for nutrition screening and assessment. J Am Diet Assoc 1994;94:838. • 10. Brasil. Ministério da Saúde. Secretaria de Vigilância Sanitária. Portaria 63: regulamento técnico para a terapia de nutrição enteral. Diário Oficial da União da República Federativa do Brasil;2000. • 11. Detsky AS et al. What is subjective global assessment of nutrition status? JPEN 1987;11(1): 8. • 12. Barbosa-Silva MCG, Barros AJD. Avaliação nutricional subjetiva. Arq Gastroenterol 2002;39(3):181. [Parte 1- Revisão de sua validade após duas décadas de uso]. • 13. European Society of Parenteral and Enteral Nutrition (ESPEN). Basics in clinical nutrition. Prague: Galen; 2000. • 14. Raguso AC et al. The role of visceral proteins in the nutritional assessment of intensive care unit patients. Curr Opin Clin Nutr Metab Care 2003;6:211. • 15. Bernstein L, Pleban W. Prealbumin in nutritional care consensus group. Nutrition 1995; 12(4):255. • 16. Escribano JA et al. Valoracion del estado nutricional en el paciente grave. Nutr Hosp 2005;(Supl.2):5. • 17. Klein CJ et al. Overfeeding macronutrients to critically ill adults: metabolic complications. JADA 1998; 98:795. • 18. McClave SA et al. Are patients appropriately fed according to their caloric requirements?. JPEN 1998;22:375. • 19. Reid C. Frequency of under- and overfeeding in mechanically ventilated ICU patients: causes and possible consequences. J Hum Nutr Dietet 2006;19:13. • 20. Marinella MA. The refeeding syndrome and hypophosphatemia. Nutr Reviews 2003;61:320 International Life Sciences Institute. • 21. Cerra FB et al. Applied nutrition in ICU patients: a consensus statment of American College of Chest Physicians. Chest 1997;111:769. • 22. Glynn CC et al. Predictive versus measured energy expendure using limits-of-agreement analysis in hospitalized, obese patients. JPEN 1999;23:146. • 23. Cutts ME et al. Predicting energy needs in ventilator-dependent critically ill patients: effect of adjusting weight for edema or adiposity. Am J Clin Nutr 1997;66:1250. • 24. Jacobs DG et al. Practice management guidelines for nutrition support of the trauma patient. J Trauma 2004;57:660. • 25. Heyland DK et al. Canadian clinical practice guidelines for nutrition support in mechanically ventilated, critically Ill adult patients. JPEN 2003;27(5):355. • 26. Zaloga GP. Parenteral nutrition in adult inpatients with functioning gastrointestinal tracts: assessment of outcomes. Lancet 2006; 367:1101. • 27. De Jonghe B et al. A prospective survey of nutritional support practices in intensive care unit patients: What is prescribed? What is delivered? Crit Care Med 2001;29(1):8. • 28. O' Leary-Kelley CM et al. Nutritional adequacy in patients receiving mechanical ventilation who are fed enterally. Am J Crit Care 2005;(14):222. • 29. Heyland DE et al. Enteral nutrition in the critically ill patient: a prospective survey. Crit Care Med 1995;23:1055. • 30. McClave SA et al. Enteral tube feeding in the intensive care unit: factors impeding adequate delivery. Crit Care Med 1999;27:1252. • 31. Teixeira ACC et al. Terapia nutricional enteral em unidade de terapia intensiva: infusão *versus* necessidades. Rev Bras Ter Int 2006;18(4):1. • 32. Buzzo CA et al. O refluxo na terapia nutricional por via enteral de pacientes graves. Rev Bras Nutr Clin 2004;19(4):216. • 33. Heyland DE et al. Validation of the canadian clinical practice guidelines for nutrition support in mechanically ventilated, critically ill adult patients: results of a prospective observational study. Crit Care Med 2004;32 (11):2260.

17.2. Nutrição Enteral

Lúcia Caruso

INTRODUÇÃO

A terapia nutricional precoce e adequada no paciente grave é apontada como importante fator na diminuição do estresse fisiológico e na manutenção da imunidade[1].

A terapia nutricional, segundo Heyland et al.[2] e Kreymann et al.[3], deve ser iniciada entre 24 e 48 horas após admissão em pacientes hemodinamicamente estáveis. A escolha da via de administração depende das condições de cada paciente. A intubação orotraqueal é frequente na unidade de terapia intensiva, impossibilitando a utilização da via oral. Neste caso, a via enteral é uma opção que agrega vantagens, que serão relacionadas ao longo deste capítulo, especialmente com relação à manutenção das funções do trato digestório. A nutrição parenteral pode ser usada para complementar a enteral ou como único meio de aporte de nutrientes, principalmente quando não há o funcionamento adequado do trato digestório e seu uso não é seguro.

O objetivo deste capítulo é abordar aspectos relacionados à prática da terapia nutricional enteral na unidade de terapia intensiva.

LEGISLAÇÃO

Para a avaliação, execução e supervisão de todas as etapas da terapia nutricional, é condição imposta pela legislação a presença de uma equipe multidisciplinar de terapia nutricional nos hospitais brasileiros. Essa regulamentação é regida pelas portarias da ANVISA 272 (Regulamento Técnico de Terapia de Nutrição Parenteral, Brasil, 1998)[4] e 337 (Regulamento Técnico de Terapia de Nutricional Enteral, Brasil, 1999)[5], sendo esta última atualizada posteriormente pela Resolução 63 (Brasil, 2000)[6]. Entre as atribuições da equipe multidisciplinar de terapia nutricional estão: definir metas técnico-administrativas; realizar triagem e vigilância nutricional; avaliar o estado nutricional; indicar terapia nutricional e metabólica; assegurar condições ótimas de indicação, prescrição, preparo, armazenamento, transporte, administração e controle dessa terapia; educar e capacitar a equipe; criar protocolos; analisar o custo e benefício e traçar metas operacionais da equipe multidisciplinar de terapia nutricional (Brasil, 1999)[5].

A importância e as particularidades da terapia nutricional em unidade de terapia intensiva, bem como a participação fundamental de ações baseadas na interdisciplinariedade, têm sido abordadas na literatura nos guias propostos para o atendimento nutricional em terapia intensiva (canadense e europeu)[2,3].

DEFINIÇÃO

Segundo a resolução 63 da ANVISA (Brasil, 2000)[6], a nutrição enteral é definida como "alimento para fins especiais, com ingestão controlada de nutrientes, na forma isolada ou combinada, de composição química definida ou estimada, especialmente elaborada para uso por sondas ou via oral, industrializados ou não, utilizado exclusiva ou parcialmente para substituir ou complementar a alimentação oral em pacientes desnutridos ou não, conforme suas necessidades nutricionais, em regime hospitalar, ambulatorial ou domiciliar, usando a síntese ou manutenção de tecidos, órgãos ou sistemas".

Desta forma, pela definição da ANVISA a nutrição enteral inclui também os complementos que podem ser ingeridos por via oral e apresentam composição definida.

INDICAÇÕES

Para que seja viável a indicação da terapia nutricional enteral, o trato digestório deve estar funcionante, mesmo que parcialmente.

São exemplos de indicações:

- Na vigência de deglutição comprometida (de causa muscular/neurológica).
- Na impossibilidade da via oral ou quando a ingestão oral for inadequada para prover as necessidades diárias recomendadas. Segundo Arends et al.[7] deve ser iniciada quando detectada subnutrição ou se a ingestão via oral for insuficiente (menor ou igual a 60% das necessidades por mais de 10 dias).
- Quando ocorre incapacidade de via oral por mais de três dias na UTI, segundo Kreymann et al.[3].

A discussão sobre a via de administração da terapia nutricional deve ser realizada preferencialmente de forma interdisciplinar, envolvendo a equipe multidisciplinar de terapia nutricional. Alguns fluxogramas podem nortear essa escolha, conforme apresentado na figura 17.2.

O posicionamento da sonda para terapia nutricional enteral depende da doença de base e da previsão de permanência da sonda. Quando a indicação do uso da sonda é por período mais prolongado, a utilização de ostomias pode ser uma boa opção. As vias disponíveis para acesso são descritas a seguir[9]:

1. Gástrica:
   Nasogástrica,
   Gastrostomia:
   – endoscópica percutânea,
   – cirúrgica.
2. Duodenal:
   Nasoduodenal,
   Gastrostomia estendida.

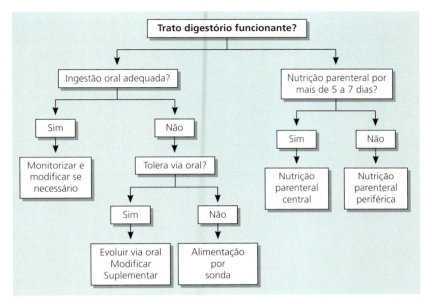

Figura 17.2 – Fluxograma para escolha da via de administração da terapia nutricional (Fonte: Adaptado de Waitzberg[8]).

3. Jejunal:
   Nasojejunal,
   Gastrostomia estendida,
   Jejunostomia cirúrgica.

Na unidade de terapia intensiva, os consensos de terapia nutricional apontam a falta de evidência para considerar que a posição gástrica representaria maior risco de aspiração diante da paresia gástrica, que pode estar relacionada à sedação ou até mesmo ao processo inflamatório existente[2,3]. Mas é fato que a locação da sonda pré-pilórica resulta em alto resíduo gástrico e interfere no volume ofertado (como já discutido em *Avaliação Nutricional*). Assim, na prática, o posicionamento pós-pilórico é amplamente adotado. O maior problema nesse caso é a locação adequada da sonda com acesso manual, uma vez que nem sempre a via endoscópica está disponível nas unidades.

CLASSIFICAÇÃO DAS FÓRMULAS ENTERAIS

Para o estabelecimento da conduta terapêutica nutricional, é importante conhecer as diferentes fórmulas enterais, que podem ser classificadas conforme é observado no quadro 17.3.

UTI - ADULTO – MANUAL PRÁTICO

Quadro 17.3 – Critérios de classificação das fórmulas enterais.

Critério	Fórmula	Especificação
Preparo	Artesanal ou semiartesanal	Alimentos *in natura* associados ou não a módulos nutricionais
	Industrializada	Pronta para uso (pó ou líquida)
Composição nutricional	Nutricionalmente completa	Fornece 100% das necessidades nutricionais (em volume diário de 1,5 a 2,0 litros)
	Nutricionalmente incompleta (suplemento nutricional)	Indicado para a complementação ou suplementação nutricional por via oral
Densidade energética	Normocalórica	0,9 a 1,2kcal/ml
	Hipercalórica	1,3 a 2,0kcal/ml
Complexidade dos macronutrientes	Polimérica	Proteína intacta
	Oligomérica ou semielementar	Peptídeos e oligopeptídeos (di/tripepitídeos)
	Elementar	Aminoácido
Indicação	Fórmula padrão	Manter ou restabelecer o estado nutricional
	Fórmula especializada	Manter ou restabelecer o estado nutricional associado à doença: • Respiratória (proporção caboidrato/lipídeos alterada) • Renal (menor carga proteica e de eletrólitos, alta densidade energética) • AIDS/HIV (lipídeos e peptídeos modificados, acréscimo de fibras, alta densidade energética) • Imunoestimuladora (enriquecida com glutamina, ácido graxo ω_3, arginina, nucleotídeos) • Hepática (enriquecida com aminoácidos de cadeia ramificada) • Insuficiência cardíaca (restrita em sódio)

Fonte: Adaptado de Waitzberg[8] e Sobotka[9].

No que se refere à complexidade dos nutrientes, vale ressaltar que a fórmula polimérica é prescrita nos casos em que o trato digestório encontra-se íntegro e com funcionamento normal. Já quando as capacidades digestiva e absortiva encontram-se diminuídas, é interessante a indicação de fórmulas oligoméricas ou elementares, que facilitam a digestão e a absorção[10].

A osmolaridade da fórmula enteral deve ser observada especialmente quando a sonda tem posição pós-pilórica. Isto porque soluções hiperosmolares podem resultar em diarreia. Desta forma, no caso de sondas posicionadas no intestino, a osmolaridade da fórmula escolhida deve ser próxima à do plasma (290mOsm/l). Por outro lado, quando opta-se por fórmulas hiperosmolares, uma alternativa é o controle rigoroso da velocidade de infusão para evitar a diarreia osmótica[10].

Com relação ao tipo da fórmula, a condição clínica é que deverá nortear a escolha, por exemplo, no caso de necessidade de controle do volume oferecido, uma fórmula com maior densidade energética (1,5kcal/ml) poderá ser utilizada.

Cabe ressaltar que várias investigações foram desenvolvidas sobre a utilização de fórmulas enriquecidas com nutrientes imunoestimuladores (glutamina, ácido graxo ω_3, arginina e nucleotídeos) em pacientes de unidade de terapia intensiva. Segundo o *Guia Europeu* há evidência para a indicação dessas fórmulas no período pré-operatório em pacientes que serão submetidos à cirurgia eletiva de trato digestório superior e em pacientes com sepse leve (*APACHE II* inferior a 15). Já no caso de pacientes com sepse severa são contraindicadas, uma vez que alguns estudos relacionaram esse tipo de fórmula com o aumento da mortalidade, especialmente aquelas enriquecidas com argina. Segundo o *Guia*, pacientes graves em terapia nutricional enteral que não toleram volumes superiores a 700ml/dia não devem receber fórmulas imunoestimuladoras. Em pacientes com síndrome da angústia respiratória as fórmulas contendo ω_3 e antioxidantes podem ser uma opção, baseado ainda em pequeno número de estudos prospectivos, randomizados, controlados e duplo-cego[3].

Em um estudo meta-analítico que reuniu 22 estudos, verificou-se que em pacientes graves as fórmulas imunoestimuladoras estão relacionadas com a diminuição das complicações, mas não alteraram a mortalidade, sendo seu uso na prática clínica ainda muito questionado[11].

SISTEMAS DE INFUSÃO

Na prescrição da fórmula enteral devem ser considerados o sistema de infusão e a forma de administração. O quadro 17.4 descreve resumidamente estes aspectos da terapia nutricional enteral.

COMPLICAÇÕES

As complicações da nutrição por via enteral podem ser de origem mecânica, metabólica e gastrointestinais. O quadro 17.5 reúne as principais complicações da terapia nutricional enteral.

As complicações gastrointestinais são as de maior prevalência, correspondendo de 30 a 38% das ocorrências[9]. O acompanhamento é fundamental para preveni-las.

Com relação às alterações da motilidade intestinal, o uso de fórmulas com prebióticos é uma alternativa. Prebiótico é um ingrediente que resiste a digestão pelas enzimas e chega ao intestino e é capaz de estimular o crescimento seletivo das bactérias benéficas (como lactobacilos e bifidobobactérias)[3].

UTI - ADULTO – MANUAL PRÁTICO

Quadro 17.4 – Sistemas de infusão, formas de administração e especificidades na terapia nutricional enteral.

Sistema de infusão	Forma de administração		Especificidades
Fechado	Contínua por bomba de infusão		Fórmula industrializada, estéril, pronta para uso, iso e hiperosmolar, validade para uso em 24 horas
Aberto	Intermitente	Gravitacional (gotejamento) Em bolo (seringa ou funil) Bomba de infusão	Fórmula artesanal ou semiartesanal, não necessita ser estéril, isosmolar, validade para uso em 12 horas sob refrigeração Fórmula industrializada ou semiartesanal, não necessita ser estéril, iso e hiperosmolar, validade para uso em 12h sob refrigeração

Fonte: Adaptado de Waitzberg[8].

Quadro 17.5 – Principais complicações da terapia nutricional enteral.

Gastrointestinais	Mecânicas	Metabólicas
Obstrução intestinal	Rinite, otite, parotidite	Hiper/hipoglicemia
Distensão abdominal	Faringite, esofagite	Hiper/hiponatremia
Náuseas e vômitos	Aspiração pulmonar	Desidratação
Refluxo esofágico	Erosão esofágica	Hiper/hipocalemia
Diarreia	Perda ou migração da sonda	Hiper/hipofosfatemia
Má absorção	Obstrução da sonda	
Hemorragia gastrointestinal	Perfuração	

Fonte: Adaptado de Sabotka[9].

O equilíbrio da flora bacteriana intestinal está relacionado com a prevenção e tratamento de determinadas condições clínicas, uma vez que as bactérias benéficas apresentam ações como: competição por nutrientes com as patogênicas, produção de antimicrobianos e ativação da resposta imune e inflamatória.

Em situações em que as bactérias patogênicas se sobressaem, causando o desequilíbrio, uma das repercussões é a diarreia.

As evidências científicas sugerem um efeito promissor para prebióticos em várias situações clínicas. Na atualidade, as fórmulas enterais incluem prebióticos, especialmente os fruto-oligossacarídeos, visando à regularização do trânsito intestinal e manutenção do equilíbrio da flora bacteriana.

Os pacientes de UTI que se encontram sob sedação tendem a apresentar alto resíduo gástrico, com refluxo esofágico, o que pode resultar em broncoaspiração. Desta forma, o controle do volume residual gástrico é uma ferramenta importante na prevenção desta complicação. A equipe multidisciplinar de terapia nutricional deve procurar estabelecer condutas padronizadas para a checagem do volume residual, prescrição de pró-cinéticos e necessidade de interrupção da oferta da terapia nutricional enteral.

ACOMPANHAMENTO DOS PACIENTES EM TERAPIA NUTRICIONAL ENTERAL

Tendo em vista as complicações que podem envolver a administração da terapia nutricional enteral, o acompanhamento do volume real infudido diariamente é fundamental, conforme discutido no item *Avaliação Nutricional*, que também aborda outros aspectos importantes no acompanhamento nutricional dos pacientes em terapia nutricional enteral. Conforme já abordado, as complicações gastrointestinais são comuns e por isso acompanhar a tolerância digestiva é fundamental, incluindo o funcionamento do trato digestório.

A tolerância metabólica deve ser considerada e o quadro 17.6 sugere a rotina de exames laboratorais para esses pacientes.

Quadro 17.6 – Sugestão de exames laboratorais no acompanhamento dos pacientes em terapia nutricional enteral.

Tipo de exame	Primeiros quatro dias	Após o quinto dia
Sódio/potássio séricos	Inicial e após 48h	Semanal
Cálcio/magnésio/fósforo séricos	Inicial se desnutrido	Semanal
Perfil lipídico	Inicial (dislipidemia)	Semanal
Perfil hepático	Inicial	Semanal
Albumina e pré-albumina	Inicial	Semanal
Ureia e creatinina	Inicial	Semanal
Fita glicêmica	Uma vez ao dia	Semanal

Fonte: Adaptado de Grupo de Apoio Nutricional[12].

BENEFÍCIOS

Os benefícios da nutrição enteral estão cada vez mais claros, com algumas vantagens quando comparada à nutrição parenteral. Estudos sugerem que a nutrição enteral pode estar relacionada a menores riscos de infecção, menor disfunção hepática e metabólica, é mais fisiológica, preserva a integridade do trato digestório, diminui a translocação bacteriana, além de ser significativamente mais barata que a nutrição parenteral[2,13,14,15].

Desta forma, na escolha da via para acesso nutricional, a via oral é a opção mais fisiológica, mas quando não for viável ou suficiente, deve-se primeiramente pensar na terapia nutricional enteral, sendo a nutrição parenteral indicada na impossibilidade de nutrição enteral ou quando esta não é suficiente para suprir as necessidades nutricionais.

REFERÊNCIAS BIBLIOGRÁFICAS

1. Elpern EH et al. Outcomes associated with enteral tube feedings in a medical intensive care unit. Am J Crit Care 2004;13:221. • 2. Heyland DK et al. Canadian clinical pratice guidelines for nutrition support in mechanically ventilated, critically Ill adult patients. ASPEN 2003;27(5):355. • 3. Kreymann KG et al. ESPEN Guidelines on enteral nutrition: intensive care. Clin Nutr 2006;25(2):210. • 4. Brasil, Agência Nacional de Vigilância Sanitária. Portaria 272, de 8 de abril de 1998. Diário Oficial da União (9 abr,1998). • 5. Brasil, Agência Nacional de Vigilância Sanitária. Portaria 337, de 14 de abril de 1999. Diário Oficial da União (15 abr,1999). • 6. Brasil, Agência Nacional de Vigilância Sanitária. Resolução 63, de 6 de julho de 2000. Diário Oficial da União (7 jul, 2000). • 7. Arends J et al. ESPEN guidelines on enteral nutrition: non surgical oncoloy. Clinical Nutrition 2006;252:45. • 8. Waitzberg D. Nutrição oral, enteral e parenteral na prática clínica. 3. ed. Rio de Janeiro: Atheneu; 2000. • 9. Sobotka L. Bases da nutrição clínica. 3. ed. Rio de Janeiro: Rubio; 2008. • 10. Baxter CB, Waitzberg DL. Fórmulas enterais: complexidade de nutrientes e categorização. In Silva SMCS, Mura JDP eds. Tratado de Nutrição, Alimentação e Dietoterapia. São Paulo: Roca; 2007. p 883. • 11. Heyland DK et al. Should immunonutrition become routine in critically ill patients? A systematic review of the evidence. JAMA 2001;286:944. • 12. Grupo de apoio nutricional HC/UNICAMP. Manual de bolso [citado em 6 fev2007]. Disponível em http://www.hc.unicamp.br/servicos. • 13. Heyland DK et al. Validation of Canadian clinical pratice guidelines for nutrition support in mechanically ventilated, critically ill adult patients: Results of a prospective observational study. Crit Care Med 2004;27(5):355. • 14. Barr J et al. Outcomes in critically ill patients before and after the implementation of an evidence-based nutritional management protocol. Chest 2004; 125:1446. • 15. Gramlich L et al. Does enteral nutrition compared to parenteral nutrition result in better outcomes in critically ill adult patients? A systematic review of the literature. Nutrition 2004;20(10):843.

17.3. Protocolo de Nutrição Enteral

Flávia de Oliveira Motta Maia
Wagner Issao Hoshino
Lúcia Caruso

A nutrição inadequada do paciente grave está associada ao aumento da morbidade, mortalidade e ao tempo de permanência na unidade de terapia intensiva. Pode influenciar, também, na dependência do paciente à ventilação mecânica, dificultar o processo de cicatrização de lesões e contribuir para o aumento dos índices de infecção. Estudos sugerem que, para diminuir esses resultados negativos, o suporte nutricional deve ser planejado e iniciado precocemente por via enteral, se não houver contraindicações[1-3].

A equipe multidisciplinar de terapia nutricional da unidade de terapia intensiva de Adulto do Hospital Universitário da Universidade de São Paulo – composta por nutricionista, enfermeiro, médico e farmacêutico – elaborou um protocolo de nutrição enteral (Fig. 17.3) com o objetivo de otimizar a oferta nutricional aos pacientes internados, diminuindo, assim, os riscos e custos associados a este déficit.

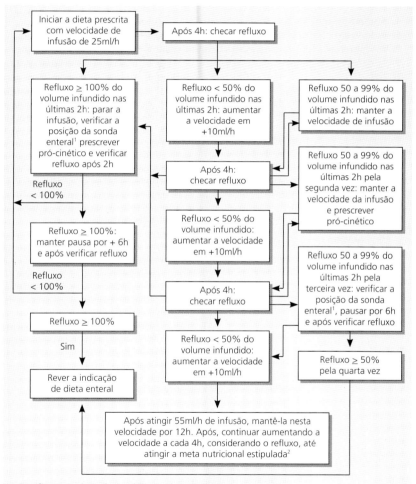

1. Verificar a posição da sonda enteral e repassá-la, se necessário.
2. Ao atingir a meta nutricional, verificar o refluxo de 6/6h durante as primeiras 48h e após de 8/8h.

Observação: Após a verificação de refluxo sempre lavar a sonda enteral com 20ml de água.

Figura 17.3 – Protocolo de nutrição enteral contínua.

O protocolo é iniciado imediatamente após a admissão do paciente, com a avaliação do risco nutricional (colocar a ficha) e avaliações complementares (mencionar quais) para estabelecimento das necessidades e planejamento da meta nutricional.

A sonda enteral é passada pelo enfermeiro em posição pós-pilórica à beira do leito e a confirmação do posicionamento é feito por meio de radiografia de abdome (a técnica de passagem da sonda nasoenteral está descrita no Capítulo 17.2). Quando não há sucesso na passagem da sonda enteral em três tentativas realizadas pelo enfermeiro recomenda-se que seja feita por via endoscópica.

A infusão da dieta inicia-se com 25ml/h e aumenta 10ml/h a cada 4 horas, após a verificação de ausência ou de refluxo menor que 50% do volume administrado. Considera-se como refluxo o volume aspirado maior ou igual à metade do volume infundido nas últimas duas horas. Nas primeiras 24 horas do início da dieta o refluxo é verificado de 4 em 4 horas, durante as 48 horas, posteriores de 6 em 6 horas e a seguir de 8 em 8 horas. Todo o conteúdo aspirado é devolvido e imediatamente após é infundido 20ml de água filtrada para evitar a obstrução da sonda enteral.

O rigor da verificação do refluxo, mesmo com o posicionamento pós-pilórico da sonda, deve-se à garantia de que possíveis deslocamentos sejam detectados precocemente, evitando complicações posteriores. A checagem por radiografia de abdome é restrita à primeira passagem da sonda e na suspeita de posicionamento inadequado por refluxo acima do aceitável.

Havendo boa tolerância da dieta pelo paciente, em 12 horas é possível atingir uma infusão de 55ml/h. Este valor é mantido por mais 12 horas, completando, desta forma, 24 horas do início da administração da dieta enteral. A seguir, a infusão é aumentada em mais 10ml/h a cada 6 horas até atingir a meta nutricional. Vale ressaltar que para a maioria dos pacientes a meta é atingida, em média, em 29h.

Quando o paciente apresenta refluxo maior ou igual a 50% e menor que 100% do volume administrado recomenda-se manter a velocidade de infusão da dieta e checar novamente o refluxo após 4 horas. Se depois deste período persistir o refluxo maior ou igual a 50% e menor que 100% deve-se administrar medicamento pró-cinético e o fluxo de infusão da dieta deve ser mantido e checado novamente em 4 horas. Se o volume aspirado persistir acima do aceitável deve-se rever a indicação da dieta.

Nos casos em que o refluxo é maior ou igual a 100%, a infusão deve ser interrompida, o posicionamento da sonda enteral confirmado por radiografia de abdome e o medicamento pró-cinético administrado. A checagem do refluxo deve ser realizada após 2 horas de pausa e, se estiver menor que 100%, a infusão deve prosseguir no mesmo volume em que foi interrompida. Se o refluxo persistir maior ou igual a 100% a pausa deve ser mantida por mais 6 horas e se mesmo assim não houver melhora, deve-se rever a indicação da dieta enteral.

Algumas recomendações (Quadro 17.7) sobre quando interromper a administração da dieta, durante a progressão ou com a meta nutricional atingida,

NUTRIÇÃO DO PACIENTE EM UNIDADE DE TERAPIA INTENSIVA

Quadro 17.7 – Recomendações para a interrupção da administração de dieta enteral.

Distensão abdominal

Vômito

Diarreia

Resíduo gástrico ≥ 100% do volume de dieta administrado nas últimas 2 horas

Suspeita de broncoaspiração

Procedimentos:
- 30min antes e durante o banho
- 1 hora antes dos procedimentos que exijam grande manipulação do paciente ou decúbito dorsal horizontal prolongado
- 4h antes da extubação e após avaliar as condições clínicas do paciente antes de reintroduzir a dieta
- 30min antes e durante a ventilação mecânica não invasiva
- 6h antes da traqueostomia, endoscopia e tomografia
- 8h para procedimentos cirúrgicos

Quadro 17.8 – Cuidados na administração de medicamentos por sonda enteral.

Não misturar medicamentos na dieta enteral

Nunca abrir a via de infusão da dieta para administrar medicamento, utilizar a conexão em Y do equipo

Lavar a sonda enteral com 20ml de água antes e após a administração do medicamento

Evitar administração conjunta de drogas. Administrar cada item separado, lavando a sonda sempre com água entre cada medicamento

Suspender a infusão da dieta 30min antes e 30min após a administração de medicamentos, exceto para aqueles liberados

foram estabelecidas pela equipe de terapia nutricional para evitar condutas conflitantes ou que prejudiquem o seguimento do protocolo de dieta enteral. Estas recomendações são gerais e podem ser adaptadas de acordo com o julgamento dos profissionais que prestam atendimento ao paciente.

Foram também estabelecidos critérios para a administração de medicamentos durante a infusão da dieta enteral, que estão descritos no quadro 17.8.

Para a implementação do protocolo de nutrição enteral as enfermeiras foram atualizadas quanto à passagem da sonda enteral em posição pós-pilórica e a equipe de enfermagem foi treinada para o seguimento das orientações de progressão da infusão da dieta. Esta preocupação especial com a enfermagem justifica-se por ser a equipe que executa a maior parte das atividades do protocolo e, portanto, estava implicitamente associada à garantia de seguimento adequado. Porém, os demais profissionais que trabalhavam na unidade de terapia intensiva foram orientados quanto ao protocolo e tiveram a oportunidade de opinar e modificar as condutas.

Nas pesquisas realizadas após a utilização do protocolo de nutrição enteral na unidade de terapia intensiva foram observados resultados positivos quanto à adequação da oferta nutricional.

REFERÊNCIAS BIBLIOGRÁFICAS

1. Barr J et al. Outcomes in critically ill patients before and after the implementation of in evidence-based nutritional management protocol clinical. CHEST 2004;125:1446. • 2. Woien H, Bjork IT. Nutricional of the critically ill patient and effects of implementing a nutricional support algorithm in ICU. J Crit Nurs 2006;15:168. • 3. Ellett MLC. Important facts about intestinal feeding tube placement. Gastroenterology Nursing 2005;29(2):112.

18. HEMATOLOGIA EM UNIDADE DE TERAPIA INTENSIVA

18.1. Coagulação Intravascular Disseminada

João Carlos de Campos Guerra

INTRODUÇÃO

Os distúrbios dos mecanismos da hemostasia podem se manifestar por meio de simples petéquias ou equimoses provocadas por traumas, sangramentos localizados e até quadros generalizados. Alterações subclínicas somente são detectadas com exames laboratoriais específicos.

A etiologia pode ser primariamente do sistema da coagulação, ou muito frequentemente resultado de outras doenças, comportando-se como mecanismo intermediário de agravamento do paciente grave.

O diagnóstico dos distúrbios da coagulação inclui anamnese, exame clínico e avaliação laboratorial na maioria das situações. No paciente grave e em situações de urgência nem sempre é possível a obtenção de dados clínicos, e também não são disponíveis exames específicos. Nessa situação, o conhecimento fisiopatológico, apoiado nas manifestações clínicas, pode com certa segurança orientar a terapêutica de urgência[7-9].

DEFINIÇÃO

A coagulação intravascular disseminada (CIVD) é definida como uma síndrome clínica adquirida, caracterizada pela ativação dos mecanismos da coagulação, induzida por diferentes fatores desencadeantes, levando à formação e à deposição de fibrina intravascular[10]. Na maioria dos casos de CIVD o sistema fibrinolítico está amplamente inativado, o que contribui para a deposição de fibrina em diferentes órgãos, porém, em algumas situações (por exemplo, na leucemia pró-mielocítica aguda), a fibrinólise pode estar acelerada, contribuindo, assim, para quadros de sangramento grave. A deposição de fibrina intravascular, principalmente na microvasculatura, acarreta obstrução dos vasos e lesão isquêmica de diversos tecidos e órgãos, o que, em conjunto com as alterações metabólicas e hemodinâmicas, contribui para a falência de múltiplos órgãos nesses pacientes. O consumo e a consequente depleção dos fatores da coagulação e plaquetas, resultantes da contínua ativação da coagulação, favorecem o aparecimento de hemorragias, caracterizadas por sangramento difuso, sendo este a primeira manifestação clínica notada[1-3]. É fundamental ressaltar que a CIVD é sempre secundária a uma doença de base e quase sempre associada à resposta inflamatória sistêmica, cuja severidade depende do tipo de mecanismo desencadeante; portanto, a identificação e o tratamento da condição predisponente são fundamentais para a resolução da síndrome[15].

ETIOLOGIA – CONDIÇÕES CLÍNICAS ASSOCIADAS

A maioria dos casos de coagulação intravascular disseminada está associada a infecções (sepse por gram-negativos, meningococcemia, infecções virais, malária etc.), neoplasias malignas (carcinoma de próstata, pulmão e outros órgãos), leucemia aguda pró-mielocítica, doenças hepáticas, complicações obstétricas, doenças do colágeno, politraumatismos, cirurgias, reações transfusionais hemolíticas, vasculites e picadas por animais peçonhentos. As principais condições clínicas envolvidas na etiologia da coagulação intravascular disseminada estão listadas no quadro 18.1[12,13].

FISIOPATOGENIA

O mecanismo responsável pela deposição sistêmica de fibrina, CIVD, é desencadeado por diversas condições clínicas, já citadas anteriormente, que provocam lesões nas células endoteliais ou liberam substância tromboplástica na circulação sanguínea. As fontes dos fatores teciduais que desencadeiam a CIVD parecem ser a célula endotelial e monócitos, ativados por alterações clínicas adversas associadas à doença de base. As células endoteliais lesadas permitem adesividade e agregação plaquetária. A deposição sistêmica de fibrina é resultado da geração de trombina, mediada pelo complexo fator tecidual/fator VII ativado (FT/FVIIa) e da inibição ou disfunção dos anticoagulantes naturais (antitrombina, proteína C, proteína S e inibidor da via do fator tecidual). Além das alterações citadas, a inibição da atividade fibrinolítica pelo aumento dos níveis do inibidor do ativador do plasminogênio do tipo 1 (PAI-1) resulta em remoção inadequada de fibrina, contribuindo, dessa forma, para a trombose na microcirculação[1].

A resposta inflamatória associada à CIVD envolve principalmente duas citocinas, a interleucina-6 (IL-6) e o fator de necrose tumoral do tipo alfa (TNFα). A interleucina-6 tem ação central nesse processo, por ser responsável pela geração de trombina, possivelmente por regular a expressão do fator tecidual e o TNFα atua liberando a IL-6 e altera os mecanismos de anticoagulação natural, possivelmente pela depressão do sistema da proteína C, por induzir diminuição

HEMATOLOGIA EM UNIDADE DE TERAPIA INTENSIVA

Quadro 18.1 – **Mecanismos desencadeantes de coagulação intravascular disseminada.**

CIVD AGUDA	
Infecciosos	Septicemia por gram-positivos e gram-negativos Vírus: dengue e herpes Parasitas: protozoários (malária)
Obstétricos	Descolamento prematuro da placenta Embolia do líquido amniótico Abortamento por solução salina hipertônica Eclampsia
Neoplásicos	Leucemia pró-mielocítica aguda
Lesões teciduais: traumas, choques e hipoxemias	Enterocolite necrotizante Veneno de cobra Afogamento em água doce Traumatismo crâniano Reação hemolítica transfusional – rejeição de enxertos Aneurisma dissecante da aorta
Outras causas	Deficiência homozigótica de proteína C Enfermidade hepática grave
CIVD SUBAGUDA E CRÔNICA	
Neoplásicos – tumores sólidos	Adenocarcinoma produtor de mucina
Obstétricos	Feto morto retido
Vasculares	Hemangioma carvenoso gigante Aneurismas e vasculites

da expressão de trombomodulina nas células endoteliais; alem disso o TNFα, parece promover alterações no sistema fibrinolítico (Fig. 18.1). Em adição, são gerados produtos de degradação de fibrina (PDF), que afetam a função da plaqueta por se ligarem ao receptor de fibrinogênio na glicoproteína IIa/IIIb da membrana plaquetária[2,5,6].

A ativação sistêmica da coagulação promove não somente deposição de fibrina e trombose, mas também consumo e consequente depleção dos fatores da coagulação e plaquetas, o que, frequentemente, resulta em manifestações hemorrágicas.

No conjunto, esses mecanismos fisiopatológicos explicam a ocorrência simultânea de trombose e sangramento na CIVD. Apesar de as manifestações hemorrágicas serem frequentemente observadas ao exame clínico, é a trombose na microcirculação que, provavelmente, mais contribui para a disfunção de múltiplos órgãos e mortalidade associadas à CIVD[11].

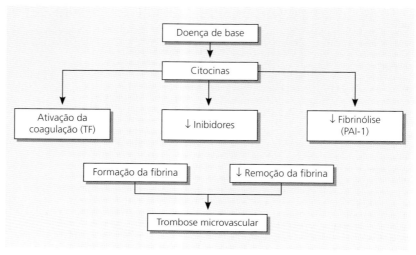

Figura 18.1 – Patogênese da coagulação intravascular disseminada.

DIAGNÓSTICO

Para o diagnóstico da CIVD é fundamental a identificação do mecanismo desencadeante (doença de base), pois somente uma correlação clínico-laboratorial compatível com a síndrome permite um diagnóstico correto. O quadro clínico é variável e inespecífico, sendo possível observar os sinais sistêmicos de resposta inflamatória, como febre, hipotensão, acidose, manifestações de sangramento difuso (petéquias, equimoses, sangramento em locais de punção venosa, ou a partir de drenos e cânulas, ou ainda sangramentos pós-operatórios em cicatriz cirúrgica ou traumática) e sinais de trombose (Quadro 18.2)[2,3].

Quadro 18.2 – **Quadro clínico da coagulação intravascular disseminada.**

Trombose	**Sistema nervoso:** ↓ consciência, delírio, coma **Pele:** isquemia focal e gangrena **Rins:** oligúria e azotemia **Aparelho respiratório:** síndrome da angústia respiratória do adulto **Gastrointestinal:** ulceração aguda **Hematológico:** anemia hemolítica
Hemorragia	**Sistema nervoso:** sangramento do sistema nervoso central **Pele:** petéquias, esquimoses e sítios de venopunção **Mucosas:** epistaxe e gengivorragia **Rins:** hematúria **Gastrointestinal:** sangramento

A ocorrência de trombose clinicamente detectável é rara; quando ocorre, manifesta-se sob a forma de necrose de pele e de polpa digital. A formação intravascular de fibrina e sua deposição na microcirculação determina lesão isquêmica em vários órgãos, levando a manifestações clínicas graves, como insuficiência renal, insuficiência respiratória, ulcerações na mucosa gastrointestinal ou alterações neurológicas). Pelo fato de tratar-se de um processo de evolução e gravidade progressivas, a CIVD pode ser classificada em três fases conforme quadro clínico e exames laboratoriais: fase I ativação compensada, fase II ativação descompensada e fase III CIVD aguda (plenamente instalada) (Quadro 18.3)[2,3].

Quadro 18.3 – **Alterações clínicas e laboratoriais (fases da CIVD).**

Fase I (ativação compensada)	Poucos sintomas TTPA, TP, TT, fibrinogênio: N Plaquetas: N/limite AT: ↓ discreta
Fase II (ativação descompensada)	Sangramentos + disfunção de órgãos TTPA, TP, TT: ↑ Plaquetas, fibrinogênio: ↓ AT, fatores da coagulação: ↓ DD, PDF, TAT, F1 = 2: ↑↑
Fase III – CIVD aguda (plenamente instalada)	Sangramentos + disfunção de múltiplos órgãos TTPA, TP, TT: ↑↑/↑↑↑ Plaquetas, AT, fibrinogênio, fatores:↓↓ AT, fatores da coagulação: ↓ DD, PDF, TAT, F1+ 2: ↑↑↑

Alguns serviços utilizam um sistema de *score* publicado por *Taylor* em 2001 e proposto pelo Subcomitê Científico de Coagulação Intravascular Disseminada da Sociedade Internacional de Trombose e Hemostasia (ISTH), para auxiliar no diagnóstico e acompanhamento dos quadros de CIVD[4,14].

Em resumo, diante da suspeita de CIVD, devem ser solicitados os exames de tempo de protrombina (TP), tempo de trombina parcialmente ativada (TTPA), tempo de trombina (TT), dosagem de fibrinogênio, produtos de degradação de fibrina (PDF), D-dímero, contagem de plaquetas e análise microscópica do esfregaço sem anticoagulante do sangue periférico. É fundamental que esses exames sejam repetidos de forma seriada para uma melhor análise de consistência dos resultados e para uma correta orientação da evolução da síndrome. Em alguns casos específicos pode ser necessária a dosagem dos fatores da coagulação e de seus inibidores (antitrombina, proteína C e proteína S).

TRATAMENTO

O tratamento dirigido à doença de base é o mais importante na CIVD, como exemplo a remoção da causa que está liberando material tromboplástico na circulação, placenta nos casos de descolamento prematuro de placenta, o feto, no caso de feto morto retido (FMR), e os tecidos lesados nos traumatismos e neoplasias. Terapêutica de suporte, como correção de distúrbios hidroeletrolíticos e do equilíbrio acidobásico, administração de fluidos, antibioticoterapia, suporte ventilatório e cardiocirculatório, muitas vezes se fazem necessários. A menos que hemorragias importantes ou complicações trombóticas ocorram, tratamentos específicos para CIVD serão de pouca utilidade. Tanto a anticoagulação e antifibrinolíticos, quanto a reposição de fatores de coagulação devem ser usados com cautela[3,7,8].

Terapêutica com heparina **pode** ser indicada em algumas situações para prevenção e tratamento da CIVD, como na leucemia pró-mielocítica aguda, na transfusão de sangue incompatível, no aborto séptico, na *púrpura fulminans*, no FMR, no hemangioma gigante e nos casos de CIVD crônica; já que a possibilidade de uma complicação hemorrágica é muito pequena, pois não existe uma cicatriz cirúrgica em que os vasos apresentam solução de continuidade. Nesses casos com indicação, a heparina deve ser iniciada em doses baixas (por exemplo, 500UI/h por infusão contínua) e aumentada lentamente. A heparina de baixo peso molecular também pode ser utilizada, por via subcutânea, na dose preconizada para profilaxia do tromboembolismo venoso. Vale ressaltar que o uso da heparina não é consenso na comunidade médica e não existem estudos controlados provando que a sua indicação traga benefícios aos pacientes com CIVD. É importante lembrar que a heparina não tem ação no caso de picada de cobra quando somente deve ser utilizado o soro antiofídico[3,7,8].

Se a maior complicação for o quadro hemorrágico utiliza-se, além da reposição de hemácias, o plasma fresco congelado (PFC), o crioprecipitado e os concentrados de plaquetas[17]. Atualmente estão disponíveis os concentrados de antitrombina III e de proteína C que são capazes de elevar esses inibidores que estão geralmente reduzidos na CIVD. A ação dos concentrados com esses inibidores não se restringe a inibir a formação de trombina, mas tem também o efeito de regular a própria resposta inflamatória, diminuindo a agressão às células endoteliais e a ativação de monócitos, que expressam o fator tecidual. Na prática, o concentrado de antitrombina III é o mais utilizado e estudado, com resultados promissores, embora sua utilização, além do alto custo, tem pequeno efeito na redução da mortalidade dos pacientes[16].

REFERÊNCIAS BIBLIOGRÁFICAS

1. Becker S et al. Post-trauma coagulation and fibrinoly in children suffering from severe cerebro-cranial trauma. Eur J Pediatr 1999;158(3):S197. • 2. Collen D. On the regulation and control of fibrinolysis. Thromb. Haemost 1980;43:77. • 3. Colman RW. Hemostasis and thrombosis: basic prin-ciples and clinical practice. 4. ed. Philadelphia: WW Lippincott; 2001. p 1200. • 4. Lewis SM et al. Dacie and Lewis Practical Haematology. 10. ed. London: Chuchill Livingstone; 2001. p 435. • 5. Esmon CT. Introduction: are natural anticoagulants candidates for modulating the inflammatory re-

sponse to endotoxin? Blood 2000;95:1113. • 6. Esmon CT et al. Inflammation, sepsis and coagulation. Hematologic 1999;84:254. • 7. Guerra CCC. Coagulação na prática Médica. Barueri: Manole; 1979. • 8. Guerra CCC. Coagulatión Intravascular diseminada. EIAE, Universidad de Salamanca; 1992. • 9. Handin RI et al. Blood Principles and Practice of Hematology. 2. ed. Philadelphia: WW Lippincott; 2003. p 1275. • 10. Levi M, Ten Cate H. Disseminated intravascular coagulation. N Engl J Med 1999;341:586. • 11. Loscalzo J, Schafer AI. Thrombosis and Hemorrhage. 3. ed. Philadelphia: WW Lippincott; 2003. p 781. • 12. Matthay MA. Severe sepsis – a new treatment with both anticoagulant and anti-inflamma-tory properties. N Engl J Med 2001;344:759. • 13. Tapper H, Herward H. Modulation of hemostatic mechanisms in bacterial infectious diseases. Blood 2000;96:2329. • 14. Taylor Jr FB et al. Towards definition, clinical and laboratory criteria, and a scoring for disseminated intravascular coagulation. Thromb Haemost 2001;86:1327. • 15. Ten Cate H et al. The pathophysiology of disseminated intravascular coagulation. Thromb Haemost 1999;82:713. • 16. Tollefsen DM. Disorders of hemostasis. In Dunagan WC ed. Manual of Medical Therapeutics. 26 ed. St. Louis: Washington University; 1985. p 326. • 17. Wilson RF. Complications of massive transfusion. Clin Lab Med 1982;2:21.

18.2. Trombocitopenias e Trombocitopatias

João Carlos de Campos Guerra
Nydia Strachman Bacal

INTRODUÇÃO

O desenvolvimento da medicina nos últimos anos impôs a realização do hemograma como exame de rotina, sendo hoje o exame mais frequentemente pedido no laboratório clínico. Com o advento dos modernos analisadores automáticos de células, a contagem de plaquetas passou a ser informada ao médico, mesmo sem a solicitação específica.

Atualmente o hematologista recebe em seu consultório pacientes assintomáticos que são encaminhados por alterações no hemograma (anemia, leucopenia e plaquetopenia), na maioria das vezes como achado laboratorial.

DEFINIÇÃO

As plaquetas são células do sangue anucleadas e originárias da fragmentação citoplasmática dos megacariócitos. Após serem liberadas da medula óssea, as plaquetas são sequestradas no baço por 24 a 48 horas. O baço contém cerca de

30% das plaquetas circulante. Seu período de vida é de aproximadamente sete dias, sendo removidas da circulação sanguínea pelos macrófagos. O valor normal da plaqueta, em condições normais, varia de 140.000 a 400.000/mm^3 no sangue periférico. Sua função está associada com a chamada hemostasia primária da coagulação do sangue[1,6].

ETIOLOGIA

As causas de trombocitopenia (plaquetopenia) e trombocitopatias (plaquetopatias) estão resumidas na figura 18.2[1,6].

É importante lembrar que a pseudotrombocitopenia (PTCP) é um fenômeno laboratorial da falsa baixa contagem de plaquetas (falsa plaquetopenia), ocasionado pela aglutinação *in vitro* das plaquetas na presença de autoanticorpos plaquetários e anticoagulantes, sendo mais comum o EDTA. Apesar de ser um achado laboratorial raro (0,1% dos casos), a PTCP vem aumentando com os contadores eletrônicos de células. A falha no reconhecimento dessa alteração pode resultar em diagnósticos errôneos e tratamentos inapropriados[2-4].

TROMBOCITOPENIAS

São decorrentes da diminuição de produção pela medula óssea, aumento de destruição periférica e outras causas como o sequestro esplênico (Fig. 18.2). Usualmente, recorre-se ao mielograma para classificar as plaquetopenias. O aumento do número de megacariócitos predominantemente jovens indica aumento da destruição ou do consumo periférico e a sua diminuição indica menor produção medular. Geralmente, contagens plaquetárias superiores a 50.000/mm^3 não são acompanhadas de sangramentos, e sangramentos espontâneos só são esperados com contagens inferiores a 20.000/mm^3. As transfusões de concentrados plaquetários não devem ser indicadas baseadas apenas nos exames laboratoriais.

Púrpura trombocitopênica imunológica

Caracteriza-se por uma diminuição das plaquetas, com produção aumentada na medula óssea. Devem-se pesquisar outras causas de trombocitopenias, como as púrpuras secundárias a drogas, septicemia, coagulação intravascular disseminada (CIVD), púrpura trombocitopênica trombótica (PTT) e doenças associadas como o lúpus, outras doenças do colágeno, leucemia linfocítica crônica, linfomas, tuberculose, sarcoidose e, principalmente, AIDS. Apresenta-se em uma forma aguda (autolimitada, geralmente pós-viral ou pós-vacina, observada em crianças), e em forma crônica recorrente, podendo as formas brandas passarem despercebidas por muitos anos com o paciente mantendo-se assintomático com plaquetas superiores a 50.000/mm^3. Nesses casos, os sintomas podem aparecer em um pós-operatório imediato ou após qualquer processo clínico grave.

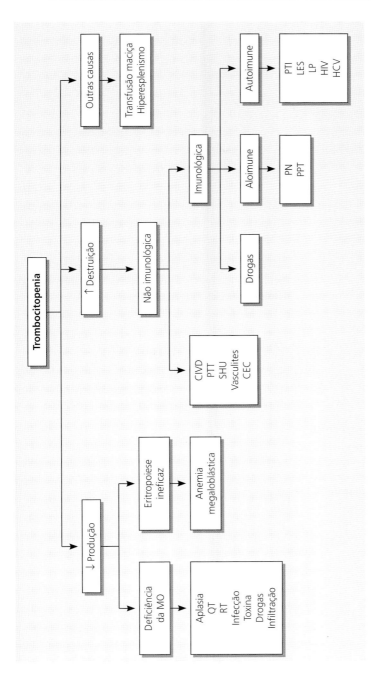

Figura 18.2 – Causas da trombocitopenia: MO = medula óssea, QT = quimioterapia, RT = radioterapia, CIVD = coagulação intravascular disseminada, PTT = púrpura trombocitopênica trombótica, SHU = síndrome hemolítico-urêmica, PN = púrpura neonatal, PPT = púrpura pós-transfusional, PTI = púrpura trombocitopênica imunológica, LES = lúpus eritematoso sistêmico, LP = doenças linfoproliferativas, HIV = vírus da imunodeficiência adquirida, HCV = hepatite por vírus C, CEC = circulação extracorpórea.

As formas agudas predominam em crianças com menos de cinco anos e desaparecem em poucos meses não necessitando, na maioria das vezes, de interferência terapêutica.

As formas crônicas (95% dos casos em adultos) melhoram temporariamente com imunossupressão, mas a maioria permanece indefinidamente com níveis baixos de plaquetas, apesar das intervenções terapêuticas e em vida normal com mínima incidência de hemorragias importantes.

O tratamento deve ser iniciado com prednisona (1mg/kg) por pelo menos três semanas. Dois a três pulsos iguais devem ser tentados, caso não se obtenha resposta até considerar outras tentativas terapêuticas. Esplenectomia, imunossupressores (vincristina, vimblastina, enduxan e imuran), danazol, colchicina e imunoglobulina endovenosa em altas doses são outras formas terapêuticas utilizadas. Esta última tem sido a mais utilizada em situações de pré-operatório apesar dos riscos tromboembólicos pela hiperviscosidade que provoca. Para casos de púrpura trombocitopênica imunológica (PTI) refratária existem protocolos em estudo utilizando anticorpo monoclonal – anti-CD-20 (Mabthera). Transfusões de plaquetas devem ser reservadas a episódios de sangramento com risco de morte, pois a sobrevida das plaquetas transfundidas nesta doença pode ser resumida a minutos, além de agravar a autoimunidade e piorar o curso da doença. Plasmaférese com retirada de 3 litros de plasma e tratamentos com imunoadsorção baseados em plasmaperfusão em colunas contendo proteínas do estafilococo A (Prosorba) podem ser utilizados em situações de emergência apesar do alto custo e resultados temporários.

Nos casos relacionados com lúpus eritematoso disseminado, leucemia linfocítica crônica (LLC), linfomas etc., o tratamento deve ser dirigido à doença de base, além das medidas preconizadas para PTI como mencionado anteriormente[1,5,6].

Sequestro esplênico

Ocorre na insuficiência hepática acompanhada de cirrose e hipertensão portal, e em outras situações com esplenomegalia concorrente. Em geral, são trombocitopenias moderadas que raramente trazem problemas hemorrágicos. Contagens da ordem de 60.000/mm^3 são comuns e a esplenectomia está indicada apenas em casos raros de sangramentos importantes devido isoladamente à plaquetopenia. Geralmente, esses pacientes sangram devido à deficiência combinada de fatores de coagulação com fibrinólise exacerbada. O papel da plaquetopenia parece ser de pouca importância nos hepatopatas.

Trombocitopenias induzidas por drogas

O primeiro mecanismo possível é a diminuição da produção, por ação direta, como já descrito, com diuréticos tiazídicos, etanol ou estrógenos. Um segundo mecanismo envolve aumento da destruição por causa imunológica. Muitas drogas podem ser responsabilizadas por trombocitopenias, embora raramente produzam essas alterações. Além das já citadas, a heparina, os sais de ouro e a quinidina provocam frequentemente trombocitopenia e há uma relação temporal da droga com a ocorrência de trombocitopenia. A melhor maneira de contornar essa situação é eliminar todas as drogas não essenciais ao paciente, e reintroduzir as suspeitas criteriosamente, monitorizando-se, frequentemente, o paciente. Pode haver demora importante para o retorno ao normal após eliminar a droga responsável.

A trombocitopenia induzida por heparina não é incomum. Mediada pela formação de um anticorpo dirigido a um neoantígeno no fator 4 (proteína do grânulo plaquetário) que é exposto quando ocorre a ligação com a heparina. É um processo imune mediado por uma IgG e que pode resultar paradoxalmente a um quadro de trombose, assim como a uma diminuição inexplicável da plaquetometria. O quadro pode ser diagnosticado clinicamente ou pelos resultados laboratoriais. As propriedades de ativação plaquetária da trombocitopenia induzida por heparina podem ser medidas no soro ou no plasma com reagentes de ativação. Reagentes antigênicos também existem para a detecção de anticorpos, os quais reconhecem o fator 4 plaquetário ligado à heparina. O tratamento da trombocitopenia induzida por heparina associada à trombose inclui anticoagulantes, como danaparoides, lepirudina ou inibidores direto de trombina e do fator Xa (ainda não disponíveis na prática clínica em nosso meio) e a varfarina por longa duração. Deve-se observar que ambas as heparinas, não fracionadas e de baixo peso molecular, podem provocar essa trombocitopenia, sendo que esta última deve levar a quadros menos graves[1,6].

Púrpura trombocitopênica trombótica

Trata-se de síndrome complexa em que a fisiopatologia tem origem na alteração do endotélio. A atividade deficiente da protease clivadora da molécula de von Willebrand, metaloprotease (ADAMTS13), culmina com a presença de moléculas de von Willebrand anormalmente grandes (MVWAG). Essas moléculas, na microcirculação, causam agregação plaquetária levando à obstrução vascular e à isquemia tecidual. Há redução de substâncias bloqueadoras da agregação plaquetária (prostaciclina) no leito vascular, ocasionando microtrombose e anemia hemolítica microangiopática. O exame microscópico da microcirculação realizado em biópsias de músculo mostrará microtrombose à custa de grumos plaquetários nos capilares. Há presença de esquizócitos no exame do sangue periférico e os exames relacionados aos fenômenos hemolíticos estão frequentemente alterados: reticulocitose, aumento da desidrogenase láctica (DHL), hiperbilirrubinemia com predomínio da fração indireta e produtos da degradação da fibrina poderão estar presentes.

Clinicamente, os pacientes apresentam-se com anemia, icterícia, púrpura e algum grau de insuficiência renal. Alterações neurológicas quase obrigatoriamente estão presentes e variam desde simples alterações do comportamento até o coma profundo. A propedêutica neurológica mostrará sempre quadros bizarros. O principal diagnóstico diferencial é a CIVD. Quando a manifestação predominante atinge a função renal, o quadro recebe o nome de síndrome hemolítico urêmica (SHU), que é basicamente a mesma doença poupando o território neurológico e atingindo predominantemente o setor renal.

O tratamento deve ser instituído em caráter de urgência, pois o agravamento do quadro pode levar o paciente rapidamente à deterioração clínica e ao óbito. O principal tratamento é a plasmaférese terapêutica com uso de plasma fresco congelado, diariamente, e quantas forem necessárias até atingir-se uma contagem de plaquetas normal e sustentada por alguns dias. O volume plasmático trocado deve ser, no mínimo, de uma volemia. Outras drogas, que podem ser utilizadas como tratamento secundário, são os antiagregantes plaquetários, como ticlopidina ou ácido acetilsalicílico, dipiridamol, heparina, corticosteroides e quimioterápicos. O uso desses medicamentos é controvertido, não sendo claro o seu real benefício. A púrpura trombocitopênica trombótica pode ter recaídas precoces ou tardias, devendo o paciente ter um seguimento médico contínuo[1,6].

Púrpura associada à transfusão

Pode ter uma fisiopatologia simplesmente dilucional após uma transfusão maciça ou uma circulação extracorpórea (CEC). Nesses casos, em três a sete dias as contagens estarão próximas ao normal. Outro mecanismo está relacionado ao envolvimento imunológico, geralmente em pacientes com tipagem de antígeno plaquetário PLA-1 negativo. A plaquetopenia estabelece-se cerca de uma semana após a transfusão e pode ser severa e ter duração de três a quatro semanas. Dependendo da gravidade, exsanguíneos transfusões parciais, plasmaféreses ou gamaglobulina por via endovenosa devem ser consideradas[1,6].

TROMBOCITOPATIAS

São alterações hereditárias ou adquiridas da função plaquetária. As plaquetas estão em número normal ou diminuído e com alterações funcionais e estruturais da interação entre vaso e plaquetas; não desempenham corretamente a função de adesão e agregação plaquetária na formação do tampão plaquetário, provocando tendência hemorrágica[1].

Trombocitopatias hereditárias

- Trombastenia de Glanzmann – deficiência da glicoproteína IIb-IIIa.
- Síndrome de Bernard Soulier – deficiência da glicoproteína Ib-V-IX.
- Doença do estoque plaquetário.
- Defeitos do mecanismo secretor.

Trombocitopatias adquiridas

- Induzidas por drogas.
- Doença do estoque plaquetário adquirida.

- Doenças renais e hepáticas.
- Paraproteinemias.
- Doenças mieloproliferativas – leucemias agudas.

A principal trombopatia adquirida é devido a drogas de ação antiagregante, como ácido acetilsalicílico, dipiridamol, ticlopidina e, em menor grau, os vasodilatadores em geral. As alterações podem persistir até uma semana após a suspensão das drogas. Outras situações que podem induzir a alterações plaquetárias são uremia, doenças hepáticas, paraproteinemias, doenças mieloproliferativas e leucemias agudas. Nesses casos, a melhor terapia é aquela dirigida contra a doença de base. Concentrados plaquetários poderão ser úteis em caso de hemorragias severas[1].

O exame laboratorial com maior sensibilidade e especificidade para identificar a alteração qualitativa das plaquetas, principalmente secundária a drogas, é o teste de agregação plaquetária.

Distúrbios dos vasos

Anomalias hereditárias dos vasos
- Teleangiectasia de Rendu-Osler-Weber.
- Doenças do colágeno.
- Hemangiomas.

Anomalias adquiridas dos vasos
- Púrpura simples.
- Púrpura senil.
- Escorbuto.
- Hipercortisolismo.
- Púrpura psicogênica.
- Vasculites.

REFERÊNCIAS BIBLIOGRÁFICAS

1. Lee RG et al. Wintrobe's clinical hematology. 10. ed. Philadelphia: Lippincott Williams & Wilkins; 1999. p 1579. • 2. Lombarts AJ et al. Accurate platelet counting in an insidious case of pseudothrombocytopenia. Clin Chem Lab Med 1999;37(11-12):1063. • 3. Ahn HL et al. EDTA-dependent pseudothrombocytopenia confirmed by supplementation of kanamycin; a case report. Korean J Intern Med 2002;17(1):65. • 4. Schrezenmeier H et al. Anticoagulant-induced pseudothrombocytopenia and pseudoleucocytosis. Thromb Haemost 1995; 73(3):506. • 5. McMillan R. The pathogenesis of chronic immune (idiopathic) trombocytopenic purpura. Seminars in Hematology 2000;37(1):5. • 6. Hoffbrand VA et al. Postgraduate haematology. 5. ed. USA: Blackwell Publishing; 2005. p 945.

19. ADMINISTRAÇÃO DE MEDICAMENTOS EM UNIDADE DE TERAPIA INTENSIVA

Eliane Ribeiro
Cristina Akiko Takagi

A assistência hospitalar tornou-se cada vez mais complexa ao empregar inovações tecnológicas na área de diagnóstico e tratamento. Entretanto, essas inovações não são isentas de risco. Atualmente, a morbidade e a mortalidade relacionadas a medicamentos se tornaram um problema de saúde pública. Os medicamentos apresentam uma série de características distintas dos antigos fármacos manipulados. Sua indicação é cada vez mais específica e seu potencial cada vez maior; os eventos adversos são mais graves, as posologias mais complexas e os riscos de interação mais frequentes. Além disso, muitos dos pacientes que os recebem são idosos, apresentam comorbidades e utilizam vários medicamentos[1,2].

Revisão da literatura apontou as reações adversas a medicamentos entre a quarta e a sexta causa de morte nos Estados Unidos. Os autores também verificaram uma incidência de reações adversas fatais entre 0,23 e 0,41%[3].

Mesmo os produtos considerados mais seguros provocam eventos adversos graves. No período de abril de 2002 a março de 2007, o Instituto Nacional de Saúde Italiano, recebeu 233 notificações espontâneas de suspeitas de eventos adversos causados por produtos registrados como naturais e para a saúde (preparações contendo própolis e homeopáticas). A maioria das suspeitas foram eventos graves. Trinta e cinco por cento ocasionaram hospitalização, colocando 6% em risco de morte e provocando dois óbitos[4]. Na França, no período de 1998 a 2004, 21 novos fármacos foram retirados do mercado por razões de segurança[5].

Estudos mostram que os eventos adversos a medicamentos (EAM) ocorrem em 10 a 30% dos pacientes internados em clínicas médicas e 2 a 10% em clínicas cirúrgicas apresentam eventos adversos a medicamentos.[6,7,8] Para os pacientes internados em unidade de terapia intensiva, essa possibilidade é maior devido ao número de medicamentos administrados (10 ou mais), à utilização da via endovenosa para administrá-los, às alterações fisiológicas agudas, à idade, ao tempo de internação entre outros fatores[9,10]. Em um estudo realizado por Cullen et al. (1997)[11] encontrou-se a incidência de 19 eventos adversos a medicamentos por 1.000 pacientes-dia. Valor maior ao apresentado por Bates et al. (1995)[12] – 10 por 1.000 pacientes-dia.

Muitos desses eventos adversos a medicamentos podem ser evitados, são os denominados erros de medicação, e estão mais relacionados ao processo de seu preparo. As reações adversas são consideradas imprevisíveis e, portanto, não evitáveis[13].

Do exposto, a efetividade da farmacoterapia não está baseada somente na utilização de medicamentos seguros, mas na implementação de estratégias e programas que minimizem as possibilidades de EAM evitáveis, como por exemplo o uso racional de medicamentos associado à aplicação de evidências científicas, o desenvolvimento e utilização de protocolos de tratamento de doenças, a implantação de tecnologias da informação, o trabalho multidisciplinar, programas de notificação de EAM, entre outros, os quais serão descritos a seguir[13].

UTILIZANDO OS MEDICAMENTOS DE FORMA RACIONAL

Segundo a Organização Mundial da Saúde (OMS)[14], o uso racional de medicamentos requer que o paciente receba a medicação apropriada para sua situação clínica, nas doses que satisfaçam as necessidades individuais, por um período adequado e ao menor custo possível para ele e sua comunidade.

Para a adequada utilização dos medicamentos, a OMS elaborou um treinamento baseado na estrutura lógica elaborada e utilizada nas Universidades de Groningen e de Amsterdam, na Holanda.[15,16] Esse treinamento foi divulgado na forma de um livro, denominado *Guia para a boa prática da prescrição médica* e *Guia do instrutor em práticas da boa prescrição médica*. Resumidamente, trata-se da descrição de seis passos que tem como objetivo orientar o interno ou residente na escolha da farmacoterapia para tratar o problema de um paciente:

1. Identificar o problema de um paciente.
2. Especificar o objetivo terapêutico.
3. Selecionar o medicamento com base em eficácia, segurança, custo e conveniências comparados:
   – fazer levantamento dos grupos eficazes de medicamentos;
   – escolher o grupo eficaz de acordo com eficácia, segurança, aplicabilidade e custo;
   – escolher o medicamento (fármaco, forma farmacêutica, posologia e duração de tratamento).
4. Escrever uma prescrição de forma correta.
5. Aconselhar o paciente sobre o uso apropriado do medicamento (*neste caso, introduziremos a questão em relação às precauções no preparo e administração de medicamentos para as outras equipes de saúde*).
6. Realizar seguimento do paciente internado.

UTI - ADULTO – MANUAL PRÁTICO

Os passos anteriormente descritos estão baseados no entendimento da relação entre os riscos e os benefícios dos medicamentos e seu uso racional. Assim, após a definição do diagnóstico e da especificação do objetivo do tratamento deve-se selecionar o medicamento. Utilizando os passos acima, descreveremos informações que auxiliarão nessa seleção.

ENTENDENDO A RELAÇÃO RISCO/BENEFÍCIO DO MEDICAMENTO

Os primeiros conceitos a serem introduzidos para o entendimento da relação entre os riscos e os benefícios dos medicamentos e seu uso racional são:

a) as etapas do desenvolvimento de fármacos e

b) a medicina baseada em evidência.

ETAPAS DO DESENVOLVIMENTO DE NOVOS FÁRMACOS

Os fármacos podem ser descobertos por acaso ou por meio de análise de moléculas existentes com simulação de adição ou extração de radicais. Determinada a possibilidade da descoberta de nova molécula, inicia-se a etapa de planejamento, síntese e purificação do fármaco. Uma vez sintetizado e conhecida suas propriedades físico-químicas, analisam-se suas propriedades farmacocinéticas, farmacológicas e toxicológicas, incluindo teratogenicidade. Nesta fase, denominada de estudos pré-clínicos, o fármaco é administrado a diversas espécies de animais. Se os resultados obtidos fornecerem margem de segurança para uso em humanos, iniciam-se os estudos clínicos.[17]

Os estudos clínicos são divididos em etapas consecutivas. Na *fase I*, o fármaco, na forma de medicamento, é testado em 20 a 100 voluntários sadios com a finalidade de estabelecer a segurança e obter parâmetros farmacológicos e farmacocinéticos. Na *fase II*, administra-se o medicamento em 10 a 200 pacientes para estabelecer a eficácia clínica e a incidência de reações adversas, definir esquemas posológicos e obter novos parâmetros farmacológicos, farmacocinéticos e metabólicos. Se os resultados das duas fases oferecem vantagens ou forem próximos aos obtidos com a utilização do tratamento convencional ou, ainda, forem superiores aos apresentados pelo uso de placebo, no caso de não existir nenhum tratamento disponível, os estudos passam para a *fase III*. Nesta, o fármaco será administrado a centenas ou milhares de pacientes para obter mais dados sobre segurança e eficácia quando aplicado como alternativa para o tratamento de determinado(s) grupo(s) de doença(s). Em nenhuma dessas fases há participação de crianças, idosos e mulheres grávidas. Se os resultados dessas fases forem adequados, o medicamento será comercializado para as populações estudadas, nas indicações e posologias testadas e aprovadas. Inicia-se a *fase IV*, denominada de fase de farmacovigilância ou *ensaios de pós-comercialização*. Nestes, serão detectadas as reações adversas ao medicamento em pacientes heterogêneos, por tempo distinto e não controlados pela pesquisa.[17]

O processo completo, desde a síntese até a sua comercialização, demora, em média, de 8 a 10 anos[17] (Fig. 19.1).

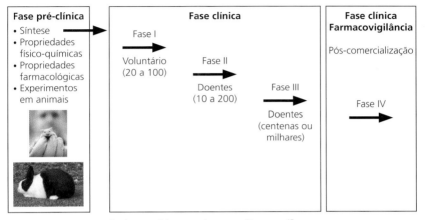

Figura 19.1 – Etapas do desenvolvimento de novos fármacos[17].

MEDICINA BASEADA EM EVIDÊNCIA

Drummond et al. (2004)[18] descreveram a necessidade atual da alteração de paradigmas em medicina como resultado, principalmente de três fatores: a) gastos elevados com assistência médica; b) métodos pedagógicos insuficientes para atender à prática clínica atual; c) literatura médica vasta e heterogenia. Assim, introduziram a importância da aplicação dos resultados de registros sistematizados das observações da prática clínica em relação ao conhecimento não sistematizado. Para Wannmacher e Fuchs (2000)[19] há necessidade do uso equilibrado de ambas (paradigma antigo e o novo), pois sozinhos não são suficientes. Os resultados da medicina baseada em evidências (MBE) são obtidos por meio do emprego de epidemiologia clínica, bioestatística e informática médica.

"...a medicina baseada em evidências é um processo sistemático de achados, de avaliação e de utilização das pesquisas contemporâneas, com base para decisões clínicas concretas ou para viabilização de estudos científicos."[18].

Portanto, a qualidade da evidência precisa ser avaliada para a obtenção das informações que serão utilizadas na escolha do grupo de medicamentos. Há informações com maior qualificação, como por exemplo, o ensaio randomizado duplo-cego, com desfecho e magnitude relevantes (Quadro 19.1). Assim, a força da evidência para a ação de um medicamento depende da fonte da informação, como abordado pelas evidências (Quadro 19.2).

Quadro 19.1 – Qualificação dos estudos que fundamentam os graus de recomendação para condutas terapêuticas[19].

Nível do estudo	Caracterização
I	Ensaio clínico randomizado com desfecho e magnitude de efeitos clinicamente relevantes, correspondentes à principal em teste, com adequado poder e mínima possibilidade de erro alfa. Metanálise de ensaios clínicos de nível II, comparáveis e com validade interna, com adequado poder final e mínima possibilidade de erro alfa.
II	Ensaio clínico randomizado que não preenche os critérios do nível I. Análise de hipóteses secundárias de estudos de nível I.
III	Estudo quase experimental com controles contemporâneos selecionados por método sistemático independente de julgamento clínico. Análise de subgrupo de ensaios clínicos randomizados.
IV	Estudos quase experimental com controles históricos. Estudos de coorte.
V	Estudos de caso e controle.
VI	Séries de caso.

Quadro 19.2 – Graus de recomendação de condutas terapêuticas[19].

Grau de recomendação	Caracterização	Comentários
A	Pelo menos um estudo de nível I	Seguimento obrigatório, na ausência de contraindicação ao paciente
B	Pelo menos um estudo de nível II	Pode ser útil, mas tem menor magnitude de benefícios
C	Pelo menos um estudo de nível III ou dois de nível IV ou V	Fundamenta minimamente as condutas
D	Somente estudos de nível VI Recomendações de especialistas	Fundamenta minimamente as condutas

FONTES DE EVIDÊNCIA EM FARMACOLOGIA

Após a seleção do grupo(s) de medicamento(s) efetivo(s), com base em MBE e na prática clínica, para a obtenção do objetivo terapêutico determinado, deve-se escolher o medicamento representante do grupo para o paciente em questão, de acordo com os objetivos determinados anteriormente.

Os medicamentos dentro do grupo podem diferir consideravelmente. Assim, há necessidade da utilização de critérios. Nestes devem ser incluídos a disponibilidade da forma farmacêutica, incompatibilidades, a via de administração, os custos e as adequações das formulações.

275 ADMINISTRAÇÃO DE MEDICAMENTOS EM UNIDADE DE TERAPIA INTENSIVA

A resposta terapêutica para muitos fármacos depende de sua interação com os sítios-alvo do organismo. Entretanto, essa intensidade dependerá de inúmeros fatores, como por exemplo: via, horário da administração; estabilidades, incompatibilidades e interações; farmacocinética do fármaco; doença; estabilidade hemodinâmica do paciente; nefro e hepatopatias; características individuais do paciente; entre outros que serão comentados a seguir[20].

FATORES QUE INFLUENCIAM NA RESPOSTA TERAPÊUTICA

A seguir serão descritos os principais fatores que influenciam na resposta terapêutica.

VIA DE ADMINISTRAÇÃO DE FÁRMACOS

Em pacientes internados em UTI, as vias de administração mais utilizadas são: endovenosa, intramuscular, subcutânea, oral, sublingual, retal e inalatória.

Na via endovenosa o fármaco é administrado diretamente na corrente sanguínea, constituindo a forma mais rápida de disponibilizar o fármaco por não haver o processo de sua absorção[21]. Por esse motivo, é a via de escolha para administração dos medicamentos em pacientes internados em UTI. Entretanto, apresenta desvantagens, como por exemplo aumento do risco de eventos adversos graves, flebite, necrose tecidual, em casos de extravasamento etc.

Outras vias podem ser utilizadas para administração de medicamentos, principalmente quando o fármaco não está disponível em apresentação farmacêutica para administração endovenosa, se deseja prolongar o efeito do fármaco ou diminuir os monitoramentos, está programada a alta do paciente da UTI e há possibilidade da introdução da terapia sequencial[22]. Dentre essas vias podem ser citadas:

a) A intramuscular, apesar de ser pouco utilizada devido a coagulopatias, falta de massa muscular observada em pacientes críticos e dor e frequências das administrações.

b) A subcutânea, com exceção da administração de heparina em profilaxia de trombose venosa profunda raramente é recomendada por apresentar absorção diminuída e variada nos pacientes internados em UTI. Isso acontece devido a fatores como o baixo débito cardíaco, edema periférico, em sepse, e vasocontrição periférica induzida pelos fármacos vasopressores.

c) A oral, utilizada por meio de sondas enterais, gástricas ou por jejunostomias, para administração de medicamentos na forma farmacêutica líquida (soluções, xaropes, suspensões e emulsões) ou em pós (grânulos e comprimidos triturados) administrados com água. A absorção de medicamentos e nutrientes por esta via está prejudicada em pacientes com traumas, queimados ou em sepses.

d) A sublingual evita as perdas que ocorrem durante o processo de absorção por via oral e o efeito de primeira passagem hepática (metabolismo). O início da ação do fármaco é rápido devido à rica vascularização da região sublingual. Entretanto, apenas alguns medicamentos são produzidos para essa forma de administração.

e) A retal evita o problema da absorção oral, mas por essa via a absorção é irregular e imprevisível, dependendo da absorção no reto e no canal anal. Medicamentos absorvidos no reto passam por metabolismo hepático, enquanto os no canal anal entram diretamente na circulação sistêmica.

f) A inalatória apresenta a vantagem de início de ação rápida do princípio ativo e um baixo risco de efeitos adversos sistêmicos. Por esta via o fármaco atinge diretamente os pulmões após sua administração oral na forma de dispersão em gotículas. Pacientes em ventilação mecânica requerem fármacos de administração por aerossóis, incluindo β_2-agonistas e anticolinérgicos. Alguns antibióticos também podem ser administrados por esta via[22,23].

INCOMPATIBILIDADE E ESTABILIDADE DOS FÁRMACOS

Como discutido anteriormente, a maioria dos fármacos, para pacientes internados em UTI, é administrada por via endovenosa. Durante o processo de preparo e de administração desses medicamentos há necessidade de verificar se não há incompatibilidade entre o fármaco e o diluente ou a solução para infusão utilizado; entre os fármacos que serão adicionados em uma mesma formulação; entre as soluções que estão sendo administradas por um mesmo cateter, entre as soluções e os frascos e equipos em uso etc. A incompatibilidade medicamentosa ocorre sempre fora do organismo e durante o processo de preparo e de administração do(s) medicamento(s) na mesma formulação[24].

Na administração dos fármacos por via endovenosa, observar as incompatibilidades entre eles, pois os pacientes críticos recebem muitos medicamentos nos dispositivos endovenosos, que podem causar alteração da cor da solução, turvação, formação de gases, precipitação ou até provocar reações imperceptíveis a olho nu, que alteram pH, formando complexos irritantes ou tóxicos, diminuindo a eficácia do medicamento ou até inativando o princípio ativo[10, 25].

A compatibilidade endovenosa do medicamento com o diluente e por quanto tempo ela é estável à temperatura ambiente ou sob refrigeração devem ser observadas durante o processo de preparo. Há alguns medicamentos, como o nitroprusseto de sódio que necessitam de proteção da luz, pois degradam sob sua ação. A anfotericina B só pode ser diluída em glicose, pois em solução fisiológica há formação de microprecipitados[26]. A estabilidade da solução injetável de sulfametoxazol + trimetoprim depende da concentração final da solução de infusão. Quanto maior a concentração, menor a sua estabilidade.

A estabilidade da solução também deve ser avaliada quanto ao material empregado nos frascos, seringas e equipos de administração da solução a ser infundida. Entre os medicamentos utilizados na UTI, a nitroglicerina sofre adsorção (deposita) no frasco de cloreto de polivinila (PVC), e amiodarona promove a absorção (retira) do plastificante da bolsa de PVC. Para esses medicamentos, devem-se utilizar frascos de polietileno e equipos de infusão adequados[26].

FASES FARMACÊUTICA, FARMACOCINÉTICA E FARMACODINÂMICA

Fase farmacêutica

A fase farmacêutica compreende a desintegração e a dissolução das formas farmacêuticas e as administradas por via diferente da endovenosa. Muitos pacientes na UTI são sedados, por estarem sob ventilação mecânica. Portanto não se alimentam pela via oral. Normalmente, sua nutrição é feita por via enteral. É necessário atentar para a interação entre os fármacos administrados por via enteral e a dieta enteral, observando-se que esta interação pode ser um fator que pode afetar a absorção do medicamento. É importante diferenciar se a dieta enteral é administrada de modo intermitente ou de modo contínuo, usando-se bomba de infusão. Para pacientes críticos, os medicamentos mais utilizados que sofrem interação medicamento-alimento são apresentados no quadro 19.3[27,28].

Quadro 19.3 – **Principais medicamentos utilizados em UTI que sofrem interação com a dieta enteral**[27,28].

Medicamento	Alteração no nível sérico	Conduta
Ciprofloxacina	Diminui	Evitar administrar por via enteral
Fenitoína	Diminui	Evitar administrar por via enteral
Levotiroxina	Diminui	Em dietas contínuas, parar 1h antes e reiniciar dieta 1h após administração do fármaco
Varfarina	Diminui	

Fase farmacocinética

Farmacocinética é o estudo quantitativo de como os fármacos entram no corpo, são distribuídos nos vários órgãos e sistemas, metabolizados e eliminados. Normalmente, simplificamos dizendo que corresponde à ação do organismo sobre o fármaco. Para tanto, deve estar disponível na corrente circulatória, ou melhor, biodisponível.

Biodisponibilidade é a medida da quantidade de medicamento contida em uma fórmula farmacêutica, que chega à circulação sistêmica, e da velocidade na qual ocorre esse processo. A biodisponibilidade de um medicamento administrado por via endovenosa é de 100% do princípio ativo (biodisponibilidade absoluta). Entretanto, quando a administração ocorre por outra via, a biodisponibilidade do fármaco diminui, sendo denominada biodisponibilidade relativa ou comparativa. Podemos citar o exemplo do medicamento administrado por via oral. A quantidade absorvida é menor que a administrada devido às várias perdas durante o processo de digestão. Além disso, o fármaco pode sofrer o efeito da primeira passagem no fígado, diminuindo-se assim a biodisponibilidade da substância terapeuticamente ativa[29].

Essas informações são importantíssimas para os pacientes críticos, pois possuem características farmacocinéticas e farmacodinâmicas potencialmente alteradas.[30] As alterações farmacocinéticas podem ser resultados de insuficiências de órgãos, especialmente fígado e rins, mas também podem ser consequências de reação de fase aguda da doença, interações medicamentosas e intervenções terapêuticas.[21] Normalmente, um medicamento é desenvolvido e aprovado para uso em pacientes que não são críticos e, no decorrer de sua utilização, são prescritos para o tratamento de pacientes internados em unidades de terapia intensiva. Portanto, não há dados farmacocinéticos e farmacodinâmicos suficientes para o seu uso racional em pacientes críticos. Os prescritores devem conhecer as diferenças dos parâmetros farmacocinéticos e farmacodinâmicos entre os dados de literatura e os encontrados em seus pacientes críticos.[21] Ignorar tal fato pode predispor o paciente de UTI a reações adversas a medicamentos, interações medicamentosas e até a falha terapêutica.[9] Para o melhor uso dos fármacos, é preciso compreender como potencialmente as doenças afetam os pacientes críticos e suas consequências sobre absorção, distribuição, metabolismo e excreção do medicamento (Fig. 19.2).

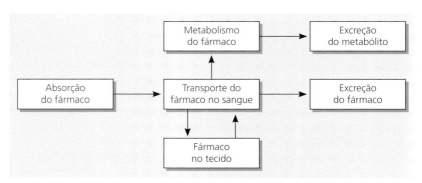

Figura 19.2 – Modelo simplificado das principais interações entre os processos farmacocinéticos do fármaco: absorção, distribuição, metabolismo e excreção[21].

Pacientes graves: consequências sobre a absorção

A via de administração do medicamento, quando não é endovenosa, depende das propriedades químicas e das variáveis fisiológicas do sítio de administração. As propriedades químicas que interferem na absorção dos fármacos são: natureza química, peso molecular, solubilidade, lipofilicidade e estabilidade. Enquanto as fisiológicas são: motilidade gastrointestinal, pH no sítio de absorção, área da superfície de absorção, fluxo sanguíneo no mesentério, eliminação pré-sistêmica e ingestão com ou sem alimento.[31]

Nos pacientes graves, em estado de choque, há anormalidades da perfusão. Nesta situação, o fluxo sanguíneo é direcionado para os órgãos vitais, ficando reduzido no sistema digestório, como consequência há diminuição da absorção de fármacos no intestino. Além disso, esses pacientes podem ficar em jejum por período considerável, por causa do seu estado hemodinâmico, cirurgias ou intolerância à dieta enteral, propiciando atrofia jejunal e diminuição da absorção de fármacos. Outro fator que exige atenção é a motilidade do estômago e do intestino delgado, que sofrem o efeito da hipoperfusão devido ao choque e do uso de analgésicos opiáceos para o controle da dor, que inibem a motilidade do trato gastrointestinal, reduzindo a absorção de fármacos[21].

Consequências sobre a distribuição

Os fármacos distribuem-se entre os compartimentos intra e extracelulares de acordo com sua ligação com proteínas plasmáticas (como a albumina ou a α_1-glicoproteína ácida), débito cardíaco, irrigação sanguínea no tecido, permeabilidade capilar e solubilidade da medicação nos tecidos. O volume de distribuição relaciona a quantidade total de fármaco no corpo com a sua concentração plasmática. Conhecendo-se o volume de distribuição, calcula-se a dose de fármaco a ser administrada[9,21,31].

Durante o período crítico da enfermidade, alguns fatores podem afetar a distribuição do medicamento. Essas alterações devem ser consideradas para se obter a concentração de fármaco desejada no local de ação. A insuficiência respiratória, o estado de choque e a insuficiência renal são alterações frequentes observadas nos pacientes críticos que podem alterar o pH do fluido, modificando a concentração total do fármaco livre em determinado espaço biológico[21, 31]. A reposição volêmica também é uma grande causa de alteração da distribuição do medicamento, bem como a obesidade[21,22]. Apesar da falta de dados farmacocinéticos, a posologia de determinados fármacos requerem especial atenção quando prescritos para pacientes críticos com obesidade mórbida[22].

As proteínas séricas ligam-se ao medicamento que as transportam até os sítios de ação ou de eliminação e, de igual modo, restringem a distribuição do fármaco para fora dos vasos sanguíneos. O medicamento não ligado ou "livre" está disponível para a atividade farmacológica, enquanto que a fração que está ligada à proteína plasmática não possui ação farmacológica[32].

As proteínas que mais influenciam na distribuição de medicamentos são: albumina, α_1-glicoproteína ácida e lipoproteína[32] (Quadro 19.4).

O anticonvulsivante fenitoína é um dos fármacos que deve ser monitorado durante seu uso, principalmente em pacientes críticos, que frequentemente apresentam hipoalbuminemia. Nesses pacientes, pode-se corrigir o nível sérico da

Quadro 19.4 – Principais medicamentos utilizados em UTI e as ligações proteicas predominantes[22].

Proteínas séricas	Medicamentos que se ligam a essas proteínas
Albumina	Ácido valpróico, ceftriaxona, clindamicina, dexametasona, diazepam, fenitoína, ibuprofeno, naproxeno, oxacilina e varfarina
Albumina e AAG	Carbamazepina, eritromicina, lidocaína, metadona e verapamil
Albumina e lipoproteínas	Ciclosporina
Albumina, AAG e lipoproteínas	Amitriptilina, bupivacaína, clorpromazina, diltiazem, propranolol

AAG = α_1-glicoproteína ácida.

fenitoína utilizando o dado da concentração sérica da albumina, aplicando a equação adaptada de Sheiner-Tozer, em que a concentração de fenitoína medida e corrigida são dadas em μg/ml[22,33]:

$$\text{Concentração fenitoína corrigida} = \frac{\text{Concentração de fenitoína medida}}{[(0,2 \times \text{Concentração de albumina}) + 0,1]}$$

Consequências sobre o metabolismo

O metabolismo de medicamentos, assim como a excreção, são processos de eliminação do fármaco do corpo. A maioria dos medicamentos é eliminada quando transformada quimicamente em produtos menos lipossolúveis e, por esta razão, são mais suscetíveis de serem excretados através dos rins ou da bile. Geralmente são compostos menos ativos farmacologicamente. Embora o metabolismo ocorra em vários tecidos, como por exemplo intestino, pele, plasma, o sítio primário da maioria das atividades metabólicas é o fígado, em que há várias enzimas metabolizadoras e ocorrem vários processos metabólicos[32].

O metabolismo hepático depende de três processos fisiológicos: fluxo sanguíneo hepático, atividade enzimática e ligação proteica. Portanto, estará comprometido se houver qualquer alteração em um ou mais desses processos e, consequentemente, na ação do organismo sobre o fármaco. Essa será mais ou menos afetada, dependo das características do fármaco[21]. Se há diminuição do fluxo sanguíneo, comprometimento da atividade enzimática nos hepatócitos e baixo fluxo da bile, o *clearance* hepático estará diminuído[22].

O metabolismo do medicamento pode ser influenciado pelas alterações no fluxo sanguíneo hepático quando ocorre aumento ou redução do aporte do fármaco aos hepatócitos. Por exemplo, pode-se citar o exemplo da sepse. Na sepse, durante o seu estágio hiperdinâmico, o débito cardíaco aumenta e o fluxo sanguíneo é direcionado aos órgãos vitais, incluindo o fígado. Neste estágio, há aumento do aporte dos fármacos aos hepatócitos e, portanto, aumento do *clearance*. Por outro lado, durante a fase posterior, o fluxo sanguíneo hepático diminuído reduz o aporte e, consequentemente, o *clearance* do medicamento.[21]

Pelo exposto, compreende-se que os pacientes críticos têm a principal via de metabolização hepática comprometida: o sistema enzimático do citocromo P450. A hipoxia hepática reduz a taxa de produção de enzimas hepáticas e a eficiência das enzimas produzidas. Assim, torna-se importante conhecer os fármacos que são metabolizados pelo citocromo P450, seus inibidores e indutores, como forma de diminuir os incidentes com medicamentos[22] (Quadro 19.5).

Consequências sobre a excreção

Os medicamentos podem ser excretados por diferentes locais do organismo, tais como fígado, trato gastrointestinal, leite materno, saliva, suor e lágrimas. Entretanto, os rins são os principais órgãos de excreção. A alteração do pH urinário, da secreção tubular ativa e do fluxo sanguíneo renal são os principais mecanismos que modificam a excreção renal dos medicamentos[32].

Os pacientes críticos têm sua função renal alterada pela hipoperfusão, choque ou por danos renais intrínsecos secundários à isquemia ou à toxicidade do medicamento, ou por lesões imunológicas do tecido renal[22]. Existem casos em que os pacientes podem apresentar insuficiência renal crônica anterior à internação, ou até ter uma combinação dos dois casos. Essa insuficiência diminui o *clearance* renal para fármacos com eliminação extensa pelos rins, principalmente para aqueles que possuem metabólitos parcialmente ativos ou ativos com depuração renal. Nestas situações, as doses dos medicamentos devem ser ajustadas de acordo com o grau de insuficiência renal apresentado pelo paciente, que podem variar ao longo da sua internação na UTI. A dose inicial ou a dose de ataque não necessita desse ajuste, mas a dose de manutenção pode ser reduzida prolongando-se o intervalo de administração, diminuindo-se a dose a ser administrada ou, ainda, a combinação dos dois[23]. É necessário atentar que o ajuste de dose também se faz necessário quando o paciente faz diálise, considerando-se o tipo de diálise e a frequência com que é realizada[21] (Quadro 19.6).

Fase farmacodinâmica

A farmacodinâmica relaciona a concentração do medicamento no local de ação com a resposta clínica observada, ou seja, o que o fármaco acarreta ao organismo. Este assunto não será discutido aqui por ter sido abordado em outros capítulos deste livro[22].

INTERAÇÕES MEDICAMENTOSAS

Segundo Tatro (2002)[34], as interações podem resultar em efeitos benéficos ou prejudiciais. São consideradas interações benéficas ou desejáveis quando há melhora da eficácia terapêutica ou redução dos efeitos adversos. Enquanto, as in-

UTI - ADULTO – MANUAL PRÁTICO

Quadro 19.5 – Principais interações medicamentosas entre os fármacos mais administrados em UTI relacionadas com enzimas do citocromo P450[22, 32].

Enzima	Substrato	Inibidores	Indutores
CYP1A2	Sertralina	Cimetidina	Omeprazol
	Teofilina	Ciprofloxacino	Tabaco
		Ticlopidina	
CYP2C9	Diclofenaco	Fluconazol	Rifampicina
	Ibuprofeno		
	Losartan	Fluvastatina	
	Fenitoína		
	Varfarina		
CYP2C19	Diazepam	Cimetidina	Rifampicina
	Lanzoprazol	Fluvoxamina	
	Omeprazol		
	Pantoprazol	Isoniazida	
	Voriconazol		
CYP2D6	Codeína	Amiodarona	–
	Haloperidol	Cimetidina	
	Metorpolol	Fluoxetina	
	Propafenona	Haloperidol	
	Propranolol	Quinidina	
	Risperidona	Ritonavir	
CYP3A4	Claritromicina	Amiodarona	Barbitúricos
	Ciclosporina	Claritromicina	Carbamazepina
	Diliazem	Eritromicina	Fenitoína
	Eritromicina	Fluconazol	
	Midazolam	Itraconazol	
	Nimodipina	Ritonavir	
	Quinidina		Rifampicina
	Sildenafil		
	Tacrolimus	Isoniazida	
	Ziprasidona		

Quadro 19.6 – Tabela de correção de dose de alguns antibióticos em pacientes submetidos à diálise[23].

Medicamento	Ajuste de dose em hemodiálise (HD)	Ajuste de dose em diálise peritonial (DP)
Aciclovir	Removido por HD Dose para ClCr 10-25ml/min	Sem dados conclusivos
Ampicilina	Removido por HD Dose para ClCr 10-20ml/min	Removido por DP Dose para ClCr 10-20ml/min
Benzilpenicilina G potássica	Removido por HD Dose para ClCr 10-20ml/min (75% da dose)	Removido por DP Dose para ClCr 10-20ml/min (75% da dose)
Ceftazidima	Removido por HD Dose para ClCr < 10ml/min	Removido por DP Dose para ClCr < 10ml/min
Cefuroxima	Removido por HD Dose: 750mg EV 12/12h	Removido por DP Dose: 750mg EV 12/12h
Fluconazol	Removido por HD Dar 50% da dose após HD	Removido por DP
Ganciclovir	Removido por HD Administrar a dose após HD	Sua remoção por DP não é clinicamente significante
Gentamicina	Removido por HD Fazer controle terapêutico do nível sérico do medicamento	Removido por DP Fazer controle terapêutico do nível sérico do medicamento
Meropenem	Removido por HD Dose para ClCr 10-25ml/min	Sua remoção por DP não é clinicamente significante
Sulfametoxazol + trimetroprim	Removido por HD Dose: 150mg de sulfametoxazol EV 12/12h	Sua remoção por DP não é significante

ClCr = *clearance* de creatinina.

terações prejudiciais ou indesejáveis ocorrem quando há aumento exagerado dos efeitos farmacológicos dos princípios ativos ou estes se antagonizam a ponto de anular, mesmo que parcialmente, seus efeitos terapêuticos.

Tatro (2002)[34] classifica as interações medicamentosas em três importantes aspectos: o primeiro é a rapidez do aparecimento da interação, podendo ser classificada como imediata ou tardia; o segundo é a severidade da interação que pode ser grave, moderada ou leve; o terceiro é relativo à documentação existente sobre a interação, com classificação bem estabelecida, provável, suspeita, possível ou sem correlação segura.

De acordo com a intensidade do efeito, as interações podem ser leves, moderadas e graves. As consideradas de intensidade leve têm pouca importância clínica, seus efeitos podem ser até imperceptíveis normalmente não havendo necessidade de tratamento adicional. As moderadas apresentam efeitos nocivos, podendo ser necessário hospitalizar ou aumentar o tempo de permanência do paciente no hospital. No entanto, as graves podem produzir danos irreversíveis ou óbito[35].

As interações podem ocorrer imediatamente ou em 24 horas após a administração dos fármacos, sendo consideradas rápidas, necessitando ações imediatas para minimizar os efeitos. Aquelas que provocam efeitos tardios, em dias ou semanas após a administração do fármacos, são denominadas lentas[34].

Assim, para Tatro (2002)[34] as interações podem ser classificadas em cinco classes: a) severa e bem documentada; b) moderada e bem documentada; c) leve e bem documentada; d) severa ou moderada e possível; e) leve e possível ou sem evidências de alteração de efeitos clínicos. Somente as três primeiras possuem importância clínica.

Para Oga e Valle (1988)[36], Goodman e Gilman (1996)[37] e Tatro (2002)[34], as interações são classificadas de acordo com o mecanismo de ação farmacocinéticas ou farmacodinâmicas. Outros incluem nessa categoria as físico-químicas[38].

As interações farmacocinéticas envolvem modificações de parâmetros farmacocinéticos de um fármaco na presença de outro fármaco, sendo decorrentes da alteração de absorção, distribuição (principalmente em nível de proteínas plasmáticas) ou eliminação. Enquanto as farmacodinâmicas ocorrem nos receptores, pré ou pós-receptores, por ação direta ou indireta[34,39-41].

As interações físico-químicas ocorrem devido a mecanismos físicos ou a reações químicas entre dois fármacos administrados, principalmente por via oral e simultaneamente, como descrito anteriomente[38].

As interações farmacocinéticas para os fármacos com estreita faixa terapêutica são importantes, pois efeitos que provoquem pequenas alterações no nível plasmático do fármaco pode acarretar em aumento dos efeitos colaterais e intoxicação[34,37,41].

As interações farmacodinâmicas podem ter efeitos aditivos, de somação, de potencialização ou de antagonismo. As interações por adição ocorrem quando dois fármacos promovem efeitos semelhantes por mecanismo de ação também semelhantes. No caso da somação, os dois fármacos promovem o mesmo efeito, mas por mecanismos diferentes. Quando o resultado final da associação de dois ou mais fármacos é superior à soma dos efeitos de cada fármaco, ocorreu a potencialização. Enquanto no antagonismo verifica-se o fenômeno oposto da potencialização, ou seja, quando o efeito resultante da combinação é menor que os efeitos dos fármacos usados separadamente ou quando há anulação de efeitos[40,41].

Os fármacos interagem a partir do momento em que forem administrados, portanto durante sua absorção, distribuição, metabolismo ou excreção, podendo o resultado ser aumento ou redução da concentração do fármaco no local de ação[37].

Assim, as interações podem ocorrer como resultados de um ou mais mecanismos, tais como: efeito direto de um componente sobre outro, alteração na absorção intestinal, no transporte de fármaco através das membranas celulares,

ADMINISTRAÇÃO DE MEDICAMENTOS EM UNIDADE DE TERAPIA INTENSIVA

na distribuição do fármaco aos diversos órgãos do organismo, na ligação proteica, na ação nos receptores, na biotransformação, na velocidade de excreção ou da sensibilidade do receptor.

Outro fator importante a ser ressaltado é que as interações não ocorrem em todos os pacientes que recebem dois tipos específicos de fármacos. Isto está relacionado à variabilidade individual, doenças, imaturidade de órgãos ou envelhecimento do organismo. Há também variações na importância clínica das interações, como já mencionado. Apesar de não se conhecer todas as interações que possam ocorrer quando dois fármacos são administrados, faz-se necessário realizar o monitoramento de seus efeitos[34,42-45].

Além disso, hábitos irregulares dos pacientes, como tabagismo, alcoolismo ou ingestão de drogas, podem alterar a farmacocinética ou farmacodinâmica dos fármacos[38].

Como exposto, a interação medicamentosa é considerada um problema importante relacionado com medicamento, que interfere ou pode interferir nos resultados terapêuticos ou na qualidade de vida do paciente (Quadro 19.7).

PACIENTES IDOSOS

Os idosos apresentam maiores fatores de risco para eventos adversos a medicamentos devido ao envelhecimento acarretar alterações fisiológicas, como por exemplo: redução da secreção gástrica, absorção intestinal e das funções renal e hepática; alteração da composição corpórea; além de normalmente possuírem várias comorbidades e utilizarem polimedicação. Portanto, o envelhecimento afeta a absorção, distribuição, metabolização e excreção de fámacos, ou seja, sua farmacocinética[47,48].

A redução da acidez gástrica pode afetar o processo de absorção. Os medicamentos com características de ácidos fracos, que permanecem na forma não ionizada em pH baixo, podem ter sua absorção diminuída com a elevação do pH gastrointestinal, como por exemplo: fluorquinolonas, difenilhidantoína, digoxina e cetoconazol. Outros necessitam ser hidrolisados em meio ácido para que ocorra a conversão do pró-fármaco em sua forma ativa – levodopa. A motilidade e a velocidade de esvaziamento gastrointestinal podem ser alteradas pela administração de atropina, antidepressivos triciclos, simpatomiméticos, analgésicos narcóticos, anti-histamínicos, metoclopramida, antiácidos, que, por sua vez, alteraram a absorção de outros fármacos[47,48].

A alteração da composição corpórea e a variação da ligação proteica influenciarão a distribuição dos fármacos, bem como os parâmetros farmacocinéticos relacionados: volume de distribuição, porção de fármaco livre, entre outros. Os salicilatos, a amitriptilina, fenitoína, furosemida, ácido nalidíxico, varfarina sódica ligam-se fortemente à albumina plasmática e, portanto, em casos de hipoalbuminemia há maior fração livre desses fármacos, consequentemente possibilidade de toxicidade. Além disso, os fármacos com maior caráter hidrossolúveis – digoxina, paracetamol e lítio – apresentarão concentrações plasmáti-

UTI - ADULTO – MANUAL PRÁTICO

Quadro 19.7 – Principais interações medicamentosas, mecanismos, efeitos de fárma-cos utilizados em UTI, bem como as condutas a serem seguidas[31, 46].

Medicamentos		Mecanismo de ação	Efeito	Conduta
Adenosina	Nicotina	Aumenta o bloqueio atrioventricular da adenosina	Potencializa o efeito farmacológico da adenosina	Considerar administração de dose menor de adenosina aos fumantes ou os que fazem uso de adesivos de nicotina
Amino-glicosídeos	Bloqueadores neuromusculares	Supostamente um efeito aditivo e/ou sinérgico sobre o tônus muscular	Prolonga a paralisia	Monitorar a função neuromuscular
	Penicilinas antipseudomonas	Inativa aminoglicosídeos *in vitro* e *in vivo*	Reduz o nível sérico dos aminoglicosídeos	Realizar controle terapêutico do aminoglicosídeo
Amiodarona	Colestiramina	Aumenta a eliminação de amiodarona	Diminui nível sérico de amiodarona	Considerar um fármaco antilipêmico alternativo
	Digoxina	Diminui a eliminação de digoxina	Aumenta nível sérico da digoxina	Realizar controle terapêutico da digoxina, ajustando a dose conforme o resultado
	Fenitoína	Diminui o metabolismo da fenitoína Aumenta o metabolismo da amiodarona	Aumenta nível sérico da fenitoína e diminui o nível sérico da amiodarona	Monitorar o aumento da concentração sérica/toxicidade da fenitoína e monitorar os efeitos da amiodarona
	Varfarina	Altera a ligação proteica da varfarina e diminui seu metabolismo	Aumenta os efeitos anticoagulantes	Monitorar TV e INR, ajustando a dose conforme o resultado

(Continua na pág. seguinte)

Quadro 19.7 – Principais interações medicamentosas, mecanismos, efeitos de fármacos utilizados em UTI, bem como as condutas a serem seguidas[31, 46] (continuação).

Medicamentos		Mecanismo de ação	Efeito	Conduta
Ciprofloxacina	Fenitoína	Diminui o metabolismo da fenitoína	Aumenta o nível sérico da fenitoína	Monitorar o nível sérico da fenitoína, ajustando a dose conforme resultado
	Varfarina	Diminui o metabolismo da varfarina	Aumenta os efeitos anticoagulantes	Monitorar TP e INR, ajustando a dose conforme o resultado
Diuréticos poupadores de potássio	Inibidores da enzima conversora de angiotensina	Diminui eliminação de potássio	Aumenta o nível sérico de potássio	Monitorar nível sérico de potássio
Fenitoína	Fluconazol	Diminui o metabolismo da fenitoína	Aumenta o nível sérico da fenitoína	Monitorar o nível sérico da fenitoína, ajustando a dose conforme resultado
Inibidores da bomba de próton	Fenitoína	Provavelmente diminui o metabolismo da fenitoína, quando administrado inibidor da bomba de próton em doses altas	Aumenta o nível sérico da fenitoína	Monitorar o nível sérico da fenitoína, ajustando a dose conforme resultado
	Varfarina	Provavelmente diminui o metabolismo da varfarina	Aumenta os efeitos anticoagulantes	Monitorar TP e INR, ajustando a dose conforme o resultado
Levofloxacina	Varfarina	Diminui o metabolismo da fenitoína	Aumenta o nível sérico da fenitoína	Monitorar o nível sérico da fenitoína, ajustando a dose conforme resultado
Linezolida	Fármacos adrenérgicos		Aumenta a resposta adrenérgica	Reduzir e titular a dose do adrenérgico de acordo com a resposta desejada

(Continua na pág. seguinte)

Quadro 19.7 – Principais interações medicamentosas, mecanismos, efeitos de fármacos utilizados em UTI, bem como as condutas a serem seguidas[31, 46] (continuação).

Medicamentos		Mecanismo de ação	Efeito	Conduta
Linezolida (cont.)	Fármacos serotoninérgicos		Aumenta risco de desenvolver síndrome serotoninérgica	Evitar essa associação, escolher outro antibiótico, se possível
Varfarina	Barbitúricos	Aumenta o metabolismo da varfarina	Diminui efeitos anticoagulantes	Monitorar TP e INR, ajustando a dose conforme o resultado
	Colestiramina	Diminui a absorção da varfarina	Diminui efeitos anticoagulantes	Não administrar no mesmo horário
	Fluconazol, itraconazol	Diminui o metabolismo da varfarina	Aumenta os efeitos anticoagulantes	Monitorar TP e INR, ajustado a dose conforme o resultado
	Metronidazol	Diminui o metabolismo da varfarina	Aumenta os efeitos anticoagulantes	Monitorar TP e INR, ajustando a dose conforme o resultado
	Rifampicina	Aumenta o metabolismo da varfarina	Diminui os efeitos anticoagulantes	Monitorar TP e INR, ajustando a dose conforme o resultado
	Sulfonamidas	Altera a taxa de ligação proteica da varfarina	Aumenta os efeitos anticoagulantes	Monitorar TP e INR, ajustando a dose conforme o resultado

cas mais elevadas. Por outro lado, os lipossolúveis irão se acumular no organismo. Assim, os benzodiazepínicos e barbitúricos apresentarão maior meia-vida. A menor capacidade do organismo senil para metabolizar e excretar os fármacos também influenciará a sua concentração plasmática e de seus metabólitos. Atenção redobrada deve ser dada aos medicamentos de baixo índice terapêutico ou de excreção renal: aminoglicosídeos, digoxina, lítio e vancomicina[47, 48, 49].

As respostas farmacodinâmicas dos fármacos estão alteradas em pacientes idosos devido à diferença no número e à sensibilidade de receptores em relação ao jovem. A isoprenalina endovenosa apresenta redução de resposta, enquanto os benzodiazepínicos, anticoagulantes e opioides aumentam. Muitos fármacos podem agravar a função de órgãos ou sistemas, que se encontram em processo de envelhecimento, piorando a sintomatologia do paciente, como apresentado no quadro 19.8[47].

289 ADMINISTRAÇÃO DE MEDICAMENTOS EM UNIDADE DE TERAPIA INTENSIVA

No início dos anos 90, Berrs et al. (1991)[50] elaboraram uma lista de medicamentos que causavam mais risco que benefícios aos idosos, denominada critérios de Beer, que posteriormente foi atualizada, como apresentada no quadro 19.9[49-53].

Quadro 19.8 – Medicamentos com efeito exacerbado em idosos[47].

Sintomas	Classes ou fármacos
Hipotensão ortostática e quedas	Benzodiazepínicos, anticolinérgicos, antidepressivos, neurolépticos, alfa e betabloqueadores, diuréticos, anti-hipertensivos, antiparkinsonianos, nitratos e antagonistas de cálcio
Parkinson induzido por fármacos	Neurolépticos, diltiazem, cinarizina, metoclopramida
Delirium induzido por fármacos	Anticolinérgicos, benzodiazepínicos, digoxina, esteroides, anticonvulsivantes, AINE, betabloqueadores, agonistas dopaminérgicos, diuréticos e neurolépticos
Demência	Benzodiazepínicos, antidepressivos, alfa-metildopa, neurolépticos e propranolol

Quadro 19.9 – Medicamentos considerados impróprios para o consumo por idosos e suas principais características[48,49].

Medicamentos	Justificativa
Agentes sedativos Benzodiazepínicos de longa ação (clobazam, diazepam, flurazepam)	Aumento da meia-vida para pacientes idosos, produzindo sedação prolongada e aumento na incidência de quedas e fraturas
Agentes antidepressivos Amitriptilina Fluoxetina	Apresentam importantes propriedades anticolinérgicas e sedativas, não é medicamento de escolha para idosos. Risco de excessiva estimulação do sistema nervoso central
Anti-inflamatórios não esteroides (AINEs) Indometacina Cetorolaco	Efeitos adversos sobre o sistema nervoso central
Hipoglicemiantes orais Clorpropamida	Meia-vida prolongada, risco de hipoglicemia
Agentes analgésicos Propoxifeno Meperidina	Poucas vantagens em relação ao paracetamol, apresentando as reações adversas de opioides Opiode com alto risco de reações sobre o sistema nervoso central: confusão e alucinações Risco de confusão
Inibidores de agregação plaquetária Dipiridamol Ticlopidina	Risco de hipotensão ortostática Há alternativas mais seguras

(Continua na pág. seguinte)

UTI - ADULTO – MANUAL PRÁTICO

Quadro 19.9 – Medicamentos considerados impróprios para o consumo por idosos e suas principais características[48,49] (*continuação*).

Medicamentos	Justificativa
Drogas cardiovasculares Amiodarona Disopiramida Digoxina (dose > 0,125mg) Metildopa Reserpina	Risco de alteração do intervalo QT Antiarrítmico com potente ação inotrópica negativa Em insuficiência renal pode provocar intoxicação Risco de bradicardia e depressão Risco de depressão, impotência, sedação e hipotensão ortostática
Relaxantes musculares Carisoprodol Ciclobenzaprina Clorzoxazona	Fármacos mal tolerados por idosos por seus efeitos anticolinérgicos
Agentes antiespasmódicos Hioscina Propantelina Diclomina	Efetividade discutida com alto rico de reação adversa a medicamento
Fármacos antieméticos Trimetobenzamida	Fármaco menos efetivo em idosos Podem causar efeitos extrapiramidais
Anti-histamínicos Difenidramina, prometazina e dexclorfeniramina	Potente ação anticolinérgica Risco de sedação e confusão Não é recomendado utilizar como hipnótico

Outro aspecto importante consiste em evitar as prescrições em cascata, ou seja, não confundir um evento adverso a medicamentos com nova doença ou envelhecimento do paciente e, consequentemente, a introdução de outro medicamento. No quadro 19.10 estão descritos alguns exemplos[53].

Quadro 19.10 – Medicamentos causadores de eventos adversos em pacientes idosos que podem gerar prescrição em cascata (adição de medicamento desnecessário)[53].

Fármaco causador	Evento adverso	Fármaco adicional desnecessário
AINE	Hipertensão	Fármaco anti-hipertensivo
Diurético tiazídico	Gota	Alopurinol e colchicina
Metoclopramida Antipsicóticos	Sintomas extrapiramidais (parkinsonismo)	Levodopa
Inibidores da acetilcolinesterase (donepezilo, rivastigmina, galantamina)	Incontinência urinária, diarreia	Oxibutinina e tolterodina

FARMACOVIGILÂNCIA

A Organização Mundial da Saúde[54] definiu farmacovigilância como a ciência ou as atividades relacionadas à detecção, determinação e prevenção dos efeitos adversos ou qualquer outro possível problema relacionado a medicamentos.

O risco desses incidentes aumenta de forma exponencial em relação ao número de medicamentos administrados ao paciente, fator relacionado, principalmente a múltiplas comorbidades[47].

A atenção aos fatores relacionados neste capítulo pode reduzir os incidentes evitáveis, considerados erros, mas não os imprevisíveis, denominados de reações adversas e que estão relacionados a fatores intrínsecos dos indivíduos quando este recebe o medicamento indicado e em dose terapêutica, profilática ou diagnóstica.

A notificação dos incidentes é importantíssima para se determinar a relação entre risco e benefícios dos fármacos e, portanto, sua permanência no mercado na fase pós-comercialização, como explicado anteriormente ou para se determinar os fatores de riscos relacionados ao uso dos fármacos e ações para evitá-los.

CONCLUSÃO

O objetivo da farmacoterapia na UTI é otimizar a eficácia clínica, diminuindo os eventos adversos ou a toxicidade do medicamento. Princípios famacocinéticos são aplicados para assegurar que o fármaco atinja o local de ação em concentrações adequadas e os princípios farmacodinâmicos são utilizados para que o fármaco tenha a melhor resposta terapêutica[22].

Nos pacientes críticos, procura-se administrar a maior parte dos medicamentos por infusão endovenosa contínua, com o intuito de evitar flutuações de dose durante o processo de absorção, mas isso não assegura o nível sérico constante do medicamento. Medicamentos altamente lipofílicos, ou com meia-vida longa ou com alto volume de distribuição podem acumular por um longo período de tempo antes de apresentar efeito adverso. Deterioração da função renal ou hepática pode prejudicar a excreção do medicamento. A adição de um novo fármaco ao esquema terapêutico estabelecido pode causar interação medicamentosa, alterando o metabolismo, competindo pela ligação proteica ou modificando a absorção[9]. Além disso, deve-se considerar o aumento de pacientes com 60 anos ou mais que apresentam alterações fisiológicas importantes decorrentes da idade.

Otimizar a farmacoterapia utilizando princípios farmacocinéticos e farmacodinâmicos e monitorá-la pode ajudar a alcançar a melhor terapia medicamentosa para os pacientes críticos[22].

REFERÊNCIAS BIBLIOGRÁFICAS

1. Bonal J. El papel del farmacêutico. Pharm Care Esp 2000;2:219. • 2. Bonal J. Experiências em atenção farmacêutica. In Storpirtis S et al. ed. Farmácia Clínica e Atenção Farmacêutica. Rio de Janeiro: Guanabara Koogan: 2008. p 451. • 3. Lazarou J et al. Incidence of adverse drug reactions in hospitalized patients – a meta-analysis of prospective studies. J Amer Med Assoc1998;279(15):1200. • 4. Menniti-Ippolito F et al. Surveillance of suspected adverse reactions to natural health products in Italy. Pharmacoepidemiology and drug safety 2008;17(6):626. • 5. Oliver P, Montastruc JL. The nature of the scientific evidence leading to drug withdrawals for pharmacovigilance reasons in France. Pharmacoepidemiology and drug safety 2006; 15(11):808. • 6. Leape LL et al. The nature of adverse events in hospitalized patients. Results of the Harvard Medical Practice Study II. N Engl J Med 1991;324:377. • 7. Classen DC et al. Adverse drug events in hospitalized patients. Excess length of stay, extra costs, and attributable mortality. JAMA 1997;277: 301. • 8. Vargas E et al. Effect of adverse drug reactions on length of stay in surgical intensive care units. Crit Care Med 2003; 31(3):694. • 9. Marini JJ, Wheeler AP. Critical Care Medicine: the essentials. 3. ed. Philadelphia: Lippincott Williams & Wilkins; 2006. • 10. Bertsche T et al. Prevention of intravenous drug incompatibilities in an intensive care unit. Am J Health-Syst Pharm 2008;65:1834. • 11. Cullen DJ et al. Preventable adverse drug events in hospitalized patients: a comparative study of intensive care and general care units. Crit Care Med 1997; 25:1289. • 12. Bates DW et al. Incidence of adverse drug events and potential adverse drug events. Implications for prevention. JAMA 1995;274:29. • 13. Otero MJ. El papel do farmacéutico en la prevención de los erros de medicación. Barcelona: Ferrer Grupo; 2009 [cited 2009 jan 20]. Disponível em: http://www.fundacionpromedic.org/es/activitats/cursosfarma.html#. • 14. Organização Mundial da Saúde. Uso racional de los medicamentos: informe de una conferencia de experts, Nairobi, 25-29 nov 1985. Ginebra, Organización Mundial de la Salud, 1987. [cited 2009 feb 04]. Disponível em: http:// www.opas.org.br/medicamentos/temas. cfm?id = 46&CodBarra = 1. • 15. Organização Mundial de Saúde. Guia do instrutor em práticas da boa prescrição médica. [cited 2009 feb 04]. Disponível em: http://www. opas.org.br/medicamentos/temas_documentos_detalhe.cfm?id = 43&iddoc = 241. • 16. Organização Mundial de Saúde. Guia para a boa prescrição médica. Porto Alegre: Artmed; 1998. • 17. Paulo LG, Amaral JR. Desenvolvimento de novos medicamentos. In Oliveira GG ed. Ensaios Clínicos: princípios e prática. Brasília: Anvisa; 2006. p 101. • 18. Drummond JP. O que é medicina baseada em evidências? In Drummond JP et al. eds. Medicina baseada em evidências: novo paradigma assistencial e pedagógico. São Paulo: Atheneu; 2004. p 1. • 19. Wannmacher L, Fuchs FD. Conduta terapêutica embasada em evidências. Rev Ass Méd 2000;46(3):237. • 20. Lopes LC, Toledo MI. Princípios básicos de farmacologia clínica relevantes ao estudo da farmacoepidemiologia. In Castro LLC ed. Fundamentos de farmacoepidemiologia. Campo Grande: [Grupo de Pesquisa em Uso Racional de Medicamentos. GRUPURAM]; 2001. p 19. • 21. Boucher BA et al. Pharmacokinetic changes in critical illness. Crit Care Clin 2006;22:255. • 22. Parrillo JE, Dellinger RP. Critical care medicine: principles of diagnosis and management inthe adult. 3. ed. Philadelphia: Mosby Elsevier; 2008. • 23. Paw H, Park G. Hand book of drugs in intensive care. 3. ed. New York: Cambridge University Press; 2006. • 24. Oga S. Interações Medicamentosas. In Storpirtis S et al. eds. Farmácia Clínica e Atenção Farmacêutica. Rio de Janeiro: Guanabara Koogan; 2008. p 78. • 25. Nemec K et al. Standardization of infusion solutions to reduce the rik of incompatibility. Am J Health-Syst Pharm 2008;65: 1648. • 26. Trissel LA. Handbook on injectable drugs. 13. ed. Bethesda, American Society of Health-System Pharmacists; 2005. • 27. White R, Bradnam V. Handbook of drug administration via enteral feeding tubes. London: Pharmaceutical Press; 2006. • 28. Pangilinan JM. How does warfarin interact with enteral nutrition? Medscape Pharmacists [monografia na Internet]. 2008 Oct [acesso em 2008 Nov 04]. Disponível em http://

www.medscape.com/viewarticle/581798. • 29. Agência Nacional de Vigilância Sanitária [acesso em 2009 Jan 04]. Disponível em http://www.anvisa.gov.br/medicamentos/bioequivalencia/glossario.htm • 30. Hassan E. Critical care pharmacotherapy: issues and approaches. Curr Opin Crit Care 2000;6:299. • 31. Page C et al. Farmacologia Integrada. 2. ed. Barueri: Manole; 2004. • 32. Bachmann KA et al. Interações medicamentosas: o novo padrão de interações medicamentosas e fitoterápicas. 2. ed. Barueri: Manole; 2006. • 33. von Winckelmann SL et al. Therapeutic drug monitoring of phenytoin in critically ill patients. Pharmacotherapy 2008;28(11):1391. • 34. Tatro DS. Drug interactions facts. Saint Louis: Facts and comparisons; 2002. • 35. Strain JJ et al. Cardiac drug-psychotropic drug update. General Hospital Psychiatry 2002;24:283. • 36. Oga S. Valle LBS. Interações medicamentosas. In Valle LBS et al. eds. Farmacologia Integrada. vol. I Princípios Básicos. Rio de Janeiro: Atheneu; 1988. p 421. • 37. Hardman JG et al. Goodman e Gilman. Las bases farmacológicas de la terapeutica. 9. ed. México: McGraw Hill Interamericana; 1996. p 31. • 38. Fonseca AL. Interações medicamentosas. Editora de Publicações Científicas, 2. ed; sd. • 39. Labaune JP. Farmacocinética. São Paulo: Andrei; 1993. • 40. Stockley IH. Drug interactions. 4. ed. Nottingham: Pharmaceutical Press; 1998. • 41. Brown, CH. Overview of pharmacokinetics and pharmacodynamics of drug interactions. Pharmacist 2000;HS-3:7. • 42. Monane M et al. Improving prescribing patterns for elderly through an online drug utilization review intervention. JAMA 1979;280:1249. • 43.

Shaer TL. Dosing consideration in the pediatric patient. Clinical Therapeutics 1991;13(5):527. • 44. Hunter KA. Optimizing pharmacotherapy in older adults. Am J Pharm Educ 1996;60:186. • 45. Cipolle RJ et al. El ejercicio de la atención farmacéutica. Madrid: McGraw-Hill/Interamericana; 2000. • 46. Susla GM et al. The Handbook of Critical Care Drug Therapy. 3. ed. Philadelphia: Lippincott Williams & Wilkins; 2006. • 47. Torrejón JCM, Carranza JH. Atención Farmacêutica en Geriatria. Madrid: Elsevier; 2005. • 48. Genua MI et al. Geriatria. In Bonal J et al. Sociedad Española de Farmacia Hospitalaria (SEFH). 3. ed. Farmacia Hospitalaria; 2002. • 49. Nobrega OT, Karnikowski MGO. A terapia medicamentosa no idoso: cuidados na medicação. Ciência & Saúde Coletiva 2005;10(2):309. • 50. Beer MH et al. Explicit criteria for determining inappropriate medication use nursing home residents. Arch Intern Med 1991;151:1825. • 51. Berrs, MH. Explict criteria for determining potentially inappropriate medication use by the elderly: an update. Arch Intern Med 1997;157:1531. • 52. Fick DM et al. Updating the Beers criteria for potentially inappropriate medication use in older adults. Arch Intern Med 2003;163(22):2716. Erratum in: Arch Intern Med 2004;164(3):298. • 53. International Society of Drugs Bulletins. Salud-Madrid/Notas farmacoterapéuticas. 2008; 15(8):29. [cited 2009 April 18]. Disponível em: http://www.madrid.org. • 54. World Health Organization. The importance of Pharmacovigilancia – Safety Monitoring of Medicinal Products. Geneva; 2002.

20. ENFERMAGEM EM UNIDADE DE TERAPIA INTENSIVA

20.1. Aplicação do *Nursing Activities Score*

Paulo Carlos Garcia
Flávia de Oliveira Motta Maia
Raquel Rapone Gaidizinski
Fernanda Maria Togeiro Fugulin

INTRODUÇÃO

Atualmente a mensuração da gravidade e das necessidades de cuidados de enfermagem, apresentadas pelos pacientes internados em unidades de terapia intensiva (UTI) podem ser obtidas por meio de instrumentos de medida objetivos. Definidos como instrumentos de classificações numéricas relacionadas a determinadas características apresentadas pelos pacientes, esses instrumentos proporcionam meios para avaliar a probabilidade de mortalidade e morbidade resultante de um quadro patológico[1-3], sendo que alguns deles possibilitam, também, a avaliação da carga de trabalho da equipe de enfermagem dessas unidades.

Dentre esses instrumentos o *Therapeutic Intervention Scoring System* (TISS), desenvolvido por Cullen et al. (1974)[4], foi indicado, durante muito tempo, como uma ferramenta sensível para a classificação dos pacientes críticos, assim como para a estimativa e avaliação da carga de trabalho dos profissionais de enfermagem das unidades de terapia intensiva.

O TISS parte do princípio que quanto mais grave o estado do paciente, maior o número de intervenções terapêuticas necessárias para o seu tratamento e, consequentemente, maior o tempo de enfermagem para o seu atendimento[1-4].

Constituído, inicialmente, por 57 intervenções terapêuticas este índice foi revisado, em 1983, passando a constituir-se de 76 intervenções (TISS-76)[7]. Esta versão foi simplificada, em 1996, por Miranda et al.[3] que, por meio do agrupamento de itens afins, reduziram para 28 o número de intervenções terapêuticas avaliadas (TISS-28).

294

Entretanto, analisando a carga de trabalho da equipe de enfermagem em UTIs, Miranda et al.[5] detectaram que o TISS-28 não expressava todas as intervenções/atividades de enfermagem realizadas nas UTIs, especialmente aquelas que consumiam muito tempo do profissional e, ainda, que várias intervenções/atividades de enfermagem, responsáveis por um aumento da carga de trabalho, estavam relacionadas às condições do paciente e não à terapêutica aplicada.

Verificaram, também, que muitas intervenções/atividades de enfermagem não apresentavam, necessariamente, relação com a gravidade da doença do paciente, mas eram afetadas pela filosofia do serviço, recursos disponíveis e circunstâncias culturais. Concluíram que para ser universal, possibilitando sua aplicação em todo tipo de serviço, o número de intervenções/atividades específicas para determinar a pontuação do paciente não deveria ser grande[5].

Assim, por meio do desenvolvimento de estudo multicêntrico, propuseram um novo instrumento, composto por 23 itens, denominado *Nursing Activities Score* (NAS)[5]. O NAS resultou de uma mudança expressiva do TISS-28, sobretudo na categoria "atividades básicas" que passou a abarcar atividades de enfermagem não contempladas anteriormente. O detalhamento dessa categoria englobou os seguintes subitens: monitorização e controles, procedimentos de higiene, mobilização e posicionamento do paciente, suporte e cuidados aos familiares/pacientes, tarefas administrativas e gerenciais[5].

A validação das atividades e a definição da pontuação de cada item do instrumento, utilizando, respectivamente, a técnica Delphi e o método da amostragem do trabalho, foram realizadas em diversos tipos de UTIs, em diferentes países, com o objetivo de aumentar a variação dos dados colhidos. Os participantes eram voluntários, portanto as UTIs selecionadas não representavam especificamente nenhum país ou região geográfica. Das 99 UTIs selecionadas, 51 eram de hospitais universitários e sete estavam localizadas no Brasil.[10]

O NAS mede o tempo consumido pelas atividades de enfermagem no cuidado do paciente e representa a porcentagem de tempo de enfermagem dedicado a realizar as atividades descritas. O escore total obtido da pontuação de cada item do instrumento traduz a quantidade de tempo consumido com as atividades de enfermagem na assistência ao paciente, nas 24 horas, podendo alcançar o valor máximo de 176,8%. Desta forma, um escore de 100% indica a necessidade de uma enfermeira (ou profissional de enfermagem) por plantão, para assistir o paciente.[10]

Os pesos do NAS foram calculados independentemente de qualquer avaliação da gravidade da doença dos pacientes. O escore do NAS independe da severidade da doença e do tipo de paciente ou de UTI, pois mede o tempo necessário para o cuidado do paciente por meio da aplicação de uma lista validada de atividades de enfermagem[10].

Estudos recentes[6-8] realizados no cenário brasileiro, mostraram que o instrumento *Nursing Activies Score* (NAS), traduzido e validado para o português por

Queijo[9] (Quadro 20.1), apresenta evidências de ser um instrumento adequado para indicar as necessidades requeridas pelos pacientes e avaliar a carga de trabalho necessária da equipe de enfermagem em UTI.

Quadro 20.1 – *Nursing Activities Score* (NAS).

	ATIVIDADES BÁSICAS	%
Monitorização e controles		
1a	Sinais vitais, horários, cálculo e registro regular do balanço hídrico	4,5
1b	Presença à beira do leito e observação contínua ou ativa por 2h ou mais em algum plantão por razões de segurança, gravidade ou terapia, tais como: ventilação mecânica não invasiva, desmame, agitação, confusão mental, posição prona, procedimentos de doação de órgãos, preparo e administração de fluidos ou medicação e auxílio em procedimentos específicos	12,1
1c	Presença à beira do leito e observação contínua ou ativa por 4h ou mais em algum plantão por razões de segurança, gravidade ou terapia, tais como os exemplos acima	19,6
2	Investigações laboratoriais: bioquímicas e microbiológicas.	4,3
3	Medicação, exceto drogas vasoativas.	5,6
4	**Procedimentos de higiene**	
4a	Realização de procedimentos de higiene, tais como: curativo de feridas e cateteres intravasculares, troca de roupa de cama, higiene corporal do paciente em situações especiais (incontinência, vômito, queimaduras, feridas com secreção, curativos cirúrgicos complexos com irrigação), procedimentos especiais (por exemplo, isolamento) etc.	4,1
4b	Realização de procedimentos de higiene que durem mais do que 2h, em algum plantão	16,5
4c	Realização de procedimentos de higiene que durem mais do que 4h em algum plantão	20,0
5	Cuidados com drenos – todos (exceto sonda gástrica)	1,8
6	**Mobilização e posicionamento** incluindo procedimentos, tais como: mudança de decúbito, mobilização do paciente; transferência da cama para a cadeira; mobilização do paciente em equipe (por exemplo, paciente imóvel, tração, posição prona)	
6a	Realização do(s) procedimento(s) até três vezes em 24h	5,5
6b	Realização do(s) procedimento(s) mais do que três vezes em 24h ou com dois enfermeiros em qualquer frequência	12,4
6c	Realização do(s) procedimento(s) com três ou mais enfermeiros em qualquer frequência	17,0

(Continua na pág. seguinte)

Quadro 20.1 – **Nursing Activities Score (NAS).** *(continuação).*

ATIVIDADES BÁSICAS		%
Monitorização e controles		
7	**Suporte e cuidados aos familiares e pacientes** incluindo procedimentos, tais como telefonemas, entrevistas e aconselhamento. Frequentemente o suporte e cuidado, sejam aos familiares ou aos pacientes, permitem à equipe continuar com outras atividades de enfermagem (por exemplo, comunicação com o paciente durante procedimentos de higiene, comunicação com os familiares enquanto presente à beira do leito observando o paciente	
7a	**Suporte e cuidado aos familiares e pacientes** que requerem *dedicação exclusiva* por cerca de 1h em algum plantão, tais como: explicar as condições clínicas, lidar com a dor e a angústia, lidar com circunstâncias familiares difíceis	4,0
7b	**Suporte e cuidado aos familiares e pacientes** que requerem *dedicação exclusiva* por 3h ou mais em algum plantão, tais como: morte e circunstâncias especiais (por exemplo, grande número de familiares, problemas de linguagem e familiares hostis)	32,0
8	**Tarefas administrativas e gerenciais**	
8a	Realização de tarefas de rotina, tais como: processamento de dados clínicos, solicitação de exames, troca de informações profissionais (por exemplo, passagem de plantão e visitas clínicas)	4,2
8b	Realização de tarefas administrativas e gerenciais que requerem *dedicação integral* por cerca de 2h em algum plantão, tais como: atividades de pesquisa, aplicação de protocolos, procedimentos de admissão e alta	23,2
8c	Realização de tarefas administrativas e gerenciais que requerem dedicação integral por cerca de 4h ou mais de tempo em algum plantão, tais como: morte, procedimentos de doação de órgãos e coordenação com outras disciplinas	30,0
Suporte ventilatório		
9	*Suporte respiratório:* qualquer forma de ventilação mecânica/ventilação assistida com ou sem pressão expiratória final positiva, com ou sem relaxantes musculares; respiração espontânea com ou sem pressão expiratória final positiva (por exemplo, CPAP ou BiPAP), com ou sem tubo endotraqueal; oxigênio suplementar por qualquer método	1,4
10	Cuidado com as vias aéreas artificiais. Tubo endotraqueal ou cânula de traqueostomia	1,8
11	Tratamento para melhora da função pulmonar. Fisioterapia torácica, espirometria estimulada, terapia inalatória e aspiração endotraqueal	4,4
Suporte cardiovascular		
12	Medicação vasoativa, independente do tipo e dose	1,2
13	Reposição endovenosa de grandes perdas de fluidos. Administração de fluidos maior que 3 litros/m^2/dia, independente do tipo de fluido administrado	2,5

(Continua na pág. seguinte)

Quadro 20.1 – **Nursing Activities Score** (NAS). *(continuação)*.

	ATIVIDADES BÁSICAS	%
Suporte cardiovascular (*cont.*)		
14	Monitorização do átrio esquerdo. Cateter da artéria pulmonar com ou sem medida do débito cardíaco	1,7
15	Reanimação cardiorrespiratória nas últimas 24h (excluído soco precordial)	7,1
Suporte renal		
16	Técnicas de hemofiltração. Técnicas dialíticas	7,7
17	Medida quantitativa do débito urinário (por exemplo por sonda vesical de demora)	7,0
Suporte neurológico		
18	Medida da pressão intracraniana	1,6
Suporte metabólico		
19	Tratamento da acidose/alcalose metabólica complicada	1,3
20	Nutrição parenteral total	2,8
21	Alimentação enteral por sonda gástrica ou outra via gastrointestinal (por exemplo jejunostomia)	1,3
Intervenções específicas		
22	Intervenção(ões) específica(s) na unidade de terapia intensiva. Intubação endotraqueal, inserção de marca-passo, cardioversão, endoscopias, cirurgia de emergência nas últimas 24h, lavagem gástrica. Não estão incluídas intervenções de rotina sem consequências diretas para as condições clínicas do paciente, tais como: radiografias, ecografias, eletrocardiogramas, curativos ou inserção de cateteres venosos ou arteriais	2,8
23	Intervenções específicas fora da unidade de terapia intensiva. Procedimentos diagnósticos ou cirúrgicos	1,9

Os subitens dos itens 1, 4, 6, 7 e 8 são mutuamente excludentes.[9]

A UTILIZAÇÃO DO *NURSING ACTIVITIES SCORE* NA UNIDADE DE TERAPIA INTENSIVA DO ADULTO

O NAS na unidade de terapia intensiva do adulto (UTIA) do Hospital Universitário da Universidade de São Paulo (HU-USP), desde 2003, é aplicado diariamente em todos os pacientes internados. O enfermeiro ao realizar a evolução de enfermagem – uma das etapas do processo de enfermagem – realiza uma análise da resposta do indivíduo aos cuidados prescritos e implementados pela equipe de enfermagem e os associa ao exame físico, resultados de exames laboratoriais e terapêuticas implementadas pela equipe multidisciplinar, adquirindo, assim, subsídios para a elaboração de um novo plano de cuidados ou manutenção daqueles que apresentaram resultados positivos.

Neste momento de avaliação do paciente, o enfermeiro aplica o NAS, uma vez que concentra uma ampla variedade de informações e, por meio destas, consegue realizar uma previsão das possíveis atividades de enfermagem que serão desenvolvidas para o paciente nas próximas 24 horas.

O instrumento NAS é mantido junto aos documentos integrantes do prontuário do paciente, possibilitando ao enfermeiro identificar a evolução das necessidades de cuidado de enfermagem exigida durante toda a sua internação na UTIA.

O valor do NAS é transcrito diariamente para um quadro central de informações sobre os pacientes internados, acessível a todo o corpo clínico da UTIA. Por meio deste, o enfermeiro consegue visualizar o NAS de todos os pacientes internados e realizar a distribuição diária de pacientes para a equipe de enfermagem, de forma que o mesmo funcionário não preste assistência a dois pacientes com pontuações altas do NAS, evitando, assim, a sobrecarga de atividades e assegurando que o plano de cuidados prescrito seja realizado.

Diariamente, também, os resultados do NAS de cada paciente são transcritos para uma planilha eletrônica que os transforma, automaticamente, para valores médios diários e mensais. Esses dados, associados à taxa média de ocupação dos leitos da UTI, fornecem subsídios para um dimensionamento adequado da equipe de enfermagem, mediante a necessidade de cuidados dos pacientes internados.

A UTILIZAÇÃO DO *NURSING ACTIVITIES SCORE* PARA O DIMENSIONAMENTO DE PESSOAL DE ENFERMAGEM

A carga média diária de trabalho de enfermagem ($\overline{C}$) pode ser calculada pela seguinte equação[10]:

$$\overline{C} = (\overline{n} + s_{\overline{n}}) \cdot \overline{h}$$

Em que:

$$\overline{n} = \frac{\sum_{i=1}^{T} n(i)}{T} = \text{número médio de } T \text{ pacientes internados no período da amostra;}$$

$$s_{\overline{n}} = \sqrt{\frac{\sum_{i=1}^{T}(n(i) - \overline{n})^2}{T - 1}} = \text{desvio-padrão de } T \text{ pacientes amostrados;}$$

$\overline{h}$ = tempo (horas) médio diário de cuidado de enfermagem por paciente, calculado pela seguinte equação[10]:

$$\overline{h} = \frac{\overline{NAS}}{100} \cdot 24$$

Em que:

$$\overline{NAS} = \frac{\sum\limits_{i=1}^{T} NAS(i)}{T} = \text{valor médio do NAS de uma amostra de } T \text{ pacientes;}$$

$\sum\limits_{i=1}^{T} NAS(i)$ = somatória do NAS de cada paciente i, desde i = 1 até i = T;

T = quantidade de pacientes amostrado no período;

24/100 = relação correspondente a 24 horas por 100 pontos NAS.

Para obtenção do valor médio do NAS, estimando as necessidades requeridas pelos pacientes, nas 24 horas, o instrumento NAS deve ser aplicado, diariamente, por um período de 30 dias, uma vez ao dia, para que se obtenha uma amostra que reflita o perfil das necessidades de intervenções/atividades de enfermagem requeridas pelos pacientes da UTI[10].

No entanto, considerando que a representatividade da população estudada baseia-se no pressuposto de que uma oferta constante gera uma demanda constante, Gaidzinski et al.[11] recomendaram, para a escolha do período de coleta de dados, que seja utilizado um mês "típico", ou seja, um mês em que a unidade não esteja exposta a qualquer tipo de ocorrência que possa influenciar a quantidade de pacientes assistidos.

A resolução COFEN nº 293/04[12] preconiza que a distribuição da carga de trabalho, entre as categorias da equipe de enfermagem, observe uma proporção de 52 a 56% de enfermeiros e 48 a 44% de técnicos de enfermagem. Entretanto, esta proporção constitui-se, ainda, em um horizonte a ser alcançado na realidade brasileira. Considera-se como proporção mínima aceitável para UTI a relação de 35 a 40% de enfermeiros e 60 a 65% de técnicos de enfermagem[10].

Assim, procedendo à distribuição da carga de trabalho entre as categorias profissionais que compõem a equipe de enfermagem tem-se[10]:

$$C_k = \frac{P_k}{100} \cdot (\overline{n} + s_{\overline{n}}) \cdot \overline{h}$$

Em que:

$\dfrac{P_k}{100}$ = proporção da categoria profissional K.

Outras variáveis interferem no processo de dimensionar pessoal de enfermagem, como as pausas realizadas durante o tempo da jornada, que se refere à realização de uma série de atividades não diretamente relacionadas às tarefas profissionais (trocas de informações não ligadas ao trabalho, comemorações etc.), algumas das quais previstas pela Consolidação das Leis do Trabalho (CLT)[13] (atendimento de necessidades fisiológicas, alimentação, períodos de repouso), e o percentual de ausências previstas e as não previstas dos profissionais de enfermagem.

As pausas realizadas durante o turno de trabalho devem ser consideradas, na operacionalização dos métodos de dimensionamento, por meio da redução da jornada diária, de maneira que o tempo efetivo de trabalho seja assim mensurado[10,11,14]:

$$t_{\text{efetivo}} = t \cdot p$$

Em que:

t = jornada de trabalho;

p = tempo produtivo.

Para a determinação do tempo efetivo de trabalho pode-se optar pelo percentual de 85% da jornada de trabalho, avaliado como excelente[15,16].

As pausas durante a jornada de trabalho são necessárias para redução do estresse dos profissionais, principalmente daqueles que exercem atividades nas UTIs, beneficiando a assistência aos pacientes. A satisfação no trabalho é fator crítico para retenção de profissionais de enfermagem.

Assim, ao considerar o tempo efetivo de trabalho dos profissionais de enfermagem, tem-se que a quantidade diária de profissionais (q_k), por categoria profissional será resultante da seguinte equação[10]:

$$q_k = \frac{\dfrac{P_k}{100} \cdot (\overline{n} + s_{\overline{n}}) \cdot \overline{h}}{t \cdot p}$$

As ausências interferem sobremaneira no tempo disponível da equipe e, consequentemente, no quadro de profissionais de enfermagem, necessitando atenção especial pelas implicações que a redução do quantitativo de profissionais acarreta na quantidade e na qualidade da assistência prestada ao paciente.

Entende-se por ausências previstas os dias relativos às folgas (descanso semanal remunerado e feriados), às férias e por ausências não previstas, os dias referentes às faltas e às licenças[10,11,14].

Os percentuais referentes à cobertura para cada tipo de ausência podem ser calculados a partir das equações propostas por Gaidzinski[14].

O valor percentual do acréscimo de pessoal devido à variável folgas semanais por trabalhador ($E\%$) pode ser calculado pela equação[14]:

$$E\% = \frac{e}{d - e} \cdot 100$$

Em que:

$E\%$ = percentual de folgas;

e = número de dias de folga, por semana, dos trabalhadores da enfermagem;

d = número de dias trabalhados na UTI, sete dias.

Nos serviços ininterruptos de enfermagem todo o quadro de pessoal tem direito a tantos dias de folgas quanto forem os feriados não coincidentes com os domingos. O número de folgas varia, de acordo com o ano, em função da quantidade dos feriados não coincidentes com o domingo.

O acréscimo de pessoal necessário para a cobertura das folgas por feriados não coincidentes com o domingo (*F%*) pode ser calculado pela equação[14]:

$$F\% = \frac{f}{D - f} \cdot 100$$

Em que:

F% = percentual de dias feriados;

f = dias feriados no ano;

D = dias do ano, 365 dias.

Os artigos 128 e 130 da Consolidação das Leis do Trabalho preveem o descanso anual de 30 dias corridos para todos o trabalhadores com até cinco dias de faltas no ano, 24 dias corridos para os trabalhadores com 6 a 14 dias de faltas, 18 dias corridos para trabalhadores com 15 a 23 dias de faltas no ano e 12 dias corridos com 24 a 32 dias de faltas, havendo ainda a possibilidade de converter um terço do período de férias em abono pecuniário[13].

Desta forma, o valor máximo para férias, conforme a legislação, é de 30 dias por ano por trabalhador de qualquer categoria profissional. No entanto, o número de dias de férias, encontrados na prática, difere de uma categoria profissional para outra. Assim, recomenda-se, para a avaliação de uma unidade, em funcionamento, que esses valores sejam determinados por um levantamento direto dos dias de férias gozadas durante o ano, para cada categoria profissional que compõe o quadro de pessoal de enfermagem daquela unidade[10,11], pela seguinte equação[14]:

$$V\% = \frac{v}{D - v} \cdot 100$$

Em que:

V% = percentual de férias;

v = dias de férias;

D = dias do ano, 365 dias.

A variável, ausências não previstas, é resultante da soma de uma série de tipos de ausência, tais como: faltas abonadas e não abonadas; licença médica; licença maternidade; licença prêmio; licença por acidente de trabalho; licença pelo INSS; outras licenças (casamento, paternidade etc.), que podem diferir de uma categoria profissional para outra.

Os dados referentes aos dias de ausências não previstas podem ser obtidos do registro nas escalas mensais de distribuição de pessoal de enfermagem e/ou levantados junto ao departamento de pessoal das instituições.

A equação apresentada a seguir possibilita o cálculo de cada tipo de ausência não prevista[14]:

$$A\% = \frac{a}{D - a} \cdot 100$$

Em que:

$A\%$ = percentual de ausência não prevista;

a = número de dias de ausências não previstas, segundo o tipo que está sendo estudado, faltas, licenças ou suspensões;

D = dias do ano, 365 dias.

Como a ausência não prevista é composta pela soma das diversas ausências já relatadas anteriormente, foi introduzido na equação o símbolo Σ, que traduz essa soma[14]:

$$A_k\% = \frac{\sum_i a_{k,i}}{D - \sum_i a_{k,i}} \cdot 100$$

Em que:

k = categoria profissional;

i = tipos de ausências não previstas.

Diante dos resultados encontrados referentes às ausências previstas e não previstas, calcula-se o índice de segurança técnica (IST) para o acréscimo de pessoal de enfermagem, mantendo-se o quantitativo de profissionais disponíveis para a assistência segura aos pacientes[14]:

$$IST_k\% = \left\{ \left[\left(1 + \frac{E\%}{100} \right) \cdot \left(1 + \frac{F\%}{100} \right) \cdot \left(1 + \frac{V_k}{100} \right) \cdot \left(1 + \frac{A_k}{100} \right) \right] - 1 \right\} \cdot 100$$

A identificação dessas variáveis possibilita, finalmente, calcular o pessoal de enfermagem, substituindo os valores encontrados na seguinte equação[10]:

$$q_{kj} = \frac{\dfrac{P_k}{100} \cdot (\bar{n} + s_{\bar{n}}) \cdot \bar{h}}{t \cdot p} \cdot \left[\left(1 + \frac{e}{d - e} \right) \cdot \left(1 + \frac{f}{D - f} \right) \cdot \left(1 + \frac{v_k}{D - v_k} \right) \cdot \left(1 + \frac{a_k}{D - a_k} \right) \right]$$

Em que:

q_k = quantidade de profissionais, por categoria profissional k (enfermeiro, técnico ou auxiliar de enfermagem);

P_k = proporção da categoria k, por exemplo 35% de enfermeiros;

$(\overline{n} + s_{\overline{n}}) \cdot \overline{h}$ = carga média de trabalho, ou seja, o produto do número médio diário de pacientes acrescidos de um desvio-padrão pelas horas de assistência segundo a pontuação NAS;

$t \cdot p$ = tempo efetivo de trabalho t, ou seja, a jornada de trabalho, multiplicada pelo índice de produtividade p.

A partir dos resultados qualitativos e quantitativos obtidos caberá aos enfermeiros, que vivenciam o dia-a-dia da assistência de enfermagem, distribuir o pessoal nos diferentes turnos, de acordo com a dinâmica da unidade, julgando se o quadro de enfermagem obtido na aplicação desse método é qualitativa e quantitativamente suficiente para prestar a assistência de enfermagem, de acordo com o padrão pretendido[10,11].

CONSIDERAÇÕES FINAIS

As unidades de terapia exigem, para o seu funcionamento, uma concentração de recursos que possibilite otimizar o desempenho profissional e o atendimento eficaz das necessidades assistenciais de seus pacientes.

A equipe de enfermagem, inserida neste contexto, representa papel fundamental no processo de atendimento dos pacientes. Consequentemente, as chefias desses serviços devem buscar instrumentos que possibilitem uma melhor gerência dos recursos sob sua responsabilidade, dando especial atenção aos recursos humanos por sua relevância para a qualidade do cuidado.

Assim, o instrumento NAS constitui uma importante ferramenta de trabalho para os enfermeiros, pois atribui valores objetivos ao cuidado, possibilita a compreensão das necessidades dos pacientes e favorece a previsão, alocação e avaliação quantitativa e qualitativa de recursos humanos para o desenvolvimento de uma assistência de enfermagem em UTI com qualidade e segurança.

REFERÊNCIAS BIBLIOGRÁFICAS

1. Cullen DJ et al. Objective, quantitative measurement of severity ol illness in critically ill patients. Crit Care Med 1984;12(3):155. • 2. Keene AR, Cullen DJ. Therapeutic intervention scoring system: apdate 1983. Crit Care Med 1983;11(1):1. • 3. Miranda DR et al. Simplified Therapeutic Intevention Scoring System: the TISS-28 items – Results from a multicenter study. Crit Care Med 1996; 24(1):64. • 4. Cullen DJ et al. Therapeutic intervention scoring system: a method for quantitative comparison of patient care. Crit Care Med 1974;2(2):57. • 5. Miranda DR et al. and the members of the TISS Working Group. Crit Care Med 2003;31(2):374. • 6. Conishi RMY. Avaliação do NAS – Nursing Activities Score – como instrumento da carga de trabalho de enfermagem em UTI geral adulto. [Dissertação]. São Paulo: Escola de Enfermagem da Universidade de São Paulo; 2005. • 7. Dias MCCB. Aplicação do Nursing Activities Score (NAS) como instrumento de medida de carga de trabalho em UTI Cirúrgica cardiológica [Dissertação]. São Paulo: Escola de Enfermagem da Universidade de São Paulo; 2006. • 8. Queijo AF. Es-

tudo comparativo da carga de trabalho de enfermagem em unidades de terapia intensiva geral e especializadas, segundo o Nursing Activities Score (NAS). [Tese]. São Paulo: Escola de Enfermagem da Universidade de São Paulo; 2008. • 9. Queijo AF. Tradução para o português e validação de um instrumento de medida de carga de trabalho de enfermagem em unidade de terapia intensiva: Nursing Activities Score (NAS). [Dissertação] São Paulo: Escola de Enfermagem da USP; 2002. • 10. Gaidzinski RR, Fugulin FMT. Dimensionamento de pessoal de enfermagem em unidade de terapia intensiva. In Carmem Elizabeth Kalinowski CE Org. PROENF – Programa de atualização em enfermagem – Saúde do Adulto. Porto Alegre: Artmed; 2008. • 11. Gaidzinski RR et al. Dimensionamento de pessoal de enfermagem em instituições de saúde. In Kurcgant P ed. Gerenciamento em enferma-gem. Rio de Janeiro: Guanabara Koogan; 2005. p 125. • 12. Conselho Federal de Enfermagem. Resolução nº 293/04. Fixa e estabelece parâmetros para dimensionamento do quadro de profissionais de enfermagem nas instituições de saúde e assemelhados. In Conselho Regional de Enfermagem de São Paulo. [online] São Paulo; 2004. Disponível em: http://www.corensp.org.br/resolucoes/resolucao293.htm. • 13. Brasil. Consolidação das leis trabalhistas e legislação social básica. 2. ed. São Paulo: Revista dos Tribunais; 1998. • 14. Gaidizinski RR. Dimensionamento de pessoal de enfermagem em instituições hospitalares. [Livre-docência]. São Paulo: Escola de Enfermagem da USP; 1998. • 15. Biseng W. Administração financeira em engenharia clínica. São Paulo; 1996 (Workshop). • 16. Ide P et al. Operating room productivity – an evaluation format. J Nurs Adm 1992;22(10).

20.2. Cuidados de Enfermagem ao Paciente com Insuficiência Renal Aguda

Luciana Inaba Senyer lida

Os pacientes com insuficiência renal aguda requerem cuidados de enfermagem para evitar complicações e a ansiedade de lidar com a doença[1].

Os diagnósticos de enfermagem relacionados para estes pacientes são:

Perfusão tecidual ineficaz: renal

Diminuição na oxigenação, resultando na incapacidade de nutrir os tecidos em nível capilar[2].

Cuidados de enfermagem – observar o nível de consciência, realizar balanço hídrico, monitorizar sinais vitais, observar edemas e sinais de desidratação, pesar diariamente, quando possível, monitorizar e anotar o aspecto, quantidade e coloração da urina, monitorizar o eletrocardiograma, monitorizar resultados laboratoriais, administrar líquidos conforme prescrição médica[3,5].

Volume de líquidos excessivo

Retenção aumentada de líquidos isotônicos[2]. O paciente com insuficiência renal pode apresentar hipovolemia com redução do débito urinário e retenção de sódio e água.

Cuidados de enfermagem – realizar balanço hídrico, monitorizar e anotar aspecto, coloração e quantidade da urina, principalmente sinais de hematúria, ausculta pulmonar para identificar presença de crepitações, observar edemas, monitorizar pressão arterial, frequência e ritmo do pulso, pesar diariamente, quando possível, observar ingurgitamento das veias do pescoço, observar padrão respiratório[1,3,5].

Risco para infecção

Estar em risco aumentado de ser invadido por organismos patogênicos[2].

O paciente com insuficiência renal é submetido a procedimentos invasivos como a passagem do cateter de duplo lúmen e a diálise peritoneal. A fístula arteriovenosa é considerada de grande risco para infecção, já que o paciente deve ser puncionado em cada sessão de hemodiálise.

Cuidados de enfermagem – observar sinais e sintomas de infecção, monitorizar ausculta respiratória e padrão respiratório, observar sinais flogísticos em inserção endovenosa, realizar mudanças de decúbito a cada 2 horas, estimular tosse e expectoração, estimular inspirações profundas[3,5].

Intolerância à atividade

Energia fisiológica ou psicológica insuficiente para suportar ou completar as atividades diárias requeridas ou desejadas[2].

O paciente com insuficiência renal pode sentir-se fadigado devido à retenção de escórias, procedimentos dialíticos e anemia.

Cuidados de enfermagem – observar sinais de depressão, anemia e desequilíbrio hidroeletrolítico, promover a independência nas atividades de autocuidado, conforme tolerado, ajudar se fatigado, incentivar a alternação da atividade com o repouso, encorajar o paciente a descansar após a diálise[1,5].

Proteção ineficaz

Diminuição na capacidade de proteger-se contra ameaças internas ou externas, como doenças ou lesões[2]. O paciente com insuficiência renal submetido às técnicas dialíticas tem como características definidoras: prurido, coagulação alterada, terapias com drogas, imunidade deficiente[4].

Cuidados de enfermagem – monitorar o paciente buscando sinais de hemorragia, monitorizar níveis de hemoglobina e exames de coagulação, administrar derivados de sangue conforme prescrição médica, evitar procedimentos invasivos e monitorar vulnerabilidade a infecção[5].

PREPARO DO PACIENTE PARA PASSAGEM DO CATETER DE HEMODIÁLISE

É importante e necessário explicar o procedimento para o paciente antes e durante o procedimento para evitar e amenizar a ansiedade. A ansiedade é um dos principais problemas psicológicos encontrados nos pacientes em diálise junto a depressão, demência e distúrbios de personalidade[7]. Por isso, o enfermeiro deve estar atento a qualquer alteração de comportamento e proporcionar apoio e segurança ao paciente.

Posicionar o paciente em decúbito dorsal horizontal. Quando o paciente encontra-se em intubação orotraqueal e o local escolhido para a inserção do cateter de hemodiálise for a região supraclavicular ou infraclavicular, puncionando-se a veia subclávia direita ou esquerda, desconectá-lo do respirador no momento da punção pode diminuir os riscos de pneumotórax[3].

CUIDADOS LOGO APÓS PASSAGEM DO CATETER

Verificar sinais e sintomas de pneumotórax e hemotórax: dispneia, dor torácica, diminuição dos murmúrios vesiculares e diminuição da amplitude do movimento respiratório do lado acometido, assimetria torácica[3]. Realizar ausculta pulmonar, verificar alteração no eletrocardiograma, verificar sangramento local, verificar presença de edema local, fixar adequadamente o cateter com gaze e micropore, verificação dos raios X^3.

CUIDADOS DE ENFERMAGEM COM O CATETER DE HEMODIÁLISE

MANUTENÇÃO DO CURATIVO OCLUSIVO

Troca imediata do curativo caso este apresente sinais de umidade (acidental ou por exsudação da inserção); troca diária do curativo ou nos dias de sessão de hemodiálise; não molhar/umedecer o curativo durante o banho[6]; realizar a inspeção diária do sítio de inserção atentando para sinais de infecção e sinais de infiltrações[7]. A infecção é a causa mais importante de perda de um cateter e é uma das causas do aumento da taxa de morbidade e mortalidade[7]. A infecção é a segunda principal causa de mortalidade em diálise, seguida das causas cardiovasculares[7]. Fixação adequada para se evitar deslocamentos (principalmente por tração acidental); heparinização das vias para preservação da permeabilidade por meio de heparina concentrada (5.000UI/ml)[7]. Devemos estar atentos para a indicação que está nas próprias vias do cateter acerca da quantidade de heparina a ser injetada. Lembrar que tal indicação está demarcada em *cc* e a quantidade a ser injetada varia conforme tipo de cateter e também conforme o fabricante[6]. Os cateteres nunca devem ser utilizados para qualquer objetivo diferente à hemodiálise, tal como a administração de medicamentos, a não ser que seja um cateter de tripla via, na qual existe uma via específica para infusões, pois, conforme citado acima, as vias do cateter contêm heparina em altas concentrações[9].

CUIDADOS DE ENFERMAGEM COM A FÍSTULA ARTERIOVENOSA

Realizar higiene local com água e sabão. Este simples procedimento evita infecções que podem levar à inutilização da fístula; realizar inspeção local e estar atento aos sinais de infecção; evitar pressão sobre a fístula arteriovenosa; evitar e orientar para que o paciente não carregue peso ou que o paciente durma sobre o membro para que não ocorra interrupção do fluxo; não verificar pressão arterial no membro da fístula devido ao risco de interrupção do fluxo; não puncionar a fístula, pois a punção e a retirada de sangue podem criar coágulos no interior do vaso sanguíneo e interromper o fluxo; não administrar medicamentos, pois podem irritar as paredes das veias; hematomas no local da punção devem ser tratados com compressas frias por 24 horas, pois diminui a toxicidade da camada intradermal da pele, e com calor local nas horas subsequentes. Deixar o paciente com a extremidade elevada (sobre travesseiros) para maximizar o retorno venoso[10].

Cuidados com a punção para a hemodiálise: evitar punções repetidas em um mesmo local da fístula arteriovenosa para evitar a formação de cicatrizes que dificultem as próximas punções. Este cuidado também evita a formação de aneurismas[1].

Verificação do frêmito pelo menos uma vez por plantão; evitar que o paciente fique restringido mecanicamente pelo membro no qual existe a fístula arteriovenosa para que não ocorra garroteamento e consequente interrupção do fluxo sanguíneo.

CUIDADOS DE ENFERMAGEM DURANTE A HEMODIÁLISE

Manter vigilância constante; verificar sinais vitais antes, durante e após a hemodiálise; pesar o paciente antes e após a hemodiálise, se as condições o permitirem; montagem do sistema com técnica asséptica e promover ambiente asséptico da via de acesso para evitar infecção[6,9]; reservar a permeabilidade mantendo as linhas sem dobras[6]; observar a permeabilidade do cateter ou fístula arteriovenosa para evitar obstrução ou perda da via[9]; monitorar a máquina de hemodiálise em relação a banhos, temperatura, fluxo para controle rigoroso dos parâmetros de diálise, evitar e detectar sangramentos, evitar embolias gasosas pelo monitoramento visual e sonoro[3,9]; controlar a pressão arterial atentando para sinais e sintomas de hipotensão, como náuseas, vômitos, dores, tonturas para se evitar instabilidade hemodinâmica importante; atentar para sintomas de câimbras que ocorre principalmente devido à mudança rápida da volemia e concentração de sódio[9]; controlar balanço hídrico, pois durante a hemodiálise a perda hídrica é grande e pode desencadear distúrbio hidroeletrolítico grave[9]; atentar para a administração de medicamentos, pois todas as formas de diálise influem na remoção de muitas drogas, ajustes de doses são necessárias e para garantir a eficácia de um fármaco, as doses de manutenção devem ser administradas após a diálise[7]; realizar limpeza concorrente da máquina para controle de infecção[9].

CUIDADOS DE ENFERMAGEM NA DIÁLISE PERITONEAL

Explicar o procedimento para amenizar a ansiedade. A bexiga deve estar vazia para se evitar a punção vesical acidental pelo trocater[3]. Pesar o paciente antes do procedimento, quando possível.

Como a diálise peritoneal é geralmente um procedimento longo e o paciente apresenta fadiga, promover conforto dele por meio de: realizar massagens na região dorsal; auxiliar na mudança de decúbito; elevar o decúbito periodicamente[1]; manter repouso absoluto devido ao risco de perfuração de alças intestinais[1]; realizar a infusão da solução aquecida caso não haja contraindicações como, por exemplo, sangramento intenso ou hipertermia. Para o aquecimento das soluções deve-se utilizar fonte de calor seco. Não utilizar banhos-maria para aquecimento das soluções, pois a água aquecida é um meio de cultura favorecendo a infecção; realizar controle de glicemia capilar, pois a solução de diálise peritoneal intermitente é hipertônica e o paciente pode apresentar hiperglicemia; seguir corretamente a prescrição médica acrescentando ou não à solução potássio e heparina; verificar o fluxo de infusão e drenagem; se houver diminuição do fluxo de drenagem ou diminuição no gotejamento do líquido, pode ter ocorrido obstrução dos orifícios por fibrina ou os orifícios podem ter encostado em alguma estrutura da cavidade abdominal.

Este problema pode ser amenizado e/ou resolvido adotando-se medidas para facilitar a drenagem, como por exemplo, mobilizar o paciente sobre o leito, movimentá-lo de um lado para o outro, elevar a cabeceira da cama, ou massagear delicadamente o abdome. É importante verificar também se não houve pinçamento, torção ou presença de ar no sistema[1].

Para evitar infecção, a troca das bolsas de infusão (sistema aberto) ou de drenagem devem ser realizadas utilizando-se a técnica asséptica, utilizando sempre máscara[1,3]; controle dos sinais vitais, principalmente pressão arterial, frequência cardíaca e arritmias, pois a hipotensão pode indicar perda excessiva de líquidos pela diálise[1,3]; realizar o balanço hídrico, pois o controle do volume da infusão e da drenagem refletem as perdas do paciente[3]; verificar se não há vazamentos pericateter ou sangramentos, que podem predispor à peritonite; atentar para os sinais de infecção na inserção, pois a complicação mais comum da diálise peritoneal intermitente é a peritonite[11]; observar a presença de desconforto respiratório que pode ser causado pela pressão do líquido na cavidade abdominal que desloca o diafragma para cima, produzindo diminuição da amplitude do movimento respiratório. Este problema pode ser melhorado pela elevação da cabeceira e com exercícios respiratórios[1]; queixa de dor abdominal pode ser observada pela disten-

UTI - ADULTO – MANUAL PRÁTICO

são causada pela infusão do líquido na cavidade abdominal ou quando a temperatura do líquido infundido não está adequada. Deve-se então verificar a temperatura ou se não está ocorrendo drenagem incompleta da solução[1].

Em relação à dor abdominal, também monitorar o aspecto do líquido drenado, pois se houver perfuração intestinal, haverá presença de flatos ou fezes/diarreia e início súbito de peritonite[3]. Na perfusão vesical ocorrerá início súbito de poliúria, drenagem incompleta da solução e glicosúria devido à glicose da solução[3]; fixação adequada do cateter para se evitar deslocamento e perda do cateter. A introdução do cateter pode predispor à infecção[1,9]. Realização diária do curativo com antisséptico e inspeção diária da inserção do cateter rígido para prevenção de infecção, por meio da observação de sinais de infecção.

REFERÊNCIAS BIBLIOGRÁFICAS

1. Smeltzer SC, Bare BG. Tratado de enfermagem médico-cirúrgica. 9. ed. Rio de Janeiro: Guanabara Koogan; 2002. p 980. • 2. Diagnóstico de enfermagem da NANDA: definições e classificação. São Paulo: Artmed; 2008. • Hudak CM, Gallo BM. Cuidados Intensivos de Enfermagem: Uma abordagem holística. Rio de Janeiro: Guanabara Koogan; 1997. p 499. • 4. Souza FS et al. Diagnósticos de enfermagem em pacientes com tratamento hemodialítico utilizando o modelo teórico de Imogene King. Rer Esc Enferm USP 2007; 41(4):629. • 5. Mccloskey JC, Bulechek GM. Org. Classificação das Intervenções de Enfermagem (NIC). 4. ed. Porto Alegre: Artmed; 2007. • 6. Daugirdas JT e al. Manual de diálise. Rio de Janeiro: Medsi; 2003. • 7. Barreto SM. Rotina em terapia intensiva. Porto Alegre: Artes Médicas; 1993. • 8. Pastrana JT et al. Morbi-mortalidad en dialisis peritoneal continua ambulatoria. Nefrol Mex 2001; 22(4):189. • 9. Knobel E. Condutas no paciente grave. São Paulo: Editora Atheneu; 1994. p 399. • Phillips LP. Manual de terapia intravenosa. Porto Alegre: Artmed; 2001. • 11. Stowas JC. Aspectos quirúrgicos en el catéter de tenckhoff. Rev Cir Inf 2003; 13(2):181.

20.3. Assistência de Enfermagem ao Paciente com Insuficiência Respiratória

Márcia Andreassa
Tatianna Augusto

A insuficiência respiratória é uma deterioração súbita e com risco de morte, no qual ocorrem prejuízos das trocas gasosas no pulmão. Ela existe quando a troca de oxigênio por dióxido de carbono nos pulmões não consegue se compatibilizar com a velocidade do consumo de oxigênio[1].

A insuficiência respiratória aguda é definida como queda na pressão arterial de oxigênio (PaO_2), atingindo níveis inferiores a 60mmHg, com uma pressão arterial de dióxido de carbono ($PaCO_2$) maior que 50mmHg, determinando assim uma incapacidade do sistema respiratório em manter a ventilação e/ou a oxigenação do organismo[1,2].

Em alguns casos, é o enfermeiro que inicialmente reconhece os sinais clínicos de insuficiência respiratória. A monitorização simples, à beira do leito, pode alertar o enfermeiro quanto à descompensação respiratória do paciente[3].

Sabe-se que a frequência respiratória normal é de 16 a 20 respirações por minuto. Quando esta frequência ultrapassa 25 respirações por minuto, o estado do paciente deve ser avaliado e instituídas medidas apropriadas como: verificação da saturação de oxigênio (SaO_2), observação quanto à necessidade de oxigênio suplementar, avaliação quanto ao esforço respiratório, acúmulo de secreção em vias aéreas e necessidade de fisioterapia respiratória. Nos casos em que a frequência respiratória se aproxima de 40 respirações por minuto ou mais, é grande o trabalho respiratório para manter os valores dos gases sanguíneos dentro dos limites aceitáveis, no qual o enfermeiro deve acompanhar sistematicamente o paciente à beira do leito, pois o próximo passo é a exaustão ou a fadiga respiratória, sendo necessária providenciar a assistência ventilatória invasiva. Esse processo pode ocorrer durante horas ou minutos, dependendo da reserva respiratória do paciente[3].

Os sinais clínicos precoces da insuficiência respiratória aguda são: inquietação, fadiga, cefaleia, dispneia, dificuldade em respirar, dificuldade em expandir os pulmões, taquicardia e pressão arterial aumentada[1].

Com a progressão da hipoxemia, sinais mais característicos, como confusão mental, letargia, taquicardia, taquipneia, cianose central, sudorese e parada respiratória, devem ser observados. O uso de musculatura acessória, sons respiratórios diminuídos e outros achados também são indicativos de hipoxemia severa no qual o enfermeiro deverá intervir prontamente[1].

A identificação do paciente de alto risco, a monitorização, a avaliação constante do estado respiratório e a detecção da(s) causa(s) precocemente são fatores determinantes para protelar ou cancelar a necessidade de ventilação mecânica invasiva[3,4,5].

Sendo assim, observa-se o papel fundamental do enfermeiro em atuar diretamente sob as evidências clínicas do paciente atentando para:

Controle da dispneia

Inicialmente, deve-se identificar o processo etiológico que provoca ou agrava a dispneia, implementando-se quatro terapias: medidas farmacológicas, medidas com oxigênio, técnicas físicas e psicossociais. As dispneias podem ser provocadas por vários fatores, dentre eles:

1. *Em pessoas sadias* – pode se manifestar por meio de um pneumotórax, obstrução respiratória aguda, pneumonias ou pela síndrome da angústia respiratória do adulto (SARA).

2. Dispneia súbita em pós-cirurgia causada por uma possível embolia pulmonar.
3. Ortopneias que podem ser provocadas por doenças cardíacas ou em pacientes com doença pulmonar obstrutiva crônica (DPOC)[1,6].

Manutenção das vias aéreas

A via aérea é permeável quando a traqueia, os brônquios e as grandes vias aéreas estão livres de obstrução. A manutenção destas requer:

Hidratação – proporcionando mobilização das secreções, porém deve ser controlada em pacientes que necessitam manter restrição hídrica.

Umidificação – proporcionando vias aéreas umidificadas ajudando também na remoção de secreções e está indicada para pacientes que utilizam oxigênio superior a 4 litros/min.

Técnicas de incentivo à tosse – orientando o paciente a realizar o processo de inspiração e expiração adequadamente. A eficácia da tosse é avaliada pela expectoração do escarro e pelo desaparecimento de ruídos adventícios à ausculta[6,7].

Fisioterapia respiratória – no qual é associado um grupo de terapias que, utilizadas em conjunto, mobilizam as secreções pulmonares. Como exemplo tem-se: a drenagem postural, a percussão torácica e vibrações combinadas com o treinamento da tosse, associadas ou não a dispositivos mecânicos como aspiração[1,3,6,8].

Aspiração das vias aéreas – consiste na sucção de secreção por sonda previamente escolhida pelo terapeuta, introduzida na via aérea fisiológica ou artificial com técnica estéril[3,8]. A necessidade de aspiração é determinada pela observação visual das secreções e, mais importante, por ausculta do tórax para determinar a presença de secreções ou tampões mucosos nas grandes vias aéreas[3]. Sua realização pode proporcionar grandes benefícios ao paciente por otimizar a mecânica respiratória e as concentrações gasosas. Porém, o enfermeiro deve estar atento às possíveis complicações causadas por tal procedimento, como: arritmias, estimulação vagal, hipoxia, elevação da pressão intracraniana, infecção e trauma na mucosa traqueal, sendo necessário avaliação contínua e criteriosa ao se determinar a realização deste procedimento[3,8].

Respiração sibilante

É caracterizada por uma tonicidade musical aguda na qual os sons são produzidos pela passagem de ar em alta velocidade através dos brônquios estreitados. O enfermeiro deve questionar o paciente quanto a possíveis fatores desencadeantes e sobre possíveis métodos utilizados pelo paciente para a melhora dos sintomas[9]. A partir disso, o enfermeiro deve traçar junto à equipe médica as condutas a serem realizadas, buscando amenizar os sinais clínicos de desconforto apresentados pelo paciente.

Oxigenoterapia

O enfermeiro, pelo seu senso crítico, administra oxigênio ao paciente com o objetivo de prevenir ou de melhorar a hipoxemia, baseando-se nos sinais clínicos do paciente e na monitorização contínua. A oxigenoterapia não substitui os outros métodos de tratamento e deve ser usada criteriosamente, como um medicamento, pois é cara e pode apresentar efeitos colaterais perigosos, exigindo, assim, o controle rigoroso de seu uso[7,9].

Dor

A evidência de dor que acompanha os movimentos respiratórios precisa ser avaliada em relação ao início, localização, duração e irradiação, verificando-se o quanto ela está interferindo no movimento respiratório. A dor que dificulta o movimento respiratório deve ser diagnosticada precocemente, sendo instituída terapêutica medicamentosa analgésica, técnicas de relaxamento, promoção de ambiente tranquilo e orientação quanto ao posicionamento adequado[6,7].

Em caso de rebaixamento do nível de consciência, taquidispneia, uso de musculatura acessória, queda da saturação de oxigênio, cianose de extremidades e/ou labial, obstrução das vias aéreas pelo acúmulo de secreções, instabilidade hemodinâmica com difícil reversão e/ou parada cardiorrespiratória, opta-se pelo uso de via aérea artificial, no qual o enfermeiro deve estar preparado para dar segmento a todo o procedimento, coordenando e orientando a equipe em todo o processo.

O enfermeiro durante o procedimento de intubação naso/orotraqueal permanece controlando os parâmetros hemodinâmicos, observando principalmente a saturação de oxigênio. O enfermeiro deve providenciar a sedação para o procedimento conforme orientação médica. Caso haja queda na saturação de oxigênio abaixo de 90%, é necessário que seja realizada ventilação do paciente com Ambu conectado a rede de oxigênio e posteriormente realizada tentativa de intubação naso/orotraqueal. A hipoxemia durante a intubação pode provocar bradicardia, hipotensão, arritmias e outras complicações, sendo necessário sua identificação precocemente[1,5].

Depois da aplicação do tubo naso/orotraqueal, o balonete (*cuff*) deverá ser insuflado. A evidência da intubação perfeita se concretiza com a ausculta que se inicia na região epigástrica, descartando uma possível intubação esofágica e, posteriormente, do tórax, bilateralmente, para verificação do murmúrio vesicular. A confirmação final deverá ser realizada pela radiografia de tórax, na qual o posicionamento adequado deverá ocorrer 2 a 3cm acima da carina[1,5].

A fixação do tubo naso/orotraqueal deve ser supervisionada pelo enfermeiro, sendo observada a numeração e o local de fixação da cânula. A troca da fixação deverá ocorrer uma vez ao dia e sempre que necessário, atentando para que não ocorra extubação acidental ou rompimento do balonete no momento da retirada da fixação[1,3,5].

Cuidados especiais devem ser realizados em pacientes que permanecem em ventilação mecânica invasiva. Os cuidados com a higiene oral, manutenção do decúbito igual ou acima de 30° e medidas periódicas da pressão do balonete previnem a broncoaspiração de secreções e consequente pneumonias associadas ao uso de via aérea artificial. Pressões excessivas no balonete podem causar erosão traqueal e merecem atenção especial[3,5].

Diante do exposto, foram levantados os possíveis diagnósticos de enfermagem relacionados aos distúrbios respiratórios, suas respectivas definições e atividades pertinentes, enfatizando que o enfermeiro deve estar sempre preparado para identificar precocemente, à beira do leito, os sinais clínicos de insuficiência respiratória e os possíveis agentes etiológicos, prestando a assistência de maneira individualizada em busca do restabelecimento do paciente ao convívio familiar e à sociedade o mais rápido possível.

DIAGNÓSTICOS DE ENFERMAGEM MAIS COMUNS RELACIONADOS À INSUFICIÊNCIA RESPIRATÓRIA[10]

Desobstrução ineficaz de vias aéreas
Definição – incapacidade de eliminar secreções ou obstruções do trato respiratório, a fim de manter uma via aérea desobstruída.

Padrão respiratório ineficaz
Definição – inspiração e/ou expiração que não proporciona ventilação adequada.

Perfusão tecidual ineficaz: cardiopulmonar
Definição – diminuição na oxigenação, resultando na incapacidade de nutrir os tecidos em nível capilar.

Risco de aspiração
Definição – estado no qual o indivíduo está em risco de entrada de secreções gastrointestinais e orofaríngeas, sólidos ou líquidos na via traqueobrônquica.

Troca de gases prejudicada
Definição – excesso ou déficit na oxigenação e/ou eliminação de dióxido de carbono na membrana alveolocapilar.

Ventilação espontânea prejudicada
Definição – reservas de energia diminuídas que resultam em incapacidade do indivíduo para manter respiração adequada para a manutenção da vida.

ATIVIDADES DE ENFERMAGEM

- Manter a cabeceira elevada acima de 30°.
- Monitorar os sinais vitais.
- Monitorar a frequência, o ritmo, a profundidade e o esforço das respirações.

- Manter a oximetria de pulso constante.
- Iniciar e manter oxigênio suplementar, conforme prescrito.
- Monitorar padrões respiratórios: bradipneia, taquipneia, hiperventilação, respiração de Kussmaul, de Cheyne-Stokes, respiração com apnêustica, respiração de Biot e padrões atáxicos.
- Acompanhar sons respiratórios pela ausculta pulmonar, observando áreas de ventilação diminuídas/ausentes e presença de ruídos adventícios.
- Observar movimentos do tórax, atentando para a simetria, uso de músculos acessórios e retrações musculares supraclaviculares e intercostais.
- Observar localização da traqueia.
- Monitorar fadiga muscular diafragmática.
- Ensinar técnicas de respiração.
- Determinar a necessidade de aspiração por meio da ausculta de estertores e roncos em vias aéreas.
- Auscultar sons respiratórios pós-tratamentos e anotar os resultados.
- Monitorar aumento da agitação, ansiedade e dispneia.
- Posicionar o paciente visando o alívio da dispneia.
- Acompanhar resultados da gasometria arterial.
- Monitorar sinais e sintomas de excesso de HCO_3 e acidose metabólica como: respirações de Kussmaul, fraqueza, desorientação, dor de cabeça, anorexia, coma, dentre outros.
- Monitorar sinais e sintomas de excesso de HCO_3 e alcalose metabólica como: dormência e formigamento das extremidades, hipertonicidade muscular, respirações superficiais com pausa, bradicardia, tetania etc.
- Monitorar sinais de déficit de CO_2 e alcalose respiratória: suspirar e bocejar frequentemente, tetania, parestesia, contração muscular, palpitações, formigamento e dormências, tontura, visão turva, dentre outros.
- Monitorar sinais de excesso de CO_2 e acidose respiratória: tremor nas mãos se estendendo para os braços, tontura progredindo para o coma, dor de cabeça, lentificação aos comandos, náuseas/vômitos, taquicardia etc.
- Monitorar capacidade do paciente para tossir de maneira efetiva, observando início, duração e características das secreções.
- Determinar a necessidade de aspiração das vias aéreas superiores.
- Monitorar radiografias e realizar estudos comparativos.
- Posicionar o paciente lateralmente, para prevenir aspiração de secreções, sejam elas gástricas ou pulmonares.
- Abrir vias aéreas, usando a técnica de elevação do queixo ou da mandíbula conforme apropriado.
- Posicionar o paciente de forma a maximizar o potencial ventilatório.
- Identificar o paciente que requer inserção potencial ou real de via aérea artificial.
- Administrar agentes sedativos antes da inserção da via aérea artificial.
- Inserir via aérea artificial na naso/orofaríngea ou traqueal, conforme adequado.
- Iniciar esforços de reanimação, quando adequado.

- Monitorar leituras de parâmetros do ventilador mecânico, observando aumento das pressões inspiratórias e redução do volume corrente.
- Realizar aspiração através da via aérea artificial com base na presença de ruídos adventícios e/ou aumento da pressão inspiratória. Providenciar a hiperoxigenação antes do procedimento com oxigênio a 100%.
- Realizar higiene oral quatro vezes ao dia, removendo as placas que ficam aderidas no interior da cavidade oral.
- Auxiliar e/ou executar as mudanças de decúbito do paciente, principalmente se este tiver risco para desenvolver úlcera por pressão.
- Administrar medicações para a dor, prevenindo hipoventilação.
- Proporcionar ambiente tranquilo.

REFERÊNCIAS BIBLIOGRÁFICAS

1. Smeltzer SC, Bare BG. Tratado de enfermagem médico-cirúrgica. 10. ed. Rio de Janeiro: Guanabara Koogan; 2005. p 574. • 2. Barbas CSV et al. Insuficiência respiratória aguda: abordagem diagnóstica e terapêutica. In Terapia Intensiva: Pneumologia e Fisioterapia Respiratória. São Paulo: Atheneu; 2004. p 1. • 3. Hudak CM, Gallo BM. Cuidados intensivos de enfermagem: uma abordagem holística. 6. ed. Rio de Janeiro: Guanabara Koogan; 1997. p 367. • 4. Morton PG et al. Cuidados críticos de enfermagem. 8. ed. Rio de Janeiro: Guanabara Koogan; 2007. p 607. • 5. Carpenito LJ. Plano de cuidados de enfermagem e documentação. 2. ed. Porto Alegre: Artmed, 1999. • 6. Potter PA, Perry AG. Fundamentos de enfermagem. 5. ed. Rio de Janeiro: Guanagara Koogan; 2004. p 987. • 7. Schull PD. Enfermagem básica: Teoria a prática. 2. ed. São Paulo: Rideel; 2001. p 336. • 8. Pryor JA, Webber BA. Fisioterapia para problemas respiratórios e cardíacos. 2. ed. Rio de Janeiro: Guanabara Koogan; 2002. • 9. Potter PA, Perry AG. Grande tratado de enfermagem prática clínica e prática hospitalar. 4. ed. São Paulo: Santos; 2005. p 777. • 10. Dochterman JM, Bulechek GM. Classificação das intervenções de enfermagem (NIC). 4. ed. Porto Alegre: Artmed; 2008.

20.4. Protocolo de Prevenção de Úlcera por Pressão

Luciana Inaba Senyer Iida
Patrícia Scorcelli
Célia Okubo
Noemi Marisa Brunet Rogenski

O protocolo de prevenção de úlcera por pressão do Hospital Universitário da Universidade de São Paulo tem como objetivo identificar pacientes de risco para desenvolver úlcera por pressão e instituir intervenções preventivas[1].

Tem como proposta favorecer o atendimento rápido e efetivo, uniformizar condutas, diminuir custos e melhorar a qualidade de vida dos pacientes[1].

O protocolo consiste na aplicação da Escala de Braden[2] que identifica se o paciente possui risco para desenvolver úlcera por pressão por meio de seis fatores: percepção sensorial, umidade, atividade, mobilidade, nutrição e fricção. A pontuação varia entre 6 e 23 pontos, sendo que pacientes com escore menor ou igual a 11 são considerados de alto risco para desenvolver úlcera por pressão (90 a 100% de possibilidade), com 12 a 14 são de risco moderado (65 a 90% de possibilidade) e com 15 e 16 são de risco leve (50 a 60% de possibilidade)[1].

Se o paciente apresentar pontuação menor ou igual a 16, entrará no protocolo e serão realizadas intervenções de enfermagem para prevenção de úlcera por pressão.

CUIDADOS DE ENFERMAGEM NA
PREVENÇÃO DE ÚLCERA POR PRESSÃO

- Avaliar diariamente a pele do paciente, em presença de hiperemia, mudar o decúbito e reavaliar após 30min. Se não desaparecer a hiperemia, é constatado úlcera por pressão em estágio I.
- Realizar mudança de decúbito a cada 2 horas.
- Colocar e manter colchão "caixa de ovo" no leito.
- Lateralizar o paciente a 30° com auxílio de travesseiros e coxins, evitando posicionar o paciente diretamente sobre os trocanteres.
- Manter a cabeceira elevada a 30°.
- Solicitar suporte nutricional.
- Minimizar a exposição da pele a umidade.
- Evitar água quente.
- Hidratar a pele corpórea.
- Sentar o paciente quando possível.
- Reposicionar o paciente a cada uma hora quando estiver sentado.
- Proteger as proeminências ósseas com uso de coxins.
- Manter o calcâneo elevado com auxílio de travesseiros, não encostando no colchão.
- Realizar massagem de conforto.
- Não massagear áreas de hiperemia.
- Usar sabonete de glicerina.
- Evitar uso de fralda.
- Evitar uso de coxins tipo anel, pois podem aumentar a área de isquemia.
- Atentar para sinais não verbais de desconforto.
- Orientar o paciente e familiares sobre as medidas preventivas de cuidado.

O diagnóstico de enfermagem para prevenção de úlcera por pressão é: risco de integridade da pele prejudicada[3].

Se o paciente apresentar úlcera por pressão, medidas serão iniciadas pelo enfermeiro que tem papel fundamental na diminuição dos índices de incidências de úlcera por pressão, pois tem como responsabilidade prevenir, assim como reconhecer pacientes com o risco de desenvolver a lesão, implementando ações preventivas e de tratamento[4].

Segundo o protocolo, dependendo do estágio da lesão e da avaliação clínica da ferida pelo enfermeiro será iniciado um tipo de tratamento.

Os diagnósticos de enfermagem utilizados são: integridade da pele prejudicada e integridade tecidual da pele prejudicada.

ÚLCERA POR PRESSÃO EM ESTÁGIO I (Fig. 20.1)

Definida como eritema de pele intacta, que não esbranquece após a remoção da pressão[5].

Condutas – manter protocolo de prevenção, evitar posicionar o paciente sobre a região hiperemiada e promover mudança de decúbito rigorosa.

Opção para tratamento – hidrocoloide extrafino.

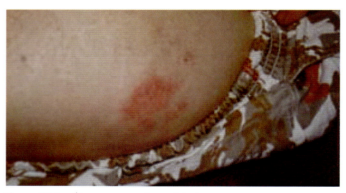

Figura 20.1 – Úlcera por pressão estágio I.

ÚLCERA POR PRESSÃO EM ESTÁGIO II (Fig. 20.2)

Definida como perda parcial da pele envolvendo a epiderme, derme ou ambas. Pode aparecer como abrasão, bolha ou cratera rasa[5].

Condutas – manter protocolo de prevenção, evitar posicionar o paciente sobre a região lesada e promover mudança de decúbito rigorosa.

Primeira opção de tratamento – hidrocoloide.

Segunda opção de tratamento – ácidos graxos essenciais (AGE).

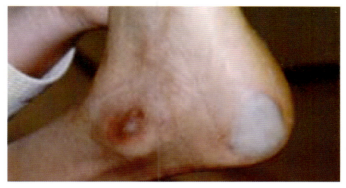

Figura 20.2 – Úlcera por pressão estágio II.

ÚLCERA POR PRESSÃO EM ESTÁGIO III (Fig. 20.3)

Definida como perda da pele na sua espessura total, envolvendo danos ou uma necrose do tecido subcutâneo, que pode se aprofundar, não chegando até a fáscia[5].

Condutas – manter protocolo de prevenção, evitar posicionar o paciente sobre a região lesada, promover mudança de decúbito rigorosa a cada 2 horas ou em menor tempo, se necessário, e estimular ingestão hídrica quando possível.

ÚLCERA POR PRESSÃO EM ESTÁGIO IV (Fig. 20.4)

Definida como perda da pele na sua total espessura, necrose dos tecidos ou danos aos músculos, ossos ou tendões e cápsulas das juntas[5].

Condutas – manter protocolo de prevenção, evitar posicionar o paciente sobre a região lesada, promover mudança de decúbito rigorosa a cada 2 horas ou em menor tempo, se necessário, e estimular ingestão hídrica quando possível.

Feridas com tecido necrosado e esfacelo

Tratamento – papaína.

Feridas sangrantes

Tratamento – alginato de cálcio ou ácidos graxos essenciais.

Feridas infectadas

Tratamento – papaína ou curativo de prata.

Feridas profundas com tecido de granulação

Tratamento – papaína, colágeno ou solicitar a avaliação do grupo de estomoterapia.

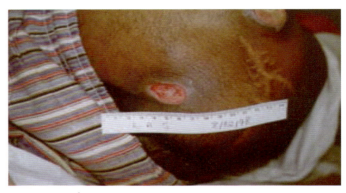

Figura 20.3 – Úlcera por pressão estágio III.

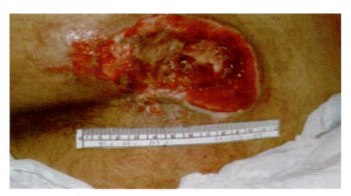

Figura 20.4 – Úlcera por pressão estágio IV.

REFERÊNCIAS BIBLIOGRÁFICAS

1. Rogenski NMB. Estudo sobre a prevalência e a incidência de úlceras de pressão em um hospital universitário [dissertação] São Paulo: Escola de Enfermagem da USP; 2002. • 2. Paranhos WY, Santos VLCG. Avaliação de risco para úlceras de pressão por meio da escalada, na língua portuguesa. Rev Esc Enf USP 1999;33(nº esp):191. • 3. Diagnóstico de enfermagem da NANDA: definições e classificação. São Paulo: Artmed; 2007-2008. • 4. Paranhos WY. Úlceras por pressão. In Jorge AS, Dantas SRPE. eds. Abordagem Multiprofissional do Tratamento de Feridas. São Paulo: Atheneu; 2003. • 5. Pressure ulcers prevalence, cost and risk assesment: consensus development conference statement. The National Pressure Ulcer Advisory Panel. Decubitus 1989;2(2):24.

20.5. Controle Glicêmico em Terapia Intensiva por Infusão Contínua de Insulina

Tatianna Augusto
Márcia Andreassa

INTRODUÇÃO

A monitorização frequente da glicemia não está somente direcionada a pacientes diabéticos, mas também a pacientes graves que estão sendo acometidos por estresse orgânico como: trauma cirúrgico, sepse, queimaduras, fraturas, descompensação cardíaca e/ou respiratória, os quais nos deparamos rotineiramente nas UTIs.

Em novembro de 2001, van den Berghe et al.[1] publicaram um estudo prospectivo, randomizado e controlado com pacientes cirúrgicos, sendo estes separados em dois grupos: o primeiro submetido a controle glicêmico rigoroso de 80 a 110mg/dl, e o segundo grupo com controle glicêmico de 180 a 200mg/dl. Observaram que o grupo que manteve o controle rigoroso apresentou significativa redução da mortalidade hospitalar e, em cuidados intensivos, redução do tempo de internação em UTI e diminuição dos dias de ventilação mecânica. Além disso, esses pacientes apresentaram menor disfunção de múltiplos órgãos induzida pela sepse, com redução significativa da polineuropatia do paciente grave.

Já em 2006, van den Berghe et al.[2] apresentaram um novo estudo utilizando o controle rigoroso da glicemia, agora em pacientes acometidos por patologias clínicas. Houve redução na morbidade, porém a diminuição da mortalidade ocorreu apenas em pacientes que permaneceram por mais de três dias internados. Aqueles que ficaram por um tempo inferior a este apresentaram taxa de mortalidade alta. Além disso, van den Bergue et al.[2] descreveram o aparecimento de 18,7% de hipoglicemias em seu estudo.

A hipoglicemia foi descrita como evento adverso em outros estudos quando relacionada ao uso do protocolo rigoroso de insulinoterapia[3-5]. Em 2008, Brunkhorst et al.[6] realizaram um estudo randomizado e controlado que foi interrompido devido aos altos índices de hipoglicemia durante a implementação do protocolo (17% dos pacientes que recebiam a intervenção *versus* 4,1% do grupo controle).

Em contrapartida, outros estudos demonstraram que a hiperglicemia é um marcador de prognóstico ruim para pacientes cirúrgicos e clínicos, podendo aumentar as possibilidades de eventos cardiovasculares em até quatro vezes[7,8].

Atualmente, recomenda-se um novo valor alvo de glicemia (150mg/dl), a fim de serem evitados os riscos potenciais da hipoglicemia no uso de protocolos rigorosos de infusão contínua de insulina e ao mesmo tempo proteger os pacientes quanto aos efeitos deletérios da hiperglicemia[5,9].

PROTOCOLOS DE INFUSÃO CONTINUA DE INSULINA DO HOSPITAL UNIVERSITÁRIO (HU-USP)

Baseando-se no estudo de van den Berghe et al.[1] e buscando abranger a nossa realidade, foram elaborados dois protocolos de infusão contínua de insulinoterapia que contou com a participação de médicos e enfermeiros. O primeiro, denominado *intensivo*, com valor alvo entre 80 e 110mg/dl (Quadro 20.2), e o segundo descrito como *convencional* com valor alvo entre 180 e 220mg/dl (Quadro 20.3). O objetivo desses protocolos foi assegurar um controle contínuo da glicemia, a fim de minimizar os riscos de morbimortalidade associados às alterações glicêmicas. Para isso, cada caso era avaliado de maneira independente e individualizada, buscando implementar o protocolo ideal para cada tipo de paciente.

Sendo assim, ficou acordado que as glicemias seriam coletadas através do cateter de pressão arterial invasiva e que, na ausência deste dispositivo, seriam realizadas punções digitais, cujo rodízio ficou sob responsabilidade do enfermeiro, a fim de evitar o comprometimento da polpa digital, redução da perfusão dos dedos e consequente prejuízo do resultado.

O protocolo intensivo de insulinoterapia tem início a partir de duas medidas de glicemia acima de 110mg/dl. Seguindo o *item A* do protocolo identificado como *Medidas de Admissão*, é determinado o fluxo de infusão de insulina. As próximas medidas são realizadas a cada 1 hora, sendo alterado o fluxo de infusão conforme o *item B* do protocolo, identificado como *Medidas de 1-2 horas*.

Em caso de três medidas consecutivas dentro do valor alvo (80 a 110mg/dl), sem que haja alteração no fluxo de infusão, as medidas são espaçadas para cada 2 horas conforme *item C* do protocolo identificado como *Medidas de 1-2 horas até a estabilização da glicemia*. Se, nesses casos, a glicemia se mantiver estável, dentro do valor alvo por mais três medidas consecutivas, espaça-se o controle para cada 4 horas. Se houver nova alteração glicêmica em que os valores apresentem-se fora do valor alvo, retorna-se o controle a cada 1 hora.

Nos casos de queda da glicemia correspondendo a 20% do valor verificado anteriormente, estabelece-se a diminuição da infusão em 1UI/h, e se houver queda abrupta com valores em torno de 50% ou mais relacionados ao valor anterior, reduz-se o fluxo de infusão pela metade. De acordo com o *item D*, *Medida a cada 4 horas*, têm-se intervalos referentes aos valores glicêmicos menores de 80mg/dl – glicemias entre 60 e 80mg/dl, nos quais diminui-se a infusão pela metade, assegurando o recebimento de aporte calórico, por dieta via oral ou por sonda nasoenteral (SNE), administração de nutrição parenteral (NPT) ou soro glicosado a 10% em um fluxo de 50ml/h. Em glicemias entre 40 e

Quadro 20.2 – **Protocolo intensivo de insulina do Hospital Universitário da Universidade de São Paulo.**

Preparo da solução:
Soro fisiológico a 0,9% – 100ml
Insulina regular – 100UI

Valor alvo: 80 a 110mg/dl

	Resultado (mg/dl)	Ação
A) Medidas de admissão	> 300	Iniciar a infusão: 6UI/h Seguir **B**
	300 a 220	Iniciar a infusão: 4UI/h Seguir **B**
	220 a 110	Iniciar a infusão: 2UI/h Seguir **B**
	< 110	Não iniciar a infusão, mas monitorar a glicemia a cada 4h, e seguir **A**
B) Medidas de 1 a 2h	> 140	Aumentar a dose em 2UI/h
	140 a 120	Aumentar a dose em 1UI/h
	120 a 110	Aumentar a dose em 0,5UI/h Seguir **C**
C) Medidas de 1 a 2h até a estabilização da glicemia	**Normal 80 a 110mg/l**	
	Queda abrupta (20% do valor)	Diminuir a infusão em 1UI/h
	Estabilização da glicemia (80 a 110)	Manter a infusão
D) Medida a cada 4 horas	Estabilização da glicemia	Manter a infusão
	60 a 80	Diminuir a infusão pela metade e assegurar o recebimento de glicose
	40 a 60	Parar a infusão, assegurar o recebimento de glicose e checar em 1h
	< 40	Parar a infusão, assegurar o recebimento de glicose (administrar 10g – duas ampolas de glicose 50% EV) e checar em 1h

Queda abrupta em 50% do valor – Diminuir a infusão pela metade.
Atentar para infusão de soro glicosado a 10% em caso de jejum.

60mg/dl, realiza-se a pausa da infusão, sendo assegurado o recebimento de aporte calórico. Glicemias abaixo de 40mg/dl seguem as orientações descritas no intervalo anterior com pausa da infusão contínua de insulina e recebimento de glicose a 50%. Após 30min, checa-se a glicemia, voltando ao *item A* caso o valor glicêmico esteja acima de 110mg/dl.

UTI - ADULTO – MANUAL PRÁTICO

Quadro 20.3 – Protocolo intensivo de insulina do Hospital Universitário da Universidade de São Paulo.

Preparo da solução:
Soro fisiológico a 0,9% – 100ml
Insulina regular – 100UI

Valor alvo: 180 a 220mg/dl

	Resultado (mg/dl)	Ação
A) Medidas de admissão	> 300	Iniciar infusão insulina: 6UI/h
	300 a 220	Iniciar infusão insulina: 4UI/h
B) Medidas de 1 a 2h	> 280	Aumentar a dose em 2UI/h
	280 a 240	Aumentar a dose em 1UI/h
	240 a 220	Aumentar a dose em 0,5UI/h
C) Medidas de 1 a 2h até a estabilização da glicemia	180 a 220	Manter a infusão
	Se queda abrupta (mais de 20% do valor anterior)	Reduzir a infusão em 1UI/h
D) Medida a cada 4 horas	120 a 180	Diminuir a infusão pela metade
	80 a 120	Parar a infusão e assegurar o recebimento de glicose
	< 80	Parar a infusão e infundir G50 20ml

Medidas de 1 em 1 h até três valores com glicemia alvo (180 a 220mg/dl).
Queda maior que 50%, reduzir pela metade a infusão de insulina.

O protocolo convencional (180 a 220mg/dl) é iniciado após duas medidas glicêmicas acima de 220mg/dl, de acordo com o quadro 20.3, seguindo o *item A* identificado como *Medidas de admissão* e determinando-se o fluxo de infusão. As próximas medidas são realizadas a cada 1 hora, sendo alterado o fluxo da infusão conforme *item B* do protocolo identificado como *Medidas de 1-2 horas*. Em caso de três medidas consecutivas dentro do valor alvo (180 a 220mg/dl), sem que haja alteração do fluxo da infusão, as medidas são espaçadas a cada 2 horas conforme *item C* do protocolo identificado como *Medidas de 1-2 horas até estabilização da glicemia*. Se, nesses casos, a glicemia se mantiver estável dentro do valor alvo por mais três medidas consecutivas, espaça-se o controle para cada 4 horas. Se em algum momento a medida elevar-se acima de 220mg/dl, retorna-se o controle para cada 1 hora conforme *item B*.

Em casos de queda da glicemia correspondendo a 20% do valor verificado anteriormente, estalece-se a diminuição da infusão em 1UI/h conforme *item C*. Queda abrupta em torno de 50% da medida anterior, reduz-se o fluxo da infusão pela metade. No *item D*, *Medidas a cada 4 horas*, relaciona-se valores abaixo de 180mg/dl, no qual glicemias dentro do intervalo de 120 a 180mg/dl, diminui-se a infusão de insulina pela metade, assegurando o recebimento de aporte calórico pela administração de dieta por via oral ou por sonda nasoenteral (SNE), infusão de nutrição parenteral (NPT) ou soro glicosado a 10% em um fluxo de 50ml/h. No intervalo entre 80 e 120mg/dl, a infusão de insulina contínua é pausada, sendo assegurado o recebimento de aporte calórico e a próxima medida é checada em 1 hora. Glicemias abaixo de 80mg/dl seguem a conduta anterior de pausa da infusão de insulina endovenosa e administração de glicose a 50%. Após 30min checa-se novamente a glicemia retornando para o *item A* se houver necessidade.

Para que estes protocolos fossem colocados em prática, foi necessário um treinamento rigoroso da equipe multiprofissional (médicos, enfermeiros e técnicos de enfermagem), a fim de que todos se familiarizassem, criando uma linguagem comum, alcançando assim as metas estabelecidas.

Devido à atuação direta do enfermeiro junto ao paciente, o mesmo ficou encarregado de dar segmento ao protocolo, fazendo-o com muita disciplina e propriedade, avaliando continuamente os parâmetros vitais, nível de consciência, sinais e sintomas de hipoglicemia e/ou hiperglicemia, distúrbios hidroeletrolíticos, determinando sistematicamente os ajustes necessários para cada paciente de acordo com os respectivos protocolos.

Além disso, o enfermeiro ficou responsável por:

- Instalar a bomba de insulinoterapia endovenosa contínua em cada paciente, atentando para a velocidade de infusão e determinando os horários a serem realizadas as glicemias.
- Verificar o preparo da solução, segundo prescrição médica, atentando para a sua validade, determinando a troca do equipo e conexões conforme as orientações da comissão de controle de infecção hospitalar (CCIH) da instituição.
- Estar atento ao aporte calórico recebido pelo paciente, seja qual for a via (parenteral, oral ou sonda nasoenteral). Se estiver em jejum, preconizar a instalação de soro glicosado a 10% a 50ml/h;
- Verificar se a via escolhida para infusão da solução está pérvia, evitando assim dificuldades no segmento ao protocolo.

Segundo Garzón 2007[10], existe a necessidade de se estabelecer um intervalo mais adequado para cada tipo de paciente, ajustando de forma mais segura os protocolos de insulinoterapia endovenosa.

Atualmente, optou-se pela utilização do protocolo convencional buscando manter as glicemias próximas a 150mg/dl, atendendo aos novos estudos publicados em 2009[5,9].

Pela atuação direta do enfermeiro junto ao paciente, pela supervisão contínua e pela disciplina do enfermeiro intensivista, temos dado seguimento a esses protocolos de maneira rigorosa, avaliando, detectando e promovendo a manutenção sistemática destes em prol do mais rápido restabelecimento do paciente, evitando assim possíveis complicações.

REFERÊNCIAS BIBLIOGRÁFICAS

1. van den Berghe G et al. Intensive insulin therapy in critically ill patients. N Engl J Med 2001;345:1359-67. • 2. van den Berghe G et al. Intensive insulin therapy in the medical ICU. N Engl J Med 2006;354:449-61. • 3. Clayton SB et al. Evaluation of an intensive insulin protocol for septic patients in a medical intensive care unit. Crit Care Med 2006;34:2974-8. • 4. Arabi YM et al. Hypoglycemia with intensive therapy in critically ill patients: Predisposing factors and association with mortality. Crit Care Med 2009;37:2536-44. • 5. NICE-SUGAR Study Investigators, Finfer S et al. Intensive versus conventional glucose control in critically ill patients. N Engl J Med 2009;360:1283-97. • 6. Brunkhorst FM et al. German Competence Network Sepsis (SepNet). Intensive insulin terapy and pentastarch resuscitation in severe sepsis. N Engl Med 2008;358:125-39. • 7. Kohl BA, Deutschman CS. The inflammatory response to surgery and trauma. Curr Opin Crit Care 2006;12(4):325-32.Review. • 8. Ceriello A et al. Lowering glucose to prevent adverse cardiovascular outcomes in a critical care setting. J Am Coll Cardiol 2009;53(Suppl 5):S9-13. • 9. Pitrowsky M et al. Controle glicêmico em terapia intensiva 2009: sem sustos e sem surpresas. Ver Bras Ter Intensiva 2009;21:310-14. • 10. Garzón S et al. Evaluación de um protocolo de perfusión continua de insulina en enfermos críticos. Med Intensiva 2007;31:485-90.

20.6. Processo e Classificações de Enfermagem na Unidade de Terapia Intensiva de Adulto: Possibilidades e Desafios

Flávia de Oliveira Motta Maia
Antônio Fernandes Costa Lima

Para atuar em um contexto complexo e desafiador como o de cuidados intensivos o enfermeiro necessita investir no desenvolvimento de competências técnico-científicas e ético-políticas que favoreçam a melhoria contínua da assistência de enfermagem. Neste sentido é fundamental a utilização do processo de enfermagem – instrumento que provê um guia sistematizado para o desenvolvimento de um estilo de pensamento que direciona os julgamentos clínicos necessários para o cuidado de enfermagem[1].

A maior importância do processo de enfermagem consiste em guiar e orientar o pensamento do enfermeiro. Prevê que a assistência de enfermagem seja pautada na avaliação do paciente, que fornece os dados para fazer decisões apropriadas sobre quais são as necessidades de cuidados dos pacientes (diagnósticos), sobre quais as metas que se quer alcançar (resultados) e sobre quais os melhores cuidados para atender àquelas necessidades perante a esses resultados desejáveis (intervenções)[2].

Recentemente, na enfermagem, os trabalhos de classificação reúnem símbolos usados para representar possíveis diagnósticos, intervenções ou resultados. Segundo o Conselho Internacional de Enfermeiras as classificações em enfermagem têm como finalidades estabelecer uma linguagem comum para descrever o cuidado de enfermagem a indivíduos, famílias e comunidades em diferentes locais – institucionais e não institucionais; permitir comparação dos dados de enfermagem entre populações de clientes, unidades, áreas geográficas e tempos diferentes; estimular a pesquisa de enfermagem pela articulação dos dados disponíveis nos sistemas de informação de enfermagem e com os de outros sistemas de informação de saúde; prover dados sobre a prática de enfermagem que possam informar decisões nas políticas de saúde e de ensino de enfermagem; e projetar tendências das necessidades dos pacientes, provisão de cuidados de enfermagem, utilização de recursos e resultados do cuidado de enfermagem[3].

Os argumentos comuns mais favoráveis ao uso das classificações em enfermagem residem em favorecer a padronização da linguagem, fator imprescindível à criação de prontuários eletrônicos e à consecução de diversas atividades de avaliação de processos e resultados de cuidados de enfermagem. Além de promoverem condições para a documentação eletrônica, as classificações têm o potencial de ampliar o universo de possibilidades para o raciocínio clínico[2].

Cabe destacar que o raciocínio clínico está presente em todas as ações e decisões assistenciais do enfermeiro, pois a formulação diagnóstica contém as expectativas de intervenções e resultados possíveis, em determinado contexto, e depende das pessoas envolvidas e dos relacionamentos que são estabelecidos entre elas[4].

Considerando o uso das classificações de diagnósticos (*North American Nursing Diagnosis Association International* – NANDA-I)[5]; resultados (*Nursing Outcomes Classification* – NOC)[6] e intervenções (*Nursing Interventions Classification* – NIC)[7] no processo de enfermagem, como instrumentos que auxiliam o raciocínio clínico dos enfermeiros, bem como favorecem o desenvolvimento do raciocínio clínico em estudantes de enfermagem, será apresentado a seguir um caso clínico fictício de um paciente admitido na unidade de terapia intensiva de adulto (UTIA). A abordagem adotada pelos autores focaliza-se nos principais aspectos críticos, com base em suas experiências clínicas, contudo não esgota os diagnósticos, resultados, intervenções e atividades necessários para contemplar outras dimensões que não foram descritas, mas poderiam ser aprofundadas.

CASO CLÍNICO

ALF, 35 anos foi admitido na UTIA com diagnóstico médico de meningite meningocócica e choque séptico proveniente do pronto-socorro, mantendo sedação contínua com midazolan e fentanila, em Ramsay 6. Apresenta temperatura de 38°C, respiração de 14 incursões/min, frequência cardíaca de 110 batimentos/min e pressão arterial 80 × 50mmHg. Foi introduzida noradrenalina para a estabilização da pressão arterial. Manteve-se intubação orotraqueal, em ventilação mecânica controlada, com FiO_2 80%, pressão positiva expiratória final (PEEP) 18, volume corrente 450ml/min, gasometria arterial: pH 7,16; PaO_2 73mmHg; $PaCO_2$ 44mmHg; bicarbonato 15mEq/l e saturação de oxigênio 95%; ausculta pulmonar com murmúrios vesiculares diminuídos em bases e presença de extertores cripitantes em ápices com infiltrado constatado por radiografia de tórax. Abdome plano, tenso, com ruídos hidroaéreos diminuídos; foi passada sonda nasoenteral para início da dieta após 12 horas de admissão na UTIA. Diurese por sonda vesical de demora. Foi instalado acesso venoso central em veia subclávia esquerda e cateter arterial em artéria radial esquerda.

A partir desses dados foram elaborados o plano de cuidados intensivos (Quadro 20.4) contendo os diagnósticos* com as características definidoras, fatores relacionados e fatores de risco correspondentes; resultados**; intervenções*** com as respectivas atividades de enfermagem**** e uma sugestão de prescrição de enfermagem (Quadro 20.5) agrupando as atividades a serem realizadas pelos profissionais de enfermagem.

A elaboração do plano de cuidados intensivos (Quadro 20.4) e a sugestão da prescrição de enfermagem (Quadro 20.5), conforme destacado anteriormente, não têm a pretensão de contemplar todos os diagnósticos, resultados, intervenções e atividades de enfermagem pertinentes ao caso clínico em questão. Contudo, retratam a possibilidade do uso integrado das classificações NANDA-I[6], NOC[7] e NIC[8] que, juntas, podem ajudar ao enfermeiro a imaginar alternativas viáveis para o planejamento da assistência individualizada, aplicável e exequível em seu cotidiano de trabalho. O refinamento dos diagnósticos, o estabelecimento de resultados desejados e a proposição de intervenções com suas respectivas atividades, bem como o aprazamento dessas atividades no cenário dos cuidados

---

* Diagnóstico de enfermagem: um julgamento clínico sobre as respostas do indivíduo, da família ou da comunidade a problemas de saúde e processos vitais reais ou potenciais.

** Resultado do paciente relacionado à enfermagem: Representa um estado, um comportamento ou uma percepção do indivíduo, da família ou da comunidade, o qual é medido continuamente em resposta a uma intervenção de enfermagem.

*** Intervenção de enfermagem: Qualquer tratamento baseado no julgamento e no conhecimento clínico realizado por um enfermeiro para melhorar os resultados do paciente/cliente.

**** Atividades de enfermagem: Comportamentos ou ações específicos realizados por enfermeiros para implementar uma intervenção e que auxiliam pacientes/clientes a obterem o resultado desejado.

Quadro 20.4 – **Plano de cuidados intensivos**: diagnósticos, resultados e intervenções enfermagem (HU-USP, 2008).

Diagnóstico de enfermagem[5]	Resultado esperado[6]	Intervenção proposta[7]
Déficit no autocuidado para banho/higiene **Definição**: capacidade prejudicada de realizar ou completar as atividades de banho/higiene por si mesmo. **Características definidoras**: incapacidade de acessar o banheiro; incapacidade de lavar o corpo; incapacidade de pegar os artigos para o banho; incapacidade de secar o corpo. **Fatores relacionados**: prejuízo perceptivo; prejuízo neuromuscular.	**Autocuidado: banho.** **Definição**: capacidade de limpar o próprio corpo de forma independente, com ou sem a ajuda de acessórios.	**Banho** **Definição**: limpeza do corpo com o propósito de relaxamento, asseio e restabelecimento. **Atividades de enfermagem** Manter decúbito elevado a _____ graus Realizar: higiene oral, higiene íntima e banho _____ Realizar: higiene das unhas e higiene dos cabelos.
Desobstrução ineficaz de vias aéreas **Definição**: incapacidade de eliminar secreções ou obstruções do trato respiratório para manter uma via aérea desobstruída. **Características definidoras**: ruídos adventícios respiratórios; sons respiratórios diminuídos; tosse ausente. **Fatores relacionados**: secreção nos brônquios; presença de via aérea artificial.	**Estado respiratório: permeabilidade das vias aéreas** **Definição**: passagem traqueobrônquica aberta e limpa para a troca de ar com o ambiente.	**Aspiração das vias aéreas** **Definição**: remoção de secreções de vias aéreas por meio da inserção de cateter de aspiração na via aérea oral e/ou na traqueia do paciente. **Atividades de enfermagem** Manter decúbito elevado a _____ graus Observar estado mental e eficácia da sedação Observar padrão respiratório Observar alterações na frequência cardíaca Observar perfusão periférica Realizar aspiração: oral, nasotraqueal e endotraqueal Observar o tipo e quantidade de secreções obtidas

(Continua na pág. seguinte)

Quadro 20.4 – Plano de cuidados intensivos: diagnósticos, resultados e intervenções enfermagem (HU-USP, 2008) (continuação).

Diagnóstico de enfermagem[5]	Resultado esperado[6]	Intervenção proposta[7]
Perfusão tecidual ineficaz cerebral **Definição**: diminuição da oxigenação, resultando na incapacidade de nutrir os tecidos em nível capilar. **Características definidoras**: estado mental alterado; mudança nas reações pupilares. **Fatores relacionados**: afinidade alterada da hemoglobina pelo oxigênio; descompasso entre ventilação e fluxo sanguíneo; problemas de troca.	**Perfusão tecidual: cerebral** **Definição**: adequação no fluxo sanguíneo nos vasos cerebrais para a manutenção da função cerebral.	**Promoção da perfusão cerebral** **Definição**: promoção da perfusão adequada e da limitação de complicações para paciente com ou sem risco de perfusão cerebral inadequada. **Atividades de enfermagem** Manter decúbito elevado a _____ graus Observar alteração do estado mental e eficácia da sedação Observar padrão respiratório Monitorar: pressão arterial média, pressão venosa central e débito cardíaco Monitorar os valores de: gasometria arterial e hemoglobina Observar alteração da frequência cardíaca Observar perfusão periférica
Risco de aspiração **Definição**: risco de entrada de secreções gastrointestinais, secreções orofaríngeas, sólidos ou fluidos nas vias traqueobrônquicas. **Fatores de risco**: motilidade gastrointestinal diminuída; nível de consciência reduzido; presença de sonda endotraqueal; reflexos de tosse diminuídos; reflexos de vômito diminuídos; tubos gastrointestinais.	**Estado neurológico** **Definição**: capacidade dos sistemas nervoso periférico e central para receber, processar e responder a estímulos internos e externos.	**Precauções contra aspiração** **Definição**: prevenção ou redução de fatores de risco em paciente que apresenta risco para aspiração. **Atividades de enfermagem** Manter decúbito elevado a _____ graus Observar alteração do estado mental e eficácia da sedação Verificar: distensão abdominal, vômitos e refluxo gástrico Manter *cuff* traqueal insuflado Realizar aspiração: oral, nasotraqueal e endotraqueal Monitorar a função pulmonar

(Continua na pág. seguinte)

Quadro 20.4 – **Plano de cuidados intensivos: diagnósticos, resultados e intervenções enfermagem (HU-USP, 2008) (*continuação*).**

Diagnóstico de enfermagem[5]	Resultado esperado[6]	Intervenção proposta[7]
Risco de integridade da pele prejudicada **Definição**: risco da pele ser alterada de forma adversa. **Fatores de risco**: fatores mecânicos; hipertermia; imobilização física; circulação prejudicada; mudanças no estado metabólico; sensações prejudicadas.	**Integridade tecidual: pele e mucosas** **Definição**: integridade estrutural e função fisiológica normal de pele e das mucosas.	**Prevenção de úlceras de pressão** **Definição**: prevenção de úlceras de pressão em paciente com alto risco de desenvolvê-las. **Atividades de enfermagem** Aplicar escala de Braden[*] Observar alteração do estado mental e eficácia da sedação Observar perfusão periférica Aplicar e manter curativo _____ em _____ até _____ Aplicar _____ em região _____ as trocas Hidratar os lábios com _____ Hidratar a pele com _____ Manter proeminências ósseas livres de pressão Realizar mudanças de decúbito de 2 em 2h Manter colchão piramidal Observar edemas

* Escala composta por seis subescalas: percepção sensorial, atividade, mobilidade, nutrição, fricção e cisalhamento, que se destinam à avaliação dos diferentes fatores de risco para o desenvolvimento das úlceras por pressão. Essas subescalas são pontuadas de um a quatro, exceto fricção e cisalhamento, cuja medida varia de um a três. Os escores totais têm variação de 6 a 23. Altos índices correspondem a baixo risco para a formação de úlceras por pressão e quanto menores os escores, maiores os riscos. Escores equivalentes ou abaixo de 16 são, genericamente, identificados como críticos, ou seja, indicativos de risco para o desenvolvimento de úlceras por pressão[8].

(*Continua na pág. seguinte*)

Quadro 20.4 – Plano de cuidados intensivos: diagnósticos, resultados e intervenções enfermagem (HU-USP, 2008) (*continuação*).

Diagnóstico de enfermagem[5]	Resultado esperado[6]	Intervenção proposta[7]
Troca de gases prejudicada **Definição**: excesso ou déficit na oxigenação e/ou na eliminação de dióxido de carbono na membrana alveolocapilar. **Características definidoras**: cor da pele anormal; pH arterial anormal; taquicardia. **Fatores relacionados**: mudanças da membrana alveolocapilar; desequilíbrio na ventilação-perfusão.	**Resposta à ventilação mecânica**: **adulto** **Definição**: trocas alveolares e perfusão tecidual obtidas pela ventilação mecânica.	**Monitoração respiratória** **Definição**: coleta e análise de dados do paciente para assegurar a permeabilidade das vias aéreas e a adequada troca de gases. **Atividades de enfermagem**** Manter decúbito elevado a _____ graus Observar alteração do estado mental e eficácia da sedação Observar padrão respiratório Observar alteração da frequência cardíaca Observar perfusão periférica Realizar aspiração: oral, nasotraqueal e endotraqueal Observar o tipo e quantidade de secreções obtidas Monitorar os valores de gasometria arterial Monitorar os parâmetros do ventilador mecânico

** Existem atividades desenvolvidas pelos profissionais de enfermagem que não são prescritas, tais como: realizar higiene das mãos antes e após o contato com o paciente ou com material contaminado e imediatamente após a retirada das luvas; manter espaço físico adequado do mobiliário entre os pacientes, conforme as normas do Ministério da Saúde; armazenar materiais e equipamentos estéreis ou desinfetados em locais limpos, secos e livres de poeira; utilizar os equipamentos de proteção individual quando houver risco de contato com sangue e outros fluidos orgânicos; descartar materiais perfurocortantes em recipiente adequado; manter caixa para descarte de materiais com perfurocortante em local seguro; assegurar a reposição da caixa de descarte de perfurocortante; realizar limpeza concorrente do mobiliário e bancada do paciente no mínimo uma vez por plantão; assegurar que o serviço de higiene especializada realize limpeza terminal; enviar à central de material e esterilização os artigos e equipamentos a serem submetidos ao processo de esterilização ou desinfecção; realizar a desinfecção de materiais e equipamentos de uso comum no cuidado entre os pacientes.

(*Continua na pág. seguinte*)

Diagnóstico de enfermagem[5]	Resultado esperado[6]	Intervenção proposta[7]
Risco de infecção **Definição**: risco aumentado de ser invadido por organismos patogênicos. **Fatores de risco**: defesas primárias inadequadas; defesas secundárias inadequadas; exposição ambiental aumentada a patógenos; procedimentos invasivos.	**Estado imunológico** **Definição**: resistência natural e adquirida adequadamente direcionada a antígenos internos e externos.	**Controle de infecção** **Definição**: minimizar a aquisição e a transmissão de agentes infecciosos. **Atividades de enfermagem** Manter decúbito elevado a _____ graus Aplicar e manter curativo _____ em _____ até _____ Aplicar _____ em região _____ as trocas Hidratar os lábios com _____ Hidratar a pele com _____ Realizar mudanças de decúbito de 2 em 2h Monitorar sinais e sintomas sistêmicos e locais de infecção

UTI - ADULTO – MANUAL PRÁTICO

Quadro 20.5 – Prescrição de enfermagem (HU-USP, 2008).

- Prescrição de enfermagem
- Aplicar escala de Braden
- Aplicar curativo hidrocoloide em região sacra e de calcâneos
- Hidratar a pele com ácido graxo essencial após o banho
- Hidratar os lábios com óleo de amêndoas
- Manter colchão piramidal
- Manter *cuff* traqueal insuflado
- Manter decúbito elevado maior ou igual a 30°
- Manter proeminências ósseas livres de pressão
- Monitorar: pressão arterial média, pressão venosa central e débito cardíaco
- Monitorar a função pulmonar
- Monitorar os parâmetros do ventilador mecânico
- Monitorar os valores de: gasometria arterial e hemoglobina
- Observar alteração do estado mental/eficácia da sedação
- Monitorar sinais e sintomas sistêmicos e locais de infecção
- Observar alterações na frequência cardíaca
- Observar edemas
- Observar o tipo e quantidade de secreções obtidas
- Observar padrão respiratório
- Observar perfusão periférica
- Realizar aspiração: oral, nasotraqueal e endotraqueal
- Realizar mudanças de decúbito de 2 em 2h
- Realizar higiene oral três vezes ao dia
- Realizar higiene íntima três vezes ao dia
- Realizar banho no leito
- Verificar: distensão abdominal, vômitos e refluxo gástrico
- Verificar sinais vitais de 2 em 2h*

*Em UTIA a monitoração de parâmetros vitais é realizada ininterruptamente por meio de aparelhos multiparamétricos. A prescrição de enfermagem sugere o registro dos sinais vitais a cada 2h como forma de manter a documentação para eventuais consultas e avaliações que se fizerem necessárias.

intensivos, estarão associados a algumas variáveis. Dentre estas variáveis destacam-se as competências técnico-científicas do enfermeiro, seu conhecimento em relação às classificações; o valor atribuído a elas no processo de enfermagem e o impacto que estas terão na sua prática clínica.

CONSIDERAÇÕES FINAIS

A atual sociedade da informação impõe a necessidade de apropriação de novas tecnologias nas profissões em geral e, de forma específica, na saúde e na enfermagem. Isso se deve, também, à importância da padronização de linguagem e dados e ao uso e benefícios dos sistemas computadorizados para os profissionais e para a qualidade da assistência prestada[9].

No Brasil, observa-se intenso movimento em direção à adoção de sistemas eletrônicos para as diversas atividades administrativas que dão suporte aos processos de trabalho assistenciais. A informatização da documentação dos processos assistenciais exigirá profissionais de saúde preparados para direcionar e acompanhar mudanças que permitam alcançar resultados positivos para os processos de trabalho e para a saúde das pessoas assistidas[10].

O bom uso das classificações em enfermagem permite aos enfermeiros distanciarem-se da sua experiência imediata, elaborando teoricamente sua atividade prática[2]. A explicitação dos diagnósticos, dos resultados esperados, suas intervenções e respectivas atividades de enfermagem possibilita a integração do conhecimento científico e do conhecimento prático, consagrado entre os enfermeiros atuantes no contexto de cuidados intensivos, garantindo maior visibilidade às ações por eles desenvolvidas e favorecendo a documentação da sua prática profissional.

REFERÊNCIAS BIBLIOGRÁFICAS

1. Kenney JW. Relevance of theory-based nursing practice. In Christensen PJ, Kenney JW. ed. Nursing Process: Application of Conceptual Models. St. Louis: Mosby; 1995. Relevance of theory-based nursing practice, p 3. • 2. Cruz DALM. Processo de enfermagem e classificações. In Gaidzinski RR et al. eds. Diagnóstico de Enfermagem: Abordagem Prática. Porto Alegre: Artmed; 2008. p 21. • 3. Nurses ICO ICNP Beta 2, International Classification of Nursing Practice. In Geneva, Switzerland; 2002. • 4. Tanner CA. Thinking like a nurse: a research-Based model of clinical judgment in nursing. Journal of Nursing Education 2006;45(6):204. • 5. North American Nursing Diagnosis Association Diagnósticos de enfermagem da NANDA: definições e classificação 2007-2008. Porto Alegre: Artmed; 2008. • 6. Moorhead S et al. Classifi-

cação dos Resultados de Enfermagem (NOC). 3. ed. Porto Alegre: Artmed; 2008. • 7. Mc Closkey JC, Bulechek GM. Classificação das Intervenções de Enfermagem (NIC). 4. ed. Porto Alegre: Artmed; 2008. • 8. Paranhos WJ, Santos VLCG. Avaliação de risco para úlcera de pressão por meio da Escala de Braden na língua portuguesa. Rev Esc Enferm USP, São Paulo 1999;33:191. • 9. Peres HHC, Ortiz DCF. Sistemas eletrônicos de informação em saúde e o Processo de Enfermagem. In Gaidzinski RR et al. ed. Diagnóstico de Enfermagem: Abordagem Prática. Porto Alegre: Artmed; 2008. p 339. • 10. Gaidzinski RR et al. Impacto da classificação de diagnóstico de enfermagem na prática clínica do enfermeiro. In Gaidzinski RR et al. ed. Diagnóstico de Enfermagem: Abordagem Prática. Porto Alegre: Artmed; 2008. p 354.

21. NEUROLOGIA EM UNIDADE DE TERAPIA INTENSIVA

21.1. Escalas de Nível de Consciência e Sedação

Angelina Maria Martins Lino

INTRODUÇÃO

Consciência é definida como um estado no qual há completa percepção da própria pessoa e do meio ambiente com adequado relacionamento com este último[1]. Portanto, a consciência é formada por dois componentes: conteúdo e nível de consciência. O conteúdo da consciência refere-se à somatória das funções afetivas e cognitivas, enquanto o nível de consciência representa o grau de alerta.

FISIOPATOLOGIA

A consciência depende de uma rede neuronal cortical (afetividade e cognição) e do sistema de despertar (nível de consciência) que é anatomicamente representado pelo sistema reticular ativador ascendente (SARA) e suas vias de conexão com o córtex. O SARA consiste de múltiplas vias que se originam no tegmento mesopontino e que recebem entradas adicionais durante o percurso para o mesencéfalo, tálamo e córtex cerebral. O conhecimento básico dessas vias responsáveis pelo alerta e comportamento consciente permitem compreender como o exame neurológico testa a integridade anatômica delas (Fig. 21.1).

Inúmeras condições clínicas podem alterar o nível de consciência e são divididas em dois tipos: 1. disfunções ou lesões supratentoriais que comprometem estruturas diencefálicas profundas e consequentemente a função de ambos os hemisférios cerebrais ou por serem extensas e difusas e 2. disfunções ou lesões infratentoriais que afetam diretamente o SARA na porção superior do tronco encefálico principalmente o tegmento pontino dorsolateral e a região mesencefálica paramediana.

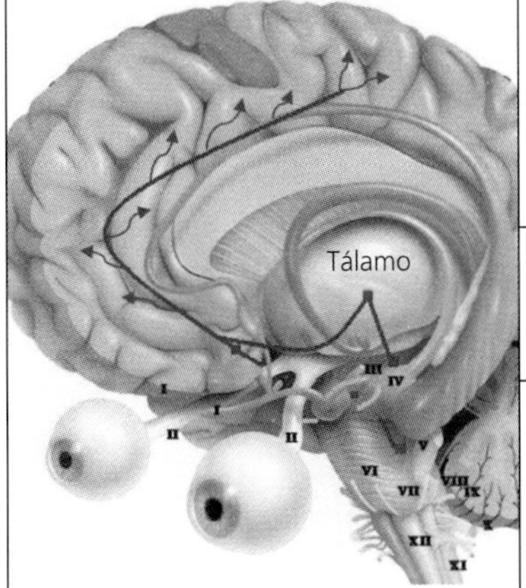

Topografia	Pupilas e reflexo fotomotor	Motricidade ocular extrínseca	Padrão respiratório	Resposta motora
Diencéfalo	**Mióticas** RFM presente	Manobra oculocefálica presente bilateralmente Prova calórica normal bilateralmente	Normal ou Cheyne-Stokes 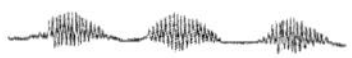	Localização bilateral do estímulo ou Paresia/plegia unilateral com localização no membro contralateral
Mesencéfalo	**Médias** (4-6mm) RFM ausente Pupila uncal	Alterações do III nervo uni ou bilateral	Hiperventilação neurogênica central 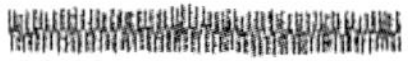	Padrão decorticado • flexão em MMSS • extensão em MMII
Ponte	**Puntiformes** RFM presente ou Mióticas/RFM presente	Alterações do IV, VI ou FLM uni ou bilaterais	Respiração apnêustica 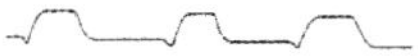	Padrão descerebrado • extensão em MMSS • extensão em MMII
Bulbo	**Mióticas** RFM presente	Manobras oculocefálica e calórica presentes bilateralmente	Respiração atáxica ou apneia 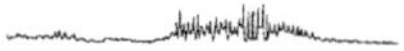	Ausente

Tálamo

Figura 21.1 – Representação esquemática da anatomia, sistema reticular ativador ascendente *(setas)* e os parâmetros de avaliação do paciente em coma. RFM = reflexo fotomotor; MMSS = membros superiores; MMII = membros inferiores; FLM = fascículo longitudinal medial.

ESCALAS DE COMA

O objetivo deste capítulo não é o de ensinar a diagnosticar a causa do coma e sim como graduar o rebaixamento do nível de consciência, porém as diferentes etiologias e os exames indicados na investigação etiológica estão resumidos na Tabela 21.1 e no Quadro 21.1, respectivamente. Essa quantificação permite substituir termos como letargia, na qual o paciente tem dificuldade de manter-se alerta e mantém-se acordado por estimulação repetitiva; estupor, no qual o paciente só é despertado por estimulação dolorosa; confusão mental, na qual predomina o comprometimento da atenção, e delírio, no qual há componentes de confusão mental, alucinações e rebaixamento do nível de consciência.

Tabela 21.1 – **Topografia e características clínicas no rebaixamento de consciência[1].**

Topografia	Frequência	Características clínicas	Etiologias
Supratentorial com compressão/ deslocamento diencefálico ou tronco cerebral	20%	• Sinal neurológico focal precoce que indica a área lesionada • Sinais que sugerem progressão craniocaudal • Alterações motoras frequentemente assimétricas	75,3% hemorragia 8,9% infarto 6,9% tumores 5,9% abscesso
Infratentorial	13%	• Coma de instalação súbita • Sinais de tronco cerebral precedem ou acompanham a instalação do coma • Alterações pupilares e/ou oculocefálicas usualmente presentes • Padrão respiratório anormal	7,7% hemorragia cerebelar 4,6% tumor cerebelar 61,5% infarto de tronco cerebral 16,9% hemorragia pontina
Metabólico/ difuso/ multifocal	65%	• Confusão e torpor geralmente precedem os sinais motores • Sinais motores usualmente simétricos • Reflexos pupilares habitualmente preservados	45,7% intoxicação 5,2% encefalopatia hepática 4,9% hipoglicemia 2,4% uremia 3,8% distúrbio hidroeletrolítico
Psicogênico	2%	• Pálpebras fechadas ativamente • Pupilas reativas e/ou dilatadas • Manobra oculocefálica preservada ou resposta imprevisível • Prova calórica desencadeia nistagmo • Tônus muscular normal ou inconsistente • Eupneia ou hiperventilação • Ausência de reflexos patológicos • Eletroencefalograma normal	50% conversão 25% catatonia 25% depressão

Quadro 21.1 – Exames subsidiários para investigação etiológica no rebaixamento do nível de consciência.

Exame	Observações
Testes sanguíneos	Glicose, eletrólitos, gases sanguíneos, análise toxicológica
Testes urinários	Urina I e análise toxicológica
Imagem	
Tomografia	Deve ser realizada em todo paciente sem causa óbvia para o rebaixamento
Ressonância magnética	Excelente definição das lesões, geralmente não disponível como exame de emergência
Angiotomo	Demonstra oclusões e estenoses, o fator limitante é o contraste
Angiorressonância	A imagem é fluxo-dependente, assim tende a exagerar o grau de estenose em locais em que o fluxo é lento
Espectroscopia por ressonância	Avalia metabólitos, possibilidade de utilização como marcadores de diagnóstico e prognóstico
Líquido cefalorraquidiano	Importante na suspeita de hemorragia meníngea com tomografia computadorizada normal e casos de meningite e meningoencefalite
Eletroencefalograma	Importante no diagnóstico de estado de mal não convulsivo ou sugerir distúrbio metabólico
Potenciais evocados	Como teste de integridade principalmente das vias de tronco encefálico
Doppler intracraniano	Utilizado como método que constata ausência de fluxo em casos de morte cerebral, particularmente importante em casos que receberam drogas sedativas

Os componentes básicos do exame clínico de um paciente inconsciente consistem: 1. determinação do nível de consciência por meio de escalas, que na sua maioria também contemplam a resposta motora; 2. padrão respiratório; 3. tamanho e reatividade das pupilas, e 4. movimentos oculares (Fig. 21.1). A realização estruturada do exame neurológico é necessária para a adequada utilização das diferentes escalas de nível de consciência e de forma mais importante indicar a presença de uma lesão estrutural. Esse exame consiste de manobras que testam as vias do SARA e das funções encefálicas e de tronco cerebral que são adjacentes a essas vias. As informações obtidas dessa avaliação estruturada permitem o reconhecimento do tipo de lesão, se estrutural ou difusa.

Destaque deve ser feito à necessidade de retirada da sedação antes que se faça a avaliação neurológica, pois diminui a chance de atribuir o rebaixamento à sedação. Deve-se levar em consideração não só a vida média das drogas utilizadas, mas também as alterações do seu metabolismo frente à disfunção de órgãos e interações medicamentosas que podem prolongar o efeito depressor sobre o sistema nervoso.

Diferentes escalas foram criadas para mensurar o rebaixamento de nível de consciência, porém nenhuma é totalmente adequada e, desse modo, preconiza-se que a melhor política é simplesmente descrever as alterações do exame neurológico[1]. Basicamente essas escalas avaliam a intensidade do estímulo necessário para desencadear uma resposta e a qualidade desta.

Escala de Glasgow

Introduzida em 1974 por Teasdale e Jennett para avaliação em traumatismo cranioencefálico, esta escala é a mais amplamente utilizada para facilitar a comunicação entre as diferentes equipes que prestam assistência ao paciente crítico (Quadro 21.2)[2]. A reprodutibilidade é boa, entretanto foi demonstrado que erros podem surgir quando os examinadores são inexperientes[3]. As clássicas limitações desta escala são a diferenciação às vezes difícil entre padrão motor de retirada inespecífica e flexor, abertura ocular ao estímulo sonoro e não ao real comando de abrir os olhos, além das situações clínicas em que a abertura ocular é mantida mesmo em um paciente em coma e, finalmente, a melhor resposta verbal num paciente sob ventilação invasiva. Convém lembrar que não avalia os reflexos de tronco, padrões respiratórios e não há correlação com o prognósti-

Quadro 21.2 – **Escala de coma de Glasgow.**

Parâmetro	Escore	Melhor resposta
Ocular	4	Espontânea
	3	Ao comando verbal
	2	Ao estímulo doloroso
	1	Sem resposta
Verbal	5	Orientado
	4	Confuso
	3	Palavras inapropriadas
	2	Sons incompreensíveis
	1	Sem resposta
Motor	6	Obedece aos comandos
	5	Localiza o estímulo doloroso
	4	Retirada inespecífica à dor
	3	Resposta motora em flexão
	2	Resposta motora em extensão
	1	Sem resposta

co. De modo geral, o escore igual ou superior a 13 indica disfunção cerebral leve, de 9 a 12 corresponde à disfunção moderada e as disfunções graves (coma) seriam sinalizadas por escores iguais ou inferiores a 8[1].

Escala FOUR (*Four Outline of UnResponsiveness*)

Esta escala (Quadro 21.3) foi criada com a finalidade de melhor detalhar o exame neurológico em relação à escala de Glasgow e por analisar o tronco cerebral permite diferenciar a síndrome do cativeiro (*locked-in*) e reconhecer diferentes estágios da herniação cerebral[4].

Quadro 21.3 – **Escala FOUR (*Four Outline of UnResponsiveness*).**

Parâmetro	Escore	Tipo de resposta
Ocular	4	Olhos abertos ou que se abrem ao comando, que exploram o meio com localização e piscam ao comando
	3	Olhos abertos, mas sem explorar o meio com localização
	2	Olhos fechados que se abrem ao comando verbal
	1	Olhos fechados que se abrem ao estímulo doloroso
	0	Olhos permanecem fechados ao estímulo doloroso
Motor	4	Faz sinal positivo, mão fechada ou de paz ao comando
	3	Localiza o estímulo doloroso
	2	Resposta flexora ao estímulo doloroso
	1	Resposta extensora ao estímulo doloroso
	0	Sem resposta à dor ou estado mioclônico generalizado
Tronco encefálico	4	Reflexos pupilar e corneano presentes
	3	Uma pupila dilatada e sem reflexo pupilar
	2	Reflexos pupilar ou corneano ausentes
	1	Reflexos pupilar e corneano ausentes
	0	Ausência dos reflexos pupilar, corneano e de tosse
Respiração	4	Não intubado e padrão respiratório normal
	3	Não intubado, padrão respiratório de Cheyne-Stokes
	2	Não intubado, padrão respiratório irregular
	1	Frequência respiratória acima da frequência do respirador
	0	Frequência respiratória dada pelo respirador ou apneia

Escala de coma de Jouvet

Originalmente esta escala foi desenvolvida para avaliar os diferentes padrões de consciência que se seguem ao estado de coma[5]. Por ser mais complexa tem sido utilizada com menor frequência apesar de seus parâmetros permitirem correla-

UTI - ADULTO – MANUAL PRÁTICO

ção com anatomia. O parâmetro perceptividade avalia a função cortical enquanto que o parâmetro reatividade mostra a função do SARA (Quadro 21.4). Por esta escala a função motora de retirada é menos detalhada que na escala de Glasgow e daí a justificativa de que esta última é melhor para avaliar pacientes com severo rebaixamento do nível de consciência, no qual o padrão motor é o diferencial, enquanto a de Jouvet seria mais adequada para rebaixamentos não tão intensos, permitindo melhor avaliação das funções corticais[1,6].

Os mesmos autores da escala FOUR sugeriram que o sistema de sinais com as mãos complementaria a escala de Glasgow por permitir a avaliação do paciente intubado ou que não pode abrir os olhos[7]. Esse sistema de sinais engloba a execução sucessiva do sinal positivo, mão fechada e sinal de vitória e a seguir pede-se que o paciente levante a mão, ou dedo, toda a vez que ouvir a letra "A" numa sentença padronizada, na qual existem cinco letras "A", com intervalo de um segundo entre as palavras. Este método testa praxias (os sinais solicitados) e atenção (detecção da letra), porém o paciente deve estar colaborativo, ter força muscular suficiente em pelo menos um membro superior e não ter afasia de compreensão. Outras escalas simples, como ACDU e AVPU[1] (Quadro 21.5), foram desenvolvidas e se mostraram tão acuradas quanto a de Glasgow, porém detalhes importantes foram perdidos e talvez sejam de utilização menos conveniente para o ambiente de UTI; as limitações são o paciente sob intubação orotraqueal e os distúrbios de linguagem serem taxados como confusão. Inúmeras outras escalas foram e continuam sendo desenvolvidas com o intuito de resolver

Quadro 21.4 – **Escala de coma de Jouvet.**

Parâmetro	Escore	Tipo de resposta
Perceptividade	P_1	Acordado, orientado, obedece ordens complexas e escritas
	P_2	Desorientado têmporo-espacialmente e não obedece aos comandos escritos
	P_3	Desorientado, obedece apenas a comandos verbais
	P_4	Apresenta "blincking"
	P_5	Sem resposta, "blincking" ausente
Reatividade Inespecífica	R_1	Acorda e orienta aos estímulos verbais
	R_2	Acorda aos estímulos verbais sem orientação
	R_3	Sem resposta aos estímulos verbais
À dor	D_1	Acorda, retira o estímulo, tem mímica e vocalização à dor
	D_2	Acorda, retira o estímulo, sem mímica ou vocalização à dor
	D_3	Apenas resposta de retirada à dor
	D_4	Sem resposta
Autonômica (vegetativa)	V_1	Taquicardia e/ou taquipneia e/ou midríase e/ou pressão arterial
	V_2	Sem qualquer resposta autonômica

NEUROLOGIA EM UNIDADE DE TERAPIA INTENSIVA

Quadro 21.5 – Outras escalas para rebaixamento do nível de consciência.

Escala	Escore	Tipo de resposta
AVPU	A	Alerta e orientado
	V	Respondendo à voz
	P	Respondendo à dor
	U	Arresponsivo
ACDU	A	Alerta e orientado
	C	Confuso
	D	Sonolento
	U	Arresponsivo

falhas da escala de Glasgow, no entanto estas têm apenas introduzido outras variáveis que mais dificultam a avaliação e não influenciam no diagnóstico ou na manipulação do paciente[7].

ESCALAS DE SEDAÇÃO E ANALGESIA

O inadequado controle de dor ou agitação pode interferir ou prejudicar os cuidados ao paciente crítico, entretanto a sedação excessiva e/ou prolongada pode aumentar o risco de complicações. Assim foram desenvolvidas escalas que medem de forma subjetiva ou objetiva as variáveis como dor, agitação e nível de consciência após medicação. Este tópico é alvo de outro capítulo deste livro e por isso será abordado de forma resumida.

Avaliação de dor

O melhor indicador é o próprio relato do paciente, entretanto no paciente crítico isso não é habitual e seria mais apropriado usar uma forma de avaliação contínua quantificável. Diferentes escalas estão disponíveis, como NPS (*numeric pain scale*) para pacientes que se comunicam e para aqueles sem comunicação verbal, as escalas utilizam parâmetros comportamentais e fisiológicos, como alerta, tranquilidade, expressão facial, tônus muscular, movimentos corporais, complacência ao ventilador, pressão sanguínea, e frequência cardíaca como avaliados pela BPS (*behavior pain scale*), ANPS (*adult nonverbal pain scale*), CPOT (*critical care pain observational tool*), entre outras[8,9].

Escalas de sedação e agitação

A mais utilizada é a escala de Ramsay (Quadro 21.6) desenvolvida há mais de 30 anos para acompanhar o nível de consciência durante a titulação de medicações sedativas no ambiente crítico[10]. Numerosas outras escalas foram desenvolvidas com a mesma finalidade que utilizam parâmetros de nível de consciência

Quadro 21.6 – Escala de sedação de Ramsay.

Escore	Tipo de resposta
1	Ansioso/agitado ou inquieto ou ambos
2	Cooperativo, orientado e tranquilo
3	Somente responde aos comandos
4	Resposta brusca ao toque leve na glabela ou a estímulo sonoro alto
5	Resposta discreta ao toque leve na glabela ou a estímulo sonoro alto
6	Sem resposta ao toque leve na glabela ou estímulo sonoro alto

e despertar, cognição, agitação, sincronia entre paciente e ventilador, entre outros. Como exemplos podem ser citadas: SAS (*sedation agitation scale*), MAAS (*motor activity assessment scale*), VICS (*Vancouver interactive and calmness scale*), RASS (*Richmond agitation-sedation scale*), ATICE (*adaptation to intensive care environment*) e MSAT (*Minnesota sedation assessment tool*)[8,9]. Advoga-se que a escala escolhida para avaliação seja bem conhecida pelas equipes que acompanham o paciente e os usuários tenham segurança em usá-la para que a reprodutibilidade seja alcançada e mantida.

TRATAMENTO E PROGNÓSTICO DO COMA

O tratamento de cada condição clínica que desencadeia alteração da consciência foge ao objetivo deste capítulo, entretanto são apresentadas algumas condutas gerais no quadro 21.7.

Os fatores que predizem a evolução do paciente em coma são a etiologia da lesão, a profundidade do rebaixamento do nível de consciência e o tempo em que o paciente permaneceu em coma. Fatores adicionais são idade, alterações neurológicas e complicações médicas concomitantes, particularmente hipertensão intracraniana e hipoxia quando se consideram as lesões traumáticas[1]. A

Quadro 21.7 – Conduta geral no paciente com rebaixamento do nível de consciência[1].

Assegurar oxigenação
Manter circulação
Controle glicêmico
Administrar tiamina
Parar crises epilépticas
Tratar infecção
Restaurar o equilíbrio hidroeletrolítico
Ajustar temperatura corporal
Reduzir pressão intracraniana
Considerar uso de antídotos específicos (flumazenil, naloxona)
Controlar agitação

maioria dos estudos sobre prognóstico após o coma é centrada em casos de traumatismo cranioencefálico (TCE) por sua elevada frequência e acometimento predominante de indivíduos jovens; esses estudos permitiram a criação da escala de prognóstico de Glasgow (GOS – *Glasgow Outcome Scale*) (Quadro 21.8) e sua correlação com outros fatores clínicos e doenças não traumáticas, quadro 21.9 e tabela 21.2 respectivamente. Alguns desses fatores são exemplificados a seguir.

Quadro 21.8 – Escala de prognóstico de Glasgow (GOS)[1].

Grau	Recuperação	Descrição
5	Boa recuperação	Habilidade para conduzir uma vida normal ou de reassumir as atividades prévias
4	Incapacidade moderada	Presença de limitações neurológicas, porém mantendo a independência das atividades diárias sem reassumir as atividades prévias
3	Incapacidade grave	Apresenta alguma recuperação, porém dependendo dos outros para atividades diárias
2	Estado vegetativo	Pacientes readquirem o ciclo vigília-sono, abertura ocular, porém sem exibir qualquer evidência de reconhecimento próprio ou do ambiente
1	Sem recuperação	Permanecem em coma até a morte

GOS = *Glasgow outcome scale*.

Quadro 21.9 – Prognóstico precoce no coma de origem traumática[1].

Classe	Variável	Prognóstico
I	Escala de coma de Glasgow	Pior GOS quanto menor for o grau na escala de coma de Glasgow
II	Idade	Valor preditivo positivo de 70% – o prognóstico piora progressivamente com o aumento da idade
III	Ausência de resposta pupilar	Valor preditivo positivo de 70% de recuperação menor que grau 4 na escala GOS
IV	$PA_S < 90mmHg$	Valor preditivo positivo de 67% de recuperação menor que grau 4 na escala GOS
	$PA_S < 90mmHg$ + hipoxia	Valor preditivo positivo de 79% de recuperação menor grau 4 na escala GOS
V	Alteração à tomografia	Valor preditivo positivo de 70% de recuperação menor que grau 4 na escala GOS se presença de compressão, hemorragia subaracnóidea, trauma extenso etc.

GOS = *Glasgow outcome scale*.

UTI - ADULTO – MANUAL PRÁTICO

Tabela 21.2 – **Percentual de pacientes com melhor grau de recuperação após um mês[1].**

Causa do coma	GOS 1 (%)	GOS 2 (%)	GOS 3 (%)	GOS 4 (%)	GOS 5 (%)
Hemorragia subaracnóidea	74	5	13	5	3
Outra doença	74	7	11	4	4
Cerebrovascular	58	20	11	3	8
Hipoxia-isquemia	49	2	16	10	23
Encefalopatia hepática	45	10	14	5	6
Causas diversas	61	12	12	5	10

GOS = *Glasgow outcome scale.*

Tipo de lesão cerebral

O estado de coma em TCE tem melhor prognóstico do que o de origem não traumática. A mortalidade de pacientes em coma após TCE e parada cardiorrespiratória varia de 40 a 50% e 54 a 88%, respectivamente. Dos que sobrevivem após tempo mínimo de 6 horas em coma, 39% dos casos de TCE estavam funcionalmente independentes após seis meses em comparação com os casos de coma não traumático no qual 16% estavam funcionalmente independentes após um ano[1].

Alterações motoras

As posturas descerebrada (extensora), decorticada (flexora) ou flácida decorrente de TCE mostraram recuperação menor que grau 4 na GOS. Especificamente taxas de mortalidade de 63 e 83% foram observadas em pacientes que não mostraram resposta motora melhor do que resposta flexora e respostas extensora ou flácida, respectivamente, após 6 horas de coma por TCE[1].

Idade

Influência desfavorável e recuperação mais lenta estão associadas à idade avançada. Novamente em pacientes com TCE foi demonstrado que a recuperação para graus 4 ou 5 na GOS foi de 56% dos pacientes com idade inferior a 20 anos, em 39% quando a idade variava de 20 a 59 anos e caiu para 5% quando a idade estava acima de 60 anos[1].

Alterações neuro-oftalmológicas

Ausência bilateral do reflexo fotomotor e/ou oculocefálico está associada à mortalidade de 95% em 6 horas e recuperação para grau inferior a 4 na GOS[1].

Lesões secundárias

Pior prognóstico está associado à ocorrência hipotensão, hipoxia e hipertensão intracraniana incontrolável. Um evento único de hipotensão (pressão arterial sistólica inferior a 90mmHg) duplica a taxa de mortalidade e aumenta significativamente a de morbidade[1].

Neuroimagem

No traumatismo cranioencefálico pior prognóstico foi associado à compressão das cisternas da base, desvio de linha média maior que 1,5cm, hemorragia subaracnóidea traumática na cisterna suprasselar ou ambiens e lesões com efeito de massa[1].

Marcadores eletrofisiológicos

Os registros eletroencefalográficos são úteis para diagnosticar e tratar complicações do trauma (crises epilépticas), mas não permitem fazer o prognóstico. O potencial evocado somatossensitivo é um indicador importante, pois a ausência bilateral dos componentes corticais se correlaciona fortemente a GOS inferiores a 4[1].

Marcadores bioquímicos

As elevações das concentrações da proteína fibrilar glial ácida (GFAP) e da proteína astroglial S100B parecem predizer a mortalidade. A razão glutamato/glutamina e colina elevadas com sete dias de TCE quando medidas na substância cinzenta occipital e substância branca parietal se correlacionam com a recuperação para graus inferiores a 4 na GOS em 6 a 12 meses[1].

REFERÊNCIAS BIBLIOGRÁFICAS

1. Posner JB et al. Plum and Posner's diagnosis of stupor and coma. 4. ed. New York: Oxford University Press; 2007. p 401. • 2. Teasdale G, Jennett B. Assessment of coma and impaired consciousness: a practical scale. Lancet 1974;2:81. • 3. Rowley G, Fielding K. Reliability and accuracy of the Glasgow coma scale with experienced and inexperienced users. Lancet 1991;337:535. • 4. Widjicks EFM et al. Validation of a new coma scale. The FOUR score. Ann Neurol 2005;58: 585. • 5. Jouvet M. Coma and other disorders of consciouness. In Vinken PJ, Bruyn GN. eds. Handbook of Clinical Neurology. Amsterdan: North Helland Publishing Co.; 1969. p 62. • 6. Rabello GD. Comas. In Nitrini R, Bacheschi LA. eds. A Neurologia que Todo Médico Precisa Saber. Maltese: São Paulo; 1991. p 97. • 7. Wijdicks EFM et al. Measurement of impaired consciousness in the neurological intensive care unit: a new test. J Neurol Neurosurg Psychiatry 1998;64: 117. • 8. Sessler CN et al. Evaluating and monitoring analgesia and sedation in the intensive care unit. Critical Care 2008;12(suppl 3):S2. • 9. Thuong M. Quels sont les outils d' évalation de la sédation et de l'analgésie? Ann Fr Anesth Reanim 2008;27:581. • 10. Ramsay MAE et al. Controlled sedation with alphaxolone-alphadolone. BMJ 1974;2:656.

21.2. Síndrome da Hipertensão Intracraniana

Angelina Maria Martins Lino

INTRODUÇÃO

A síndrome da hipertensão intracraniana (HIC) foi descrita no início do século XX com os clássicos sintomas de cefaleia, vômitos e alteração da papila ao exame do fundo de olho[1]. A primeira punção lombar do líquido cefalorraquidiano (LCR) foi feita por Quincke em 1891 e Lundberg em 1960 foi o pioneiro no uso clínico da monitorização da pressão intracraniana (PIC) e classificou as ondas de pressão cerebral em: 1. ondas em platô que representam a equivalência entre pressão intracraniana e pressão arterial e que sempre têm significado patológico, 2. ondas B que são registros de elevações transitórias da pressão intracraniana que podem aparecer em condições fisiológicas, porém estão mais frequentemente associadas a situações patológicas e 3. ondas C que refletem as modificações fisiológicas da pressão intracraniana decorrentes dos batimentos cardíacos[2].

A pressão intracraniana é a resultante da somatória das pressões parciais dos constituintes cranianos: encéfalo, líquido cefalorraquidiano e sangue, já a HIC é definida pelo aumento prolongado e mantido da pressão intracraniana em diferenciação das elevações transitórias e fisiológicas da pressão intracraniana que ocorre com espirro, tosse, esforço abdominal, entre outros[3]. O valor aceito como normal para a pressão intracraniana do adulto varia de 10 a 20mmHg[2]. Em traumatismo cranioencefálico, os fatores associados ao mau prognóstico foram idade, grau de acometimento motor, pupilas anormais e o intervalo de tempo em que a pressão intracraniana ficou acima de 20mmHg, assim, valores superiores a 20mmHg são considerados como HIC[4,5].

FISIOPATOLOGIA

O crânio é um sistema fechado envolto pela calota craniana que é inextensível e deste modo a somatória dos volumes do parênquima cerebral, líquido cefalorraquidiano e sangue deve permanecer constante. Este mesmo princípio se aplica aos diferentes compartimentos cerebrais (supratentorial, infratentorial e subaracnóideo). O conteúdo intracraniano é formado pelo parênquima cerebral que perfaz aproximadamente 87%, líquido cefalorraquidiano cerca de 9% e vasos sanguíneos e sangue 4% e as meninges têm volume desprezível. A elevação da pressão intracraniana pode ocorrer por aumento de volume de qualquer um de seus compartimentos (Quadro 21.10) e esse novo volume pode ocupar de 8 a 10% do espaço intracraniano sem que haja elevação da PIC[1].

NEUROLOGIA EM UNIDADE DE TERAPIA INTENSIVA

Quadro 21.10 – **Mecanismos de aumento da pressão intracraniana.**

Compartimento craniano	Mecanismo

Parênquima cerebral	Aumento de massa
	Edema cerebral
	  Vasogênico
	  Citotóxico

Líquido cefalorraquidiano	Obstrução à circulação Aumento de produção Dificuldade de absorção Edema hidrostático
Sistema vascular	Formação de hematomas Vasoplegia (*swelling*) Obstrução venosa

A PIC é mantida em equilíbrio por meio dos sistemas de autorregulação dos vasos cerebrais e da produção/reabsorção do líquido cefalorraquidiano.

O primeiro evento que compensa o aumento da massa do compartimento parenquimatoso é o deslocamento de igual volume de líquido cefalorraquidiano, inicialmente com diminuição do espaço subaracnóideo periencefálico e a seguir com diminuição das cavidades intraventriculares. Na sequência, o compartimento sanguíneo é reduzido, pois a pressão de perfusão cerebral resulta da diferença entre pressão arterial média e pressão intracraniana. Finalmente, o próprio parênquima cerebral adjacente diminui por compressão e atrofia.

As elevações da pressão intracraniana são contrabalançadas por ajustes nesses sistemas, porém a perda da complacência cerebral provoca grande elevação da PIC em resposta a pequenos aumentos de volume. A eficácia desses processos adaptativos depende da velocidade de instalação do agente agressor, assim, no aumento rápido de volume de um dos compartimentos cerebrais, os mecanismos compensatórios são inadequadamente utilizados e por isso o desequilíbrio da relação volume-pressão se instala rapidamente. Ao contrário, nos processos lentos de aumento de volume, os mecanismos compensatórios são mais adequadamente recrutados e com isso há maior demora para o surgimento desse desequilíbrio.

Com a perda da complacência cerebral, surgem as ondas de pressão patológicas, cujo desaparecimento representa a falência vasomotora cerebral que geralmente está associada ao mau prognóstico clínico[5].

As herniações cerebrais representam torção e/ou deslocamento das estruturas intracranianas pelas passagens fisiológicas, como a borda livre da foice cerebral, incisura da tenda do cerebelo e os forames de Pacchioni e magno. Essas herniações (Quadro 21.11) ocorrem quando há desequilíbrio pressórico entre os compartimentos cerebrais e com isso há agressão ao parênquima cerebral pelas lesões vasculares (isquêmicas e/ou hemorrágicas) decorrentes da

Quadro 21.11 – Deslocamentos do parênquima cerebral na síndrome da hipertensão intracraniana[1].

Deslocamento	Local	Parênquima deslocado	Estruturas importantes
Herniação falcina ou supracalosa	Foice cerebral	Giro do cíngulo	Artérias pericalosas e caloso-marginais
Lateral do diencéfalo	Linha média	Diencéfalo	Diencéfalo < 3mm alerta 3-5mm sonolência 6-8mm estupor 9-13mm coma
Herniação uncal	Incisura da tenda do cerebelo	Porção medial do lobo temporal e uncus	III nervo Artéria comunicante posterior Pedúnculo cerebral Mesencéfalo/diencéfalo
Herniação transtentorial central	Forame de Pacchioni	Diencéfalo	Artérias penetrantes Mesencéfalo Haste hipofisária
Deterioração rostrocaudal do tronco		Mesencéfalo e ponte	Ramos perfurantes mediais da artéria basilar Veia de galeno
Herniação tonsilar ou cerebelar inferior	Forame magno	Tonsilas cerebelares	Artérias vertebrais IV ventrículo Bulbo
Herniação ascendente do tronco ou cerebelar superior	Forame de Pacchioni	*Vermis cerebelar*	Artéria cerebelar superior Mesencéfalo dorsal Artéreias basilar/cerebrais posteriores Aqueduto de Silvius

tração dos vasos sanguíneos e do edema citotóxico nas áreas de lesão vascular secundária. Na HIC, o fluxo sanguíneo cerebral é afetado por compressão e redução do calibre vascular, em consequência surgem hipoxia e hipercapnia que desencadeiam o reflexo de vasodilatação com consequente agravamento da HIC.

Visando manter a pressão de perfusão cerebral, a pressão arterial sistêmica se eleva em consequência do reflexo vasomotor. Lembrando que a tríade de Cushing é caracterizada por elevação da pressão arterial média, bradicardia e alteração do padrão respiratório e denota disfunção grave da porção caudal do tronco encefálico.

Diversos sintomas e sinais paroxísticos podem ocorrer em associação aos súbitos aumentos da PIC devido à redução da perfusão sanguínea cerebral, cujo valor mínimo aceitável é de 65mmHg[3].

DIAGNÓSTICO

O diagnóstico da HIC e, consequentemente, a instituição do tratamento devem ser precoces para reduzir a magnitude dos danos ao cérebro e tentar impedir a morte do paciente.

CLÍNICO

A tríade clínica da síndrome de hipertensão intracraniana é cefaleia, vômitos e edema de papila, porém outros sintomas e sinais podem ocorrer, como os apresentados no quadro 21.12. Apesar da origem incerta, é aceito que a cefaleia possa ser secundária à distorção dos receptores de dor nos vasos sanguíneos e/ou meninges ou à irritação local quando por processo inflamatório. Ao fundo de olho, o primeiro sinal é o desaparecimento do pulso venoso e engurgitamento das veias retinianas e, posteriormente, a nitidez marginal da papila é perdida. Pelo campo visual observa-se inicialmente aumento da mancha cega que pode evoluir para perda visual concêntrica com o aumento progressivo da PIC.

Quadro 21.12 – **Sintomas e sinais associados a elevações agudas da pressão intracraniana[1].**

Sintomas e sinais	Tipo
Clássicos	Cefaleia Papiledema Vômitos
Outros	Distúrbio comportamental (agitação, irritabilidade, desorientação) Amaurose, embaçamento visual Outros pares cranianos (II, VI, nistagmo, oftalmoplegia externa e desvio do olhar conjugado) Rigidez nucal, opistótone e retroflexão cervical Prurido nasal Trismo Urgência/incontinência fecal e/ou urinária

MEDIDA DA PRESSÃO DO LÍQUIDO CEFALORRAQUIDIANO

Pode ser feita quando da punção liquórica lombar e apenas nos pacientes que não apresentem contraindicações. Com o paciente em decúbito lateral e com a coluna vertebral alinhada, a pressão normal varia de 10 a 20mmHg. Medidas não invasivas da PIC consistem em verificar os efeitos da pressão intracraniana sobre estruturas como membrana retiniana (medida por ultrassonografia) ou membrana timpânica (audiometria por impedância). As técnicas de imagem, principalmente a tomografia de crânio, cujos parâmetros não guardam relação linear constante com a elevação da PIC, têm como maior dificuldade a sua repetição frequente[2].

MONITORIZAÇÃO DA PRESSÃO INTRACRANIANA

Esta técnica não é terapêutica e consiste na colocação do cateter nos espaços intraparenquimatoso ou intraventricular e mais comumente no espaço subaracnóideo craniano. Apesar da importância deste método, até o presente os dados disponíveis em literatura não demonstraram seu benefício na prática clínica, talvez contribuam para isso o desenho inadequado dos diferentes estudos nos quais a conduta terapêutica não foi indicada pelos resultados da monitorização.

Dois trabalhos retrospectivos mostraram evolução semelhante nos grupos monitorizados e não monitorizados e a tendência de melhor prognóstico no grupo que foi submetido a tratamento agressivo da HIC[6,7]. A mortalidade intra-hospitalar, comparando serviços que fizeram ou não monitorização, foi de 34 e 33%, respectivamente, e a mortalidade durante seguimento clínico foi maior nos centros sem monitorização (45%) do que nos que a fizeram (39%)[8]. Apesar das limitações metodológicas dos diferentes estudos, não há evidências que confirmem melhor evolução dos pacientes submetidos à monitorização da pressão intracraniana. As complicações associadas a esse procedimento são raramente lesão tecidual e hemorragia e mais comumente infecção (meningite e ventriculite), cuja frequência varia de 3 a 10% ou mais conforme o serviço[2].

INVESTIGAÇÃO DA ETIOLOGIA

As técnicas de imagem com tomografia, ressonância magnética, diferentes técnicas de estudo vascular são importantes para constatar a presença de processos expansivos, trombose venosa, espessamentos meníngeos, entre outros (Quadro 21.13). A colheita de líquido cefalorraquidiano, quando indicada, serve não só para caracterização dos processos infecciosos ou inflamatórios, mas também para a medida da pressão liquórica e como técnica terapêutica.

Quadro 21.13 – **Etiologia da hipertensão intracraniana.**

Compartimento	Exemplos
Parênquima	Tumores, abscesso, acidentes vasculares isquêmicos ou hemorrágicos
Líquido cefalorraquidiano	Meningites, paquimeningitese hidrocefalia
Vascular	Hemorragia subaracnóidea, trombose venosa e vasoplegia

TRATAMENTO

De forma simples, as condutas intervencionistas para tratamento da HIC visam atuar nos diferentes compartimentos cerebrais, como resumido no quadro 21.14.

Quadro 21.14 – Alvos da terapêutica intervencionista na hipertensão intracraniana.

Compartimento cerebral	Tipo de intervenção
Sistema vascular	Hiperventilação Coma medicamentoso Hipotermia
Líquido cefalorraquidiano	Punção lombar de repetição Derivações
Parênquima	Agentes osmóticos Corticosteroides Cirurgia descompressiva Hipotermia

MEDIDAS GERAIS

Correspondem àquelas de suporte à vida, garantindo vias aéreas e condições hemodinâmicas. Entre as medidas gerais está a elevação da cabeceira a 30°, mantendo a cabeça em posição neutra (sem inclinações). Esta conduta reduz a pressão intracraniana por facilitar o deslocamento do líquido cefalorraquidiano e retorno venoso e sem afetar a pressão arterial e consequentemente a pressão de perfusão cerebral. Ainda neste grupo estão as medidas para controle da febre, uma vez que há aumento do metabolismo cerebral e consequente aumento do fluxo sanguíneo e cuidadosa manipulação do paciente durante higienização e mobilizações diversas para que a pressão intracraniana não suba mais que 30mmHg[3]. A prescrição profilática de drogas anticonvulsivantes pode ser recomendada nas situações que estão associadas a maior risco de convulsão.

HIPERVENTILAÇÃO

Esta técnica consiste em manter a pCO_2 entre 30 e 34mmHg que leva à vasoconstrição cerebral com consequente redução do fluxo sanguíneo. Apesar do rápido início de ação, o seu efeito é passageiro e por isso outras medidas devem ser instituídas. A vasoconstrição só ocorre nas áreas em que a autorregulação vascular cerebral está íntegra, isso equivale dizer que a redução da pressão intracraniana ocorre por redução do compartimento sanguíneo de áreas do parênquima não tão lesadas ou sadias.

AGENTES HIPEROSMOLARES

A substância osmótica ideal deve ser atóxica, permanecer por tempo prolongado no interior do leito vascular e não deve atravessar a barreira hematocerebral (BHC). A redução do conteúdo parenquimatoso se faz pela mobilização de água intersticial por osmose através da BHC intacta. Nas áreas em que houve quebra parcial ou total da BHC há passagem do agente osmótico para o tecido com consequente inversão do gradiente osmótico e nova elevação da pressão intracraniana (efeito rebote). O agente mais utilizado é o manitol a 20% (0,7 a 2g/kg) em infusão endovenosa rápida. Este agente reduz a pressão intracraniana, não só pela redução da água intersticial, mas também pelo aumento da volemia sistêmica e do fluxo sanguíneo cerebral que revertem a dilatação da microcirculação cerebral. O início da ação é observado em 10 a 15min e se mantém por 4 a 6 horas; a repetição de doses a cada 4 ou 6 horas não é habitualmente empregada devido ao efeito rebote sobre a pressão intracraniana e pelo risco de falência renal.

Outra possibilidade é a utilização de solução salina hipertônica em concentrações que variam de 3 a 23,4%, infundindo-se de 7 a 10g de NaCl em injeção rápida ou aplicado de forma contínua que pode ser mantida por vários dias com poucas complicações e resultados comparáveis aos do manitol[1]. Em nosso meio utilizam-se 8ml/kg da solução a 3%[5].

ALBUMINA

Em trabalhos experimentais a albumina foi mais eficaz em reduzir edema perilesional do que soluções coloidais ou de cristaloides, entretanto sua utilização em humanos não foi encorajadora e por isso indicada apenas para casos graves e refratários a outras medidas intervencionistas[9].

ESTEROIDES

Os corticosteroides têm utilidade nas situações clínicas nas quais há neoformação vascular (tumores e processos inflamatórios)[10]. A administração geralmente consiste de bolo endovenoso de 10mg de dexametasona seguida por manutenção de 4mg a cada 4 ou 6 horas. A melhora clínica pode ser percebida após uma hora e é mais importante nas primeiras 6 a 12 horas após a aplicação. Em meningite bacteriana, pode ser empregado imediatamente antes ou concomitante ao antibiótico, na dose de 10mg a cada 6 horas. Seu uso não está rotineiramente indicado na doença cerebrovascular, isquêmica ou hemorrágica, pois não melhoram o curso clínico. Não há suporte para seu uso em traumatismo cranioencefálico em decorrência de importante estudo controlado feito em cerca de 10.000 pacientes não ter mostrado melhor prognóstico ou controle da pressão intracraniana nos pacientes que receberam corticosteroide[11]. As complicações clínicas incluem hemorragia digestiva, descontrole glicêmico, distúrbio comportamental, necrose asséptica da cabeça do fêmur, entre outras.

DRENAGEM DO LÍQUIDO CEFALORRAQUIDIANO

A redução do compartimento do líquido cefalorraquidiano (LCR) pode ser feita por punções repetidas ou pela colocação de derivação ventricular externa. A retirada de 3ml de LCR promove redução da PIC em 10% e melhora da pressão de perfusão cerebral em 2% que se mantém por 10min[12]. A punção lombar repetida permite redução temporária da pressão intracrania em casos de hemorragia subaracnóidea, meningite e hidrocefalia comunicante, estando contraindicada em casos de processos expansivos[5]. Outro procedimento consiste da instalação de sistemas de derivação ventricular internas, como a ventriculoperitoneal, ou externas para uso temporário as quais complicam frequentemente com obstrução do sistema e infecções[5].

HIPOTERMIA

Por essa técnica, a temperatura é mantida entre 32 e 34°C e o mecanismo provável de ação é a redução do metabolismo cerebral associado aos efeitos anti-inflamatórios da hipotermia. Esta técnica melhorou a sobrevida e prognóstico neurológico em pacientes com baixo escore à escala de Glasgow, quando mantidos por 24 horas após o controle da pressão intracraniana[13]. Após esse período, o reaquecimento do paciente deve ser feito gradualmente com velocidade inferior a 0,5°C por hora na tentativa de evitar hipotensão, hipofosfatemia, acentuação da resposta inflamatória e pelo risco de hiperemia cerebral.

COMA MEDICAMENTOSO

Alguns fármacos reduzem a atividade elétrica cerebral e consequentemente o metabolismo cerebral com possível efeito neuroprotetor. Geralmente utiliza-se pentobarbital 10mg/kg em 30min seguido por 5mg/kg em 60min por três vezes e manutenção com 1 a 3mg/kg/h[1]. O efeito deste tratamento numa avaliação tardia de prognóstico não foi dramático e os relatos foram de diminuição da mortalidade em casos de traumatismo cranioencefálico, afogamentos, infarto cerebral e outras lesões supratentoriais com efeito de massa. Com essa conduta a PIC sofre rápida redução que se mantém pelo período que o paciente estiver sob efeito da medicação. O tiopental pode também ser utilizado e tem ação mais rápida. Um estudo utilizando baixas doses de propofol associado à morfina mostrou benefício em reduzir a PIC, porém não deve ser utilizado na vigência de acidose metabólica, hipercalemia, insuficiência renal, rabdomiólise e triglicerídeos acima de 4mmol/l pelo risco da síndrome da infusão do propofol[9]. Midazolan e fentanil também podem ser utilizados para essa finalidade.

CRANIECTOMIA DESCOMPRESSIVA

Este tipo de intervenção está reservado à síndrome da hipertensão intracraniana que não foi controlada por outras medidas intervencionistas e consiste de retirada temporária ou permanente de retalho da calota craniana (descompressão externa) ou de porções de parênquima cerebral, como as porções mais anteriores dos lobos temporais ou frontais (descompressão interna). As lesões traumáticas graves e o infarto cerebral de grande volume são os tipos de lesões que mais comumente podem receber a indicação para descompressão cirúrgica. Houve melhora do prognóstico funcional após esta conduta no traumatismo cranioencefálico e no acidente vascular cerebral este procedimento pode salvar a vida do paciente, porém geralmente com recuperação funcional pobre, principalmente nos pacientes idosos[1].

Algoritmos para conduta perante a HIC variam conforme o serviço, Pinto e Plese[5] propuseram o algoritmo simples para conduta no pronto-socorro do Hospital das Clínicas da Faculdade de Medicina da Universidade de São Paulo (HC-FMUSP) (Fig. 21.2), entretanto outro mais complexo, porém mais explicativo, foi proposto por Lescot et al.[9] cuja leitura é recomendada.

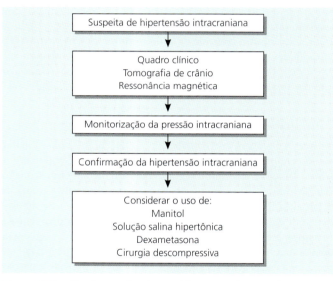

Figura 21.2 – Algoritmo – Conduta na hipertensão intracraniana proposto por Pinto e Plese[5].

REFERÊNCIAS BIBLIOGRÁFICAS

1. Posner JB et al. Plum and Posner's Diagnosis of stupor and coma. 4. ed. New York: Oxford University Press; 2007. p 400. • 2. Stocchetti N et al. Intracranial pressure monitoring for traumatic brain injury: avaiable evidence and clinical implications. Minerva Anestesiol 2008;74:197. • 3. Manreza LA. Pressão intracraniana. In Martins HS. eds. Pronto-socorro: Condutas do Hospital das Clínicas da Faculdade de Medicina da Universidade de São Paulo: Manole; 2007. p 167. • 4. Marmorou A et al. Impact of ICP instability and hypotension on outcome in patients with severe head trauma. J Neuro-

surg 1991;71:S59. • 5. Pinto FCG, Plese JPP. Hipertensão Intracraniana. In Martins HS et al. eds. Pronto-socorro: condutas do Hospital das Clínicas da Faculdade de Medicina da Universidade de São Paulo: Manole; 2008. p 223. • 6. Timofeev I, Hutchinson PJ. Outcome after surgical decompression of severe traumatic brain injury. Injury 2006;37:1125. • 7. Patel HC et al. Specialist neurocritical care and outcome from head injury. Intensive Care Med 2002;28:547. • 8. Cremer OL et al. Effect of intracranial pressure monitoring and targeted intensive care on functional outcome after severe head injury. Crit Care Med 2005;33:2007. • 9. Lescot T et al. Treatment of intracranial hypertension. Curr Opin in Crit Care 2008;14:129. • 10. De Gans J, van de Beek D. Dexamethasone in adults with bacterial meningitis. N Engl J Med 2002;347: 1549. • 11. Roberts I et al. Effect of intravenous corticosteroids on death within 14 days in 10008 adults with clinically significant head injury (MRC CRASH trial): randomized placebo-controlled trial. Lancet 2004;364: 1321. • 12. Kerr ME, Weber BB, Sereika SM et al. Dose response to cerebrospinal fluid drainage on cerebral perfusion in traumatic brain-injured adults. Neurosurg Focus 2001: 11:E1. • 13. Polderman KH et al. Effects of therapeutic hypothermia after traumatic brain injury. A systematic review and meta-analysis. Intensive Care Med 2002;28:1563.

21.3. Acidente Vascular Cerebral

Angelina Maria Martins Lino

INTRODUÇÃO

A incidência global de acidente vascular cerebral (AVC) é estimada em 15 milhões de casos por ano, dos quais aproximadamente 33% dos pacientes falecem e outros 33% permanecem com sequelas neurológicas definitivas[1].

Acidente vascular cerebral isquêmico (AVCI) perfaz 85 a 90% dos casos enquanto a hemorragia cerebral intraparenquimatosa (HIP) espontânea varia de 10 a 15% dos eventos vasculares nos Estados Unidos, de 20 a 30% na Ásia e 5% são de hemorragia subaracnóidea (HSA). A HIP apresenta taxa de mortalidade que varia de 35 a 52% dentro de um mês após o evento e 50% dos óbitos ocorrem nos primeiros dois dias[2,3]. A incidência de HSA varia de 2 a 32 casos/100.000, é mais comum entre 40 e 60 anos com discreto predomínio no sexo feminino (1,6:1) e apresenta elevada taxa de mortalidade (45%)[4]. A taxa de ressangramento pode atingir 70% e de formação de novos aneurismas é de 1 a 2% ao ano.

A dissecção das artérias cervicais é importante etiologia para AVC e representa 25% das causas em pacientes com idade inferior a 45 anos[5]. A dissecção da carótida interna extracraniana tem incidência de 1,7 a 3/100.000 e a vertebral extracraniana de 0,97/100.000; a dissecção carotídea é cerca de duas vezes mais frequente que a da artéria vertebral e a extensão para a porção intracraniana ocorre mais comumente na dissecção da artéria vertebral[5, 6]. Trombose venosa cerebral (TVC) corresponde a 1% de todos os acidentes vasculares cerebrais, predomina no adulto jovem (média de idade de 31 anos) e 70 a 80% dos casos ocorrem no sexo feminino[7].

No Brasil, as doenças cerebrovasculares ocupam entre a primeira e a terceira causa de mortalidade dependendo do Estado, predominando em indivíduos de cor negra[8,9].

DEFINIÇÕES E FISIOPATOLOGIA

Doença cerebrovascular (Tabela 21.3) é um termo genérico utilizado para qualquer anormalidade do tecido cerebral decorrente de alterações dos vasos sanguíneos, enquanto acidente vascular cerebral (AVC) representa um insulto vascular agudo, de natureza isquêmica ou hemorrágica, com instalação súbita do déficit neurológico que por sua vez reflete na localização e tamanho do infarto ou hemorragia[10].

Tabela 21.3 – Etiologia das doenças cerebrovasculares[10].

Causas	Frequência (%)
Aterotrombótica	12 a 32
Lacuna	18 a 19
Embolia	32
Hemorragia hipertensiva	11 a 15,5
Ruptura de aneurisma e malformação arteriovenosa	4,5 a 7
Indeterminada	9,5
Outras Encefalopatia hipertensiva, trombose venosa, sífilis meningovascular e colagenoses	8

ATAQUE ISQUÊMICO TRANSITÓRIO

Episódio breve e reversível de déficit neurológico focal de origem não epiléptica e com duração inferior a 24 horas é conhecido pelos termos ataque isquêmico transitório (AIT) ou episódio isquêmico transitório (EIT) e decorre do envolvimento de qualquer artéria cerebral ou cerebelar, superficial ou profunda[10]. Dentre os mecanismos responsáveis pelo AIT estão microembolia, vasoespasmo, anemia, episódio transitório de hipotensão arterial sistêmica e hiperviscosidade sanguínea de diferentes etiologias. Clinicamente, os que têm duração inferior a uma hora geralmente são de origem aterotrombótica, enquanto os mais duradouros frequentemente decorrem de embolia; dois terços dos casos ocorrem em pacientes do gênero masculino e com hipertensão arterial sistêmica (HAS)[10].

ACIDENTE VASCULAR CEREBRAL ISQUÊMICO

A isquemia cerebral decorre de hipofluxo e/ou oclusão consequente a processo aterotrombótico, embolia (Quadro 21.15) ou arteriosclerose. Lesão irreversível do tecido cerebral ocorre após 4 a 8min de bloqueio completo do suprimento sanguíneo e subsequente surgimento da área de necrose isquêmica (infarto) e os efeitos dessa oclusão dependem da localização da lesão em relação à circulação colateral, dos vasos anastomóticos entre artérias adjacentes e da qualidade do fluxo oriundo dessa circulação colateral[10].

Quadro 21.15 – Causas de embolia cerebral[10,11].

Fonte cardíaca		Fonte não cardíaca
Maior	**Menor**	
Fibrilação atrial	Forame oval patente	Aterosclerose da aorta e carótidas
Estenose mitral	Aneurisma de septo atrial	Dissecção e/ou displasia fibromuscular de carótidas/vertebrais
Valva prostética	Defeitos septais	
Endocardite	Calcificação anelar da valva mitral	
Infecciosa/marântica	Fibroelastoma	Trombos em veias pulmonares
Mixoma atrial		
Infarto agudo do miocárdio		Ar, gordura, tumor
Trombo de ventrículo esquerdo		Cirurgia torácica/pescoço
Acinesia/aneurisma de ventrículo esquerdo		Indeterminada
Falência de ventrículo esquerdo		

O mecanismo comum é a perda de suprimento de oxigênio e glicose, seguido pela falência dos processos geradores de energia celular. O tecido necrótico edemacia e as células isquêmicas liberam radicais livres, com peroxidação dos componentes da membrana celular, e neurotransmissores excitatórios, principalmente glutamato e aspartato, que promovem influxo intracelular de sódio e cálcio, culminando na lesão celular irreversível.

Área ou zona de penumbra representa a região na periferia do infarto que tem perfusão reduzida (12 a 23ml/100g/min) e as células disfuncionantes podem apresentar recuperação na dependência da duração da isquemia em combinação com o fluxo sanguíneo residual. Essa área de penumbra é particularmente sensível a hipercapnia, hipoperfusão, hipoglicemia e hipertermia que se presentes e não corrigidas levam à irreversibilidade da lesão tecidual[10].

ACIDENTE VASCULAR HEMORRÁGICO

A hemorragia intracraniana pode ocorrer secundariamente a diferentes etiologias, como apresentadas no quadro 21.16.

Quadro 21.16 – **Etiologia da hemorragia intracraniana**[10].

Causas	Exemplos
Hemorragia intraparenquimatosa primária	Hipertensão
Ruptura espontânea de anormalidades vasculares	Aneurismas, malformação arteriovenosa, cavernoma
Indeterminada	Com pressão arterial normal e sem evidência de aneurisma ou malformação vascular
Trauma	–
Distúrbios hemorrágicos	Leucemia, anemia aplástica, púrpura trombocitopênica, doença hepática, complicações de anticoagulação ou trombólise, hemofilia, hipofibrinogenemia
Hemorragia secundária à neoplasia	Tumores primários ou metástases
Embolia séptica	Aneurisma micótico
Infarto hemorrágico	Arterial ou venoso
Doença inflamatória vascular	Vasculites sistêmicas
Amiloidose	Angiopatia amiloide
Outros	Drogas vasopressoras, exercício, arteriografia, fístula carótido-cavernosa, teratomas, encefalite herpética

Hemorragia intraparenquimatosa

Esta situação clínica é definida pelo sangramento espontâneo, usualmente decorrente da ruptura de pequenas artérias, dentro do parênquima cerebral e que pode se difundir para os espaços ventricular e subaracnóideo (Tabela 21.4). O coágulo lesa o tecido por dissecá-lo e por pressão sobre estruturas adjacentes, ainda podem se somar os efeitos isquêmicos decorrentes de vasoespasmos desendeados pela presença do sangue na proximidade do polígono de Willis e seus ramos[10]. A HIP ocorre mais frequentemente devido ao rompimento de pequenas artérias e arteríolas (60%) e angiopatia amiloide (10%)[2].

Hemorragia subaracnóidea

Na hemorragia subaracnóidea ocorre elevação abrupta da pressão intracraniana e redução da pressão de perfusão com importante redução no fluxo sanguíneo cerebral, diminuição da autorregulação cerebral e isquemia pela vasocons-

Tabela 21.4 – Local de sangramento e prognóstico na hemorragia intraparenquimatosa[3].

Localização	Frequência (%)	Mortalidade em 1 ano (%)
Profunda	50	51
Lobar	35	57
Cerebelar	10	42
Tronco encefálico	6	65

trição aguda, agregação plaquetária microvascular, ativação de colagenase microvascular, perda de colágeno microvascular e liberação de antígenos da barreira endotelial com redução da perfusão microvascular e aumento da permeabilidade. A HSA geralmente é secundária à ruptura de aneurisma congênito que se forma em decorrência de anormalidades de desenvolvimento das camadas média e elástica das artérias (Tabela 21.5)[10].

Tabela 21.5 – Localização dos aneurismas congênitos[10].

Local	Frequência (%)
Porção anterior do polígono de Willis Artéria cerebral anterior Artéria comunicante posterior Primeira bifurcação da artéria cerebral média Bifurcação da artéria carótida interna	90 a 95

Outros
  Porção cavernosa da artéria carótida interna
  Origem da artéria oftálmica
  Junção das artérias cerebral posterior com
  comunicante posterior
  Bifurcação da artéria basilar
  Origem das artérias cerebelares
	5 a 10

DISSECÇÃO ARTERIAL

Necrose cística da camada média e displasia fibromuscular são as causas para o enfraquecimento da parede vascular com subsequente entrada de sangue pela camada íntima e posterior formação de hematoma subintimal ou subadventicial, este último pode causar compressão local ou hemorragia subaracnóidea (mais comum nas dissecções e/ou progressões intracranianas). A isquemia cerebral associada à dissecção é consequência de embolia por material originado na camada íntima e/ou distúrbio hemodinâmico decorrente da estenose/oclusão causada pelo hematoma intramural[6].

TROMBOSE VENOSA CEREBRAL

Na trombose venosa cerebral ocorre oclusão das veias cerebrais e/ou seios venosos com aumento na pressão venosa retrógrada e redução do fluxo sanguíneo e da pressão de perfusão cerebrais com consequente surgimento de edema citotóxico e vasogênico, hemorragia e infarto. A oclusão dos seios venosos pode ainda comprometer a absorção do líquido cefalorraquidiano com aumento secundário da pressão intracraniana[7].

DIAGNÓSTICO

CLÍNICO

A caracterização clínica do AVC reside na instalação súbita do déficit neurológico. Embora útil, a forma da instalação dos sintomas isoladamente não permite a diferenciação entre os tipos de AVC e o déficit neurológico reflete o território vascular acometido (Quadros 21.17 e 21.18)[3,10]. As situações clínicas que estão entre os diagnósticos diferenciais do AVC são apresentadas no quadro 21.19.

Quadro 21.17 – **Manifestações clínicas do acidente vascular cerebral no território carotídeo[10].**

Artéria	Sinais e sintomas
Carótida comum	Nenhum ou poucos sintomas (devido à irrigação colateral), isquemia do tipo *watershed* (fronteira), sintomas/sinais semelhantes aos da ACI ou dos territórios de ACM + ACA (se polígono de Willis não permitir fluxo colateral)
Carótida interna (ACI)	Semelhantes aos da ACM
Coróidea anterior	Pode haver acometimento do território de ACA, sonolência, cegueira monocular transitória Hemiparesia e hemi-hipoestesia contralateral, hemianopsia homônima, heminegligência e apraxia construtiva (hemisfério não dominante), distúrbio da linguagem e fala (hemisfério dominante)
Cerebral média (ACM)	Paresia/plegia completa contralateral, hemi-hipoestesia completa contralateral, Foville superior, hemianopsia homônima Se hemisfério dominante: disfunção da linguagem, confusão direita-esquerda, acalculia, agrafia, agnosia para dedos, se hemisfério não dominante: apraxia e distúrbios gnósticos e heminegligência
Cerebral anterior (ACA)	Paresia/plegia total ou parcial do membro inferior contralateral até paraplegia crural, pode haver comprometimento menor do braço contralateral, hipoestesia no membro inferior contralateral (principalmente pés e pernas), incontinência urinária, paratonia, reflexo de preensão, sucção, abulia, lentificação, perda da espontaneidade, apraxia de marcha, perseveração e amnésia

Quadro 21.18 – Manifestações clínicas do acidente vascular cerebral no território vertebrobasilar[10].

Artéria	Sinais e sintomas
Vertebral	Manifestações clínicas variáveis; fenômeno de roubo da subclávia; hemiparesia contralateral poupando face, perda da sensação de vibração e posição contralateral, paralisia ipsilateral da língua; nistagmo, osciloscopia, vertigem, náusea, vômito, hipoestesia térmica e dolorosa no hemicorpo contralateral, síndrome de Horner ipsilateral, alteração de sensibilidade na hemiface ipsilateral, IX e X nervos ipsilaterais, ataxia cerebelar ipsilateral; vertigem, náusea, vômitos, nistagmo, ataxia cerebelar ipsilateral
Basilar	*Da própria basilar* Perda sensitiva e motora nos quatro membros com variável acometimento cerebelar e nervos cranianos e outras estruturas da ponte, coma, mutismo *Dos ramos* Diferentes síndromes clínicas que incluem combinações de sonolência, distúrbio de memória, mutismo acinético, alucinações visuais, ptose, distúrbios da motricidade ocular extrínseca do olhar conjugado, nistagmo retratório, retração das pálpebras superiores, desvio *skew*, déficits de campo visual
Cerebral posterior	*Síndromes anterior e proximal* Hipoestesia no hemicorpo contralateral, hemiparesia contralateral, com ou sem hemianopsia homônima, posturas atetóticas da mão e alterações comportamentais; III nervo ipsilateral, hemiparesia contralateral; disfunção do olhar conjugado vertical; coma; distúrbios do movimento (hemibalismo, hemicoreoatetose) com ou sem déficits sensitivos, hemiataxia, tremor, síndrome amnéstica *Síndromes corticais* Hemianopsia homônima, alucinações visuais, alexia (com ou sem agrafia), anomia, agnosia visual, raramente há comprometimento da memória *Síndrome bilateral* Cegueira cortical, alucinações visuais, com preservação do reflexo fotomotor e fundo de olho normal; escotoma central homônimo; escotoma paracentral homônimo; visão central (*gun barrel*); síndrome de Balint; com ou sem distúrbio de memória (estado amnéstico de Korsakoff)

Quadro 21.19 – Diagnóstico diferencial do acidente vascular cerebral[10].

Encefalopatia hipertensiva	Traumatismo cranioencefálico
Hipoglicemia	Outros distúrbios metabólicos
Enxaqueca complicada	Amnésia global transitória
Crises epilépticas	Infecções do sistema nervoso central
Distúrbios somatoformes	Efeito tóxico de medicações/drogas ilícitas
Labirintopatias	Esclerose múltipla

O AIT pode anteceder, acompanhar ou ser posterior ao AVC. Neste caso, a frequência de sua ocorrência dentro de um mês e dentro de um ano após o insulto vascular cerebral é de 20 e 50%, respectivamente[10]. Os diagnósticos diferenciais para ataque isquêmico transitório incluem crise epiléptica, enxaqueca, amnésia global transitória, ataques de queda (*drop attack*), eventos conversivos, entre outros.

No acidente vascular cerebral isquêmico (AVCI) aterotrombótico, o déficit neurológico se instala gradualmente em minutos a horas, em 60% dos casos ocorre durante o sono, em 75% dos pacientes o evento principal é precedido por AIT[10]. A ocorrência de cefaleia é rara, porém, se presente, sua localização pode sugerir o vaso acometido, por exemplo hemicrania ipsilateral à oclusão no caso da artéria carótida, região dorsal da cabeça ou occipital e frontal na oclusão da artéria basilar, ou retroauricular ou na sobrancelha ipsilateral no caso da artéria vertebral. De forma geral, no AVCI de origem embólica o déficit neurológico comumente é máximo quase que imediatamente após sua instalação.

A HIP provoca déficit neurológico máximo à sua instalação e geralmente quando o paciente está ativo. A ocorrência de cefaleia e vômitos é mais comum na HIP do que no AVCI. Os sinais clínicos refletem a localização do hematoma que por sua vez depende do território arterial acometido (ver Quadros 21.17 e 21.18).

Na HSAA, 80% dos pacientes referem cefaleia intensa de início súbito ("pior dor de sua vida") geralmente durante exercício físico ou estresse associada ou não a outros sintomas como náusea/vômito (77%), rigidez nucal (75%), perda breve da consciência ou déficit neurológico focal (53%). Cefaleia sentinela (2 a 8 semanas antes da HSA, geralmente de moderada intensidade com ou sem náuseas e vômitos) é descrita em cerca de 20% dos pacientes. Crise epiléptica, mais comumente convulsão, ocorre em 20% dos casos, comumente nas primeiras 24 horas após a HSA e está associada à extensão da hemorragia para o parênquima, hipertensão e aneurismas das artérias cerebrais média e anterior[4].

Tipicamente, a dissecção arterial cervical ocorre mais frequentemente em mulheres, idade entre 30 e 40 anos, podendo ser espontânea ou ter relação com trauma craniano ou cervical, surtos de tosse ou espirro, extensão cervical prolongada, entre outras. Além da dor na região cervical e o déficit neurológico focal correspondente ao território da artéria acometida, podem aparecer sinais e sintomas decorrentes da relação de proximidade entre o vaso e as estruturas vizinhas, por exemplo na dissecção carotídea podem ocorrer síndrome de Horner ipsilateral ou envolvimento dos nervos vagos, acessório ou hipoglosso devido à proximidade que essas estruturas guardam com a artéria carótida[5,10].

Trombose venosa cerebral deve ser suspeitada em pacientes jovens com cefaleia (75 a 95%) ou sinais neurológicos focais (50%) sem fator de risco para doença vascular, em infartos hemorrágicos em áreas atípicas de distribuição vascular ou na presença de qualquer fator que favoreça estado de hipercoagulabilidade com cefaleia de início recente, déficit neurológico instalado durante a gestação ou puerpério (após descartar pré-eclampsia) e uso de contraceptivos orais e moduladores seletivos de estrógeno. A sintomatologia varia desde cefaleia isolada até infartos venosos hemorrágicos com grave hipertensão intracraniana (HIC). As causas variam conforme a localização geográfica (Tabela 21.6), assim na Europa e nos Estados Unidos os estados de hipercoagulabilidade predominam como causa, enquanto que na Ásia e no Oriente Médio, os casos de trombose venosa cerebral são mais frequentemente associados à doença inflamatória intestinal e doença de Behçet, respectivamente[7]. A frequência de acometimento dos diferentes sistemas venosos cerebrais é apresentada na tabela 21.7.

IMAGEM

Tomografia computadorizada (TC) e ressonância nuclear magnética (RNM) são os exames rotineiramente utilizados na fase aguda para diagnóstico de AVC. A tomografia computadorizada é o método mais utilizado no atendimento emergencial e, no AVCI, os achados dependerão do intervalo de tempo entre o início dos sintomas e a realização do exame, assim se feita nas primeiras horas

Tabela 21.6 – **Causas de trombose venosa cerebral[7].**

Causas	Frequência (%)	Observações
Infecções	19	Oral, seios paranasais e face – 67% por *S. aureus* Otite média, mastoidite, meningite, processos dentários
Estados de hipercoagulabilidade	19 a 36	Hereditária (20% mutação no fator V de Leiden, polimorfismo no gene da protrombina, deficiência de antitrombina III, proteínas C e S) Hiper-homocisteinemia, trombocitemia essencial, policitemia vera, deficiência de plasminogênio ou do fator ativador do plasminogênio, síndrome de Evans, trombocitopenia induzida pela heparina, gestação e puerpério, neoplasias
Doenças sistêmicas	18 a 23	Doença de Behçet, síndrome do anticorpo antifosfolípideo, lúpus eritematoso sistêmico, granulomatose de Wegener, Churg-Strauss, doença inflamatória intestinal
Outras	5 a 14	Hemoglobinúria paroxística noturna, síndrome nefrótica, anemia ferropriva, anemia falciforme, trauma, voos longos, desidratação, doença inflamatória intestinal, punção lombar, disfunção endócrina (diabetes, doenças da tireoide), transplante renal, contraceptivos hormonais, andrógenos, tamoxifeno, drogas antineoplásicas (L-asparginase, cisplatina)
Indeterminada	30	–

Tabela 21.7 – **Frequência de acometimento das estruturas venosas na trombose venosa cerebral[12].**

Estrutura	Frequência (%)
Seio sagital superior	62
Seio transverso esquerdo	45
Seio transverso direito	41
Seio reto	18
Veias corticais	17
Sistema venoso profundo	11
Seio cavernoso	1,3
Veias cerebelares	0,3

pode não mostrar alterações, a seguir surgem apagamento de sulcos, perda da definição entre córtex e substância branca, edema e mais tardiamente há o aparecimento da característica área hipoatenuante; já as alterações hemorrágicas são vistas imediatamente como áreas de hiperatenuação na tomografia computadorizada sem contraste[10]. Na HIP, a sensibilidade de ambos os métodos é semelhante, porém, a TC é superior para mostrar inundação ventricular ao passo que a RNM, com a técnica de ecogradiente, é superior em diferenciar hemorragia aguda de crônica, detectar lesões subjacentes, delinear a quantidade de edema peri-hematoma e evidenciar herniação. Para HSA, a capacidade de detecção da hemorragia é proporcional ao volume e ao tempo de sangramento; nas primeiras 12 horas a sensibilidade é de 98 a 100% e declina gradualmente para 87 a 85% no sexto dia; se a TC de crânio não mostrar sangramento, a punção lombar está indicada para avaliação da celularidade, presença de xantocromia e bilirrubina; TC e LCR normais excluem HSA na maioria dos casos; a RNM tem limitações práticas para execução em caráter emergencial, porém é importante para investigação de outras causas de HSA[4]. A TC de crânio na trombose venosa cerebral pode mostrar alterações variadas ou ser normal; os infartos venosos geralmente são hemorrágicos e não obedecem à distribuição arterial; alterações características de trombose venosa cerebral, como sinal da corda ou sinal do delta vazio, são observadas em 25 a 56% dos casos[12]. A venografia por ressonância nuclear magnética é sensível, porém a característica do sinal dependerá da idade do trombo e da quantidade do fluxo residual[12].

Ecodoppler extracraniano permite reconhecer e estimar a composição e/ou tamanho da placa, porém apresenta resultados falso-positivos em 1 a 14% dos casos de estenose carotídea superior a 70%; na dissecção arterial, estenose ou oclusão podem ser observadas com o restante dos vasos com leve ou nenhuma aterosclerose[5,13]. O Doppler transcraniano constata as alterações hemodinâmicas da estenose mais proximal, reconhece o padrão da circulação colateral e os sinais de embolia; o valor preditivo positivo para a presença de estenose é maior para a circulação anterior do que para a posterior; os valores de sensibilidade e especificidade são de 94 e 97%, respectivamente, para estenose carotídea até o sifão, e 81 e 96%, respectivamente, para estenose carotídea após o sifão[13].

Para detecção de estenoses, angiografia por ressonância nuclear magnética (angio-RNM) tem valor preditivo maior que o ecodoppler extracraniano, contudo apresenta pouca confiabilidade para oclusão; a sensibilidade para detecção de aneurismas é de 56% para diâmetros inferiores a 5mm e 85 a 100% para diâmetros superiores ou iguais a 5mm, além de sofrer interferências com as sequências utilizadas e o tipo de processamento das imagens[4,13]. Nas estenoses, a angiografia por tomografia computadorizada (angio-TC) apresenta boa correlação com os resultados da arteriografia digital, sua limitação está associada ao contraste iodado; na hemorragia subaracnóidea, a sensibilidade de detecção varia de 64 a 83% e 95 a 100% para aneurismas com diâmetros inferiores a 5mm e superiores ou iguais a 5mm, respectivamente[4]. Para dissecção arterial, a angio--RNM, incluindo cortes cervicais transversais com supressão de gordura, é método menos invasivo, sensível e específico; se este exame não firmar o diagnóstico num caso suspeito está indicada a realização de angio-TC ou angiografia digital[5].

A angiografia digital é considerada o exame padrão-ouro para investigação de todos os tipos de acidente vascular cerebral, pois avalia o grau de estenose, constata a presença e as condições da circulação colateral, de estenoses intracranianas e de estenoses assintomáticas; o risco de complicações maiores (acidente vascular cerebral e ataque isquêmico transitório) varia de 0,4 a 4% e as complicações menores são representadas por reações alérgicas, hematomas no local da punção, entre outras. As indicações para sua realização incluem HSA, presença de calcificações anormais, anomalias vasculares, sangramento em localizações atípicas e hemorragia ventricular isolada[3]. Para HSA, é o exame recomendado para diagnóstico e angio-RNM ou angio-TC devem ser consideradas se a angiografia convencional não puder ser realizada[4]. Na dissecção arterial, os achados podem ser de falsa luz vascular, estenose progressiva em chama de vela ou filiforme com fluxo lento ou displasia fibromuscular[5].

No Brasil, a disponibilidade dos diferentes métodos de investigação é variável e há poucos estudos de confiabilidade e padronização, dessa forma a recomendação da Sociedade Brasileira de Doenças Cerebrovasculares (SBDCV) é que a investigação inicial seja feita com métodos não invasivos para AVCI e, dependendo da situação clínica e disponibilidade de cada serviço, outros métodos invasivos sejam considerados[13].

EXAMES LABORATORIAIS

A investigação laboratorial emergencial engloba bioquímica sanguínea, condições de coagulação e hemograma completo. Outros exames podem ser necessários conforme o tipo de AVC e possibilidade etiológica.

MARCADORES DE INFLAMAÇÃO

Diversas moléculas participantes do processo inflamatório foram estudadas como marcadores preditivos de eventos vasculares. De todos os estudados, apenas a proteína C reativa (PCR) por técnica quantitativa ultrassensível tem valor preditivo, os demais ainda necessitam de estudos maiores para estabelecer os seus valores[13]. Na HIP diferentes marcadores estão em investigação como apresentado no quadro 21.20.

Quadro 21.20 – Marcadores inflamatórios na hemorragia intraparenquimatosa[3].

Marcador	Correlação
Metaloproteína-9	Edema perilesional Volume residual da cavidade
Metaloproteína-3	Risco de morte Volume residual da cavidade
Fibronectina	Lesão vascular Aumento do hematoma se superior a 6mg/ml
IL-6 > 24pg/ml	Aumento do hematoma
TNF-α	Edema perilesional Volume residual da cavidade

OUTROS MÉTODOS

O ecocardiograma está indicado na suspeita de fonte emboligênica; o ecotranstorácico é usado como método geral de investigação e sua capacidade de identificar a fonte é inferior a 5%, já o ecotransesofágico melhora a informação sobre arco aórtico, átrio esquerdo e válvulas aórtica e mitral, é capaz de identificar a fonte em 30 a 45% dos casos e está formalmente indicado no paciente jovem com suspeita de embolia[10]. O eletrocardiograma Holter de 24 horas ou contínuo por uma semana é importante método de investigação no paciente com AVCI de origem indeterminada, pois em 5 a 10% dos casos confirma-se a presença de fibrilação atrial paroxística.

No quadro 21.21 é apresentada a metodologia de investigação emergencial no acidente vascular cerebral agudo[14].

TRATAMENTO

Todo e qualquer AVC deve ser considerado como emergência médica e de modo geral a SBDCV aceita e segue as orientações preconizadas pelos consensos internacionais[13,15,16].

Quadro 21.21 – Metodologia para investigação emergencial na suspeita de acidente vascular cerebral[14].

Tipo de paciente	Exames
Todos os casos	TC sem contraste (RNM)
	Glicemia
	Eletrólitos e função renal
	ECG
	Marcadores de isquemia cardíaca
	Hemograma completo
	TP, TTPA, INR
	Saturação de O_2
	Radiografia de tórax
Casos selecionados	Função hepática
	Testes toxicológicos
	Concentração sérica de álcool
	Teste de gravidez
	Gasometria arterial
	EEG
	LCR

MEDIDAS GERAIS NA FASE AGUDA DO ACIDENTE VASCULAR CEREBRAL

O paciente com diagnóstico de AVC deve ter a mesma prioridade de atendimento que o infarto agudo do miocárdio, independentemente da intensidade do déficit neurológico[13,14].

- ABC – assegurar ventilação, oxigenação e circulação.
- Pontos importantes da história clínica – horário do evento ou a última vez que o paciente foi visto sem qualquer problema, checar eventos recentes (acidente vascular cerebral, infarto agudo do miocárdio, trauma, cirurgias e sangramentos), comorbidades (hipertensão arterial sistêmica e diabetes) e medicações em uso (anticoagulantes, antiagregantes, insulina e anti-hipertensivos).
- Exame físico e neurológico (escala NIHSS – *National Institute of Health Stroke Scale*).
- Ausculta dos vasos cervicais.
- Unidade de terapia intensiva (preferencialmente, unidade de cuidados neurológicos).
- Gerais: proteção dos olhos, cuidados com bexiga, boca, intestino e pele.
- Monitoração de pressão arterial, função pulmonar e cardíaca, gasometria sanguínea e pressão intracraniana (em situações especiais).

MEDIDAS ESPECÍFICAS

As condutas terapêuticas para os diferentes tipos de AVC são apresentadas de forma simplificada nos quadros 21.22 a 21.29. Naquelas em que houver análise com classe e nível de recomendação esta será citada no item específico. Os fatores de risco que podem agravar a evolução clínica nos diferentes tipos de AVC são apresentados no quadro 21.30.

Quadro 21.22 – Tratamento do acidente vascular cerebral isquêmico[13-17].

Alvo da intervenção	Agente/fator	Recomendação/observação
Gerais	ABC	Classe I, nível C • Assistência ventilatória se necessária • Suplementação de O_2 se hipoxemia, manter $pO_2 \geq 92\%$ • O_2 hiperbárico só para embolia gasosa • Monitoração cardíaca
	Febre	Classe I, nível C Tratar
	Hipoglicemia	Objetivo é normoglicemia
	Hiperglicemia	Classe II, nível C • Insulina se glicemia > 140mg/dl
Hipertensão arterial sistêmica	Candidato à trombólise	Classe I, nível C • Manter PAs $\leq$ 185mmHg e/ou PAd $\leq$ 110mmHg
	Não candidato à trombólise	Classe I, nível C • Intervir se PAs > 220mmHg e/ou PAd > 120mmHg • Baixar não mais que 15% da pressão arterial média nas primeiras 24h
	Reintrodução de medicação para hemorragia subaracnóidea prévia	Classe IIa, nível B • Reintrodução gradual após 24h da instalação do AVC
Trombólise intravenosa	rt-PA	Classe I, nível A • Dentro de 3h de início dos sintomas • 0,9mg/kg (máximo 90mg) com 10% da dose administrada em 1min e o restante em 60min
	Outros trombolíticos e enzimas fibrinogenolíticas	Alguns com resultados favoráveis, porém sem recomendação para uso clínico
Trombólise intra-arterial	rt-PA	Classe I, nível B • Opção para não candidatos à trombólise com sintomas iniciados a mais de 3h e menos de 6h

(Continua na pág. seguinte)

Quadro 21.22 – Tratamento do acidente vascular cerebral isquêmico[13-17] (*continuação*).

Alvo da intervenção	Agente/fator	Recomendação/observação
Agentes antiplaquetários	Aspirina 300 a 325mg/dia	Classe I, nível A • Recomendado para a maioria • Se trombólise, iniciar após 24h
	Clopidogrel	Classe III, nível C • Considerar se aspirina for contraindicada • Não é recomendado sozinho ou em combinação com ácido acetilsalicílico
	Inibidores da glicoproteína IIb/IIIa	Classe III, nível B • Não recomendado na prática clínica
Anticoagulação	Heparina não fracionada	*Ver quadro 21.24*
Hemodiluição	Com ou sem venodissecção	Classe III, nível C • Não é recomendado, exceto para policitemia grave
Expansão volêmica	Albumina, dextrana 40, outros	Classe III, nível C • Não recomendado
Vasodilatadores	Pentoxifilina, propentoxifilina, pentifilina	Classe III, nível C • Não recomendado
Hipertensão induzida	Fluidos, fenilefrina, retirada de drogas anti-hipertensivas	Classe III, nível B • Não está indicado na maioria dos pacientes • Drogas vasopressoras podem ser usadas em situações especiais para elevação de 20 a 30% acima da pressão arterial média basal
Intervenção cirúrgica aguda	Endarterectomia carotídea	• Pouca informação disponível sobre eficácia/segurança na fase aguda • Benefícios observados na isquemia de pequeno tamanho duas semanas após o evento
	Bypass extra-intracraniano	• Dados existentes não permitem uma recomendação
Intervenção endovascular aguda	Angioplastia com ou sem *stent*	• Bons resultados em alguns trabalhos, recomendado para insucesso da conduta clínica e em associação à trombólise intra-arterial
	Ruptura mecânica do coágulo	• Não há recomendação
	Extração do trombo	Classe IIb, nível B • Para pacientes selecionados, utilidade clínica incerta

(Continua na pág. seguinte)

UTI - ADULTO – MANUAL PRÁTICO

Quadro 21.22 – Tratamento do acidente vascular cerebral isquêmico[13-17] (*continuação*).

Alvo da intervenção	Agente/fator	Recomendação/observação
Terapia combinada para reperfusão	Trombólise + neuroproteção Trombólise intra-arterial + inibidores plaquetários Ativador do plasminogênio + inibidor da glicoproteína IIb/IIIa	Classe III, nível B • Até o momento esses procedimentos não estão recomendados na prática clínica
	Trombólise endovenosa + intra-arterial	Classe IV • Pode eventualmente ser utilizada
Neuro-proteção	Hipotermia	Classe III, nível A • Utilidade no AVC não está estabelecida devido aos resultados conflitantes
	Bloqueadores de canais de cálcio Antagonistas do NMDA Antagonistas da glicina Antagonistas do glutamato	Até o presente nenhuma intervenção neuroprotetora mostrou benefício
Reabilitação	Motora e fonoaudiológica	Classe I, nível C • Início precoce

rt-PA = fator ativador do plasminogênio tecidual recombinante; NMDA = N-metil-D-aspartato.

Quadro 21.23 – Contraindicações à trombólise no acidente vascular cerebral isquêmico[13].

Uso de anticoagulantes e TP > 15s (INR > 1,4)
Uso de heparina nas últimas 48h e TTPA elevado
AVCI ou TCE graves nos últimos três meses
Hemorragia cerebral pregressa
História de malformação arteriovenosa ou aneurismas cerebrais
Tomografia com sinais precoces de isquemia de tamanho igual ou superior a um terço do território da artéria cerebral média
PAs > 185mmHg ou PAd > 110mmHg em três medidas com intervalo de 10min e refratária ao tratamento anti-hipertensivo
Sinais e sintomas sugestivos de hipertensão intracraniana
Déficits neurológicos leves
Cirurgia de grande porte ou procedimento invasivo nas duas últimas semanas
Hemorragia genitourinária ou gastrointestinal nas últimas três semanas
História de varizes esofagianas ou doença inflamatória intestinal
Punção arterial em local não compressível ou biópsia na última semana
Coagulopatia com TP > 15s, TTPA elevado ou plaquetas < 100.000/mm³
Glicemia < 50mg/dl ou > 400mg/dl
Crise epiléptica não relacionada ao AVC agudo
Evidência de pericardite ativa, endocartite ou embolização séptica
Aborto nas últimas três semanas, gravidez ou puerpério
Infarto agudo do miocárdio recente

NEUROLOGIA EM UNIDADE DE TERAPIA INTENSIVA

Quadro 21.24 – Anticoagulação na fase aguda do acidente vascular cerebral[6,13,14].

Indicação	Observações
Fibrilação atrial	Elevado risco de recorrência de AVC (23% com FA × 8% sem FA)
Episódio isquêmico transitório de repetição	Desde que excluídos fatores hemodinâmicos que expliquem o quadro
Estenose crítica sintomática	Até que seja realizada a endarterectomia ou tratamento endovascular
Déficit neurológico progressivo	Desde que descartados distúrbio metabólico e edema como causas da piora neurológica
Embolia artério-arterial	Decorrente de placa ulcerada ou instável e falha terapêutica com antiagregantes
Estenose intracraniana crítica	–
Prevenção da trombose venosa periférica	Com heparina fracionada ou não e por via subcutânea
Duração da anticoagulação	Se causa cardíaca, prolongada Sem causa cardíaca, 3 meses (60 a 80% das artérias recanalizam nesse período)
Via e agente	Bolo, endovenosa e subcutânea são comparáveis em termos de segurança Heparina fracionada ou não fracionada são comparáveis
Risco de sangramento	Incapacidade NIHSS > 15

FA = fibrilação atrial; NIHSS = *National Institute of Health Stroke Scale.*

Quadro 21.25 – Tratamento da hemorragia intraparenquimatosa[2,3,17].

Alvo da intervenção	Agente/fator	Recomendação/observação
Parar ou reduzir o sangramento	Fator VII ativado, recombinante	15 a 90µg/kg, até 3h (aguarda estudo fase III)
	Vitamina K + plasma fresco 15 a 20ml/kg	Quando decorrente do uso de varfarina
	Concentrado complexo de protrombina	Quando decorrente da trombólise A SBDCV recomenda 6 a 8U de crioprecipitado ou 2 a 3U de plasma fresco
	Protamina	Quando decorrente do uso de heparina
	Plaquetas (6 a 8U) + crioprecipitado com fator VIII	Se relacionado à fibrinólise

(Continua na pág. seguinte)

UTI - ADULTO – MANUAL PRÁTICO

Quadro 21.25 – Tratamento da hemorragia intraparenquimatosa[2,3,17] (*continuacão*).

Alvo da intervenção	Agente/fator	Recomendação/observação
Remoção do sangue do parênquima/ ventrículos	Craniotomia descompressiva	Não recomendada de rotina Se hematoma cerebelar > 3cm ou compressão ou hidrocefalia
	Cirurgia minimamente invasiva	Utilidade a ser determinada
	Aspiração endoscópica com ou sem terapia trombolítica	Utilidade desconhecida
Controle da pressão arterial	PAs > 200mmHg ou PA média > 150mmHg	Considerar redução agressiva com fármacos endovenosos e controle de PA a cada 5min
	PAs > 180mmHg ou PA média > 130mmHg com evidência de HIC	Considerar monitorização da PIC e redução da PA para valores que garantam perfusão cerebral 60 a 80mmHg
	PAs > 180mmHg ou PA média > 130mmHg sem evidência de HIC	Considerar redução moderada para PA média 110mmHg ou PA 160 × 90mmHg, reexame a cada 15min
Glicemia	Hipoglicemia	Correção agressiva com glicose a 50%
	Hiperglicemia (> 140mg/dl)	Insulina
Crises epilépticas	Se presentes	Benzodiazepínicos/fenitoína
	Profilaxia	Considerar fatores de risco para crises (sangramento lobar, desvio de linha média, elevado NIHSS)
Prevenção de TVP	Meia elástica + compressão pneumática	–
	Heparina e derivados	Em situações especiais e após 3º/4º dia após HIP
	Filtro de veia cava	Na evidência de TVP ou embolia pulmonar
Temperatura	Se febre	Tratamento agressivo
Hipertensão intracraniana	Ver Capítulo 21.2	–
Reintrodução de antiagregação/ anticoagulação	FA com baixo risco (sem AVC prévio)	Antiagregação
	Alto risco de angiopatia amiloide	Antiagregação
	Elevado risco de tromboembolismo	Varfarina 7 a 10 dias após o evento

HIC = hipertensão intracraniana; PIC = pressão intracraniana; NIHSS = *National Institute of Health Stroke Scale*; HIP = hemorragia intraparenquimatosa.

Quadro 21.26 – Fármacos para controle da pressão arterial sistêmica na hemorragia intraparenquimatosa[3].

Fármaco	Bolo endovenoso	Dose para infusão contínua
Labetalol	5 a 20mg (a cada 15min)	2mg/min (máximo 300mg/dia)
Metoprolol	5mg (a cada 10min)	1mg/min (máximo 20mg)
Nicardipina	–	5 a 15mg/h
Esmolol	250µg/kg	25 a 300µg/kg/min
Enalapril	1,25 a 5mg a cada 6h (1ª dose de 0,625 mg)	–
Hidralazina	5 a 20 mg (a cada 30min)	1,5 a 5µg/kg/min
Nipride	–	0,1 a 10µg/kg/min
Nitroglicerina	–	20 a 400µg/kg/min

Quadro 21.27 – Tratamento da hemorragia subaracnóidea[4,18].

Alvo da intervenção	Agente/fator	Recomendação/observação
Evitar ressangramento	Restrição ao leito	Classe II, nível B Mas não isoladamente
	Pressão sanguínea	Ver abaixo
	Antifibrinolítico	Necessidade de mais ensaios clínicos
	Fator VII ativado	Protocolo suspenso por oclusão vascular
Aneurisma roto	Cirurgia aberta	Classe I, nível B Indicação de cirurgia precoce em pacientes com acometimento leve ou moderado
	Endovascular	Classe I, nível B Aneurismas de diâmetro e colo pequenos; melhor para circulação posterior A decisão sobre qual a melhor abordagem deve ser tomada por especialistas
Pressão sanguínea	Se PA "extrema"	Classe I, nível B Antes de reduzir a PA, medicar adequadamente para dor Se necessário reduzir 25% da PA média, levando em consideração: idade, PA prévia, história cardíaca
Dor	Paracetamol	500mg, 4/4h, evitar aspirina antes da oclusão do aneurisma
	Opioides	Para dor severa

(Continua na pág. seguinte)

UTI - ADULTO – MANUAL PRÁTICO

Quadro 21.27 – **Tratamento da hemorragia subaracnóidea[4,18] (*continuação*).**

Alvo da intervenção	Agente/fator	Recomendação/observação
Volemia	Fluidos	Evitar depleção de volume
		Idealmente manter normovolemia com 2,5 a 3,5 litros/dia de solução salina isotônica, corrigindo para a quantidade recebida do aporte oral
		Expansão volêmica profilática sem evidência de benefício
Hiperglicemia	Se > 140mg/dl	Insulina
Hiponatremia	Severa (120 a 124mmol/l)	Descartar possibilidade de hiponatremia crônica
		Solução salina hipertônica
	Leve (125 a 134mmol/l)	Geralmente bem tolerada, autolimitada, não necessita de tratamento
	Associada a balanço hídrico negativo ou natriurese excessiva	Correção com solução salina a 0,9%
	Fluorocortisona/ hidrocortisona	Classe II, nível B
		Poucas evidências de benefício para sua utilização clínica
Prevenção da isquemia secundária	Melhor prevenção	Classe IIa, nível B
		Tratamento precoce do aneurisma roto e normovolemia
	Terapia hipertensiva/ hipervolêmica	Não indicada para profilaxia
		Evitar hipovolemia
	Hemodiluição	Pouca informação existe
	Antagonistas dos canais de cálcio	Benefício apenas para nimodipina oral, 60mg, 4/4h, por 3 semanas; nicardipina reduziu 30% da ocorrência de vasoespasmo sem modificação de prognóstico
	Sulfato de magnésio	Evitar hipomagnesemia
		Aguardar resultados de fase III
	Aspirina e outros agentes antitrombóticos	Não são recomendados
	Estatinas	Aguardando estudos
	Drenagem e fibrinólise intracisternal	Benefício apenas em pequenas séries
	Angioplastia e drogas vasodilatadoras	Procedimento em investigação/experimental
	Vasoespasmo sintomático	Classe IIa, nível B
		Indução de hipertensão e expansão volêmica
		Considerar albumina a 5% se síndrome perdedora de sal

(Continua na pág. seguinte)

NEUROLOGIA EM UNIDADE DE TERAPIA INTENSIVA

Quadro 21.27 – Tratamento da hemorragia subaracnóidea[4,18] (continuação).

Alvo da intervenção	Agente/fator	Recomendação/observação
Outros	Febre	Tratar e descartar infecção
	Trombose venosa profunda	Meia elástica + compressão pneumática
	Crises epilépticas	Se presentes, tratar Uso profilático sem evidência de benefício
	Edema pulmonar/disfunção cardíaca	Garantir ventilação e se necessário usar drogas inotrópicas
	Hidrocefalia	Classe I, nível B Derivação temporária ou permanente Classe IIa, nível B Ventriculostomia

Quadro 21.28 – Tratamento da dissecção arterial[5].

Alvo da intervenção	Agente/fator	Recomendação/observação
Prevenção da isquemia	Heparina na fase aguda e varfarina de manutenção	Por 3 meses e posteriormente deixado com antiagregação
	Trombólise intravenosa ou intra-arterial	Podem ser utilizadas sem risco maior de hemorragia ou ruptura do vaso
Procedimentos invasivos	Cirurgia ou procedimento endovascular	Indicados se sintomas progressivos apesar da adequada conduta clínica, estenose residual grave ou contraindicação à anticoagulação

Quadro 21.29 – Tratamento da trombose venosa cerebral[7,12].

Alvo da intervenção	Agente/fator	Recomendação/observação
Anticoagulação	Se idiopática	Anticoagulação por 3 a 6 meses (94% recanalizam em 4 meses)
	Síndrome do anticorpo antifosfolipídeos	Prolongada, possivelmente por toda a vida

Quadro 21.30 – Fatores de risco no acidente vascular cerebral[3,4, 7,12,19].

Tipo de acidente vascular	Fatores
Acidente vascular isquêmico	Para transformação hemorrágica pós-trombólise Déficit neurológico grave (NIHSS > 22) Alterações isquêmicas precoces à tomografia computadorizada Idade > 70 anos Uso prévio de aspirina Abuso de álcool e drogas Hiperglicemia

(Continua na pág. seguinte)

UTI - ADULTO – MANUAL PRÁTICO

Quadro 21.30 – Fatores de risco no acidente vascular cerebral[3,4, 7,12,19] **(continuação).**

Hemorragia intraparenquimatosa	Para aumento do hematoma Hematoma irregular Idade avançada Doença hepática, alcoolismo AVCI prévio PAs > 200mmHg Rebaixamento de consciência Baixas concentrações de fibrinogênio Extravazamento de contraste à tomografia computadorizada
Hemorragia subaracnóidea	Do paciente Gravidade do sangramento Comorbidades médicas (hemorragia subaracnóidea, tabagismo, alcoolismo, drogas ilícitas, doença dos rins policísticos, Ehlers-Danlos, síndrome do aneurisma intracraniano familiar) Intervalo para tratamento Do aneurisma Tamanho Localização Morfologia Da instituição
Trombose venosa cerebral	De mau prognóstico Idade avançada Sexo masculino Redução do nível de consciência Infecção do sistema nervoso central Neoplasia Trombose de veias cerebrais profundas Presença de hemorragia

NIHSS = *National Institute of Health Stroke Scale*.

REFERÊNCIAS BIBLIOGRÁFICAS

1. International cardiovascular disease statistics 2008. www. americanheart.org. • 2. Mayer SA. Ultra-early hemostatic therapy for intracerebral hemorrhage. Stroke 2003;34: 224. • 3. Broderick J et al. Guidelines for the management of spontaneous intracerebral hemorrhage in adults. Stroke 2007;38:2001. • 4. Bederson JB et al. Guidelines for the management of aneurismal subaracnoid hemorrhage. Stroke 2009;40:994. • 5. Campos-Herrera CR et al. Spontaneous cervical artery dissection. Arq Neuropsiquiatr 2008;66:922. • 6. Engelter ST et al. Antiplatelets versus anticoagulation in cervical artery dissection. Stroke 2007; 38:2605. • 7. Saadatnia M et al. Cerebral ve-

nous sinus thrombosis risk factors. Int J Stroke 2009;4:111. • 8. Lessa I. Epidemiologia das doenças cerebrovasculares no Brasil. Rev Soc Cardiol Estado de São Paulo 1999;4:509. • 9. Chor D, Lima CRA. Epidemiological aspects of racial inequalities in health in Brasil. Cad Saúde Pública 2005;21:1586. • 10. Adams RD el al. Principles of Neurology. 6. ed. New York: McGraw Hill; 1997. p 777. • 11. Weir NV. An update on cardioembolic stroke. Postgrad Med J 2008;84:133. • 12. Ganeshan D et al. Cerebral venous thrombosis: a pictorial review. Eur J Radiol 2009; article in press. • 13. Gagliardi RJ et al. Abordagem da doença carotídea na fase aguda do acidente vascular cerebral: opinião nacional. Arq Neuropsiquiatr 2005;63:709. • 14. Adams Jr HP et al. Guidelines for the early management of adults with ischemic stroke. Stroke 2007;38:1655. • 15. Freitas GR et al. Neuroproteção no acidente vascular cerebral: opinião nacional. Arq Neuropsiquiatr 2005;63:889. • 16. Raffin CN et al. Revascularização clínica e intervencionista no acidente vascular cerebral isquêmico agudo: opinião nacional. Arq Neuropsiquiatr 2006;64:342. • 17. Mullen MT et al. Blood pressure management in acute stroke. J Hum Hypertension 2009; article in press. • 18. Rinkel GJE. Medical management of patients with aneurismal subarachnoid haemorrhage. Int J Stroke 2008;3:193. • 19. Larrue V et al. Risk factors for severe hemorrhagic transformation in ischemic stroke patients treated with recombinant tissue plasminogen activator. Stroke 2001;32:438.

21.4. Estado de Mal Epiléptico

Angelina Maria Martins Lino

INTRODUÇÃO E DEFINIÇÕES

O estado de mal epiléptico (EME) é uma emergência clínica que em 93% dos casos se inicia fora do ambiente hospitalar[1]. Por definição, é uma situação clínica na qual uma crise se prolonga por mais de 30min ou as crises se repetem por mais de 30min sem recuperação da consciência entre os episódios[2]. Este limite de 30min para início da lesão neuronal foi estabelecido a partir de estudos experimentais, porém em humanos esta relação tempo-lesão é complexa. Para a prática médica, alguns autores preconizam que o protocolo de tratamento para estado de mal epiléptico deve ser iniciado entre 5 e 10min de crise embasados no fato de que a maioria das crises epilépticas dura menos que 2min[3,4]. O termo EME refratário é definido pela falência de resposta à administração sequencial de drogas de primeira e segunda linhas, frequentemente diazepam e fenitoína. Alguns autores usam o termo EME maligno quando há falha terapêutica às drogas de primeira, segunda e terceira linhas.

Dependendo da população estudada, a incidência de EME varia de 4 a 16% e corresponde a 3,5 e 11% das causas de admissão em unidades de emergência de países desenvolvidos e em desenvolvimento, respectivamente[5,6]. Um trabalho nacional mostrou que o EME foi responsável por 23% das causas de internação em UTI pediátrica[7].

FISIOPATOLOGIA E CLASSIFICAÇÃO

A fisiopatologia das crises epilépticas não está completamente esclarecida, porém é aceito que ocorram por descargas neuronais anormais decorrentes do desequilíbrio entre excitação e inibição (sistema GABAérgico). Nesse contexto, o EME representa a falência dos mecanismos GABAérgicos normais de controle da atividade epiléptica neuronal[8].

Fisiopatologicamente, os primeiros 30min do EME convulsivo generalizado são dominados pela descarga simpática decorrente do aumento de catecolaminas circulantes. Após esse período, as funções fisiológicas começam a se normalizar ou mesmo podem ir em direção oposta pela falência dos mecanismos de homeostase[3,6,8]. As principais alterações fisiológicas estão relacionadas no quadro 21.31.

Quadro 21.31 – **Alterações fisiológicas decorrentes do estado de mal epiléptico convulsivo.**

Função fisiológica	Observações
Febre*	Comum e secundária à atividade muscular Associa-se à gravidade da lesão cerebral
Pressão arterial	Eleva-se nas fases iniciais Nas fases tardias normaliza-se ou tende a ficar abaixo do normal
Arritmia cardíaca	Ocorrem em até 58% dos casos de EME Alterações isquêmicas são mais frequentes Associa-se à maior taxa de mortalidade
Pressão arterial pulmonar	Elevação Pode ocorrer edema pulmonar
Sangue	Acidose metabólica Hipercalemia Hiperglicemia (inicialmente) Hipoglicemia (tardiamente) Leucocitose*
Líquido cefalorraquidiano	Aumento na contagem celular* Alteração do diferencial celular* Elevação da concentração proteica

* Deve-se descartar infecção antes de atribuir a alteração à crise.

O consenso internacional de crises epilépticas determina que o estado de mal epiléptico seja classificado de acordo com o tipo de início da crise em EME generalizado (convulsivo e não convulsivo) e EME parcial (parcial simples e parcial complexo)[2]. Porém, uma classificação prática divide o EME em: convulsivo (generalizado ou parcial) e não convulsivo ou sutil[4].

ETIOLOGIA E DIAGNÓSTICO

Crises epilépticas e estado de mal epiléptico podem ocorrer no contexto de várias situações clínicas (Quadro 21.32). As principais causas de EME em adultos são epilepsia (25 a 34%), acidente vascular cerebral (20 a 23%) e distúrbios metabólicos[6]. De forma geral, um trabalho nacional mostrou resultados concordantes com a literatura. Na faixa etária entre 1 e 59 anos, o EME ocorreu principalmente em pacientes epilépticos (suspensão ou não aderência ao tratamento). Na faixa etária de 60 a 98 anos, 72% dos casos de EME ocorreu em não epilépticos, sendo a principal etiologia do acidente vascular cerebral, seguida por distúrbio metabólico e infecção em sistema nervoso central[9]. Estima-se que aproximadamente de 6 a 9% das crises/EME decorrem de medicações ou compostos ilícitos que podem baixar o limiar epileptogênico (Quadros 21.33 e 21.34)[3,10].

Quadro 21.32 – **Etiologia das crises epilépticas e estado de mal epiléptico no paciente crítico.**

Causa	Exemplos
Epilepsia	Retirada de drogas antiepilépticas Não aderência a tratamento
Lesão neurológica aguda	Acidente vascular cerebral Infecção Traumatismo cranioencefálico Anoxia/hipoxia Doenças desmielinizantes Procedimentos neurocirúrgicos
Lesão sistêmica aguda	Desequilíbrio hidroeletrolítico Desequilíbrio glicêmico Deficiência de piridoxina Medicações/toxinas/drogas ilícitas Crise hipertensiva/hipotensão Falência renal/hepática/múltiplos órgãos Infecção/sepse

Quadro 21.33 – **Substâncias que diminuem o limiar epileptigênico[4].**

Grupo	Substância
Antidepressivos	Bupropiona Mapotriptilina Lítio Antidepressivos tricíclicos
Neurolépticos	Fenotiazínicos Clozapina
Relaxantes musculares	Baclofeno

(Continua na pág. seguinte)

UTI - ADULTO – MANUAL PRÁTICO

Quadro 21.33 – Substâncias que diminuem o limiar epileptigênico[4] (*continuação*).

Grupo	Substância
Drogas antiepilépticas*	Fenitoína Propofol
Analgésicos	Meperidina Fentanil Tramadol
Antibióticos	β-lactâmicos (cefazotina) Carbapenêmicos (imipenem) Quinolonas Isoniazida Metronidazol
Antiarrítmicos	Mexiletina Lidocaína Digoxina
Imunomoduladores/imunossupressores	Cliclosporina Tacrolimus Interferons
Quimioterápicos	Agentes alquilantes Clorambucil Busulfan

* Em concentrações supraterapêuticas.

Quadro 21.34 – Risco de causar crises quando usados em doses terapêuticas em pacientes normais[10].

Risco	Fármaco
Elevado	Meperidina Fenotiazínicos Radiofármacos Flumazenil
Moderado	Anestésicos Antibióticos β-lactâmicos Isoniazida Teofilina Agentes alquilantes Butirofenonas
Mínimo	Antidepressivos Anticonvulsivantes Narcóticos Quinolonas Aciclovir Betabloqueadores

O diagnóstico de EME convulsivo, generalizado ou parcial, geralmente não apresenta dificuldades sob o aspecto clínico e a lista dos diferenciais é apresentada no quadro 21.35. O EME não convulsivo ou sutil é subdiagnosticado, pois os sintomas e sinais podem ser apenas alterações de personalidade, letargia, agitação, confusão, discretas manifestações motoras, como contrações de face, pálpebras ou mandíbula, nistagmo e coma, entre outros. Geralmente o EME não convulsivo é a evolução do EME convulsivo e deve ser sempre suspeitado quando a confusão pós-ictal é prolongada ou o estado de coma persiste de origem inexplicada[4].

Quadro 21.35 – **Diagnóstico diferencial do estado de mal epiléptico convulsivo.**

Espasmo descerebrado
Tétano
Hipertermia maligna
Discinesia paroxística
Coreia
Balismo
Distonia aguda
Síndrome neuroléptica maligna
Estado de mal psicogênico

O eletroencefalograma é o principal exame subsidiário para diagnóstico, particularmente o EME não convulsivo ou sutil, e como guia para a titulação das drogas antiepilépticas (DAE). Em pacientes críticos, estudo prospectivo utilizando registro contínuo do eletroencefalocardiograma revelou que 19% dos pacientes desenvolviam crises e 92% destes tiveram crises não convulsivas[4]. A monitoração eletroencefalográfica contínua é recomendável, pois a maioria dos pacientes em EME refratário apresenta o tipo não convulsivo e não perceptível por meios clínicos. Ainda não se estabeleceu qual o melhor parâmetro eletroencefalográfico de controle de crises, assim o mais aceito é a supressão dos surtos de atividade epileptiforme ao eletroencefalograma apesar de não estar correlacionado ao melhor prognóstico[11]. Em nosso meio a monitoração eletroencefalográfica não é opção facilmente acessível, desse modo o procedimento alternativo é a cessação clínica das crises, entretanto se o paciente não recobrar a consciência ou as crises retornarem após uso mínimo por 24 horas das drogas de terceira linha, o registro eletroencefalográfico deve ser considerado.

Ressonância nuclear magnética do encéfalo é melhor que tomografia para detectar lesões estruturais e contribui mais para o diagnóstico etiológico das crises focais do que das generalizadas, porém não há consenso sobre seu papel no EME[12].

TRATAMENTO

Do ponto de vista prático, o protocolo de tratamento para o EME deve ser iniciado quando a crise se prolonga por mais de 5min ou após duas crises sem recuperação da consciência entre elas[4,6,8]. Esse tratamento engloba:

Medidas gerais de suporte – condutas básicas de suporte à vida que garantem ventilação e circulação. Inclui-se neste grupo a identificação e correção de potenciais causas. A monitoração pressórica e eletrocardiográfica deve ser especialmente considerada quando a crise persiste por mais de 30min, pois esse é o tempo em que a autorregulação vascular cerebral começa a falhar e a perfusão encefálica torna-se diretamente dependente da pressão arterial.

Terapêutica farmacológica – algumas considerações são que: a) um evento epiléptico dura menos que 2min, b) a lesão neuronal é dependente da duração da crise e c) quanto mais longa é a crise, mais refratária é a terapêutica de primeira linha. Em humanos tratados dentro dos 30min, a cessação das crises ocorre em 55 a 80% dos casos de EME convulsivo e 15% do EME não convulsivo, enquanto que a taxa de controle cai para 40% quando o tratamento é iniciado com intervalo de tempo superior a 2 horas[4,6]. As drogas de terceira linha são empregadas para o controle do EME refratário e nesta situação a ventilação invasiva deve ser feita obrigatoriamente e considerar-se a opção de eletroencefalograma contínuo. A tabela 21.8 apresenta temporalmente a indicação para a introdução das drogas antiepléticas no EME.

Tabela 21.8 – Terapêutica do estado de mal epiléptico (Nandhagopal).

Tempo da admissão	Medicação	Via	Dose de ataque	Dose de manutenção	Cuidados
< 10min	Diazepam	EV b / Retal	0,15-0,2mg/kg Vmáx 5mg/min 10-30mg	–	Respiração, PA, nível de consciência
	Lorazepam	EV b	0,1mg/kg Vmáx 2mg/min	–	Idem ao diazepam
10-45min	Fenitoína	EV i	15-20mg/kg (máx 30mg/kg) Vmáx 50mg/min	5mg/kg/dia ÷ em 3 doses EV	PA; ECG; evitar diluição em solução glicosada
	Fosfofenitoína*	EV i	20mg/kg EF Vmáx 150mg/min	5mg/kg/dia EF EV ou IM	Idem a fenitoína, exceto a diluição em solução glicosada

(Continua na pág. seguinte)

Tabela 21.8 – Terapêutica do estado de mal epiléptico (Nandhagopal) (*continuação*).

Tempo da admissão	Medicação	Via	Dose de ataque	Dose de manutenção	Cuidados
45-60min	Fenobarbital	EV i	10-20mg/kg Vmáx 100mg/min	1-4mg/kg/dia	Respiração
	Valproato de sódio*	EV i	20-25mg/kg Vmáx 3mg/kg/min	2mg/kg/hora	Função hepática, amônia sérica, PA, plaquetas
60-80min	Midazolam	EV b/i IM/retal IN Oral	0,15-0,2mg/kg 5-10mg/kg 10mg 10mg ou 0,5mg/kg Repetir em bolo 0,2mg/kg a cada 5 min até parada das crises ou dose máxima de 2mg/kg	0,1-0,4mg/kg/h, dose titulada até supressão de crises (clínica ou EEG)	Monitorização cardiorrespiratória
	Propofol	EV b/i	1mg/kg Repetir em bolo 1-2mg/kg a cada 5min até parada das crises ou dose máxima 10mg/kg	1-12mg/kg/h, titulação idêntica ao midazolam	Idem ao midazolam Evitar uso de altas doses (> 5mg/kg/h) por mais de 48 h
	Pentobarbital	EV b/i	5mg/kg Vmáx 50mg/min Repetir em bolo 5mg/kg até parada das crises ou alteração da PA	0,5-10mg/kg/h, titulação idêntica ao midazolam	Idem ao midazolam
	Tiopental	EV b/i	100-250mg em 20s Repetir em bolo 50mg a cada 3min até parada das crises ou alteração da PA	3-5mg/kg/h, titulação idêntica ao midazolam	Idem ao midazolam, coma prolongado, espasmo laríngeo

(Continua na pág. seguinte)

UTI - ADULTO – MANUAL PRÁTICO

Tabela 21.8 – Terapêutica do estado de mal epiléptico (Nandhagopal) (*continuação*).

Tempo da admissão	Medicação	Via	Dose de ataque	Dose de manutenção	Cuidados
> 80min	Isoflurano	INL	0,8-2% do volume inalado	Titulação idêntica ao midazolam	Monitorização cardiorespiratória
	Topiramato #	NG	300-1.600mg/dia, ÷ em duas tomadas por 2 a 5 dias	2-12mg/kg	Acidose metabólica, calculose renal
	Levetiracetam*#	EV i	1.000-1.500mg em 15min	3.000mg/dia	Correção pela função renal

* = medicação ou apresentação não disponível; EV = via endovenosa; b = bolo; i = infusão; IM = via intramuscular; IN = via intranasal; NG = via nasogástrica; INL = via inalatória; Vmáx = velocidade máxima de infusão; PA = pressão arterial; ECG = eletrocardiograma; EEG = eletroencefalograma; # = informação originada a partir de pequenas séries de pacientes e protocolos que variam individualmente com o serviço.

COMPLICAÇÕES E PROGNÓSTICO

As potenciais fontes de complicação clínica no EME advêm do próprio EME, das medicações utilizadas para seu controle, da etiologia e dos cuidados intensivos (Quadro 21.36).

Quadro 21.36 – Complicações clínicas do estado de mal epiléptico.

Complicação	Exemplo
Própria do EME	Mioglobinúria
	Hipertermia
	Edema cerebral
Outras	Pneumonia nosocomial
	Distúrbios associado à ventilação mecânica
	Síndrome da angústia respiratória do adulto
	Edema pulmonar neurogênico
	Embolia pulmonar
	Hipovolemia
	Disfunção miocárdica/arritmias
	Úlcera de estresse/sangramento gastrointestinal
	Íleo paralítico/diarreia
	Disfunção renal/infecção do trato urinário
	Infecção relacionada ao cateter
	Dor/ansiedade/agitação
	Distúrbio do sono

Em termos de prognóstico, a taxa de mortalidade varia de 3 a 50% e os fatores de risco são EME refratário, a etiologia e idade acima de 70 anos[4,6]. Autores nacionais demonstraram mortalidade geral de 12,5 a 21%, 55% desses pacientes tinham entre 60 e 98 anos[7,9]. Da morbidade associada ao EME fazem parte: disfunção cognitiva, incoordenação, fraqueza muscular, disfagia, disartria e defeitos de campo visual[4,6].

REFERÊNCIAS BIBLIOGRÁFICA

1. Lowestein DH, Alldredge RK. Status epilepticus at urban public hospital in the 1980s. Neurology 1993;43:483. • 2. Comission on epidemiology and prognosis ILAE. Guidelines for epidemiological studies on epilepsy. Epilepsia 1993;34:592. • 3. Lowestein DH et al. It's time to revise the definition of status epilepticus. Epilepsia 1999;40:120. • 4. Khaled KJA, Hirsch LJ. Updates in the management of seizures and status epilepticus in critically ill patients. Neurol Clin 2008;26: 385. • 5. Hauser WA. Status epilepticus: epidemiologic considerations. Neurology 1990; 40 (supl 2):9. • 6. Nandhagopal R. Generalized convulsive status epilepticus: an overview. Postgrad Med J 2006;82:723. • 7. Löhr Jr A et al. Etiologia e a morbi-letalidade do coma agudo em crianças. Arq Neuropsiquiatr 2003;61:621. • 8. Costello DJ, Cole AJ. Treatment of acute seizures and status epilepticus. J Int Care Med 2007;22:319. • 9. Garzon E et al. Analysis of clinical characteristics and risk factors for mortality in human status epilepticus. Seizure 2003;12:337. • 10. Garcia PA, Alldredge BK. Drug-induced seizures. Neurol Clin 1994;12:85. • 11. Rossetti AO et al. Refractory status epilepticus: effect of treatment aggressiveness on prognosis. Arch Neurol 2005;62:1698. • 12. Goyal MK et al. Role of MR imaging in the evaluation of etiology of status epilepticus. J Neurol Sci 2008; in press.

21.5. Morte Encefálica

Angelina Maria Martins Lino

INTRODUÇÃO

A importância da definição de morte encefálica reside não só no programa de transplantes de órgãos, mas também na decisão sobre a instituição de procedimentos que prolongam a vida sem que permitam a recuperação cerebral e no custo dos cuidados de terapia intensiva. Essa preocupação se iniciou paralelamente à criação das primeiras unidades de terapia intensiva no início do último século e ganhou força com os primeiros transplantes de órgãos realizados a partir de 1960[1].

Toda vez que o tema morte encefálica é abordado, temos que estar atentos aos aspectos éticos, legais, médicos e culturais. Em relação aos aspectos éticos, o desejo expresso anteriormente pelo paciente deve ser respeitado, na ausência deste vale a resolução de parentes cujo poder de decisão deve obedecer hierarquicamente o grau de parentesco, principalmente quando não houver consenso familiar. Especificamente em caso de doação de órgãos, na qual os critérios de morte cerebral são preenchidos e há anuência da família, a manutenção clínica do paciente se sobrepõe a alguma decisão de não reanimação ditada previamente por equipe de cuidados paliativos. Em casos de doação de órgãos é necessário que dois médicos atestem a morte cerebral.

Em termos legais, a determinação de morte é essencial para estabelecimento dos direitos sobre guarda de filhos, partilha de bens, entre outros. Assim, a morte é reconhecida quando há cessação espontânea da função cardíaca e/ou respiratória (definição cardiorrespiratória) ou quando há morte encefálica que implica na perda irreversível das funções corticais e de tronco encefálico. Atualmente se discute a conduta mais indicada quando há perda apenas da função cortical com preservação da função de tronco encefálico, como observado nos casos de anencefalia.

Do ponto de vista médico é importante que o protocolo previamente estabelecido para constatação de morte encefálica seja seguido, a causa da doença que levou a esse estado seja conhecida e irreversível e que tenham sido excluídos todos os fatores que rebaixem nível de consciência. No território nacional, o critério estabelecido para morte encefálica é clínico e não há necessidade da realização de exames subsidiários, a menos que haja autorização para doação de órgãos.

Diversos trabalhos têm demonstrado que a crença religiosa de médicos, pacientes e seus parentes influenciam nas decisões sobre condutas ao final da vida (Quadro 21.37) por aceitarem que a morte só ocorre quando todas as funções vitais tenham cessado[2].

Quadro 21.37 – Posicionamento de grupos religiosos sobre condutas paliativas[2].

Grupo	Retirada	Retirada de nutrição artificial	Duplo efeito	Doação de órgãos
Catolicismo	Sim	Não	Sim	Sim
Protestanismo	Sim	Sim	Sim	Alguns
Grego ortodoxo	Não	Não	Não	Não
Muçulmanos	Sim	Não	Sim	Não
Judaísmo ortodoxo	Não	Não	Sim	Não
Budismo	Sim	Sim	Sim	Não
Hindus/sikhs	Sim	?	?	Alguns
Taoismo	Maioria	?	?	?
Confucionismo	Não	?	?	Não

Duplo efeito: alívio da dor é permitido mesmo que não intencionalmente antecipe a morte.

FISIOPATOLOGIA

Os mecanismos que levam à cessação irreversível da função cerebral variam com o tipo de doença que levou ao coma. As causas mais frequentes de morte cerebral são os traumatismos cranioencefálicos, hemorragia subaracnóidea, hemorragia intraparenquimatosa, isquemia cerebral com edema e herniação, encefalopatia hipóxico-isquêmica e necrose hepática fulminante com edema cerebral e elevação da pressão intracraniana de diferentes etiologias[3].

DIAGNÓSTICO

Os aspectos mais importantes para o diagnóstico de morte cerebral são que a causa do coma que culminou na morte encefálica seja conhecida, que as lesões estabelecidas sejam irreversíveis e que não existam fatores que mimetizem morte cerebral (Quadro 21.38)[4]. Geralmente após o diagnóstico de morte encefálica e manutenção meticulosa do paciente, os diferentes órgãos sobrevivem usualmente por horas ou dias e sobrevida prolongada dos órgãos periféricos pode indicar um diagnóstico de morte cerebral feito incorretamente.

Os protocolos que fundamentam o diagnóstico clínico de morte encefálica (Quadro 21.39) baseiam-se na avaliação funcional do tronco cerebral, já que a integridade do restante do encéfalo depende do adequado funcionamento das

Quadro 21.38 – Fatores que podem mimetizar morte cerebral[4].

Parâmetro	Exemplos
Pupilas fixas	Drogas anticolinérgicas Antidepressivos tricíclicos Bloqueadores neuromusculares Doenças oculares ou neurológicas preexistentes
Ausência de reflexo oculovestibular	Agentes ototóxicos (antibióticos) Supressão vestibular (sedativos, anticonvulsivantes, anticolinérgicos, antidepressivos tricíclicos) Fratura de base de crânio Doenças preexistentes (labirintopatias)
Apneia	Apneia pós-hiperventilação Bloqueadores neuromusculares
Arreatividade motora	Síndrome do cativeiro Drogas sedativas (barbitúricos, tricíclicos) Bloqueadores neuromusculares
Eletroencefalograma isoelétrico	Drogas sedativas Anoxia Hipotermia (T < 32,2°C) Encefalite Trauma

Quadro 21.39 – Critérios clínicos para morte cerebral em crianças e adultos[4,7].

Critério	Aspecto	Condição
A	Coma de causa determinada	**Ausência de:** 1. Quantidade potencialmente anestesiante de toxinas ou drogas terapêuticas 2. Temperatura corporal < 30°C 3. Anormalidades metabólicas 4. Doença estrutural reversível ou causa metabólica conhecida e irreversível devido à falência de órgão
B	Resposta motora	**Ausência de:** 1. Resposta motora nos quatro membros ao estímulo doloroso, podendo ocorrer respostas reflexas medulares 2. Resposta pupilar à luz com pupilas de tamanho médio (4 a 6mm) 3. Reflexo corneopalpebral 4. Resposta oculovestibular ou oculocefálica 5. Reflexo nauseoso 6. Tosse à aspiração traqueal 7. Reflexo de sucção 8. Movimentos respiratórios com $pCO_2 = 60mmHg$ (teste da apneia)
C	Intervalo entre avaliações	**Idade (i) do paciente:** 1. De termo $\leq i \leq 2$ meses, 48h 2. 2 meses < i $\leq$ 1 ano, 24h 3. 1 ano < i < 18 anos, 12h 4. i $\geq$ 18 anos, opcional (com mínimo de 6h de observação)
D	Testes confirmatórios	**Idade (i) do paciente:** 1. De termo $\leq i \leq 2$ meses, dois testes 2. 2 meses < i $\leq$ 1 ano, um teste 3. 1 ano < i < 18 anos, opcional 4. i $\geq$ 18 anos, opcional

estruturas do tronco encefálico. O intervalo de tempo recomendado entre as avaliações de morte cerebral varia com a etiologia, assim, na lesão anóxica o intervalo pode ser de 24 horas e em caso de lesão estrutural esse intervalo é menor. A maioria dos roteiros preconiza o intervalo mínimo de 6 horas desde que as circunstâncias de surgimento, diagnóstico e tratamento tenham sido totalmente identificadas e executadas. Segundo a resolução 1.480/97 do Conselho Federal de Medicina para doação de órgãos, a morte encefálica do doador deve ter sido confirmada por dois exames neurológicos feitos por dois médicos distintos, sendo que um deles obrigatoriamente com especialização em neurologia, e com a realização de um exame gráfico complementar[5].

Para o diagnóstico clínico de morte cerebral são importantes as seguintes avaliações[4]:

Pupilas

A maioria dos critérios aceita que as pupilas sejam médio-fixas (4 a 6mm de diâmetro e sem resposta ao estímulo luminoso) como padrão para morte encefálica e representa a falência dos centros mesencefálicos. Algumas vezes pode ser observado na morte cerebral um padrão de atividade pupilar independente do estímulo luminoso que consiste da alternância entre constrição com duração de 2,5s e dilatação com duração de 10s[6].

Movimentos oculares

A constatação da ausência de movimentos oculares com o reflexo oculovestibular (prova calórica) reflete a perda de função de estruturas que vão da ponte ao mesencéfalo. Convém ressaltar que para sua execução a membrana timpânica deve estar íntegra, que a água-teste a atinja, a cabeça do paciente deve estar com inclinação de 30°, deve-se aguardar até 1min pela resposta após a irrigação e o intervalo entre os dois condutos auditivos seja de no mínimo 5min.

Atividade motora, sensitiva e reflexa

Pelos critérios de morte cerebral não deve haver qualquer tipo de atividade voluntária ou reflexa e nenhuma atividade postural (rigidez descerebrada). Nesse contexto deve existir ausência de toda a atividade reflexa que é mediada pelo tronco encefálico (reflexos corneano, mandibular, preensão, *snouting*, nauseoso e cilioespinal). Entretanto, a atividade reflexa espinhal desencadeada pela estimulação dolorosa, pesquisa dos reflexos, por eventos hipóxicos ou hipotensivos ou mesmo durante o teste da apneia pode aparecer e persistir por período prolongado durante o suporte artificial da vida e, com isso, ser confundida com atividade motora. Entre os exemplos estão os movimentos espontâneos e síncronos à ventilação mecânica, movimentos de flexão da cintura que podem até levantar o corpo à posição sentada (sinal de Lázaro), movimentos dos pés como caminhar ou pedalar. O consenso é não valorizar esses reflexos espinhais num paciente que não apresenta movimentos respiratórios ao teste da apneia.

Teste da apneia

Os movimentos respiratórios são definidos pelas incursões abdominais e/ou torácicas. O teste da apneia só deve ser realizado quando todos os pré-requisitos do protocolo de constatação de morte cerebral foram preenchidos (Quadro 21.40) e os reflexos de tronco já estiverem ausentes. O tempo preconizado para sua execução é 10min, entretanto se a pressão arterial sistólica cair abaixo de 90mmHg preconiza-se que sejam colhidas amostras de sangue para gasometria e o ventilador seja imediatamente conectado. A metodologia consiste na ventilação mecânica com 100% de O_2 por 10 a 20min antes da desconexão do aparelho e paralelamente é passado um cateter de O_2 até a traqueia pelo qual será garantido um fluxo de 6 litros/min. A ausência de movimentos respiratórios com pCO_2 superiores ou iguais a 60mmHg ou valores superiores ou iguais

Quadro 21.40 – Pré-requisitos para o teste da apneia[4].

1. Temperatura central (retal) $\geq$ 36,5°C
2. Ausência de todos os reflexos de tronco
3. Pressão arterial sistólica $\geq$ 90mmHg
4. Normovolemia ou balanço hídrico positivo nas últimas 6h
5. $paCO_2$ normal ou $paCO_2 > 40mmHg$
6. paO_2 normal ou pré-oxigenação com $paO_2 > 200mmHg$

20mmHg acima do valor basal são estabelecidos como critérios de morte cerebral. Nos casos em que se parte de hipocapnia à gasometria basal, como nos casos de tratamento da hipertensão intracraniana, recomenda-se que primeiro volte-se para concentrações próximas de 40mmHg antes de se iniciar o teste da apneia. Ao contrário, nos casos de hipercapnia basal, como na doença pulmonar obstrutiva crônica, a recomendação é que se considere o valor de 20mmHg acima da pCO_2 basal e se utilize de um teste confirmatório.

Testes confirmatórios

Quando o exame clínico de morte encefálica é inequívoco, não é necessária a execução de qualquer teste confirmatório. A finalidade deles é corroborar a ausência de função dos hemisférios cerebrais e porção superior do tronco encefálico e devem ser utilizados quando há qualquer dúvida ou dificuldade gerada pela presença de doença clínica. Esses testes visam à demonstração da ausência de atividade elétrica cerebral (eletroencefalograma, potencial evocado e dosagem de vasopressina) ou de fluxo sanguíneo cerebral nos quatro vasos (angiografia convencional ou por tomografia ou por ressonância, doppler e SPECT – *single photon emission computer tomography*).

Angiografia cerebral, doppler transcraniano e cintilografia cerebral visam confirmar a cessação do fluxo sanguíneo para o cérebro. A ausência de fluxo sanguíneo no nível da entrada das artérias carótidas e vertebrais pela arteriografia é indicador de morte cerebral. A angiorressonância tem a desvantagem de não registrar fluxo quando este é lento e, por isso, necessita de outros critérios associados, além do problema da incompatibilidade do respirador com a metodologia de ressonância magnética. Ao doppler transcraniano com pulso de 2MHz estudando-se o fluxo nas artérias carótidas pela janela temporal (10% dos indivíduos não têm essa janela) e nas artérias vertebrais pela janela suboccipital, podem-se obter dois tipos de anormalidades que se correlacionam com morte cerebral: ausência de fluxo diastólico ou reverberante (perda da força de contração arterial) e aparecimento de pequeno e precoce pico sistólico (pela elevada resistência vascular). Este método tem sensibilidade de 77% e especificidade de 100% no diagnóstico de morte cerebral, sendo que suas limitações são estabelecidas pelo equipamento, habilidade de operação e adequada colocação do transdutor[4]. Pela cintilografia cerebral registra-se a incapacidade de captura do radiofármaco (Tc^{99m}-hexametazima). Este teste pode ser feito à beira do leito, apresenta boa correlação com a angiografia cerebral, porém o isótopo radioativo deve ser usado dentro de 30min de sua reconstituição. São preconizados dois registros, o primeiro de 30 a 60min e outro 2 horas após a injeção do radiofármaco e o resultado de um cérebro "vazio" é compatível com o diagnóstico de morte cerebral.

Na ausência de hipotermia ou drogas depressoras do sistema nervoso central, o registro de eletroencefalograma de silêncio elétrico ou inatividade elétrica cerebral (antigamente denominado de isoelétrico), apesar de indicar a ausência de atividade encefálica, é considerado como indicador de morte cerebral desde que seguidos os critérios para seu registro e a obrigatoriedade da presença do médico especialista em eletrocardiografia (Quadro 21.41). Alguns registros podem erroneamente ser considerados como presença de atividade elétrica encefálica como artefatos elétricos comuns num ambiente de UTI ou os curtos fragmentos de atividade elétrica encefálica que podem persistir por até 168 horas em pacientes que preenchem todos os critérios para morte cerebral[4]. Nos casos de intoxicações por substâncias que geram silêncio elétrico cerebral, recomenda-se que o período de observação deve ser 4,5 vezes maior que a meia-vida do agente farmacológico, esse período pode ser estendido em decorrência da presença adicional de outras drogas e alterações da eliminação na vigência de comprometimento renal e/ou hepático.

Quadro 21.41 – **Critérios para registro eletroencefalográfico de morte cerebral[4].**

1. Mínimo de oito eletrodos no couro cabeludo e eletrodos de referência na orelha
2. Impedância intereletrodo entre 100 e 10.000Ω
3. Distância intereletrodo de 10cm
4. Teste de integridade do sistema pela criação deliberada de artefato por manipulação
5. Uso de constantes de tempo de 0,3 ou 0,4 durante parte do registro
6. Ausência de atividade elétrica com sensibilidade de no mínimo 2μV/mm por 30min com a inclusão da calibração
7. Registro concomitante do eletrocardiograma ou outro sistema de monitoração para registrar atividade extracerebral
8. Testes para reatividade à dor, sons altos ou luz
9. Registros feitos por técnico qualificado
10. Repetir registro se houver dúvida quanto ao silêncio elétrico cerebral
11. Eletroencefalograma transmitidos por telefone pó pela internet não são apropriados para determinação de silêncio elétrico cerebral

No Anexo 21.1 é apresentado o protocolo proposto pelo Conselho Federal de Medicina.

UTI - ADULTO – MANUAL PRÁTICO

Anexo 21.1 – **Protocolo proposto pelo Conselho Federal de Medicina para morte encefálica[8].**

TERMO DE DECLARAÇÃO DE MORTE ENCEFÁLICA
Res. CFM nº 1.480 de 08/08/1997

Hospital: _____

Nome: _____

Pai: _____

Mãe: _____

Idade: _____ Anos _____ Meses _____ Dias

Data de nascimento ____/____/____

Sexo: ☐ M   ☐ F   Raça: ☐ A   ☐ B   ☐ N

Registro hospitalar: _____

A) Causa do coma

   A.1) Causa do coma:

   A.2) Causas do coma que devem ser excluídas durante o exame

      a) Hipotermia   ( ) Sim   ( ) Não

      b) Uso de drogas depressoras do sistema nervoso central   ( ) Sim   ( ) Não

      Se a resposta for sim a qualquer um dos itens, interrompe-se o protocolo

B) Exame neurológico – atenção, verificar o intervalo mínimo exigível entre as avaliações clínicas constantes da tabela abaixo:

Idade	Intervalo
7 dias a 2 meses incompletos	48h
2 meses a 1 ano incompleto	24h
1 ano a 2 anos incompletos	12h
Acima de 2 anos	6h

Ao efetuar o exame, assinalar uma das duas opções SIM/NÃO obrigatoriamente, para todos os itens abaixo:

Elementos do exame neurológico	Resultados	
	Primeiro exame	Segundo exame
Coma aperceptivo	( ) Sim ( ) Não	( ) Sim ( ) Não
Pupilas fixas arreativas	( ) Sim ( ) Não	( ) Sim ( ) Não
Ausência de reflexo corneopalpebral	( ) Sim ( ) Não	( ) Sim ( ) Não
Ausência de reflexo oculocefálicos	( ) Sim ( ) Não	( ) Sim ( ) Não
Ausência de respostas às provas calóricas	( ) Sim ( ) Não	( ) Sim ( ) Não
Ausência de reflexo de tosse	( ) Sim ( ) Não	( ) Sim ( ) Não
Apneia	( ) Sim ( ) Não	( ) Sim ( ) Não

C) Assinaturas dos exames clínicos – os exames devem ser realizados por profissionais diferentes, que não poderão ser integrantes da equipe de remoção e transplante.

1. Primeiro exame
Data: ____/____/____ Hora: _____
Nome do médico: _____
CRM: _____ Fone: _____
End.: _____
Assinatura: _____

2. Segundo exame
Data: ____/____/____ Hora: _____
Nome do médico: _____
CRM: _____ Fone: _____
End.: _____
Assinatura: _____

D) Exame complementar – indicar o exame realizado e anexar laudo com a identificação do médico responsável.

1. Angiografia cerebral	2. Cintilografia radioisotópica	3. Doppler transcraniano	4. Monitorização da pressão intracraniana	5. Tomografia computadorizada com xenônio
6. Tomografia por emissão de fóton único	7. Eletroencefalograma	8. Tomografia por emissão de pósitrons	9. Extinção cerebral do oxigênio	10. Outros (citar)

E) Observações:

1. Para o diagnóstico de morte encefálica, interessa exclusivamente a reatividade supraespinal.
   Consequentemente, este diagnóstico não é afastado através da presença de sinais de reatividade infraespinal (atividade reflexa medular), tais como reflexos miotáticos fásicos (reflexos musculares profundos), cutâneos-abdominais, cutâneo-plantar em flexão ou extensão, cremastérico superficial ou profundo, ereção peniana reflexa, arrepio, reflexos flexores de retirada dos membros inferiores ou superiores, reflexo tônico-cervical.

2. Prova calórica
   2.1. Deve-se certificar que não há obstrução do canal auditivo por cerúmen ou qualquer outra condição que dificulte a correta realização do exame.
   2.2. Usar 50ml de líquido (soro fisiológico, água etc.), em torno de 0°C em cada ouvido.
   2.3. Manter a cabeça elevada em 30° durante a prova.
   2.4. Constatar a ausência de movimentos oculares.

3. Teste da apneia
   No paciente em coma, a concentração para estímulo dos quimiorreceptores a deflagração da respiração é alta, necessitando-se elevar a pCO_2 até 55mmHg, fenômeno que pode necessitar um tempo de vários minutos entre a desconexão do respirador e o aparecimento dos movimentos respiratórios, caso a região pontobulbar ainda esteja íntegra. A prova da apneia é realizada de acordo com o seguinte protocolo:
   3.1. Manter o paciente no respirador com FiO_2 a 100%, por 10min.
   3.2. Desconectar o tubo do respirador.
   3.3. Instalar cateter traqueal de oxigênio com fluxo de 6 litros por minuto.
   3.4. Observar o surgimento de movimentos respiratórios por 10min, ou até atingir pCO_2 = 55mmHg.

4. O exame clínico deve ser acompanhado de um exame complementar, que demonstre a ausência de circulação sanguínea intracraniana, atividade elétrica ou atividade metabólica cerebral. Observar o disposto abaixo (itens 5 a 6), com relação ao tipo de exame e faixa etária.

5. Em pacientes com dois anos ou mais, fazer um exame complementar entre os abaixo mencionados:

5.1. Atividade circulatória cerebral: angiografia, cintilografia radioisotópica, Doppler transcraniano, monitorização da pressão intracraniana, tomografia computadorizada com xenônio, SPECT.

5.2. Atividade elétrica: eletroencefalograma.

5.3. Atividade metabólica: PET, extração cerebral de oxigênio.

6. Para pacientes abaixo de 2 anos:

6.1. De 1 ano a 2 anos incompletos: o tipo de exame é facultativo. No caso de eletroencefalograma, são necessários dois registros com intervalo mínimo de 12h.

6.3. De 7 dias a 2 meses de idade (incompletos); dois eletroencefalogramas com intervalo de 48h.

7. Uma vez constatada a morte encefálica, cópia deste termo de declaração deve obrigatoriamente ser enviada ao órgão controlador estadual (Lei 9.434, art. 13).

SPECT = *single photon emission computer tomography*; PET = *position emission tomography*.

TRATAMENTO

Não há tratamento para a morte encefálica. Entretanto, se houver a indicação para transplante de órgãos, visa-se a manutenção hemodinâmica do doador, com adequação dos parâmetros bioquímicos e de ventilação, cuja finalidade é garantir a viabilidade de órgãos e tecidos[5].

REFERÊNCIAS BIBLIOGRÁFICAS

1. Baumrucker SJ. Brain death and organ transplantation. Am J Hospice and Palliative Medicine 2007;24:325. • 2. Bülow H-H et al. The world's major religions' points of view on end-of-life decisions in the intensive care unit. Intensive Care Med 2008;34:423. • 3. Wijdicks E. Determining brain death in adults. Neurology 1995;45:1003. • 4. Posner JB et al. Plum and Posner's diagnosis of stupor and coma. 4. ed. New York: Oxford University Press; 2007. p 401. • 5. Glezer M. Doação de órgãos para transplante. In Martins HS et al. eds. Pronto-socorro: Condutas do Hospital das Clínicas da Faculdade de Medicina da Universidade de São Paulo. São Paulo: Manole; 2008. p 45. • 6. Shlugman D et al. Abnormal pupillary activity in a brainstem-dead patient. Br J Anaest 2001;86:717. • 7. Calderaro M, Rabello GD. Coma. In Martins HS et al. eds. Pronto-socorro: Condutas do Hospital das Clínicas da Faculdade de Medicina da Universidade de São Paulo. São Paulo: Manole; 2007. p 173. • 8. www.cfm.org.br

22. VENTILAÇÃO MECÂNICA

22.1. Ventilação Mecânica – Modos Básicos

Carmen Sílvia Valente Barbas

A ventilação mecânica invasiva caracteriza-se pela administração de pressão positiva intermitente ao sistema respiratório através de uma prótese traqueal (tubo oronasotraqueal e/ou traqueostomia)[1-4].

A ventilação com pressão positiva nas vias aéreas pode ser dividida em quatro fases:

1. *Início da fase inspiratória*: ocorrerá pela detecção do esforço respiratório do paciente por sensor de pressão e/ou fluxo (ventilação assistida) ou pelo disparo do ventilador por controle de tempo predeterminado (ventilação controlada).

2. *Fase inspiratória*: o ventilador mecânico deverá insuflar os pulmões e a caixa torácica do paciente vencendo as propriedades resistivas e elásticas do sistema respiratório. Ao final da insuflação do sistema respiratório, uma pausa inspiratória optativa poderá ser aplicada, prolongando a fase inspiratória e podendo propiciar uma melhor troca gasosa.

3. *Mudança da fase inspiratória para a fase expiratória*: o ventilador deverá interromper a fase inspiratória e permitir o início da fase expiratória, caracterizando o modo de ciclagem do respirador (pressão, fluxo, volume e tempo) e consequentemente caracterizando o modo ventilatório: ciclado a pressão, pressão de suporte, volume assistido-controlado e pressão controlada.

4. *Fase expiratória*: o ventilador deverá permitir o esvaziamento do sistema respiratório, normalmente de forma passiva para o ar ambiente ou pressão atmosférica e/ou para uma pressão expiratória final positiva (PEEP).

Assim, de acordo com as características das quatro fases do ciclo respiratório com pressão positiva será possível definir todas as modalidades ventilatórias disponíveis nos respiradores artificiais para administração de ventilação mecânica invasiva e realizar os ajustes necessários para otimização da sincronia paciente-ventilador mecânico.

UTI - ADULTO – MANUAL PRÁTICO

Dentre as modalidades ventilatórias disponíveis podemos construir um algoritmo de acordo com o conceito de graus de liberdade do paciente durante a ventilação mecânica, os controles do ventilador e a garantia de volume corrente nas condições mais adversas da mecânica do sistema respiratório (Fig. 22.1)[1-5].

Parâmetros controlados pelo ventilador	Modo	Parâmetros controlados pelo paciente
Pressão nas vias aéreas, PEEP, FiO_2, SLOPE e % do fluxo de ciclagem	PSV	Esforço inspiratório, FR, VC, padrão do fluxo inspiratório
Pressão nas vias aéreas, FR, PEEP, FiO_2	PCV	VC, padrão de fluxo inspiratório
VC, fluxo inspiratório, PEEP, FiO_2	VA	Padrão de fluxo, FR
FR, VC, fluxo inspiratório, PEEP, FiO_2	VC	Padrão de fluxo

Figura 22.1 – Algoritmo dos modos ventilatórios básicos. PSV = ventilação com pressão de suporte; PCV = ventilação com pressão controlada; VA = volume assistido; VC = volume controlado; FR = frequência respiratória; PEEP = pressão expiratória final positiva; FiO_2 = fração inspirada de oxigênio; SLOPE = velocidade de ascensão da pressão.

VENTILAÇÃO COM PRESSÃO DE SUPORTE

A ventilação com pressão de suporte (PSV) consiste no oferecimento de níveis predeterminados e constantes de pressão positiva nas vias aéreas dos pacientes, aplicada apenas durante a fase inspiratória. A pressão de suporte é um modo ventilatório obrigatoriamente assistido, pois requer o reconhecimento de um esforço do paciente para sua ativação. Normalmente, isto é feito pela detecção de uma pequena queda na pressão de base nas vias aéreas (disparo por pressão) ou pela detecção de um pequeno fluxo em direção às vias aéreas do paciente (disparo por fluxo). Após o disparo do ventilador mecânico ocorrerá a entrada de um alto fluxo de ar, livre e decrescente, que pressurizará as vias aéreas e o sistema respiratório do paciente até serem atingidos os níveis de pressão de suporte predeterminados no ventilador mecânico. Para que o ventilador seja capaz de gerar uma pressão inspiratória constante, é necessária a liberação quase instantânea de um alto fluxo inspiratório, suficiente não apenas para atender a demanda inspiratória do paciente, mas também para manter o circuito do ventilador pressurizado no nível da pressão suporte. Isto significa que o ventilador tem que ser sempre capaz de gerar um fluxo inspiratório ligeiramente maior ou igual ao solicitado pelo paciente a cada instante, necessitando de um sistema ágil, microprocessado e automático de retroalimentação de fluxos.

Nos ventiladores mais modernos já se encontram disponíveis comandos especiais que permitem o ajuste da velocidade de ascensão da pressão de suporte (*pressure slope*)[5-7]. Este comando permite ajustar a velocidade com se alcança o platô de pressão de acordo com o esforço inspiratório do paciente e sua mecânica respiratória, permitindo a otimização da sincronia entre o paciente e o ventilador mecânico. Outro comando disponível nos ventiladores atuais é a possibilidade de regulagem na porcentagem do fluxo inspiratório no momento da ciclagem da pressão de suporte (entre 5 e 30%). Normalmente, a pressão de suporte cicla assim que o fluxo inspiratório atinge 25% do fluxo máximo atingido durante a inspiração. A mudança desta porcentagem deverá ser feita para adequação do tempo inspiratório do paciente, proporcionando um maior conforto e evitando-se a presença de autopressão expiratória final positiva (autoPEEP).

No modo pressão de suporte não há controle do volume corrente inspirado. O volume corrente, assim como o fluxo inspiratório, serão sempre consequência de quatro variáveis: esforço muscular do paciente, nível de pressão de suporte utilizado, nível de autoPEEP, complacência e resistência do sistema respiratório.

Níveis adequados de pressão de suporte costumam propiciar um final do tempo inspiratório do aparelho coincidente com o final do esforço inspiratório do paciente, o fluxo inspiratório no circuito do aparelho costuma dimininuir subitamente a partir desse momento, atingindo os critérios de desativação e ciclagem do aparelho. Quando se utilizam níveis excessivos de pressão de suporte, o final da inspiração pode ocorrer um pouco mais tardiamente, havendo uma certa insuflação pulmonar passiva (à semelhança de outros modos ventilatórios, como a ventilação volumétrica assistida ou a ventilação com pressão controlada).

Portanto, desde que o paciente tenha um *drive* (deflagração da respiração pelo sistema nervoso central) respiratório adequado e se utilizem níveis suficientes de pressão de suporte, o paciente ficará muito confortável neste modo ventilatório podendo variar seu esforço inspiratório e, consequentemente, seu volume corrente livre otimizando, assim, a interação paciente-ventilador mecânico. Como neste modo ventilatório não há garantia de volume corrente mínimo sempre deverá estar acionado o *back up* de ventilação e o alarme de volume minuto mínimo (Fig. 22.2).

VENTILAÇÃO VOLUME ASSISTIDO

A ventilação volume assistido inicia-se após um esforço inspiratório do paciente que acionará o mecanismo de sensibilidade do ventilador que poderá ser a pressão ou o fluxo. Em seguida, um fluxo inspiratório constante pré-ajustado será administrado ao paciente até que o volume corrente programado seja atingido e o ventilador cicle. Se os fluxos inspiratórios programados estiverem além das necessidades de demanda inspiratória dos pacientes, estes poderão realizar grandes trabalhos respiratórios (Fig. 22.3).

VENTILAÇÃO COM VOLUME CONTROLADO

Já na ventilação com volume controlado (VCV) ocorrerá o início do ciclo respiratório de acordo com uma frequência respiratória (ciclos por minuto) predeter-

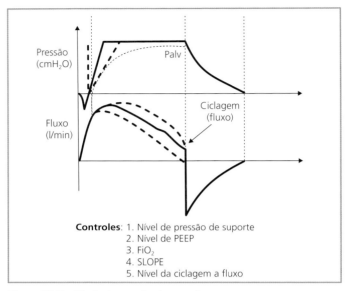

Figura 22.2 – Modo de pressão de suporte.

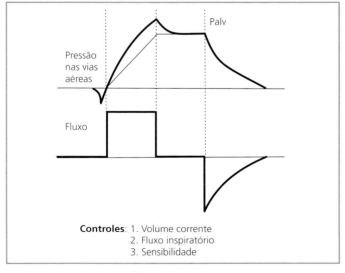

Figura 22.3 – Volume assistido.

minada, geralmente de 10 a 24 ciclos por minuto. O fluxo inspiratório será constante e predeterminado e o ciclo respiratório terminará após ser atingido o volume corrente predeterminado, caracterizando o ciclo respiratório ciclado a volume (Fig. 22.4).

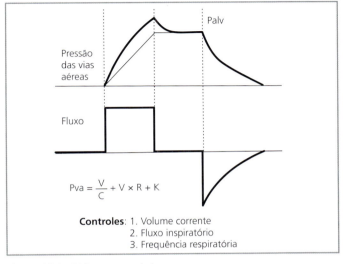

Figura 22.4 – Volume controlado.

VENTILAÇÃO COM PRESSÃO CONTROLADA

Já na pressão controlada o ciclo respiratório se iniciará obedecendo a uma frequência respiratória predeterminada caracterizando o ciclo controlado. O fluxo inspiratório será livre e decorrente de um gradiente de pressão. A pressão predeterminada será atingida e limitada durante todo o ciclo inspiratório até que seja atingido o tempo inspiratório predeterminado quando então ocorrerá a ciclagem do respirador caracterizando o modo de pressão controlada (Figs. 22.5 e 22.6).

Nos pacientes graves a realização de traqueostomia precoce diminui o tempo de ventilação mecânica e o tempo de internação do paciente crítico na unidade de terapia intensiva.

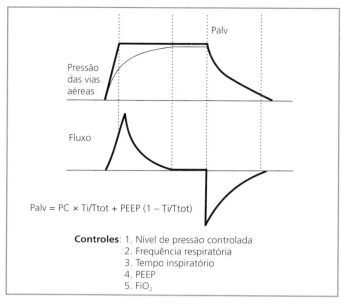

Figura 22.5 – Modo de pressão controlada.

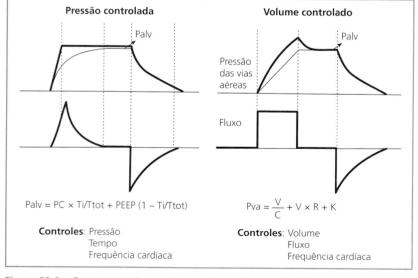

Figura 22.6 – Comparação dos modos pressão e volume controlados.

REFERÊNCIAS BIBLIOGRÁFICAS

1. Santanilla JI et al. Mechanical ventilation. Emerg Med Clin North Am 2008;26(3):849. • 2. Amato MBP et al. Volume-assured pressure support ventilation (VAPSV). A new approach for reducing muscle workload during acute respiratory failure. Chest 102(4):1225. • 3. Hubmayr RD et al. Conventional methods of ventilatory support. In Tobin M. ed. Principles and Practice of Mechanical Ventilation New York: McGraw Hill; 1994. p 191. • 4. Marini JJ. Pressure controlled ventilation. In Tobin M. ed. Principles and Practice of Mechanical Ventilation New York: McGraw Hill; 1994. p 305. • 5. Barbas CSV et al. Técnicas de assistência ventilatória. In Knobel E. ed. Condutas no Paciente Grave. Ateneu: São Paulo; 1998. p 321. • 6. Chiumello D et al. Different modes of assisted ventilation in patients with acute respiratory failure. Eur Respir J 2002; 20(4):925. • 7. Ruiz RM et al. Mechanical ventilation. In Hurford WE et al. eds. Critical Care Handbook of the Massachussetts General Hospital. Philadelphia: Lippincott Williams & Wilkins; 2000. p 80. • 8. Uyar M et al. Comparison of oxygen cost of breathing between pressure-support ventilation and airway pressure release ventilation. Anaesth Intensive Care 2005;33(2):218. • 9. Needham DM, Pronovost PJ.The importance of understanding the costs of critical care and mechanical ventilation. Crit Care Med 2005 Jun; 33(6):1434. • 10. Kuiper JW et al. Mechanical ventilation and acute renal failure. Crit Care Med 2005;33(6):1408. Review. • 11 Calfee CS, Matthay MA. Recent advances in mechanical ventilation. Am J Med 2005; 118(6):584. • 12. Griffiths J et al. Systematic review and meta-analysis of studies of the timing of tracheostomy in adult patients undergoing artificial ventilation. BMJ 2005;330(7502): 1243. Epub 2005 May 18. Review. • 13. Fonseca EB et al. Comparative study of pressure- and volume-controlled ventilation on pulse pressure variation in a model of hypovolaemia in rabbits.Eur J Anaesthesiol 2008;25(5):388. • 14. Nichols D, Haranath S. Pressure control ventilation. Crit Care Clin 2007;23(2):183. • 15. Koh SO. Mode of mechanical ventilation: volume controlled mode. Crit Care Clin 2007; 23(2):161.

22.2. Ajustes Iniciais do Suporte Ventilatório Invasivo

Joana Angélica Barradas de Castro
Ronaldo Batista dos Santos

O ajuste inicial do suporte ventilatório requer profissionais com conhecimentos em ventilação mecânica, fisiologia e fisiopatologia respiratória e terapia intensiva, além de familiaridade com o ventilador mecânico e seus recursos. A utilização de protocolos é um recurso importante na ventilação mecânica e toda a equipe deve compreender os objetivos e as estratégias ventilatórias utilizadas.

Ajustes avançados nos quais apenas um profissional possua domínio não resultam em benefícios maiores, quando não menores, do que ajustes mais simples de conhecimentos de todos os profissionais da equipe. Novos recursos ventilatórios devem ser introduzidos apenas após treinamento de toda a equipe, para obter maiores benefícios.

O ajuste do suporte ventilatório deve proporcionar: ventilação, oxigenação, equilíbrio acidobásico e sincronia entre o paciente e o ventilador. O sucesso do suporte ventilatório depende de equipamentos confiáveis, equipe treinada e estabelecimento de objetivos realistas.

INÍCIO DO SUPORTE VENTILATÓRIO

A figura 22.7 mostra uma esquematização do suporte ventilatório invasivo, desde a sua introdução até a sua retirada. O primeiro passo é o diagnóstico da insuficiência respiratória e a indicação do suporte ventilatório invasivo. Em algumas situações, como indicado em outros capítulos, o suporte ventilatório não invasivo é a primeira escolha. Uma vez indicado o suporte ventilatório, estabelece-se uma via aérea artificial. Ventilar o paciente manualmente até o adequado posicionamento e fixação da cânula orotraqueal e estabilização do intercâmbio gasoso do paciente[1].

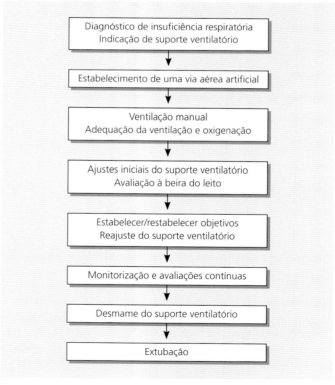

Figura 22.7 – Suporte ventilatório na insuficiência respiratória[1].

Os ajustes iniciais dos parâmetros do ventilador mecânico são baseados na história e quadro clínico do paciente associados a exames laboratoriais antes da intubação. Novos ajustes são realizados após uma avaliação à beira do leito da ventilação, trocas gasosas e sincronia paciente-ventilador. Devido à interação cardiopulmonar, é importante avaliar a hemodinâmica após a instalação da ventilação mecânica.

Os objetivos do suporte ventilatório são determinados pela avaliação detalhada da condição clínica e hemodinâmica do paciente, medidas da mecânica respiratória, exames gasométricos e laboratoriais e radiografia torácica. Eles devem ser realistas e levar em consideração a presença de outras comorbidades do paciente.

A avaliação e monitorização deverão ser contínuas e registradas. Avaliar o esforço ventilatório espontâneo do paciente e as suas capacidades. Considerar a função cardiopulmonar e de outros sistemas orgânicos importantes.

Alterações nos parâmetros e nas estratégias ventilatórias ocorrem com a introdução de novas intervenções clínicas terapêuticas ou se os objetivos prévios não são alcançados. Mudanças nos objetivos também podem ocorrer no decorrer do suporte.

A evolução do desmame do suporte ventilatório é iniciada assim que o paciente apresentar capacidade de esforço espontâneo, melhora na troca gasosa, estabilização hemodinâmica e melhora radiológica. Para melhor controle do desmame, sempre que possível, não alterar mais do que um parâmetro ventilatório ao mesmo tempo.

A extubação, retirada da via aérea artificial, será realizada após reversão da causa da insuficiência respiratória, estabilização hemodinâmica, adequado nível de consciência, adequada troca gasosa e bom padrão respiratório com suporte ventilatório mínimo.

AJUSTES E REAJUSTES DOS PARÂMETROS VENTILATÓRIOS

Os ajustes iniciais devem rapidamente promover adequação da oxigenação e ventilação. Os principais ajustes neste momento são a escolha da modalidade ventilatória, do volume minuto, da fração inspirada de oxigênio (FiO_2) e da pressão expiratória positiva final (PEEP). A monitorização à beira do leito e a história clínica do paciente orientaram nas decisões iniciais. Outros ajustes secundários, alarmes e sistema de umidificação serão determinados em seguida.

MODALIDADE VENTILATÓRIA

A modalidade ventilatória poderá ser total ou parcial. Ventilação assistida/controlada e SIMV com ajuste de volume minuto elevado são exemplos de modalidades de suporte total. Nesta situação todo o volume minuto é garantido pelo ventilador. Essas modalidades serão selecionadas em pacientes com redução ou instabilidade do centro respiratório, para aqueles que apresentam uma insuficiência respiratória hipercápnica ou sinais de fadiga muscular.

Em situações de insuficiência respiratória hipoxêmica ou intubação traqueal para proteção de vias aéreas, o suporte parcial com ajuste de FiO_2 e PEEP pode ser o bastante para a normalização da oxigenação. A ventilação com pressão de suporte, SIMV de baixa frequência e ventilação com pressão positiva contínua nas vias aéreas (CPAP) são exemplos de modalidades de suporte parcial.

Outro objetivo inicial importante durante a escolha da modalidade é a sincronia paciente-ventilador. Um melhor ajuste da sedação ou a escolha de modalidades com fluxo livre podem promover melhor sincronia no suporte total. As modalidades de suporte parcial, apesar de serem mais toleradas pelo paciente e garantir melhor sincronia, também podem gerar assincronia.

VOLUME MINUTO

O ajuste ideal do volume minuto deve garantir a remoção do gás carbônico e adequação do pH sanguíneo. O volume minuto dependerá do ajuste da frequência respiratória e do volume corrente. A avaliação à beira do leito é realizada pela visualização da adequada expansibilidade torácica e pela capnografia.

Para pacientes adultos sem doença pulmonar a frequência cardíaca é ajustada entre 12 e 20ipm. Em doenças obstrutivas, o ajuste com frequências mais baixas entre 8 e 12ipm podem gerar melhores resultados. Nas doenças restritivas, poderá ser necessário ajustes de frequências superiores a 15ipm[1].

O volume corrente no suporte total é fixo nas modalidades com volume controlado. Nesta situação perde-se o controle das pressões inspiratórias e a taxa de fluxo constante poderá ocasionar assincronia em pacientes com sedação inadequada. Na modalidade pressão controlada o fluxo é livre, o que permite melhor sincronia, evita pressões elevadas e reduz o risco de lesões pulmonares[2]. Mas o volume corrente pode oscilar, pois ele é resultante do nível de pressão ajustado, da mecânica pulmonar e do esforço do paciente. Para pacientes com mecânica pulmonar instável e que alterações do volume minuto representam riscos adicionais, opta-se por modalidades com volume controlado, caso contrário, por controle pressórico. Não existem estudos conclusivos que demonstrem a superioridade clínica de uma modalidade em relação à outra[2]. Alguns equipamentos fornecem modalidades de duplo controle. Estas são as modalidades de escolha inicial, desde que familiar a toda equipe.

Nas modalidades de suporte parcial, o volume minuto será a soma do volume do ventilador com o volume corrente gerado pelo paciente. A frequência respiratória na maioria das modalidades de suporte parcial é determinada pelo paciente. Modalidade com dois níveis de pressão e SIMV de baixa frequência podem garantir uma ventilação mínima.

Independentemente da modalidade e do modo de controle, o volume corrente é ajustado entre 8 e 10cmH$_2$O/kg de peso ideal em pacientes com condições pulmonares normais. Esta faixa se altera de acordo com as condições clínicas apresentadas pelo paciente. A pressão inicial é ajustada 15cmH$_2$O acima do nível da PEEP, e será reajustada para cima ou para baixo até alcançar adequação do volume corrente.

FRAÇÃO INSPIRADA DE OXIGÊNIO

A fração inspirada de oxigênio (FiO$_2$) é ajustada em 100% na presença de sinais clínicos de hipoxemia, de insuficiência circulatória ou na ausência de oximetria de pulso ou de pressão arterial de oxigênio. Se a curva de oximetria estiver presente e confiável, ajustar a FiO$_2$ necessária para manter a saturação periférica superior ou igual a 92%.

Para evitar a toxicidade do oxigênio, prejuízo na ventilação de retentores de CO$_2$ crônicos e atelectasia de absorção, a FiO$_2$ deverá ser reduzida para valores menores do que 50% o mais breve possível.

PRESSÃO EXPIRATÓRIA POSITIVA FINAL

Ajustar próximo ou igual a 5cmH$_2$O, se a condição clínica apresentada pelo paciente não necessitar de valores maiores. Em pacientes com hiperinsuflação pulmonar, a pressão expiratória positiva final (PEEP) poderá ser inferior a 5cmH$_2$O. Recomenda-se que a unidade tenha protocolos de ajustes e retiradas da PEEP nas diferentes situações clínicas. A PEEP é benéfica quando bem indicada e controlados os seus efeitos adversos.

FLUXO, TEMPO INSPIRATÓRIO E RELAÇÃO I:E

O fluxo é livre e desacelerado nas modalidades de controle pressórico. Mas os ventiladores permitem o ajuste da liberação inicial do fluxo, denominado tempo de aceleração, tempo de elevação ou rampa. Este ajuste pode influenciar na sincronia paciente-ventilador e até mesmo no volume corrente liberado. Tempo de elevação curto libera rapidamente o fluxo, gerando melhor sincronia. Mas fluxos iniciais elevados podem gerar picos de pressões indesejáveis nas modalidades controladas: a pressão e a ciclagem precoce na pressão de suporte.

Na modalidade volume controlado, o nível e o padrão do fluxo são ajustados. Optar pelo ajuste de fluxos maiores que 60 litros/min e manter monitorizado o valor da pressão de pico. Fluxos inspiratórios elevados minimizam o trabalho respiratório do paciente. Escolher o padrão de fluxo desacelerado.

O tempo inspiratório é ajustado com a pressão controlada. Nas modalidades com volume controlado, os ajustes do fluxo, do volume corrente e da pausa inspiratória determinarão o tempo inspiratório. Nas doenças pulmonares restritivas, com constante de tempo reduzida, não existe a necessidade de ajustes de tempos longos. Nas doenças obstrutivas o aumento do tempo inspiratório pode resultar na elevação do volume corrente, mas em consequência diminuir o tempo expiratório e favorecer a hiperinsuflação pulmonar. O controle da hiperinsuflação pulmonar é prioritário e, se necessário, admitir hipercapnia permissiva.

A relação I:E inicial é de 1:2. Ela será menor (1:3 a 1:6) em doenças obstrutivas e maior, podendo chegar a 1:1, nas doenças restritivas.

SENSIBILIDADE OU DISPARO

O ajuste inadequado da sensibilidade eleva o trabalho inspiratório do paciente e promove assincronia ou pode levar ao autodisparo do equipamento. Deve-se trabalhar com o menor nível de sensibilidade, assegurando menor esforço do paciente, e onde não ocorra autodisparo. O disparo pode ser a pressão ou o fluxo, ou em ventiladores mais modernos o que o equipamento detectar primeiro. A preferência é pelo ajuste do fluxo com valores entre 1 e 3 litros/min.

AJUSTES DE ALARMES

Os ajustes de alarme promovem segurança ao paciente, garantindo adequada ventilação e oxigenação sem elevar os riscos associados à ventilação mecânica. Ele se faz necessário tanto quanto os demais ajustes. Os principais alarmes são listados na tabela 22.1.

Tabela 22.1 – **Principais ajustes de alarmes.**

Alarme	Valor de ajuste	
Volume minuto elevado	Elevado	15% maior do que o VM definido
	Baixo	15% menor do que o VM definido
Pressão das vias aéreas	Elevado	10cmH$_2$O acima da pressão média, tolerando uma pressão de pico de no máximo 40cmH$_2$O
	Baixo	10 cmH$_2$O abaixo da pressão média
Frequência respiratória	Elevada	35ipm
	Baixa	Depende da condição clínica do paciente
FiO$_2$	± 5% (normalmente determinada pelo equipamento e não ajustável)	
PEEP baixa	3 a 5cmH$_2$O abaixo da PEEP ajustada	

AJUSTES DO SUPORTE VENTILATÓRIO EM DIFERENTES CONDIÇÕES CLÍNICAS

Em outros capítulos serão discutidas com detalhe as alterações fisiopatológicas de algumas doenças e o ajuste da ventilação mecânica. Neste capítulo realizaremos um resumo dos ajustes ventilatórios na crise asmática, doença pulmonar obstrutiva crônica descompensada, na LPA/síndrome da angústia respiratória do adulto e no trauma.

CRISE DE ASMA AGUDA

Na crise de asma aguda o aumento da resistência das vias aéreas, a hiperinsuflação pulmonar e a autoPEEP são responsáveis pela inadequação da ventilação e pelo aumento expressivo do trabalho respiratório. A ventilação mecânica invasiva objetiva diminuir o trabalho respiratório, evitar o barotrauma e manter a estabilidade do paciente até a reversão da crise[2].

Sugere-se a ventilação com pressão controlada, mas deve-se manter constante a monitorização do volume corrente expirado, devido à instabilidade do sistema respiratório. Os ajustes ventilatórios são realizados para reduzir a hiperinsuflação pulmonar. Isto é alcançado com redução do volume minuto e aumento do tempo expiratório. Utilizar volume corrente de 5 a 7ml/kg e fluxos inspiratórios superiores a 60 litros/min. Frequência respiratória entre 7 e 11ipm.

Para reduzir o risco de barotrauma, a pressão de pico deve ser mantida inferior a 50cmH$_2$O, a pressão de platô inferior a 35cmH$_2$O e a autoPEEP inferior a 15cmH$_2$O. Se necessário, para a manutenção adequada das pressões, tolerar a hipercapnia permissiva. Utilizar a menor FiO$_2$ que mantenha a saturação periférica de oxigênio em 95%, evitando-se assim a toxicidade pelo oxigênio.

Em casos selecionados, a PEEP extrínseca pode promover a redução da hiperinsuflação pulmonar. Sua utilização está indicada em unidades especializadas e com adequada monitorização.

DOENÇA PULMONAR OBSTRUTIVA CRÔNICA DESCOMPENSADA

A descompensação será caracterizada por hipoventilação pulmonar associada à acidemia. O suporte ventilatório não invasivo é a abordagem de escolha inicial. A intubação endotraqueal será indicada em casos mais severos da descompensação e na falência da ventilação não invasiva.

Para promoção do repouso muscular respiratório, a modalidade inicial é a assisto-controlada. Para melhor sincronia e redução da produção de gás carbônico, utilizar adequada analgesia e sedação.

O objetivo dos ajustes deverá ser o repouso muscular e a redução da hiperinsuflação pulmonar. Não existem evidências de melhores resultados com a ventilação a volume-controlado ou pressão-controlada[2]. O volume corrente é ajustado entre 6 e 8ml/kg e a frequência respiratória de 10 a 12ipm ou menos, tendo em meta um pH entre 7,20 e 7,40. A relação I:E inicial é de 1:3, podendo ser reduzida para valores de 1:4 ou menores. O valor de fluxo deverá ser ajustado para reduzir o tempo inspiratório, normalmente entre 40 e 80ml/min.

Hiperóxia poderá aumentar o desequilíbrio ventilação-perfusão na doença pulmonar obstrutiva crônica. Em pacientes sem comprometimento dos níveis de hemoglobina e do débito cardíaco, manter a saturação arterial de oxigênio superior a 90% e inferior a 95%.

LESÃO PULMONAR AGUDA E SÍNDROME DO DESCONFORTO RESPIRATÓRIO AGUDO

A ventilação invasiva objetiva melhorar as trocas gasosas, evitar a lesão pulmonar associada à ventilação mecânica e reduzir o comprometimento hemodinâmico ocasionado pelo aumento das pressões intratorácicas.

O III Consenso Brasileiro de Ventilação Mecânica recomenda sempre que possível a utilização de modos ventilatórios limitados à pressão e contraindica a ventilação com inversão da relação I:E.

Para proteção pulmonar não se utiliza altos volumes correntes e altas pressões de platô. O volume corrente é ajustado em 6ml/kg de peso corporal predito. Aceita-se volumes menores quando necessário para manutenção de uma pressão de platô inferior ou igual a 30cmH$_2$O. Poderá também ser tolerado a hipercapnia permissiva.

A utilização de PEEP extrínseca promove uma redução da FiO$_2$ e seus efeitos tóxicos, e garante a estabilização alveolar e o seu não fechamento ao final da expiração. Mas os valores ideais e a titulação da PEEP ainda são controversos[2]. A manobra de recrutamento também é uma medida controversa, mas indicada no III Consenso Brasileiro de Ventilação Mecânica a partir de opiniões de especialistas. A FiO$_2$ deverá ser inferior a 60% sempre que possível. Objetiva-se uma PaO$_2$ superior ou igual a 60mmHg e/ou uma SaO$_2$ superior ou igual a 90%.

POLITRAUMA

No paciente trauma/politraumatizado crítico a intubação e a ventilação mecânica são prioritárias[3]. A ventilação mecânica é direcionada a preservar o sistema traumatizado. Em traumas do sistema nervoso central com risco de hipertensão intracraniana opta-se pela ventilação volumétrica controlada com a intenção de controle dos níveis de CO$_2$. Níveis elevados de CO$_2$ podem promover aumento da pressão intracraniana. Ventilação hipocapneica pode resultar em vasoconstrição, redução do fluxo sanguíneo cerebral e queda na oferta de oxigênio ao sistema nervoso central. Alguns pacientes de trauma neurológico podem necessitar da intubação endotraqueal apenas para a proteção de vias aéreas.

O trauma torácico terá indicação de intubação e ventilação mecânica apenas na presença de prejuízos irreversíveis na ventilação, ou oxigenação ou obstrução das vias aéreas[3]. Neste caso, a ventilação deverá normalizar os gases sanguíneos com as menores pressões torácicas possíveis.

Pacientes com trauma maxilofacial podem necessitar de intubação para manutenção das vias aéreas pérvias[3]. Uma cricotireoidostomia é indicada no trauma mais severo. Instalado a via aérea artificial, o suporte ventilatório será mínimo. Após resolução do edema e outros fatores que causam obstrução da via aérea, o desmame e a extubação ocorrem rapidamente.

CUIDADOS COM A VIA AÉREA ARTIFICIAL

O primeiro passo para o uso da ventilação mecânica é a presença de uma via aérea pérvia. Isto é rotineiramente alcançado com a utilização de uma cânula ou tubo endotraqueal (TET). A via de acesso à traqueia poderá ser nasotraqueal ou, mais comumente utilizada, orotraqueal. Alguns cuidados são necessários para a manutenção da via aérea pérvia através do tubo endotraqueal. Discutiremos de forma sucinta estes cuidados.

ESCOLHA E POSICIONAMENTO DO TUBO ENDOTRAQUEAL

A intubação orotraqueal é a mais utilizada na terapia intensiva. As principais vantagens desta via em relação à intubação nasotraqueal são: inserção mais rápida, mais fácil, menos traumática e mais confortável; utilização de tubos de maior diâmetro interno, com menor resistência ao fluxo aéreo e redução do trabalho respiratório do paciente; menor número de complicações nasais e paranasais[4]. Porém, esta via apresenta maior dificuldade de fixação da cânula, maior facilidade de extubação acidental, oclusão do tubo por mordida ou trismo e risco de vômitos e broncoaspiração.

A intubação nasotraqueal é menos frequente na unidade de terapia intensiva. Em pacientes com dificuldade de intubação oral e que ainda mantenham respiração espontânea, pode-se utilizar a intubação nasal cega. Ela ainda tem a vantagem de estimular menos o reflexo de vômito; maior conforto no uso a longo prazo; menor salivação; melhora na capacidade da deglutição de secreções orais e na higiene de cavidade oral; melhor fixação, reduzindo o número de extubações acidentais ou seletivação da cânula; e redução do número de ulcerações laríngeas posteriores[4]. Esta via requer um profissional com mais prática; está relacionada a complicações nasais e paranasais, como sinusite e epistaxe; e exige cânulas de menor diâmetro interno, o que aumenta o trabalho respiratório do paciente e dificulta a aspiração.

Para a maioria das intubações utiliza-se o tubo endotraqueal com o diâmetro interno de 8mm, isto não é uma regra. Os tubos hoje comercializados possuem o balonete de baixa pressão e alto volume. O tubo endotraqueal é passado com o auxílio do laringoscópio até a profundidade de aproximadamente 22cm a partir do dente incisivo. A marcação graduada no tubo auxilia no posicionamento da cânula. Um dos pontos mais importantes da intubação é a diferenciação da intubação esofágica e da traqueal. Logo após a passagem da cânula, insufla-se o balonete e realiza-se uma ventilação manual e, ao mesmo tempo, verifica-se a presença ou não de ruídos na região epigástrica pela ausculta. Se confirmada a presença de ruídos e a intubação esofágica, a ventilação manual é interrompida e retira-se a cânula. Na ausência de ruídos na região epigástrica, deve-se continuar a ventilação manual e verificar os movimentos torácicos e a presença simétrica de ruídos pulmonares. Assimetria na ausculta pulmonar indica intubação seletiva. Neste caso tracionar gradativamente o tubo até obter a ausculta simétrica. Após definir o posicionamento, fixar a cânula por meio de um cadarço.

UTI - ADULTO – MANUAL PRÁTICO

A confirmação do posicionamento do tubo será determinada pela radiografia de controle pós-intubação. A extremidade distal da cânula deverá estar de 2 a 5cm acima da carina. A presença de uma linha radiopaca no tubo ajuda na identificação do posicionamento adequado.

CUIDADOS DE ROTINA COM O TUBO ENDOTRAQUEAL

Para a ventilação com pressão positiva e proteção da via aérea inferior, é necessário selar a via aérea pela insuflação do balonete (*cuff*). Mas a pressão exercida do balão sobre a parede traqueal pode ser responsável pela redução do fluxo sanguíneo capilar, levando às lesões isquêmicas da mucosa da via aérea. As lesões podem ser as formações de granulomas, traqueomalacia, estenose traqueal e fístulas traqueoesofágicas[5]. Para redução dessas complicações, orienta-se a utilização de balonete de baixa pressão e alto volume, além da manutenção da pressão do balonete entre 20 e 34cmH$_2$O (15 e 25mmHg)[6]. A verificação da pressão do balonete deve ser rotineira e sistematizada. Outra medida é manter o tubo endotraqueal com boa fixação, evitando assim o seu movimento e o atrito do balonete com a via aérea.

Secreções pulmonares podem ser responsáveis pela oclusão do tubo endotraqueal, dificultando à ventilação. Aspirações do tubo sempre que necessário o manterá pérvio.

Uma correta fixação do tubo endotraqueal reduz ao mínimo a movimentação do tubo, permite higiene oral, preserva a integridade da pele e deve ser de fácil aplicação para a equipe. O III Consenso Brasileiro de Ventilação Mecânica orienta que a fixação seja realizada por duas pessoas, uma segura o tubo enquanto a outra realiza a fixação. Lesões nos lobos da orelha e nos lábios podem surgir com a má fixação do tubo.

REFERÊNCIAS BIBLIOGRÁFICAS

1. Scanlan CL et al. Fundamentos da terapia respiratória de Egan. 7. ed. São Paulo: Manole; 2000. • 2. III Consenso Brasileiro de Ventilação Mecânica. J Bras Pneumol 2007; 33(Supl 2):S1. • 3. Stock MC, Perel Azriel. Suporte ventilatório mecânico. 2. ed. São Paulo: Manole; 1999. • 4. Stauffer JL et al. Complications and consequences of endotracheal intubation and tracheotomy. A prospective study of 150 critically ill adult patients. Am J Med 1981;70(1):65. • 5. Bishop, MJ. Mechanisms of laryngotracheal injury following prolonged tracheal intubation. Chest 1989; 96:185-186. • 6. Plummer AL, Gracey DR. Consensus conference on artificial airways in patients receiving mechanical ventilation. Chest 1989;96:178.

22.3. Como Ajustar o Ventilador na Chegada do Paciente na Unidade de Terapia Intensiva

Carmen Sílvia Valente Barbas

Na chegada do paciente na unidade de terapia intensiva este deverá ser avaliado quanto às possíveis causas da insuficiência respiratória e às condutas ventilatórias a serem adotadas[1-5] de acordo com a figura 22.8. Após intubação e ventilação mecânica, o ajuste do ventilador mecânico[3-8] deverá ser realizado visando:

1. Conforto do paciente.
2. Manutenção da melhor interface possível entre paciente e ventilador mecânico.
3. Manutenção das vias aéreas permeáveis e com proteção adequada.
4. Manutenção da ventilação e oxigenação do paciente em níveis adequados, de acordo com o exigido pela fisiopatologia da doença.
5. Proporcionar o repouso muscular por 24 a 48 horas nos casos de fadiga muscular respiratória e nos casos de instabilidade hemodinâmica.
6. Nos casos em que o repouso muscular não se faz necessário iniciar o mais rápido possível um modo assistido de ventilação com a sensibilidade do respirador e o modo ventilatório os mais adequados possíveis.
7. Manter o nível de trabalho muscular o mais apropriado. Adequar o fluxo inspiratório à demanda ventilatória do paciente. Nos casos de demanda excessivamente alta utilizar opioides para diminuição do *drive* respiratório e adequado conforto do paciente (Fig. 22.9).
8. Para melhorar as trocas gasosas, utilizar com o máximo de eficiência e segurança os modos de ventilação disponíveis, a pressão expiratória positiva fina (PEEP), as possíveis mudanças nas relações tempo inspiratório/expiratório e as técnicas de suporte ventilatório. Pensar sempre na questão do colapso/hiperdistensão alveolar. Procurar sempre manter os alvéolos abertos sem a ocorrência de hiperdistensão alveolar[9-11]. Utilizar manobras de recrutamento alveolar por curtos períodos de tempo e manter os níveis necessários da PEEP para a manutenção dos alvéolos abertos[7].
9. Avaliar as possíveis repercussões hemodinâmicas da ventilação mecânica. Pensar em hipovolemia e ocorrência de autoPEEP e/ou pneumotórax em casos de hipotensão associada ao uso da ventilação com pressão positiva[11].
10. Evitar complicações como infecção pulmonar, atelectasias, barotrauma e toxicidade de oxigênio.

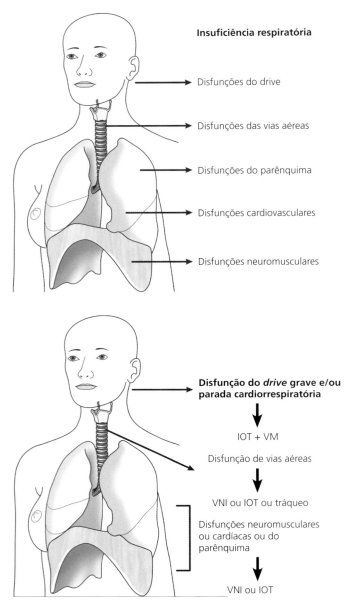

Figura 22.8 – Avaliação do paciente com insuficiência respiratória à chegada na unidade de terapia intensiva e condutas. *Drive* = disparos do centro respiratório; IOT = intubação orotraqueal; VM = ventilação mecânica; Tráqueo = traqueostomia, VNI = ventilação não invasiva.

Parâmetros controlados pelo ventilador	Modo	Parâmetros controlados pelo paciente
Assistência a fluxo/volume, PEEP, FiO_2	PAV	FR, padrão de fluxo, VC, Ti, pressão nas vias aéreas, assistência ao trabalho respiratório
Pressão nas vias aéreas, PEEP, FiO_2, SLOPE e % do fluxo de ciclagem	PSV	Esforço inspiratório, FR, VC, padrão do fluxo inspiratório
Pressão nas vias aéreas, FR, PEEP, FiO_2	PCV	VC, padrão de fluxo inspiratório
Pressão nas vias aéreas, VC, PEEP, FiO_2 Fluxo inspiratório	VAPSV	FR, padrão de fluxo
VC, fluxo inspiratório, PEEP, FiO_2	VA	Padrão de fluxo, FR
FR, VC, fluxo inspiratório, PEEP, FiO_2	VC	Padrão de fluxo

Figura 22.9 – Algoritmo dos modos ventilatórios. PAV = ventilação assistida proporcional; PSV = ventilação com pressão de suporte; PCV = ventilação com pressão controlada; VAPSV = ventilação assistida com suporte pressórico com volume garantido; VA = volume assistido; VC = volume controlado; Ti = tempo inspiratório; PEEP = pressão expiratória positiva final; FR = frequência cardíaca; FiO_2 = fração inspirada de oxigênio; SLOPE = velocidade de ascensão da pressão.

11. Utilizar a fração inspirada de oxigênio (FiO_2) necessária para manter a saturação arterial de oxigênio entre 93 e 97%.

12. Preparar o organismo para reassumir, o mais breve possível e com segurança, as funções de ventilação e oxigenação espontâneas.

13. Otimizar os suportes nutricional e a condição hemodinâmica para a demanda do paciente. Corrigir os possíveis distúrbios hidroeletrolíticos e acidobásicos.

14. Desmamar o paciente do ventilador mecânico progressivamente, utilizando uma técnica adequada que evite a sobrecarga ou fadiga da musculatura respiratória.

15. Nos pacientes com dificuldade de desmame, avaliar a necessidade de monitorização das condições de *drive* neural ($P_{0,1}$), trabalho muscular respiratório, PEEP intrínseca e medida da capacidade ventilatória de modo a otimizar as condições de desmame e de treinamento da musculatura respiratória de acordo com os dados obtidos.

REFERÊNCIAS BIBLIOGRÁFICAS

1. Amato MBP et al. Volume-assured pressure support ventilation (VAPSV). A new approach for reducing muscle workload during acute respiratory failure. Chest 102(4):1225. • 2. Younes M. Proportional Assist Ventilation. In Tobin M. ed. Principles and Practice of Mechanical Ventilation. New York: McGraw Hill; 1994. p 349. • 3. Barbas CSV et al. Técnicas de assistência ventilatória. In Knobel E. ed. Condutas do Paciente Grave.

Atheneu: São Paulo; 1998. p 321. • 4 Amato MBP et al. Effect of a protective ventilation strategy on mortality in the acute respiratory distress syndrome. N Engl J Med 1998;338: 347. • 5. Chiumello D et al. Different modes of assisted ventilation in patients with acute respiratory failure. Eur Respir J 2002;20(4): 925-33. • 6. Ruiz RM et al. Mechanical Ventilation. In Hurford WE et al. eds. Critical Care Handbook of the Massachussets General Hospital. Philadelphia: Lippincott Williams & Wilkins; 2000. p 80. • 7. Barbas CSV et al. Mechanical ventilation in acute respiratory failure: recruitment and high positive end-expiratory pressure are necessary. Curr Opin Crit Care 2005;11(1):18. • 8. Calfee CS, Matthay MA. Recent advances in mechanical ventilation. Am J Med 2005; 118(6):584. • 9. Santanilla JI. et al. Mechanical ventilation. Emer Med Clin North Am 2008;26(3):849. • 10. Kao CC et al. Mechanical ventilation for asthma: a 10-year experience. J Asthma 2008;45(7):552. • 11. Dongelmans DA et al. Determinants of tidal volumes with adaptive support ventilation: a multicenter observational study. Anesth Analg 2008;107(3):932.

22.4. Ventilação Mecânica na Síndrome do Desconforto Respiratório Agudo

Carmen Sílvia Valente Barbas

O adequado reconhecimento da síndrome do desconforto respiratório agudo (SDRA) associado a um profundo conhecimento de sua fisiopatologia, de sua apresentação clínica e de seu tratamento tem tornado possível recuperar os pacientes acometidos por esta síndrome em mais de 70% dos casos[1-3]. A síndrome do desconforto respiratório agudo é a apresentação clínica de uma lesão pulmonar aguda que, patologicamente, caracteriza-se por um dano alveolar difuso e, fisiopatologicamente, pelo desenvolvimento de edema pulmonar não cardiogênico devido ao aumento da permeabilidade da membrana alveolocapilar pulmonar[1]. A SDRA pode ter origem pulmonar ou extrapulmonar (Fig. 22.10). O risco de desenvolvimento da SDRA aumenta com a exposição a um maior número de fatores de risco[3]. Sepse e SDRA frequentemente se relacionam já que aproximadamente 85% dos pacientes sépticos necessitarão de ventilação mecânica e metade destes alcança os critérios diagnósticos para SDRA. Na sepse, o pulmão é o mais frequente sítio de infecção seguido pelo abdome e trato urinário (aproximadamente 46, 18 e 10%, respectivamente). As alterações das trocas gasosas na SDRA se caracterizam por hipoxemia grave refratária à administração de oxigênio suplementar, podendo o *shunt* intrapulmonar direito-esquerdo atingir níveis de até 25 a 35%[1-3]. O reflexo de vasoconstrição hipóxica também

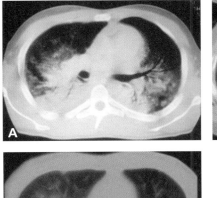
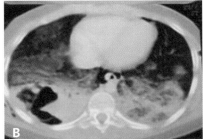
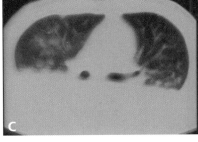

Figura 22.10 – Diferentes tomografias de tórax representativas de síndrome do desconforto respiratório do adulto: **A**) embolia gordurosa, **B**) contusão pulmonar, **C**) embolização séptica por *Staphylococcus aureus*.

está diminuído (endotoxinas, eicosanoides-prostaciclinas), ajudando a agravar as repercussões do *shunt*. O aumento do espaço morto fisiológico e o do *shunt* pulmonar associam-se à taquipneia apresentada pelo paciente e ao aumento do volume minuto[4-7]. A relação espaço morto/volume corrente que normalmente é de 0,3 pode atingir 0,6 a 0,9, acarretando uma considerável perda de volume corrente a cada ventilação e sendo um fator independente para a morte[4]. A principal alteração da mecânica ventilatória é uma importante redução da complacência pulmonar ($C_{SR,SR} = V_T/P_{PLAT}$ – pressão expiratória final). Porém, devemos estar atentos para o seguinte fato: o infiltrado radiológico difuso não corresponde a uma homogeneidade das lesões pulmonares[5]. Já se demonstrou que a SDRA tem lesões evolutivas que se distribuem de forma heterogênea com predomínio em áreas dependentes de lesões do tipo consolidações e atelectasias compressivas e áreas não dependentes com lesões do tipo hiperdistensão do parênquima pulmonar alterado. Além da alteração da complacência, graus variados de aumento da resistência podem estar presentes (presença de secreção, edema, mediadores que podem causar broncoespasmo, além da presença do tubo orotraqueal).

Após a realização do diagnóstico o tratamento da síndrome deve ser rápida e prontamente iniciado (Fig. 22.11). Para aqueles pacientes que necessitam de ventilação mecânica já existem evidências na literatura médica (existência de dois estudos nível I, isto é, prospectivos e randomizados) que mostram que a

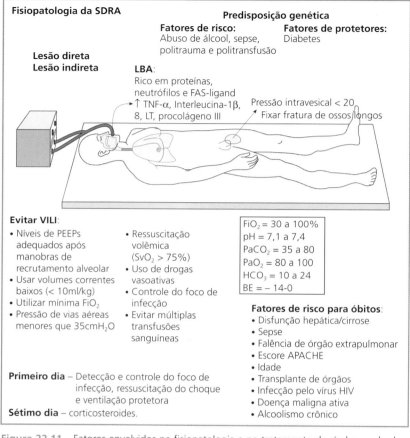

Figura 22.11 – Fatores envolvidos na fisiopatologia e no tratamento da síndrome do desconforto respiratório do adulto.

ventilação desses pacientes deve ser feita com o uso de volumes correntes baixos (cerca de 6ml/kg) limitando-se as pressões de vias aéreas para níveis abaixo de 35cmH$_2$O[11]. Com esses cuidados ventilatórios a mortalidade desses pacientes estará reduzida para níveis entre 30 e 40%. A PEEP deverá ser iniciada com níveis ao redor de 10cmH$_2$O ou pela titulação 2cmH$_2$O acima do ponto de inflexão inferior da curva pressão x volume[12-15] do sistema respiratório ou, ainda, para aqueles pacientes que necessitem de FiO$_2$ acima de 50% esta poderá ser titulada pela tomografia computadorizada de tórax (Fig. 22.12) e ou pela relação PaO$_2$/FiO$_2$ após manobras de recrutamento adequadas. Assim, a utilização da tomografia computadorizada de tórax foi importante para a detecção da ti-

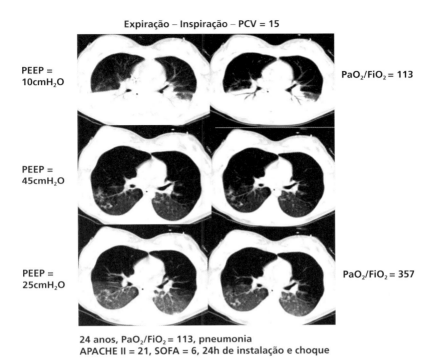

Figura 22.12 – Efeitos das manobras de recrutamento alveolar guiadas pela tomografia computadorizada de tórax na síndrome do desconforto respiratório do adulto.

tulação da pressão crítica de abertura (recrutamento) e na pressão crítica de fechamento (titulação da PEEP) como ferramenta para reverter o colapso pulmonar e estabilizar as unidades alveolares sob risco de colapso, em pacientes com SDRA. Os estudos de tomografia computadorizada de tórax evidenciaram que a titulação da PEEP pela curva pressão × volume subestima o grau de colapso alveolar na região posterior (dependente) dos pulmões. Além disso, observou-se que há uma correlação entre a oxigenação arterial e a quantidade de massa de tecido pulmonar colapsado na tomografia computadorizada, ou seja, quanto maior o grau de parênquima pulmonar colapsado, menor será a relação PaO_2/FiO_2. Esta correlação nos permite utilizar a relação PaO_2/FiO_2 como um indicador de recrutamento máximo[12]. Assim, após o recrutamento pulmonar máximo guiado pela tomografia computadorizada, a redução de abertura e colapso cíclicos das unidades alveolares posteriores somente ocorreu com a aplicação de níveis suficientes de PEEP para a manutenção das unidades alveolares abertas. Além disso, o recrutamento guiado pela tomografia computadorizada torna a distribuição de gás no parênquima pulmonar mais homogênea.

Estudos recentes comparando níveis de PEEP entre 8 e 14cmH$_2$O não mostraram diferenças quanto ao desfecho de mortalidade, podendo ser utilizados indistintamente. Nos pacientes mais graves meta-análises recentes têm demonstrado o benefício da utilização de PEEPs mais altos, diminuindo a necessidade de técnicas de resgate para melhoria da oxigenação e até melhora na mortalidade hospitalar.

REFERÊNCIAS BIBLIOGRÁFICAS

1. Artigas A et al. The Consensus Committee. The American European Consensus Conference On Ards, Part 2. Am J Respir Crit Care 1998;4:1332. • 2. Amato MBP et al. Effect of a protective ventilation strategy on mortality in the acute respiratory distress syndrome. N Engl J Med 1998;338:347. • 3. The acute respiratory distress syndrome network. Ventilation with lower tidal volumes as compared with traditional tidal volumes for acute lung injury and the acute respiratory distress syndrome. N Engl J Med 2000;342:1301. • 4. Nuckton TJ et al. Pulmonary dead-space fraction as a risk factor for death in the acute respiratory distress syndrome. N Engl J Med 2002;346:1281. • 5. Gattinoni L et al. What has computed tomography taught us about the acute respiratory distress syndrome? Am J Respir Crit Care Med 2001; 164:1701. • 6. Lachmann B. Open up the lung and keep the lung open. Intensive Care Med 1992;18:319. • 7. Marini JJ. Recruitment maneuvers to achieve an "open lung" – whether and how? Crit Care Med 2001;29:1647. • 8. Bauer TT et al. Respiratory microbiology patterns within the first 24 h of ARDS diagnosis: influence on outcome. Chest 2005;128(1):273. • 9. Heyland DK et al. Survivors of acute respiratory distress syndrome: relationship between pulmonary dysfunction and long-term health-related quality of life. Crit Care Med 2005;33(7):1549. • 10. Esper AM, Martin GS. Evolution of treatments for patients with acute lung injury. Expert Opin Investig Drugs 2005;14(5):633. • 11. Barbas CSV et al. Mechanical ventilation in acute respiratory failure: recruitment and high PEEP is necessary. Curr Opin Crit Care 2005;11:18. • 12. Borges JB et al. Reversibility of lung collapse and hypoxemia in early acute respiratory distress syndrome. Am J Respir Crit Care Med 2006;174(3):268. • 13. Villar J et al. A high positive end-expiratory pressure, low tidal volume ventilatory strategy improves outcome in persistent acute respiratory distress syndrome: a randomized, controlled trial. Crit Care Med 2006;34(5):1311. • 14. Mercat A et al. Expiratory Pressure (Express) Study Group. Positive end-expiratory pressure setting in adults with acute lung injury and acute respiratory distress syndrome: a randomized controlled trial. JAMA 2008;299(6):646. • 15. Meade MO et al. Lung Open Ventilation Study Investigators.Ventilation strategy using low tidal volumes, recruitment maneuvers, and high positive end-expiratory pressure for acute lung injury and acute respiratory distress syndrome: a randomized controlled trial. JAMA 2008;299(6):637.

22.5. Ventilação Mecânica nas Doenças Pulmonares Obstrutivas

Bárbara C. S. Martins
Paolo Cesari Biselli
Raquel Siqueira Nóbrega
Ronaldo Batista dos Santos

INTRODUÇÃO

A insuficiência respiratória nas doenças pulmonares obstrutivas é ocasionada principalmente por redução na ventilação alveolar com retenção de gás carbônico. A hipoxia neste caso é de fácil controle, quando não associada a outra patologia, como pneumonia. O desarranjo da mecânica pulmonar é responsável pelo comprometimento da ventilação e aumento do trabalho respiratório. A ventilação mecânica objetiva melhorar primariamente a mecânica pulmonar e depois a adequação dos gases sanguíneos. São várias as semelhanças nas alterações da mecânica respiratória e na assistência ventilatória do paciente obstrutivo asmático e com doença pulmonar obstrutiva crônica.

DEFINIÇÃO E INCIDÊNCIA

A doença pulmonar obstrutiva crônica (DPOC) caracteriza-se pela presença de obstrução crônica ao fluxo aéreo que não é totalmente reversível. Geralmente a obstrução é progressiva e está associada a uma resposta inflamatória anormal dos pulmões devido à inalação de partículas ou gases tóxicos. A limitação do fluxo aéreo é causada por alteração dos brônquios (bronquite crônica) e destruição do parênquima (enfisema pulmonar). Essas mudanças diminuem a capacidade de a via aérea permanecer aberta durante a expiração. A contribuição dessas alterações é variável em cada indivíduo[1]. A prevalência de DPOC em São Paulo é de 6 a 15,8%, segundo o estudo PLATINO[2].

A descompensação do paciente portador de DPOC caracteriza-se por uma deterioração aguda da função respiratória causada por fatores pulmonares e/ou extrapulmonares[3] (Quadro 22.1).

As manifestações clínicas da exacerbação da DPOC são: ortopneia ou dispneia paroxística noturna, diminuição da ausculta e dos ruídos pulmonares, respiração paradoxal, uso de musculatura acessória, tosse mais severa, aumento do volume e alteração da característica da secreção pulmonar[4].

Quadro 22.1 – Fatores de descompensação da doença pulmonar obstrutiva crônica.

Fatores pulmonares	Fatores extrapulmonares
Infecção respiratória	Isquemia miocárdica/disfunção cardíaca
Tromboembolismo pulmonar	Uso de sedativos ou outras drogas
Pneumotórax	Aspiração do conteúdo gástrico
Deteriorização da doença de base	Cirurgias abdominais ou torácicas

A asma é uma doença inflamatória crônica caracterizada por hiper-responsividade das vias aéreas inferiores resultantes da exposição ambiental a alérgenos e irritantes, fatores genéticos ou outros fatores específicos que levam ao desenvolvimento dos sintomas. Ocorre limitação ao fluxo aéreo que é reversível espontaneamente ou com tratamento[5].

ALTERAÇÕES FISIOPATOLÓGICAS

O aumento da resistência das vias aéreas é o evento inicial das alterações da mecânica pulmonar nas doenças obstrutivas. A obstrução ao fluxo aéreo ocorre devido ao broncoespasmo, hipersecreção brônquica, inflamação e redução da retração elástica. O aumento do volume minuto e da frequência respiratória reduz o tempo expiratório. A associação desses fatores torna o esvaziamento pulmonar incompleto. O aprisionamento de ar dentro dos pulmões é a hiperinsuflação pulmonar dinâmica. A presença de uma pressão positiva ao final da expiração é denominada autoPEEP ou PEEP intrínseca. O desenvolvimento e o agravamento da hiperinsuflação e da PEEP intrínseca são as principais alterações fisiopatológicas na exacerbação da DPOC[1].

A hiperinsuflação e a PEEP intrínseca são responsáveis pelo aumento do trabalho respiratório e da pressão intratorácica. A elevação da pressão causa redução do retorno venoso, do débito cardíaco e maior risco de barotrauma.

O aumento do trabalho respiratório ocorre pela hiperinsuflação pulmonar, que eleva a retração elástica de recuo e reduz a complacência pulmonar, e pela PEEP intrínseca, que é uma carga mecânica adicional contra a qual o paciente deve vencer antes de iniciar uma inspiração. A capacidade de gerar força pelo diafragma é comprometida pela alteração da sua curvatura.

Nas exacerbações da DPOC poderá ocorrer uma redução da resposta ventilatória à hipercapnia e hipoxia, devido a um desequilíbrio na relação ventilação/perfusão e à hipoventilação alveolar. Como consequência ocorrerá uma piora na acidose respiratória e na hipoxemia arterial. Pacientes com DPOC grave ainda podem desenvolver hipertensão pulmonar e *cor pulmonale* devido à hipoxemia crônica e destruição do leito vascular.

VENTILAÇÃO MECÂNICA INVASIVA

O suporte ventilatório está indicado em casos de exacerbação, causando insuficiência respiratória crônica agudizada. A intubação traqueal é indicada em casos de falência do tratamento conservador e/ou o uso de ventilação mecânica não invasiva, em pacientes que apresentam alteração grave do nível de consciência (agitação ou sonolência) com perda dos reflexos protetores das vias aéreas, hipoventilação alveolar com acidemia grave (pH inferior ou igual a 7,25), sinais de fadiga e exaustão muscular que podem evoluir para parada cardiorrespiratória e/ou excesso de secreção[3].

Ao se instituir a ventilação mecânica invasiva em pacientes com DPOC exacerbada, deve-se ter como estratégia ventilatória:

Repouso muscular respiratório – permitir repouso da musculatura respiratória por 24 a 48 horas pela de ventilação assistido-controlada, sedação e analgesia adequadas[6].

Fração inspirada de oxigênio (FiO$_2$) – garantir uma SaO$_2$ superior ou igual a 90%, mantendo uma PaO$_2$ de 60 a 80mmHg. Altas de FiO$_2$ aumentam o risco de toxicidade causada pelo oxigênio, sem aumentar substancialmente a oxigenação tecidual[6,7]. Para pacientes asmáticos usar a menor FiO$_2$ que mantenha SaO$_2$ superior ou igual a 95%[8].

Fluxo inspiratório – altos fluxos inspiratórios mostram grandes vantagens em pacientes ventilados mecanicamente, incluindo a diminuição do trabalho respiratório devido à demanda ventilatória satisfatória, hiperinsuflação pulmonar e autoPEEP em consequência da redução do tempo inspiratório e aumento do tempo expiratório. Inicialmente, recomendam-se taxas superiores ou iguais a 50 litros/min ou cinco a seis vezes o volume minuto, com fluxo quadrado ou constante na ventilação com volume controlado[6,7]. O aumento do fluxo inspiratório aumenta a pressão de pico nas vias aéreas, porém a pressão de pico parece não ser fator de risco para o barotrauma, pois ela não se transmite diretamente aos alvéolos[8].

Sensibilidade – a sensibilidade deve ser a que propicie menor trabalho e não provoque autociclagem do aparelho.

Ajustes para minimizar a hiperinsuflação pulmonar e PEEP intrínseca – volumes correntes (5 a 7ml/kg) e/ou frequências respiratórias (8 a 12ipm). O uso de baixo volume minuto é a estratégia ventilatória mais eficaz. Recomenda-se uma relação I:E inferior a 1:3, permitindo um tempo expiratório prolongado[6-8].

Pressão de via aérea – recomenda-se o uso de pressão de pico inferior ou igual a 45cmH$_2$O e pressão platô inferior ou igual a 30cmH$_2$O para pacientes com DPOC e pressão de pico inferior ou igual a 50cmH$_2$O e pressão platô inferior ou igual a 35cmH$_2$O para pacientes asmáticos. O estreitamento da via aérea e consequente aumento da resistência podem resultar em elevados picos de pressão, a maior parte desta pressão é dissipada na via aérea. A importância de priorizar a monitorização da pressão platô e a pressão de pico reside no fato de a hiperinsuflação ser mais deletéria que elevados picos de pressão traqueal[3,6,8].

PEEP extrínseca – a aplicação externa de PEEP pode manter a via aérea mais aberta e reduzir a resistência ao fluxo por meio da ação mecânica. Em pacientes com DPOC recomenda-se o uso de PEEP extrínseca de aproximadamente 85% da PEEP intrínseca mensurada, com o objetivo de reduzir o trabalho respiratório sem causar aumento da hiperinsuflação pulmonar[4,6].

A monitorização das curvas de pressão, fluxo e volume da ventilação é necessária para avaliar a resposta do paciente ao uso da PEEP extrínseca. Como o pulmão apresenta características não homogêneas, algumas áreas podem sofrer hiperinsuflação. Assim, ajusta-se a PEEP com monitoração das curvas de pressão, fluxo e volume. Se houver desinsuflação pulmonar com o aumento da PEEP, ela deverá ser mantida. Porém se houver hiperinsuflação, ela deverá ser evitada[8].

MONITORIZAÇÃO

A adequada monitorização do paciente obstrutivo em ventilação mecânica é fundamental para melhorar as trocas gasosas sem elevar a hiperinsuflação pulmonar e suas consequências. A monitorização permite o ajuste adequado do volume minuto, frequência respiratória e tempo expiratório, parâmetros que têm influência direta sobre a hiperinsuflação e pressões pulmonares.

A constante de tempo expiratória (CT) é uma medida do tempo necessário para o esvaziamento pulmonar passivo. O completo esvaziamento pulmonar ocorre após três constantes de tempo expiratórias.

$$CT = Resistência \times Complacência$$

Devido à elevação da resistência, a CT estará elevada nas doenças pulmonares obstrutivas, ou seja, o tempo expiratório para o completo esvaziamento pulmonar será prolongado. A monitorização da constante de tempo expiratória é importante para o correto ajuste da ventilação mecânica.

Na ventilação mecânica controlada o volume com onda de fluxo quadrada e sem esforços da musculatura do paciente pode-se obter no gráfico de pressão-tempo as pressões de insuflação de pico (PIP) e a pressão de platô inspiratória ($P_{platô}$). Nas doenças obstrutivas, em maior intensidade na asma, a PIP estará elevada como consequência do aumento principalmente da resistência. Todos os fatores relacionados à PIP são descritos na equação:

$$PIP = (Vt/Cest) + (Fluxo\ Insp. \times Rva) + (PEEP\ extrínseca + PEEP\ intrínseca)$$

A pressão de platô inspiratória é a medida da pressão das vias aéreas durante uma pausa ao final da inspiração. Ela reflete a pressão alveolar. No início da pausa a pressão de insuflação de pico cai exponencialmente até a $P_{platô}$. O tempo de queda será elevado com a obstrução ao fluxo aéreo. A pausa inspiratória deverá ser mantida até a visualização de um verdadeiro platô no gráfico de pressão-tempo. A $P_{platô}$ tende a superestimar a pressão alveolar. Recomenda-se manter a $P_{platô}$ menor que $35cmH_2O$ para a manutenção de uma pressão alveolar menor que $30cmH_2O$, reduzindo o risco de barotrauma. A $P_{platô}$ estará elevada devido à hiperinsuflação pulmonar e à PEEP intrínseca. Para o cálculo da CT, a resistência das vias aéreas e a complacência pulmonar poderão ser estimadas pelas seguintes fórmulas:

$$Rva = (PIP - P_{platô})/Fluxo\ inspiratório$$
$$Cest = Volume\ corrente/(Platô - PEEP)$$

O risco de barotrauma correlaciona-se melhor com a elevação de volumes de ar aprisionado e com a pressão alveolar do que com as pressões de vias aéreas.

Ventiladores mecânicos modernos permitem a mensuração da PEEP intrínseca automaticamente. Mas existem outras formas de detectar a presença dela (Quadro 22.2).

Quadro 22.2 – Identificação da PEEP intrínseca.

Medida da pressão das vias aéreas ao final da expiração
Não retorno ao zero da curva de fluxo expiratório antes do início da inspiração
Queda da pressão esofágica antes do início do fluxo de ar inspiratório
Diferença da $P_{platô}$ antes e após uma apneia prolongada
Determinação do nível da PEEP extrínseca necessária para aumentar o volume pulmonar

DISPOSITIVOS DE AEROSSOLTERAPIA

A aerossolterapia é a aplicação da medicação direto na via aérea, o que produz uma ação terapêutica mais eficaz, em menor tempo e redução dos efeitos sistêmicos. Os riscos da aerossolterapia estão relacionados principalmente à reação adversa da medicação, além de reatividade da bronquite, infecção e reconcentração da droga. A deposição do medicamento na via aérea e a eficácia da aerossolterapia dependem de diversos fatores, como a escolha correta da medicação, dosagem e via administrada (Quadro 22.3).

Quadro 22.3 – Fatores que interferem na deposição do aerossol[9-11].

Tipo de operação do dispositivo de aerossolterapia
Localização do dispositivo de aerossolterapia no circuito do ventilador
Ventilador mecânico
Parâmetros e modos ventilatórios
Umidificação
Tipo e dosagem da medicamentação
Calibre da via aérea

Poderão ser administrados por aerossolterapia agentes β-adrenérgicos, anticolinérgicos, anti-inflamatórios ou mucocinéticos. Os ajustes dos parâmetros da ventilação mecânica podem alterar a deposição da medicamentação. Orientam-se a utilização de baixo fluxo inspiratório (onda de fluxo quadrada ou decrescente), volumes correntes maiores que 500ml e aumento da fase inspiratória[17]. Modos ventilatórios espontâneos aumentam a deposição em relação ao modo assistido-controlado.

A umidificação pode reduzir em 40% a deposição do medicamento em vias aéreas inferiores[9].

Existem diferentes dispositivos para aplicação da terapia com aerossol para pacientes sob ventilação mecânica. O nebulizador a jato de baixo volume e o inalador com dosímetro são os dispositivos mais utilizados.

Inaladores com dosímetro

Este é um dos dispositivos preferidos para a administração de broncodilatadores em pacientes com respiração espontânea ou sob ventilação mecânica, tão eficaz quanto os nebulizadores. Consiste em um frasco de metal que contém a droga, um propelente e um agente dispersor, acoplado a um dispositivo ativador que dosa e libera a medicação. O agente dispersor aumenta a suspensão da droga, melhorando a sua liberação. Ocorre a produção de partículas com tamanho de 3 a 6μm. Em torno de 80% da dose que deixa o ativador é depositada na orofaringe, apenas 10 a 20% alcança a via aérea inferior e durante a ventilação mecânica pode ficar entre 6 e 11%[12,13]. Para uma melhor deposição em vias aéreas inferiores utilizam-se espaçadores ou câmaras de suspensão que permitem a expansão da nuvem de aerossol e a evaporação do propelente. Partículas de maior peso se depositam na parede dos dispositivos, ao invés de se depositarem na orofaringe.

Nebulizadores a jato de baixo volume

São pequenos reservatórios que são movidos por uma corrente de gás de alta pressão que ao atravessar um estreito orifício gera um jato e a névoa de aerossol. A utilização deste dispositivo em pacientes sob ventilação mecânica pode apresentar baixa deposição pulmonar. Estudos demonstram deposição em adultos de 1,2 a 15,3%[13-17].

REFERÊNCIAS BIBLIOGRÁFICAS

1. II Consenso Brasileiro sobre Doença Pulmonar Obstrutiva Crônica – DPOC. Jornal Brasileiro de Pneumologia, 2004;30:s5. • 2. Menezes AMB et al. Chronic obstrutive pulmonary disease in five Latin American cities (the PLATINO study): a prevalence study. Lancet 2005;366:1875. • 3. Barbas CSV, Amato MBP, Schettino GPP, Carvalho CRR. Ventilação mecânica nas doenças obstrutivas: asma e dpoc. In Carvalho CRR. Ventilação mecânica - Avançado. São Paulo: Atheneu, 2000. p. 153. • 4. Neil M, Yuh C H. Acute exacerbations and respiratory failure in chronic obstructive pulmonary disease. Am

Thorac Soc 2008;5:530. • 5. Sociedade Brasileira de Pneumologia e Tissiologia. IV diretrizes brasileiras para o manejo da asma. J Bras Pneumologia 2006;32(Supl 7):447. • 6. Jezler S, Holanda MA, José A, Franca S. III Consenso Brasileiro de Ventilação Mecânica. J Bras Pneumologia 2007;33(Supl 2):S111. • 7.Jubran A, Tobin MJ. Mechanical ventilation in acute respiratory failure complicating COPD. In UpToDate, Basow DS (ed), Uptodate, Waltham, MA 2008 • 8. Barbas, CV, Pinheiro, BV et al. III Consenso Brasileiro de Ventilação Mecânica. J Bras Pneumologia 2007;33(Supl 2):S106. • 9. American Association for Respiratory Care. AARC Clinical practice guideline: selection of aerosol delivery device. Respir Care 1992;37(8):891. • 10. American Association for Respiratory Care. AARC Clinical practice guideline: delivery of aerosols to the upper airway. Respir Care 1994;39(8)803. • 11. American Association for Respiratory Care. AARC Clinical practice guideline: selection of a device, administration of bronchodilatador, and evaluation of response to therapy in mechanical ventilation. Respir Care 1999;44(1):105. • 12. Fuller HD et al. Pressurized aerosol versus jet aerosol delivery to mechanically ventilated patients: comparison of dose to the lungs. Am Rev Respir Dis 1990;141:440. • 13. Bernasconi M et al. Dose-response effects and time course of effects of inhaled fenoterol on respiratory mechanics and arterial oxygen tension in mechanically ventilated patients with chronic airflow obstruction. Intensive Care Med 1990;16:108. • 14. Thomas SHL et al. Pulmonary deposition of a nebulized aerosol during mechanical ventilation. Thorax 1993;48:154. • 15. MacIntyre NR et al. Aerosol delivery in intubated, mechanically ventilated patients. Crit Care Med 1985;13:81. • 16. O'Riordan TG et al. Aerosol deposition in mechanically ventilated patients: optimizing nebulizer delivery. Am J Respir Crit Care Med 1994;149:214. • 17. Fuller HD et al. Efficiency of bronchodilator aerosol delivery to the lungs from the metered dose inhaler in mechanically ventilated patients: a study comparing four different actuator devices. Chest 1994;105:214.

22.6. Desmame da Ventilação Mecânica

Carmen Sílvia Valente Barbas

Os pacientes internados nas unidades de terapia intensiva (UTI) submetidos à ventilação mecânica invasiva por insuficiência respiratória aguda devem ser submetidos diariamente à interrupção da sedação contínua e ao teste de ventilação espontânea assim que a causa base da insuficiência respiratória tenha sido revertida e o paciente apresente estabilidade hemodinâmica, com a relação PaO_2/FiO_2 superior a 150 a 200cmH$_2$O com níveis de pressão positiva no final da expiração (PEEP) inferiores a 8cmH$_2$O e pH acima de 7,30[1,2].

Um breve período inicial de respiração espontânea pode ser utilizado para identificar a capacidade de se prosseguir para um teste de respiração espontânea

(SBT)[3]. Os critérios para se identificar a tolerância ao SBT são o padrão respiratório, a adequada troca gasosa, a estabilidade hemodinâmica e o conforto subjetivo. A tolerância ao teste em tubo T ou pressão de suporte de 5 a 7cmH$_2$O e PEEP de 5 a 7cmH$_2$O por 30 a 120min deve prontamente levar a se considerar a permanente descontinuação/liberação da ventilação mecânica[3-5]. A remoção do tubo endotraqueal do paciente deve ser baseada na avaliação da permeabilidade das vias aéreas e na habilidade do paciente em protegê-las.

Em pacientes recebendo ventilação mecânica por insuficiência respiratória que falhem no teste de respiração espontânea, devem ser triados para se determinar a causa desta falha. Uma vez que as causas reversíveis tenham sido corrigidas, subsequentes testes de respiração espontânea devem ser realizados a cada 24 horas[1,2]. A não ser que haja uma clara evidência de doença irreversível (por exemplo, lesão de medula espinal alta e esclerose lateral amiotrófica avançada), um paciente necessitando de suporte ventilatório prolongado por insuficiência respiratória não deve ser considerado permanentemente dependente do ventilador até que três meses de tentativas de desmame tenham falhado. A estratégia de desmame de um paciente em ventilação mecânica prolongada deve ser lenta e gradual.

A maioria dos pacientes submetidos ao suporte ventilatório mecânico pode ser fácil e rapidamente retirada do respirador assim que a condição crítica responsável pela instituição da ventilação artificial for tratada ou estabilizada. Este é o caso, por exemplo, da grande maioria dos pacientes submetidos a cirurgias simples ou aqueles previamente sadios necessitando de ventilação artificial por poucos dias[5-8]. Nesses casos, a opção por uma determinada técnica ventilatória nem sempre é fundamental ao sucesso/insucesso do desmame, sendo mais importante no que diz respeito ao conforto do paciente ou ao estabelecimento de uma rotina num serviço de terapia intensiva.

Há uma estimativa de que aproximadamente 42% do tempo em que um paciente permanece em ventilação mecânica corresponde ao período de desmame[9]. A dificuldade de desmame do ventilador mecânico reside em cerca de 5 a 30% dos pacientes que não conseguem ser removidos do ventilador numa primeira ou segunda tentativa, geralmente correspondendo a um grupo particular de pacientes com doenças pulmonares prévias, cardiopatias, grandes cirurgias abdominais ou torácicas ou, ainda, doenças neurológicas e debilitantes. É justamente nesses casos em que se faz necessário um perfeito entendimento de todos os fatores ligados ao sucesso/insucesso do desmame, assim como uma boa familiaridade com as novas técnicas ventilatórias e programas de treinamento muscular/reabilitação respiratória[9].

A causa fundamental do insucesso do desmame quase sempre pode ser analisada sob o ponto de vista de um desequilíbrio entre a capacidade ventilatória diminuída e a demanda ventilatória aumentada (Fig. 22.13).

Em vista dessas considerações, é fácil perceber que alguns critérios e condições clínicas devem estar presentes durante um processo de desmame:

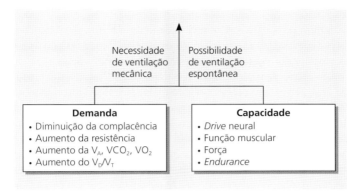

Figura 22.13 – Diagrama que mostra as relações entre capacidade/demanda ventilatória do sistema respiratório.

Estabilidade cardiovascular – lembrar que a musculatura diafragmática necessita de um bom débito cardíaco para um adequado funcionamento, além de uma oferta de oxigênio satisfatória.

Estabilidade da mecânica respiratória – broncoespasmos, edemas pulmonares, atelectasias e secreções devem estar resolvidas.

Estabilidade das trocas gasosas – recomenda-se que o paciente seja capaz de obter uma saturação arterial acima de 90% com uma FiO_2 de 40% ou menos. A $PaCO_2$ deverá estar abaixo de 50mmHg e o pH acima de 7,3 nas tentativas de desmame. Como já citado, o espaço morto não deverá ser excessivo, o que normalmente se traduz por uma necessidade de volume-minuto abaixo de 12 litros/min. Devem-se evitar sobrecargas calóricas durante o processo de desmame com o intuito de se diminuir a produção de CO_2 e, consequentemente, a ventilação-minuto.

Estabilidade hidroeletrolítica – evitar acidoses (estimulação excessiva do centro respiratório) ou alcaloses (hipoestimulação). Corrigir os níveis de cálcio, magnésio, fosfato, potássio e sódio.

Algumas medidas podem ser feitas para estimar a capacidade de reserva ventilatória do paciente, a fim de determinar se esta será capaz de atender ou não à demanda necessária para o desmame do ventilador mecânico:
- Pressão inspiratória máxima ($PI_{máx}$): deve ser menor que $25cmH_2O$.
- Ventilação voluntária máxima (VVM): deve ser duas vezes maior que o volume-minuto basal.
- Capacidade vital: deve ser maior que 10ml/kg.

Todos esses índices, e muitos outros propostos no mesmo sentido (Tabela 22.2), são muito úteis para o seguimento de um programa de treinamento muscular, mas se mostraram muito além do desejável como parâmetros para uma predição acurada do sucesso/insucesso de um desmame.

Por outro lado, alguns autores têm estimado diretamente a demanda ventilatória de um paciente em processo de desmame, medindo o trabalho mecânico respiratório por litro de ventilação ou o trabalho por minuto. Tem-se demonstrado que demandas acima de 1,4J/litro ou 16J/min não podem ser suportadas pela maioria dos pacientes, predizendo o insucesso do desmame.

Há alguns novos índices propostos que parecem permitir uma análise bastante integrada e precisa do equilíbrio demanda/capacidade ventilatória durante o processo de desmame. Muitos desses índices levam em conta apenas alguns parâmetros clínicos que, surpreendentemente, parecem ser marcadores muito específicos de uma relação demanda/capacidade intolerável. Na prática, esses índices se mostraram os mais acurados na predição do sucesso/insucesso de um desmame. São eles:

A) $P_{0,1}/PI_{máx}$

Relação entre a pressão de oclusão aos 100ms do início da inspiração e a pressão inspiratória máxima. Valores superiores a 8 ou 15%, dependendo da doença pulmonar, predizem o insucesso.

B) $P_{0,1}$ estimulado/$P_{0,1}$

Relação entre a $P_{0,1}$ após estimulação com CO_2 (elevação de 10mmHg na $PaCO_2$) e a $P_{0,1}$ basal. Valores inferiores a 1,3 predizem o insucesso.

C) CROP

Do inglês *compliance × rate × oxygenation × pressure*, calculado pela fórmula:

$$C_{dyn} \times PI_{máx} \times PaO_2/PAO_2 \times 1/f$$

Em que:

C_{dyn} = é a complacência dinâmica (ml/cmH$_2$O);
$PI_{máx}$ = é a pressão inspiratória máxima;
PaO_2 = é a pressão parcial arterial de oxigênio (mmHg);
PAO_2 = é a pressão parcial alveolar de oxigênio (mmHg);
f = é a frequência respiratória (ciclos/min). Valores inferiores a 13 predizem o insucesso.

VENTILAÇÃO MECÂNICA

Tabela 22.2 – Parâmetros de monitorização durante o desmame.

Parâmetros	Normal	Indicação para desmame	Valor limiar de sucesso
FR	10-20ipm	< 30-38ipm	1,0-3,9 – 24 estudos
ΔPes	5-10cmH$_2$O	< 15cmH$_2$O	
VC	7-10ml/Kg	4-6ml/Kg	0,7-3,8 – 18 estudos
VM	5-10 litros/min	< 10-15 litros/min	0,8-2,4 – 20 estudos
Trabalho respiratório	0,3-0,6J/litros	0,75J/litros	
Índice pressão × tempo	0,05-0,12	0,15	
Raw	2-5cmH$_2$O/litros/s	< 15cmH$_2$O/litros/s	
CST	50-100ml/cmH$_2$O	> 25ml/cmH$_2$O	
PI$_{máx}$	–30cmH$_2$O	> –15-30cmH$_2$O	1,0-3,0 – 16 estudos
Auto PEEP	0	< 3cmH$_2$O	
P$_{0,1}$	2-4cmH$_2$O	< 6cmH$_2$O	
P$_{0,1}$/PI$_{máx}$	< 0,3	< 0,3	2,1-25,3 – 4 estudos
FR/VC	60-90	< 105	0,8-4,7 – 20 estudos
Produto P × T	200-300cmH$_2$O/min	< 300cmH$_2$O/min	
SaO$_2$	97-98% em ar ambiente	> 90% com FiO$_2$ < 40%	
CROP	> 13	> 13	1,1-19,7 – 2 estudos
P(A-a)O$_2$ (100%)	< 100	< 350	
PaO$_2$/FiO$_2$	> 300	> 200	
Qs/Qt	< 6%	< 20%	
V$_D$/V$_T$	0,30	< 0,6	
FC	60-100	> 70 e < 120bpm	
Pressão arterial média	60-70mmHg	> 70 e < 110mmHg	

FR = frequência respiratória; ΔPes = pressão esofágica; Qs/Qt = *shunt;* V$_D$/V$_T$ = espaço morto; VC = volume corrente; VM = volume-minuto; FC = frequência cardíaca; Raw = resistência de vias aéreas; CST = complacência estática; PI$_{máx}$ = pressão inspiratória máxima; SaO$_2$ = saturação arterial de O$_2$; CROP = índice-complacência × frequência respiratória × pressão.

D) f/V_T

Frequência respiratória (ciclos/min) sobre volume corrente (litros). Valores superiores a 105 predizem o insucesso do desmame com grande certeza, refletindo a fadiga diafragmática com um padrão de respiração superficial e rápido. Apesar de ser o mais simples dos índices propostos, este é um dos parâmetros que se mostrou mais acurado até o momento. Devido à sua praticidade este parâmetro é normalmente utilizado na prática clínica.

MÉTODOS VENTILATÓRIOS UTILIZADOS NO DESMAME

TUBO T

É o mais difundido dos métodos de desmame devido à sua simplicidade. Inicia-se por períodos de prova de 5 a 10min que são aumentados progressivamente por, pelo menos, 30min e não mais do que 120min. Os principais problemas associados a essa técnica são o colapso alveolar pela ausência de uma pressão expiratória residual; a sobrecarga de trabalho imposta pelo tubo; a mudança brusca do grau de assistência ventilatória ("tudo ou nada"), especialmente danosa em pacientes cardiopatas; a falta de controle sobre a FiO_2; e a falta de monitorização adequada, uma vez que o paciente é desconectado do ventilador, ficando os alarmes inoperantes. Atualmente, recomenda-se que para pacientes selecionados faça-se "período de prova" em tubo T, pelo menos uma vez por dia[3,5,7,8,10,11]. Se o paciente tolerar, poderá ser extubado. Se não tolerar, recomenda-se manter adequado descanso da musculatura respiratória nas próximas 24 horas antes de se fazer nova tentativa. Este tipo de procedimento diminui o tempo de retirada do paciente do ventilador mecânico.

VENTILAÇÃO MANDATÓRIA INTERMITENTE SINCRONIZADA

Nenhum trabalho clínico até o momento conseguiu mostrar vantagem na utilização da técnica da ventilação mandatória intermitente sincronizada (SIMV) sobre a técnica do tubo T ou da pressão de suporte (PSV)[6-8]. É recomendável que, ao se utilizar o modo SIMV, modalidades tais como pressão positiva contínua de vias aéreas (CPAP) e a PSV sejam associadas, a fim de se evitar sobrecargas de trabalho associadas às válvulas de demanda e ao padrão alternante de fluxo e assistência inspiratória. Como já demonstrado, esta alternância de assistência inspiratória é responsável por uma grande ativação do centro respiratório, dificilmente permitindo um repouso muscular adequado durante estas modalidades ventilatórias. O uso primordial da SIMV é garantir uma ventilação mínima em indivíduos relativamente instáveis. Com a introdução das modalidades AMV (*augmented minute ventilation*) e MMV (*mandatory minute ventilation*), em que o ventilador entra com ciclos assistidos apenas quando o paciente hipoventila abaixo de um nível estipulado, essa modalidade está perdendo o seu lugar.

PRESSÃO DE SUPORTE

A pressão de suporte (PSV) é uma técnica que pode ser usada no desmame do ventilador, embora não se tenha demonstrado, até o momento, ser superior ao tubo T. Entretanto, algumas vantagens podem ser observadas. Em primeiro lugar, permite uma transição muito mais gradual da ventilação assistida para a espontânea. Esta característica pode ser muito útil, por exemplo, no desmame de cardiopatas que não podem suportar a sobrecarga hemodinâmica associada ao tubo T ou ao IMV/SIMV[10,11].

Comumente, inicia-se o desmame com uma pressão de suporte máxima (suficiente para gerar um V_T de 8 a 10ml/kg), reduzindo-a gradualmente de acordo com a tolerância do paciente. Essa tolerância é normalmente avaliada pela frequência respiratória e palpação do músculo esternocleidomastóideo (geralmente quando a frequência respiratória for maior que 30 incursões por minuto (ipm) ou quando existir atividade da musculatura acessória há necessidade de se elevar a PSV, pois tais parâmetros indicariam fadiga da musculatura diafragmática). Outro índice que pode ser utilizado é a relação entre f/V_T: valores acima de 105 indicam a necessidade de retrocesso e aumento da PSV[12,13].

Quando a PSV chega a um nível de 5 a 8cmH$_2$O, com boa tolerância do paciente, procedemos à extubação direta, sem períodos de prova no tubo T. Ressaltamos que este valor de PSV simula perfeitamente a condição que o paciente enfrentará quando extubado, uma vez que esta é suficiente apenas para vencer a sobrecarga causada pela prótese ventilatória.

Sempre que a PSV for utilizada como modalidade de desmame é importante aplicar pequenos valores de PEEP, procedimento que será justificado a seguir.

NOVOS MODOS DE VENTILAÇÃO
PARA "DESMAME AUTOMÁTICO"

Nos últimos anos, vários modos de suporte ventilatório têm sido desenvolvidos no intuito de "automaticamente" se fazer o desmame dos pacientes por *feedback* de um ou mais parâmetros medidos pelo ventilador, tais como *volum support* (VS), *adaptive support ventilation* (ASV), *minimum minute ventilation* (MMV), *mandatory rate ventilation* (MRV), *smart care e knowledge based system* para ajuste de pressão de suporte (KBS-PS). O MMV é ajustado para 75% do volume-minuto medido ou por um valor alvo de CO$_2$, ao passo que KBS-PS se mostrou capaz de reduzir automaticamente a pressão de suporte de forma segura em uma população selecionada. Entretanto, nenhum desses métodos foi comparado com a avaliação diária do "período de prova" com tubo T. Além do mais, os parâmetros de *feedback* utilizados podem não funcionar em pacientes com alterações importantes do parênquima pulmonar. Portanto, são necessários mais estudos para estabelecer o valor destas novas abordagens ventilatórias no desmame.

O USO DA PEEP E DO CPAP DURANTE O PROCESSO DE DESMAME

Vários estudos clínicos demonstraram que o emprego de pressão positiva no final da expiração (PEEP) ou pressão positiva contínua em vias aéreas (CPAP) em níveis baixos (em torno de 4 a 7cmH$_2$O) pode ser muito útil durante o processo de desmame. Tal abordagem é recomendada em todas as situações com riscos de atelectasias pulmonares (pós-operatório de cirurgias abdominais, pós-operatório de cirurgias cardíacas, doença neuromuscular, convalescença da síndrome do desconforto respiratório do adulto, pancreatites agudas, instabilidades torácicas etc.). Mesmo que não haja uma doença parenquimatosa evidente, entretanto deve-se considerar que o emprego de próteses ventilatórias costuma eliminar o papel fisiológico da glote, suprimindo seu efeito no retardamento dos fluxos expiratórios, e, portanto, suprimindo um certo nível de PEEP intrínseca presente no paciente extubado (em torno de 4cmH$_2$O). Estudos em seres humanos demonstram que poucas horas de ventilação espontânea em tubo T são suficientes para causar um aumento do *shunt* e uma diminuição da difusão pulmonar, um efeito que só poderia ser revertido por meio do emprego de CPAP ou da extubação. Nesse contexto, pode-se dizer que um certo nível de CPAP seria benéfico para a grande maioria dos pacientes com prótese ventilatória, desde que em ventilação espontânea.

Devemos sempre preparar o organismo do paciente com insuficiência respiratória aguda para reassumir o mais breve e seguramente possível as funções de ventilação e oxigenação espontâneas. Deverá sempre ser otimizado o suporte nutricional e a condição hemodinâmica de forma progressiva, utilizando-se uma técnica adequada que evite a sobrecarga ou fadiga da musculatura respiratória.

Nos pacientes com dificuldade de desmame, é necessário avaliar a necessidade de monitorização das condições de *drive* neural (P$_{0,1}$), trabalho muscular respiratório, PEEP intrínseca, as medidas de resistência das vias aéreas e complacência do sistema respiratório (Quadro 22.4). Por meio dessas medidas poderemos entender melhor a causa da falha do desmame e introduzir terapêutica apropriada.

USO DE VENTILAÇÃO MECÂNICA NÃO INVASIVA NO DESMAME

A ventilação mecânica não invasiva (VNI) pode ser utilizada imediatamente após a extubação em pacientes com desmame difícil[14,15]. Existem estudos demonstrando redução do tempo de internação, índice de traqueostomia, redução de infecção neste grupo, diminuição de necessidade de reintubação e diminuição de mortalidade hospitalar, especialmente nos pacientes com doença pulmonar obstrutiva crônica, cardiopatas e com insuficiência respiratória necessitando de ventilação mecânica por mais de 72 horas. Em uma população heterogênea, sua instalação tardia, ou seja, somente quando o paciente começar a demonstrar sinais de insuficiência respiratória pós-extubação, não previne reintubação e pode até aumentar as taxas de mortalidade intra-hospitalar não devendo ser, portanto, utilizada.

VENTILAÇÃO MECÂNICA

Quadro 22.4 – Principais alterações nos parâmetros da mecânica respiratória.

Parâmetros	Interpretação	Procedimentos
$P_{0,1}$ (2,4cmH$_2$O) Superior a 6cmH$_2$O Inferior a 2cmH$_2$O	Hiperestimulação central Depressão central	Uso de opioides Uso de estimulantes centrais (almitrina, aminofilina)
WOB (0,4 a 0,6J/litro) > 0,7J/litro em ventilação espontânea < 0,4 J/litro em ventilação espontânea	Sobrecarga dos músculos respiratórios Fraqueza muscular	Propiciar repouso e tentar minimizar causas de trabalho aumentado (diminuir resistência de vias aéreas, diminuir produção de CO$_2$) Propiciar treinamento muscular respiratório com *threshold*
PI$_{máx}$ (> –30cmH$_2$O) Inferior a –30cmH$_2$O	Fraqueza muscular	Propiciar treinamento muscular respiratório com *threshold*
PaO$_2$/FiO$_2$ (300) Inferior a 300	Troca gasosa ineficiente	Otimizar oxigenoterapia/pressão positiva expiratória Tratar doenças do parênquima pulmonar
PEEPi (ausente) Superior a 5cmH$_2$O	Aprisionamento aéreo	Medidas para tentar diminuir a resistência das vias aéreas, FR e V$_T$
Raw (2,4cmH$_2$O/litros/s) Superior a 10cmH$_2$O/litros/s	Obstrução ao fluxo aéreo	Broncodilatadores, anti-inflamatórios e manobras de higiene brônquica
Complacência estática (> 50ml/cmH$_2$O) Inferior a 30ml/cmH$_2$O	Doenças do parênquima pulmonar	Instabilidade/colapso alveolar Suporte ventilatório com PEEP e manobras de recrutamento alveolar; considerar uso de corticosteroides

WOB = trabalho muscular respiratório; Raw = resistência das vias aéreas; PEEP = pressão positiva ao final da expiração; PEEP$_i$ = PEEP intrínseca; FR = frequência respiratória; V$_T$ = volume corrente.

REFERÊNCIAS BIBLIOGRÁFICAS

1. ACCP/AARC/SCCM Task Force Evidence based guidelines for weaning and discontinuing mechanical ventilatory support. Chest 2001;120(Suppl 6):375S. • 2. MacIntyre N. Discontinuing mechanical ventilatory support. Chest 2007;132(3):1049. Review. • 3. Amato MBP et al. Comparison of T-piece and pressure support protocols as methods of weaning recently intubated patients (PTS). Rev Bras Ter Int 1991;3:28. • 4. Annest SJ et al. Detrimental effects of removing end-expiratory pressure prior to endotracheal extuba-

tion. Ann Surg 1980;191:539. • 5. Brochard L et al. Comparison of three methods of gradual withdrawal from ventilatory support during weaning from mechanical ventilation. Am J Respir Crit Care Med 1994;150(4):896. • 6. Cook DJ et al. For the Mc Máster Evidence based Practice Center (2000) Weaning from mechanical ventilation. Agency for Healthcare Research and Quality (Contract No. 290-97-0017, Task order number 2). • 7. Esteban A et al. A comparison of four methods of weaning patients from mechanical ventilation. N Engl J Med 1995;332:345. • 8. Esteban A et al. Extubation outcome after spontaneous breathing trials with t-tube or pressure support ventilation. Am J respire Crit Care Med 1997;156:459. • 9. MacIntyre N. Weaning and withdrawing mechanical ventilatory support. In Vincent JL ed. Yearbook of Intensive care and Emergency Medicine. Berlin Heidelberg, Springer-Verlag; 2004;359. •

10. Marini JJ. The role of the inspiratory circuit in the work of breathing during mechanical ventilation. Respir Care 1987;32:419. • 11. Takahashi T et al. Comparison of inspiratory work of breating in T-piece breathing, PSV, and pleural pressure support ventilation (PPSV). Chest 1991;100:1030. • 12. Yang KL, Tobin MJ. A prospective study of indexes predicting the outcome of trials of weaning from mechanical ventilation. N Engl J Med 1991;324:1445. • 13. Vallverdu I et al. Clinical characteristics, respiratory functional parameters and outcome of two-our t-piece trial in patients weaning from mechanical ventilation. Am J Respir Crit Care Med 1998;158:1855. • 14. Esteban A et al. Noninvasive positive-pressure ventilation for respiratory failure after extubation. N Engl J Med 2004;350:2452. • 15. Nizar E, Michael JA. Weaning from mechanical ventilation. Crit Care Clin 2007;23(2):263.

22.7. Desmame da Ventilação Mecânica Invasiva

Leda Tomiko Yamada Silveira

INTRODUÇÃO E DEFINIÇÕES

Parece ser consenso que apesar de importante medida terapêutica e uma das mais utilizadas em unidades de terapia intensiva (UTI) atualmente[1,2,3], a ventilação mecânica invasiva (VMI), isto é, aquela fornecida pela prótese endotraqueal, pode trazer complicações, devendo então ser interrompida o mais breve possível[1,2,3,4]. No entanto, a falha na retirada da via aérea artificial (ou extubação), definida como a necessidade de reintubação em 48 horas[6,8] e cuja incidência varia de 3 a 19%, está associada a taxas de mortalidade elevadas, chegando a até 40%. A alta taxa de mortalidade relacionada à falha na extubação é reflexo da maior severidade ou presença de comorbidades nesses pacientes, da deterioração clínica durante o período pré-reintubação ou das complicações trazidas pelo próprio processo de reintubação, ou, ainda, do maior tempo de ventilação mecânica a que são submetidos esses pacientes[5]. Portanto, a interrupção da ventilação mecânica deve ocorrer de forma dirigida, objetivando-se iniciá-la o mais precocemente possível e, ao mesmo tempo, tentando evitar, tanto quanto possível, que pacientes sejam extubados sem condição para tal (Fig. 22.14). O sucesso na extubação consiste em manutenção da ventilação espontânea por tempo igual ou superior a 48 horas após a retirada da prótese traqueal[8]. O crescente número de estudos clínicos tem contribuído para que este processo seja baseado em evidência e não em experiência[2].

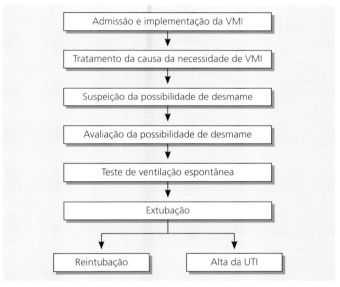

Figura 22.14 – Representação esquemática da sequência da condução da ventilação mecânica invasiva (VMI).

O termo *desmame da ventilação mecânica*, que a princípio tem a conotação de redução lenta e gradativa do suporte ventilatório mecânico, tem se difundido na prática clínica para nomear qualquer processo de interrupção da ventilação mecânica[1].

O desmame da ventilação mecânica pode ser rápido e sem dificuldades, principalmente nos casos em que o tempo de suporte ventilatório foi curto, por exemplo no período pós-operatório de cirurgias eletivas. Neste caso tem-se uma retirada abrupta do suporte ventilatório como forma de desmame. Porém, em casos de recuperação de injúrias maiores, com longos períodos de ventilação mecânica, o desmame da ventilação mecânica é responsável por grande parte da carga de trabalho de uma UTI e toma grande parte do tempo total de ventilação[1,2,6], podendo chegar a 57% para pacientes portadores de doença pulmonar obstrutiva crônica (DPOC) e 48% em casos de insuficiência cardíaca[2].

Estudos sugerem que o início do desmame da ventilação mecânica tende a demorar além do que deveria. Isto também é demonstrado pelo fato de que cerca de metade dos pacientes que sofrem extubação acidental não necessitam de reintubação[6]. Esse atraso ainda expõe o paciente a maior desconforto e maior risco de complicações, já que o tempo de uso da ventilação mecânica invasiva acarreta em maior risco de infecções, estresse, necessidade de sedação, trauma em vias aéreas e custos[7], estando diretamente relacionado à mortalidade[6]. A implantação de protocolos de desmame conduzidos por profissionais de saúde não médicos parece acelerar o início do processo de desmame da VMI quando comparada com os cuidados médicos usuais[2,6,7,8].

DETERMINANTES FISIOPATOLÓGICOS DO SUCESSO OU FALHA NO DESMAME DA VENTILAÇÃO MECÂNICA

ESTADO NEUROLÓGICO

O controle da respiração é complexo e dependente do centro gerador do ritmo respiratório, localizado no tronco cerebral, modulado pelos reflexos provenientes dos quimiorreceptores centrais e periféricos e receptores localizados no parênquima pulmonar e na parede torácica. Desta forma, o ritmo respiratório central pode ser inibido ou estimulado em resposta a variações da pressão parcial arterial de oxigênio (PaO_2) e, principalmente, de pressão parcial de gás carbônico ($PaCO_2$) e do pH sanguíneo arterial, e em resposta à insuflação pulmonar ou estiramento muscular.

Lesões estruturais primárias (hemorragia, isquemia, edema, inflamação e neoplasia) e lesões funcionais secundárias (hipotireoidismo, alcalose metabólica, sedativos, narcóticos e toxinas) podem causar depressão do ritmo respiratório central e de sua resposta aos reflexos externos, não permitindo a retirada do suporte ventilatório mecânico.

Por outro lado, algumas condições podem estimular exacerbadamente o centro respiratório, elevando a demanda sobre a musculatura respiratória, e dificultar o desmame da ventilação mecânica. Tais condições incluem hipoxemia, hipotensão, acidose metabólica e ansiedade.

É importante lembrar que o centro respiratório de pacientes portadores de doença pulmonar obstrutiva crônica com hipercapnia crônica apresenta resposta diferenciada, sendo a variação da PaO_2 um estímulo mais importante que a variação da $PaCO_2$ e, desta forma, o fornecimento de oxigênio em fluxos altos pode reduzir a resposta do centro respiratório[2].

O estado neurológico também é importante determinante da capacidade de manutenção da perviedade de vias aéreas, tanto no que diz respeito à capacidade de manipulação adequada de secreções (pulmonar e salivar), quanto no tocante ao tônus da musculatura de cervical, orofaringe, laringe e língua. A hipotonia dessas estruturas contribui para posicionamento inadequado e colabamento das vias aéreas, o que pode prejudicar a ventilação espontânea.

VENTILAÇÃO E TROCA GASOSA

A transição da ventilação controlada para espontânea está associada à hipoxemia, que pode ser decorrente de hipoventilação, prejuízo na troca gasosa (pela retirada da pressurização alveolar e também pelo prejuízo na contratilidade do ventrículo esquerdo) ou redução do conteúdo venoso de oxigênio, devido ao maior gasto de oxigênio para manutenção de ventilação espontânea. Observa-se redução do volume corrente, com aumento compensatório da frequência respiratória e manutenção da ventilação, porém com elevação dos níveis de pressão arterial de CO_2, provavelmente relacionada à queda da ventilação alveolar. Estudos observaram reversão dessas alterações em 24 horas após o início do desmame ventilatório[1,2].

PERFORMANCE DOS MÚSCULOS RESPIRATÓRIOS

O desequilíbrio entre a capacidade dos músculos respiratórios e a demanda sobre eles talvez seja a principal causa de falência no desmame. Esse desequilíbrio pode ser resultado da redução do primeiro fator, aumento do segundo ou uma combinação entre os dois[1].

São fatores que levam à redução da competência dos músculos respiratórios:

a) *Redução do estímulo respiratório* – conforme dito anteriormente neste texto, alterações no sistema nervoso central (hemorragia, isquemia, edema, inflamação e neoplasia) e alterações sistêmicas (hipotireoidismo, alcalose metabólica, sedativos, narcóticos e toxinas) podem causar depressão do ritmo respiratório central, causando hipercapnia e comprometendo a capacidade dos músculos respiratórios em gerar contração muscular.

b) *Disfunção frênica* – geralmente é decorrente de cirurgias de revascularização do miocárdio, devido a secção inadvertida, estiramento, compressão, isquemia ou hipotermia, e cirurgias abdominais altas, provavelmente por inibição diafragmática causada por reflexo mediado pela estimulação visceral. Na maioria das vezes não constitui um risco à vida do paciente, apesar de promover redução na força dos músculos respiratórios e no volume pulmonar, porém pode provocar atraso no desmame ventilatório em dois a três dias. Acometimento bilateral com dependência de suporte ventilatório prolongado é raro.

c) *Disfunção neuromuscular* – pode ser diagnosticada no decorrer da internação. Inclui causas primárias de déficit neuromuscular, como síndrome de Guillain-Barré, miastenia grave, doença do neurônio motor e disfunções adquiridas na UTI, sendo que estas respondem pela maior parte dos casos[6]. Dentre estas últimas, as anormalidades neuromusculares do paciente grave são o principal exemplo, tendo incidência na literatura variando de 50 a 100%. Estão associadas a fatores como severidade da doença, disfunção múltipla de órgãos, uso de corticoides, hiperglicemia e tempo prolongado em UTI. É caracterizada por disfunção tanto neural quanto muscular, levando a déficit motor com fraqueza muscular bilateral, simétrico e acometendo principalmente músculos proximais[6].

d) *Fraqueza muscular* – a ventilação mecânica acarreta em disfunção muscular, com atrofia muscular, lesão estrutural, transformação dos tipos de fibra muscular, remodelamento[6], redução do diâmetro e número de fibras musculares, capacidade de gerar força e redução do número de enzimas glicolíticas e da capacidade oxidativa das mitocôndrias[1]. As fibras de contração lenta são mais acometidas[1]. Não há muita comprovação das alterações dos músculos respiratórios com o desuso provocado pela VMI prolongada. No entanto, estudos com imobilização de membros mostram rápida redução na massa muscular e na síntese proteica já no início da imobilização (um a três dias), atingindo o pico em cinco dias[1].

e) *Desnutrição* – muito comum no contexto da UTI, causa redução na massa, força e resistência dos músculos respiratórios, redução na resposta ventilatória à hipoxemia, prejuízo no sistema imunológico do paciente, predispondo-o à pneumonia hospitalar, que sobrecarrega ainda mais o sistema respiratório.

f) *Hiperinsuflação pulmonar* – coloca os músculos respiratórios em uma posição desfavorável, reduzindo sua capacidade de contração e, consequentemente, de gerar pressão negativa. Além disso, reduz a zona de aposição do diafragma sobre a caixa torácica e altera o posicionamento entre eles, favorecendo a redução volumétrica da caixa torácica ao invés de sua expansão durante a inspiração. A hiperinsuflação causa ainda aumento da força de retração elástica pulmonar, adicionando carga elástica e assim aumentando o trabalho respiratório[1].

Como causadores de aumento da carga sobre os músculos respiratórios podemos citar:

a) *Aumento da impedância do sistema respiratório* – geralmente os pacientes submetidos à VMI apresentam aumento na resistência do sistema respiratório (R_{sr}) e redução em sua complacência (C_{sr}). Consequentemente, o trabalho respiratório requerido desses indivíduos é maior, tornando este um fator muito importante no processo de assumir a ventilação espontânea. Algumas situações clínicas podem provocar alteração na impedância do sistema respiratório, prévia ou não à instalação da VMI. Entre as que provocam redução da C_{sr} estão pneumonia, edema pulmonar cardiogênico ou não cardiogênico, fibrose pulmonar, hemorragia pulmonar, alterações na caixa torácica como a cifoescoliose, distensão abdominal devido à ascite ou à obesidade. A hipersecreção brônquica e a obstrução de vias aéreas presente na doença pulmonar obstrutiva crônica e a broncoconstrição na asma causam aumento da resistência do sistema respiratório.

b) *Aumento da produção de CO_2* – a combustão da glicose produz aproximadamente 22% mais CO_2 que a combustão de lipídeos. Na ingestão de carboidratos, além da demanda metabólica, este é transformado em gordura, alterando o quociente respiratório (R), que é a razão da produção de CO_2 pelo consumo de O_2. Indivíduos com comprometimento ventilatório não são capazes de gerar a hiperventilação necessária para eliminar a produção excedente de CO_2. O resultado final é a hipercapnia e isto pode ser um fator a mais a interferir no sucesso do desmame da VMI[1,8].

c) *Ventilação do espaço morto (V_D)* – a relação entre e V_D fisiológico e volume corrente (V_C) (V_D/V_C) varia entre 33 e 45%. O espaço morto está aumentado em diversas condições clínicas que provocam aumento no número de regiões pulmonares com relação ventilação-perfusão (V/Q) alta, necessitando de aumento na ventilação para prevenir a retenção de CO_2[1].

d) *Hiperestimulação do centro respiratório* – conforme discutido no item anterior, condições que provocam estimulação exacerbada do centro respiratório, como lesões neurológicas, estresse, sepse e acidose metabólica, predispõem à fadiga muscular[1,6], dificultando o desmame da VMI e podendo aumentar a probabilidade de uma possível falência na extubação caso esta ocorra nessas condições.

e) *Sobrepeso* – apesar de a obesidade trazer efeitos mecânicos ao sistema respiratório como redução da complacência, aumento da relação volume de fechamento/capacidade residual funcional e aumento do trabalho respiratório, estudos realizados até o momento não observaram aumento do tempo de ventilação mecânica na comparação entre pacientes com índice de massa corporal (IMC) superior a $25kg \cdot m^{-2}$, caracterizando obesidade, e IMC inferior a este valor, considerada normal[6].

FUNÇÃO CARDÍACA

Diferentemente da ventilação espontânea, em que há pressão intratorácica negativa na inspiração, na ventilação mecânica invasiva tem-se a pressurização do tórax, tanto na inspiração (a pressão inspiratória gerada pelo ventilador mecânico impulsiona o fluxo de gás para o interior dos pulmões) quanto na expiração, devido ao uso de pressão positiva ao final da expiração (PEEP). A pressão intratorácica tem efeitos sobre a função do coração: a retirada da pressão positiva gera aumento do retorno venoso e a pressão intratorácica negativa provoca aumento da pós-carga do ventrículo esquerdo, levando o miocárdio a consumir mais O_2. É necessário ter em mente, portanto, que o processo de desmame da ventilação mecânica interfere também na função cardíaca e isto pode ser mais um fator de dificuldade no desmame da VMI para aqueles pacientes com pouca reserva cardíaca funcional, seja ela doença isquêmica, doença valvular, insuficiência sistólica ou diastólica[2,6]. Soma-se a isto o fato de que a transição da ventilação mecânica para a ventilação espontânea por si já promove aumento no débito cardíaco e consumo de O_2.

OUTROS DETERMINANTES

Distúrbios eletrolíticos (hipotireoidismo e hipoadrenalismo, hipofosfatemia, hipomagnesemia e hipocalemia) que levam à fraqueza muscular, alterações psicológicas (ansiedade, depressão e delírio) e anemia também podem dificultar o desmame da VMI[6].

CONDIÇÕES CLÍNICAS QUE PERMITEM O INÍCIO DO PROCESSO DE DESMAME DA VENTILAÇÃO MECÂNICA

À luz do que foi dito no início deste capítulo, os pacientes submetidos à VMI devem ser diariamente avaliados quanto à possibilidade de desmame da VMI. Algumas condições são básicas para que o desmame possa ser iniciado (Quadro 22.5)[2,6,7], e, uma vez preenchidas, considera-se o paciente apto a realizar um teste de ventilação espontânea.

Quadro 22.5 – Critérios para considerar o início do desmame da ventilação mecânica invasiva (VMI).

Reversão ou controle do evento que levou à necessidade de instituição da VMI
Presença de estímulo respiratório adequado com doses mínimas de sedativos
Cooperação do paciente às solicitações simples
Estabilidade hemodinâmica sem uso de drogas vasoativas ou com níveis baixos e/ou decrescentes
Equilíbrio acidobásico
Ausência ou redução da sobrecarga hídrica
Equilíbrio eletrolítico sérico
Função pulmonar adequada
Ausência de hipersecreção brônquica
Ausência de intervenção cirúrgica próxima

ÍNDICES PREDITIVOS DE SUCESSO NO DESMAME DA VENTILAÇÃO MECÂNICA

Primeiramente devem-se observar as condições mínimas que permitam prosseguir o desmame da ventilação mecânica: troca gasosa adequada, isto é, PaO_2 superior a 60mmHg com fração inspirada de O_2 (FiO_2) inferior ou igual a 40%

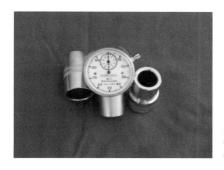

Figura 22.15 – Ventilômetro, dispositivo mecânico que mede o volume de mistura gasosa que passa através de seu interior, indicado pelos seus ponteiros.

e PEEP inferior ou igual a 5mmHg, ou seja, uma relação PaO_2/FiO_2 superior ou igual a 150 (avaliando-se a gasometria arterial), e padrão ventilatório adequado, ou seja, frequência respiratória (FR) inferior ou igual a 25 incursões por minuto (ipm), e do volume corrente maior que 5ml/kg, com um volume minuto (V_M) menor ou igual a 10 litros, ambos verificados utilizando-se um ventilômetro (Fig. 22.15) conectado à prótese endotraqueal. Frequência respiratória elevada, volume corrente baixo e volume minuto elevado geralmente indicam fadiga muscular[1]. A relação PaO_2/FiO_2 é limitada pelo fato de variar de acordo com os níveis de $PaCO_2$ e de FiO_2. A relação entre a tensão arterial e alveolar de oxigênio (PaO_2/PAO_2) é mais estável, sendo que um valor superior a 350 relaciona-se ao sucesso no desmame da ventilação mecânica.

$$PAO_2 = [FiO_2 (\text{Pressão barométrica} - \text{Pressão da água})] - PaCO_2/R$$

Em que:

R = coeficiente respiratório, é uma relação entre o O_2 consumido pelo CO_2 produzido por minuto.

Uma vez preenchidas essas condições, parte-se para a avaliação de parâmetros que estimam a função ventilatória, como força e *endurance* muscular (Tabela 22.3).

A $PI_{máx}$ é uma forma indireta de avaliação da força dos músculos ventilatórios, isto é, verifica-se qual é a pressão intratorácica mais negativa que o indiví-

Tabela 22.3 – **Valores dos índices relacionados ao sucesso no desmame da ventilação mecânica.**

$PaO_2/FiO_2 \geq 150$ (com PEEP < 5cmH$_2$O)	$P_{0,1} \geq -2cmH_2O$	$FR/V_C \leq 100$
$PaO_2/PAO_2 \leq 0,35$	$V_M \leq 10$ litros	$CROP \geq 13ml/ipm/min$
$FR \leq 25ipm$	$CV \geq 10ml/kg$	$PI_{máx} \leq -25cmH_2O$
$V_C \geq 5ml/kg$	$VVM \geq$ dobro do V_M	$PE_{máx} \geq +25cmH_2O$

duo é capaz de gerar pela contração dos músculos inspiratórios. Geralmente é mensurada utilizando-se um manovacuômetro (Fig. 22.16) conectado à prótese endotraqueal do paciente, que faz esforços inspiratórios contra uma via aérea fechada. Para facilitar a mensuração da PI$_{máx}$ em pacientes não colaborativos pode-se utilizar uma válvula unidirecional (Fig. 22.17) conectada entre o manovacuômetro e a prótese traqueal. Esta válvula deve permitir somente a expiração e devem-se aguardar 20s para a leitura do valor, garantindo que o paciente realize a inspiração em um volume pulmonar baixo. O valor mínimo de PI$_{máx}$ que permite o desmame da ventilação mecânica é inferior ou igual a –30cmH$_2$O. Apesar de muito utilizado, a PI$_{máx}$ é um preditor ruim de sucesso de desmame da ventilação mecânica[1].

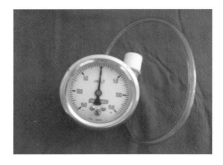

Figura 22.16 – Manovacuômetro, que mensura a pressão positiva ou negativa.

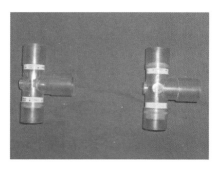

Figura 22.17 – Válvulas unidirecionais utilizadas para otimizar a mensuração da pressão inspiratória máxima (PI$_{máx}$) e expiratória máxima (PE$_{Max}$).

Pode-se mensurar também a pressão expiratória máxima (PE$_{máx}$), que estima a capacidade de tosse e eliminação de secreções. A mensuração deste parâmetro é feita da mesma forma que para a PI$_{máx}$, com a diferença de que a válvula unidirecional desta vez deve permitir apenas a inspiração, e o paciente expira contra uma via aérea fechada. O valor de referência é superior ou igual a +25cmH$_2$O.

O estímulo respiratório é estimado pela mensuração da pressão de oclusão de vias aéreas (P$_{0,1}$). Consiste na pressão em via aérea gerada 0,1s após esforço do inspiratório contra uma via aérea ocluída, e em indivíduos sadios está em torno de $-2cmH_2O$. Valores mais negativos que $-5cmH_2O$ indicam estímulo respiratório exacerbado, o que pode levar à fadiga muscular.

Outros parâmetros menos utilizados e com pouca relação com sucesso no desmame da ventilação mecânica são: capacidade vital (CV) superior ou igual a 10ml/kg, ventilação voluntária máxima (VVM) correspondente pelo menos ao dobro do volume minuto. Apesar de a VVM estimar a *endurance*, sua mensuração depende da colaboração e motivação do paciente.

Alguns índices integram mais de um dado fisiológico. Os mais conhecidos são: índice de CROP = complacência dinâmica do sistema respiratório (C_{dsr}) × $PI_{máx}$ × [(PaO_2/PAO_2)/FR]. CROP indica as iniciais em inglês das variáveis: complacência, frequência respiratória, oxigenação e $PI_{máx}$, sendo que C_{dsr} = volume corrente/pressão nas vias aéreas.

Outro índice integrativo, e talvez o que mais se aproxima da predição de sucesso no desmame da ventilação mecânica, é o índice de respiração rápida e superficial, além de ser reprodutível e de fácil aplicação à beira do leito[1,2,6,8]. Este índice é calculado dividindo-se a frequência respiratória pelo volume corrente médio (FR/V_C) obtidos durante um minuto de ventilação sem o suporte do ventilador mecânico. Para tanto, desconecta-se o paciente do ventilador mecânico e mensura-se o volume total expirado e a frequência respiratória do paciente durante um minuto, fornecendo-se apenas suplementação de oxigênio, se necessário. Dividindo-se o volume total expirado em um minuto (volume minuto) pela frequência respiratória nesse minuto, obtém-se o volume corrente médio. Com essas duas variáveis em mãos calcula-se o índice, cujo valor abaixo de 100 é preditivo de sucesso no desmame da ventilação mecânica.

Este índice nada mais reflete o fato de que pacientes que realizam menor FR e maior V_C apresentam maior probabilidade de obterem sucesso na ventilação espontânea em relação aos que utilizam maior FR e menor V_C, ou seja, aqueles que apresentam padrão respiratório rápido e superficial.

As causas do desenvolvimento desse tipo de padrão respiratório incluem: aumento da carga destinada aos músculos ventilatórios, estímulo de quimiorreceptores centrais, reflexos pulmonares e dos músculos ventilatórios, alteração no padrão de descarga dos neurônios motores dos músculos ventilatórios e sensação de esforço[2].

TÉCNICAS DE DESMAME DA VENTILAÇÃO MECÂNICA

Ventilação mandatória intermitente sincronizada (SIMV) é uma modalidade básica de ventilação mecânica que, por vezes, é empregada como método de desmame da ventilação mecânica por permitir que o paciente realize ciclos ventilatórios espontâneos, ou seja, que são iniciados terminados por ele. Neste método, assim que o paciente preenche os requisitos para início do desmame, reduz-se gradualmente a frequência respiratória, fazendo com que o paciente realize cada vez mais ciclos espontâneos (geralmente com pressão de suporte) e cada vez menos ciclos assistidos, até chegar à frequência respiratória igual a zero, deixando o paciente numa modalidade totalmente espontânea, que é a ventilação com pressão de suporte (PSV)[1]. Estudos sugerem, no entanto, que o SIMV, principalmente sem o uso de pressão de suporte, relaciona-se ao maior tempo de ventilação mecânica[2,8].

Muitas vezes utiliza-se, então, diretamente a PSV, sem passar pelo SIMV. Na PSV o fluxo e o volume corrente gerados dependem do nível de pressão de suporte (PS), da impedância do sistema respiratório do paciente e de seu esforço. Reduz-se gradualmente a PS (2 a 4cmH$_2$O, de duas a quatro vezes por dia)[8] até níveis suficientes para compensar apenas a resistência da prótese endotraqueal e do circuito do equipamento de ventilação mecânica[1,2,8], geralmente uma PS de 5 a 7cmH$_2$O. Porém, este valor varia muito de paciente para paciente (de 3 a 14cmH$_2$O)[1,2].

Podem ser encarados como teste de ventilação espontânea a ventilação mecânica sem pressão de suporte (CPAP ou pressão positiva contínua em via aérea) ou com pressão de suporte mínima (5 a 7cmH$_2$O) ou ainda o uso de recursos mais recentes nos equipamentos de ventilação mecânica como, por exemplo, a compensação automática do tubo endotraqueal (ATC), que apenas compensa a resistência da prótese endotraqueal. Porém, geralmente observa-se um teste de ventilação espontânea sem o suporte pressórico da ventilação mecânica. Este é comumente chamado de teste de tubo T. Para tanto, desconecta-se o paciente do equipamento de ventilação mecânica e utiliza-se uma peça em "T" (Fig. 22.18) para conectar a prótese endotraqueal a um tubo com fluxo de oxigênio. A terceira extremidade da peça em "T" fica aberta para permitir a exalação.

O teste de ventilação espontânea deve ter duração de 30 a 120min, e tem se mostrado útil na seleção de pacientes aptos ao desmame da ventilação mecânica, apesar de apresentar taxa de reintubação entre 15 e 19%[8]. O paciente deve ser constantemente avaliado durante um teste de ventilação espontânea, pois a reação do paciente durante o teste dirá se a resposta foi positiva ou negativa. Os sinais e sintomas que indicam intolerância ao teste são: alteração do nível de consciência (ansiedade, agitação e depressão), sudorese, cianose, uso de muscu-

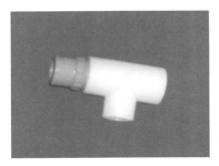

Figura 22.18 – Peça em "T" utilizada nos testes de ventilação espontânea sem uso de suporte pressórico.

latura acessória da ventilação, dispneia[6,8]; frequência respiratória superior a 35ipm, saturação arterial de O_2 inferior a 90%, frequência cardíaca superior a 140bpm, pressão arterial sistólica superior a 180mmHg ou inferior a 90mmHg[8]. Na existência desses sinais, considera-se falha no teste de ventilação espontânea, devendo-se retornar a um modo de suporte ventilatório que permita conforto, garantindo repouso da musculatura ventilatória por 24 horas. Durante esse período devem-se procurar e tratar possíveis causas da falha no teste, que deverá ser repetido assim que possível com o objetivo de abreviar o tempo de ventilação mecânica[8].

Caso o paciente tenha uma resposta favorável no teste de ventilação espontânea, deve ser considerada a extubação, de acordo com as condições descritas no Quadro 22.5 e com os índices preditivos apresentados na Tabela 22.3.

É importante salientar que a resposta positiva ao teste de ventilação espontânea (considerado o padrão-ouro na avaliação do desmame da ventilação mecânica) e, principalmente, índices preditivos de sucesso não são garantias infalíveis de sucesso na extubação. Não se deve esperar que todos os índices preditivos sejam favoráveis, pois nem mesmo nesta situação é possível ter absoluta certeza de que haverá sucesso. Podem ocorrer eventos inesperados, como o edema de glote, por exemplo, que acabam por levar a extubação à falência, ou pode ser que a manutenção da bomba ventilatória, da troca gasosa e da higiene brônquica signifique carga excessiva ao paciente extubado. Por outro lado, pacientes com índices preditivos de falha no desmame da ventilação mecânica por vezes são extubados e obtêm sucesso. Os parâmetros objetivos devem ser associados à avaliação clínica.

REFERÊNCIAS BIBLIOGRÁFICAS

1. Tobin MJ, Alex CG. Discontinuation of mechanical ventilation. In Tobin MJ ed. Principles and Practice of Mechanical Ventilation. New York: McGraw-Hill Inc; 1994. p 1177. • 2. Goldwasser RS. Desmame da ventilação mecânica. In Carvalho CRR, David CMN ed. Ventilação Mecânica: Módulo I – Básico. São Paulo: Atheneu; 1993. p 271. • 3. Esteban A et al. A comparison of four methods of weaning patients from mechanical ventilation. N Engl J Med. 1995;332(6):345. • 4. Esteban A et al. Extubation outcome after spontaneous breathing trials with t-tube or pressure support ventilation. Am J Respir Crit Care Med 1997;156:459. • 5. Epstein SK et al. Effect of failed extubation on the outcome of mechanical ventilation. Chest 1997;112(1):186. • 6. Boles JM et al. Weaning from mechanical ventilation. Eur Respir J 2007;29(5):1033. • 7. McIntyre N. Discontinuing mechanical ventilatory support. Chest 2007;132(3):1049. • 8. Goldwasser R. Desmame e interrupção da ventilação mecânica. J Bras Pneumol 2007; 33(Supl 2):S128.

22.8. Ventilação Mecânica Não Invasiva

Silvana Caravaggi
Márcio Sommer Bittencourt

INTRODUÇÃO

Ventilação mecânica não invasiva (VNI) é definida como suporte ventilatório mecânico sem uso de tubo endotraqueal. A conexão aparelho-paciente é feita através de máscara nasal, sendo que este suporte é pouco utilizado em adultos[1]. Nas últimas décadas o uso de máscaras para a VNI com pressão positiva tornou o método bastante popular em diferentes cenários, desde como suporte ventilatório durante cirurgias de pequeno porte até atendimento de insuficiência respiratória aguda no pronto-socorro.

CARACTERÍSTICAS TÉCNICAS

O equipamento de VNI consiste de duas partes básicas, a fonte de ar ou oxigênio (habitualmente um ventilador) e da interface com o paciente, que pode ser na forma de máscara ou capacete.

INTERFACES

As interfaces são parte crucial para o sucesso da ventilação não invasiva. O maior desafio no seu ajuste é evitar vazamentos de ar. As interfaces são divididas em máscaras nasais, oronasais, faciais totais e capacetes, conforme descrito a seguir:

Máscara nasal (Fig. 22.19) – pode ser muito confortável, porém exige a colaboração do paciente para manter a boca fechada e não pode haver obstrução nasal. Resistência ao fluxo de ar pelas narinas e vazamentos pela boca podem limitar seu uso em alguns pacientes.

Máscara facial ou oronasal (Fig. 22.20) – é a mais utilizada em pacientes com insuficiência respiratória aguda, permite maior volume corrente quando comparada com a máscara nasal. Porém não há evidência suficiente para recomendar a facial em vez da nasal.

Máscara facial total (**"full face"**) (Fig. 22.21) – desenvolvida para oferecer maior conforto, há maior área de contato da máscara com a face do paciente, diminuindo os riscos de lesão de pele. Além disso, o vazamento é menor e possibilita o uso de maiores pressões inspiratórias. Apesar de o volume no interior da máscara ser maior, não foi demonstrada maior reinalação de CO_2 em relação às máscaras orofaciais.

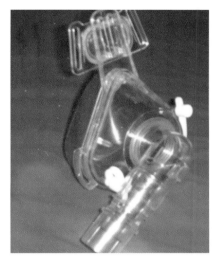

Figura 22.19 – Máscara nasal.

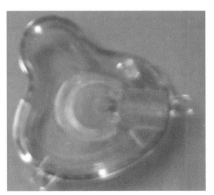
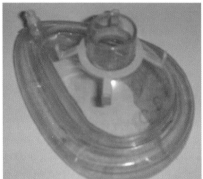
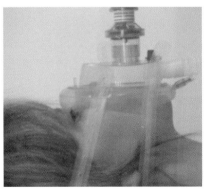

Figura 22.20 – Máscaras faciais.

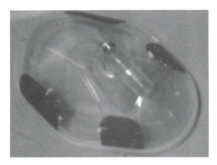 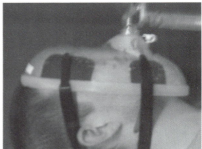

Figura 22.21 – Máscaras faciais totais.

Capacetes – pouco utilizados, têm a vantagem de eliminar o contato com a face do paciente, porém causam reinalação de CO_2 e necessitam pressões inspiratórias altas para garantir a correção das trocas gasosas. O ruído interno também é uma desvantagem[2].

VENTILADORES

Os ventiladores utilizados para VNI podem ser os mesmos utilizados na ventilação mecânica habitual. No entanto, aparelhos específicos para VNI são mais baratos e mais eficazes.

Os aparelhos específicos para VNI apresentam um circuito único, em que ocorre a inspiração e a expiração (Fig. 22.22). Na porção distal desse circuito há um orifício em que ocorre vazamento e diminui a reinalação de CO_2. Como estes aparelhos são específicos para VNI eles são capazes de tolerar melhor os vazamentos. No entanto, a maioria dos modelos apresenta restrições de alguns modos ventilatórios, limitação de alarmes e dificuldade para ajustar a FiO_2.

Qualquer ventilador comum de UTI pode ser utilizado para VNI. Sua maior limitação é a incapacidade de compensar o vazamento de ar. No entanto, muitos ventiladores de UTI estão sendo adaptados para funcionar tanto no modo invasivo quanto em modo não invasivo, em que compensam parte do vazamento de ar (Fig. 22.23)[2].

MODOS VENTILATÓRIOS

Vários modos ventilatórios podem ser utilizados na VNI, dependendo apenas de sua disponibilidade no aparelho utilizado. Os modos mais comumente utilizados são a pressão contínua de vias aéreas (CPAP) e o modo de pressão de suporte associado à pressão positiva durante a expiração (PS + PEEP). Cada modo encontra-se detalhado a seguir:

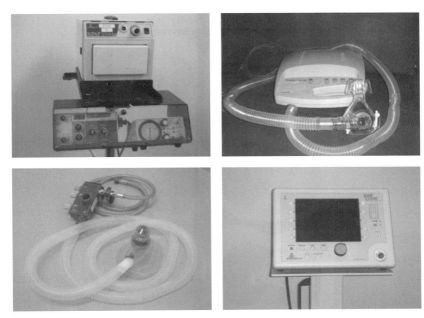

Figura 22.22 – Aparelhos específicos para ventilação mecânica não invasiva.

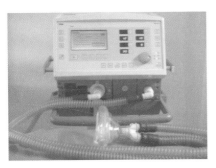

Figura 22.23 – Aparelho que funciona como ventilação mecânica invasiva e não invasiva.

Pressão contínua nas vias aéreas (CPAP) – é ofertada uma pressão expiratória positiva ao fim da expiração (PEEP), que mantém os alvéolos abertos. Apesar disso, esta pressão não é capaz de aumentar a ventilação alveolar, por isso não é indicada em casos de hipercapnia. O valor da PEEP utilizado varia em torno de 10cmH$_2$O. Por ser a forma mais simples de VNI e estar disponível em aparelhos bastante simples, compostos apenas de uma fonte de oxigênio com pressão positiva e uma válvula de PEEP, é a forma mais utilizada no atendimento em unidades de emergência.

Pressão de suporte associada à pressão positiva ao final da expiração (PS + PEEP) – também conhecida como binível pressórico (BIPAP) por ofertar uma pressão positiva inspiratória na via aérea (IPAP) acima da PEEP (ou pressão positiva expiratória na via aérea – EPAP). Pelo nível mais alto de pressão na inspiração, este modo é capaz de aumentar a ventilação alveolar, e é o mais indicado nos casos de hipercapnia. A pressão de suporte é ajustada para gerar volume de 6 a 8ml/kg de peso ideal do paciente. A interface deve estar bem adaptada à face, uma vez que esse modo cicla a fluxo e se houver vazamento haverá perda da sincronia ventilatória entre o aparelho e o paciente. O valor de PEEP é variável, podendo ser ajustado em torno de $6cmH_2O$ para pacientes com doenças obstrutivas.

Ventilação assistida proporcional (PAV) – modo em que o ventilador gera volume e pressão proporcional ao esforço do paciente, facilitando o padrão ventilatório que melhor se relaciona com a demanda metabólica. Otimiza a relação ventilador-paciente, porém não há dados conclusivos para recomendá-lo.

Ventilação assistido-controlada a pressão (PCV) – pode ser indicada quando há esforço respiratório ou dificuldade para disparar o ventilador, sendo necessário oferecer a frequência respiratória e a pressão inspiratória. Cicla a tempo e pode diminuir a dissincronia desde que o tempo ajustado seja adequado.

Até o momento não há evidência em favor de um modo específico para a VNI e a escolha deve ser baseada na experiência da equipe. Os ajustes ventilatórios devem oferecer as menores pressões inspiratórias necessárias para aumentar o conforto do paciente (diminuindo a frequência respiratória e a sobrecarga muscular) e a troca gasosa[1].

INDICAÇÕES CLÍNICAS

O principal objetivo da VNI é evitar a intubação orotraqueal. Secundariamente, tem como objetivos evitar fadiga dos músculos respiratórios, melhorar as trocas gasosas, auxiliar no processo de desmame da ventilação mecânica, diminuir a permanência na UTI e no hospital, além de reduzir a mortalidade[1]. Apesar de tudo, a VNI não deve ser utilizada como alternativa à intubação orotraqueal, mas sim de forma precoce, antes da falência respiratória completa, evitando a intubação orotraqueal.

As principais indicações clínicas de uso da VNI são:

Insuficiência respiratória devido à hipoventilação – a VNI diminui a $PaCO_2$ e aumenta o pH na primeira hora de tratamento, podendo evitar a intubação orotraqueal e suas complicações[1]. A VNI deve ser considerada o tratamento de primeira escolha da exacerbação da doença pulmonar obstrutiva crônica, podendo também ser utilizada na crise asmática. Esses pacientes devem ser rigorosamente monitorizados quanto à resposta ao tratamento ou surgimento de contraindicações da VNI, como rebaixamento do nível de consciência[3,2].

Insuficiência respiratória devido à hipoxemia – com o uso da VNI há melhora da troca gasosa, diminuição das complicações e tempo de UTI, apesar de estudos mostrarem que não há diminuição da taxa de intubação orotraqueal. Outros estudos mostram que a VNI não altera o tempo de hospitalização e a mortalidade em pacientes com pneumonia comunitária[1]. A monitorização dos pacientes em insuficiência respiratória hipoxêmica deve ser rigorosa. A necessidade de FiO_2 superior a 60%, a queda rápida da oxigenação (SaO_2 inferior a 90%) após a retirada da máscara e a ausência de melhora do quadro nas primeiras 2 horas de uso da VNI indicam que a intubação eletiva e segura deve ser considerada[2].

Edema agudo pulmonar – com VNI com PEEP de 10 a 15cmH_2O há melhora da oxigenação, maior estabilidade dos sinais vitais e redução da necessidade de intubação orotraqueal. A pressão contínua nas vias aéreas é a primeira escolha no edema agudo pulmonar cardiogênico, enquanto o uso de binível pressórico (CPAP + PS) é controverso[2]. Na comparação entre grupos que utilizaram oxigenoterapia, CPAP ou CPAP + PS, tanto os sinais vitais como a gasometria arterial foram similares nos dois grupos utilizando os modos de VNI e a taxa de intubação também reduziu de forma similar em ambos os grupos submetidos à VNI quando comparados aos que receberam somente oxigenoterapia[4].

Desmame ventilatório – estudos mostraram que os pacientes com exacerbação de doença pulmonar obstrutiva crônica foram os que mais se beneficiaram com o uso da VNI como estratégia de desmame. Entretanto, seu uso rotineiro para todos os pacientes não é recomendado[2].

Pós-extubação – o uso rotineiro de VNI na insuficiência respiratória pós-extubação está contraindicado, pois apresenta riscos, podendo aumentar a mortalidade, principalmente por adiar a reintubação[2,5]. A VNI pode ser utilizada pós-extubação em casos selecionados.

CONTRAINDICAÇÕES

- Parada respiratória.
- Falência de órgão não respiratório (Glasgow inferior a 10, hemorragia digestiva alta, instabilidade hemodinâmica e arritmias).
- Cirurgia facial, trauma e/ou deformidade.
- Obstrução de vias aéreas.
- Incapacidade de proteger a via aérea.
- Disfagia.
- Paciente agitado, não colaborativo.
- Alto risco de aspiração.
- Incapacidade de ajustar a máscara ao paciente[1,2].

UTI - ADULTO – MANUAL PRÁTICO

REFERÊNCIAS BIBLIOGRÁFICAS

1. Organized jointly by the American Thoracic Society, the European Respiratory Society, the European Society of Intensive Care Medicine, and the Société de Réanimation de Langue Française, and approved by ATS Board of Directors, December 2000. American Thoracic Society. International consensus conferences in intensive care medicine: noninvasive positive pressure ventilation in acute respiratory failure. Am J Respir Crit Care Med 2001;163:283. • 2. Schettino GPP et al. Ventilação não invasiva com pressão positiva. III Consenso Brasileiro de Ventilação Mecânica. J Bras Pneumol. 2007;33(Supl 2): S92. • 3. Hill NS et al. Noninvasive ventilation in acute respiratory failure. Crit Care Med 2007;35:1. • 4. Park M et al. Randomized, prospective trial of oxygen, continuous positive airway pressure, and bilevel positive airway pressure by face mask in acute cardiogenic pulmonary edema. Crit Care Med 2004;32:2407. • 5. Esteban A et al. Noninvasive positive-pressure ventilation for respiratory failure after extubation. N Engl J Med 2004;350:2452. • 6. Masip J. Non-invasive ventilation. Heart Fail Rev 2007;12:119. • 7. Nava S et al. Time of non-invasive ventilation. Int Care Med 2006;32:361.

22.9. Monitorização Respiratória

Alexandra Siqueira Colombo
Rodrigo Cerqueira Borges

INTRODUÇÃO

O controle do paciente grave nas unidades de terapia intensiva (UTI) é fundamental e, não raro, envolve uma monitorização respiratória mais refinada à beira do leito, além de procedimentos padrão, como avaliação clínica, exames laboratoriais e radiológico. A monitorização fisiológica da ventilação avalia três aspectos principais: a oxigenação, a ventilação e a mecânica respiratória. A conjunção de todos esses dados permite a compreensão, o acompanhamento da evolução, o ajuste da conduta, além da possibilidade de detectar e até mesmo evitar uma complicação.

MONITORIZAÇÃO DAS TROCAS

ÍNDICES DE OXIGENAÇÃO

A pressão de oxigênio arterial (PaO_2) é uma das mensurações frequentemente utilizadas para avaliação das trocas gasosas nos pulmões. Seus valores podem ser visualizados por uma gasometria arterial e, em geral, considera-se adequada uma PaO_2 entre 60 e 100mmHg[1]. Entretanto, seus valores diminuem progressivamente com o avançar da idade, as alterações do índice de massa corporal, a postura e quanto maior a altitude do local. Uma estimativa da PaO_2 prevista para a idade pode ser obtida pela seguinte equação:

$$PaO_2 = 96,2 - (0,4 \times idade\ em\ anos)$$

Níveis inferiores aos normais representam o que chamamos de hipoxemia arterial, sendo considerados como as principais causas de hipoxemia de origem pulmonar a hipoventilação, os distúrbios na difusão, o *shunt* e o desequilíbrio na relação ventilação/perfusão (V/Q).

Outro indicador sensível da adequação do intercâmbio gasoso obtido pela gasometria arterial é a saturação arterial de oxigênio (SaO_2). Esta é definida pela quantidade de hemoglobina que está combinada com oxigênio em relação à quantidade total de hemoglobina presente em 100ml de sangue. Sua relação com a PaO_2 é definida pela curva de dissociação da hemoglobina, que sofre influências principalmente do pH, da pressão arterial de dióxido de carbono ($PaCO_2$), da temperatura, entre outros. Seu valor normal está entre 95 e 97% e se altera dentro de limites fisiológicos com as variações da PaO_2, passando a sofrer quedas significantes com as diminuições da PaO_2 abaixo de 60mmHg[2]. Em geral, tolera-se na prática clínica uma PaO_2 de no mínimo 60mmHg o que implica, de acordo com a curva de dissociação da hemoglobina, uma SaO_2 de 90%.

Tradicionalmente utilizamos a gasometria arterial como instrumento de avaliação das trocas gasosas, porém este método pode ser substituído em várias situações pela oximetria de pulso. Técnica não invasiva, simples, barata e de fácil manuseio, tornou-se rapidamente disponível em diferentes setores e procedimentos do hospital. O oxímetro de pulso é um aparelho capaz de detectar e calcular a diferença de absorção da luz entre a hemoglobina oxigenada e a hemoglobina reduzida, e fornecer uma medida da chamada saturação parcial de oxigênio (SpO_2), a qual é uma estimativa da SaO_2. Desta maneira, possibilitou-se a redução do número de análises gasométricas do sangue arterial no acompanhamento de pacientes sob monitorização respiratória. Por isso, seus valores normais são considerados os mesmos da SaO_2. Entretanto, não é uma forma adequada de monitorização para todos os pacientes tornando-se incapaz de proceder à leitura da SpO_2 em condições em que haja tremores, edema intenso de extremidades, má perfusão periférica, pigmentação da pele e esmalte de unha.

Infelizmente, a PaO_2, a SaO_2 e a SpO_2 revelam somente a presença de hipoxemia arterial e não quão eficientes são os pulmões no intercâmbio de oxigênio. Por isso, alguns índices são utilizados na prática clínica, com o intuito de nortear a origem da hipoxemia.

Gradiente alveoloarterial de oxigênio

Um dos vários índices de oxigenação capaz de nos auxiliar durante a avaliação das trocas gasosas à beira do leito é o cálculo da diferença entre a pressão de oxigênio alveolar e a pressão de oxigênio arterial. Este gradiente pode ser obtido diretamente por meio de uma gasometria arterial, sendo calculado pela seguinte equação:

$$\text{Gradiente } (A\text{-}a)O_2 = [FiO_2 (Pb - 47) - (PaCO_2/R) - PaO_2]$$

Em que:

FiO_2 = fração inspirada de oxigênio;

Pb = pressão barométrica (760mmHg ao nível do mar e, aproximadamente, 700mmHg em São Paulo);

47 = pressão de vapor de água nas vias aéreas;

R = quociente respiratório, habitualmente estimado em 0,8; quando respirando FiO_2 superiores a 0,6 a correção pelo R pode ser eliminada;

$PaCO_2$ e PaO_2 = obtidas na gasometria arterial.

O gradiente alveoloarterial de oxigênio em indivíduos normais não é fixo e aumenta progressivamente com aumentos da FiO_2 e da idade[3-4], sendo que uma forma de calcular o predito[5] para idade vem da fórmula: 2,5 + 0,21 (idade). No entanto, seu valor em ar ambiente situa-se normalmente entre 5 e 10mmHg[6], alargando-se desproporcionalmente na presença de hipoxemia causada por desequilíbrio na relação V/Q[7], *shunt* e alterações da difusão, podendo atingir valores muito mais elevados que em indivíduos normais[8,9]. Além disso, este método é útil para a caracterização dos tipos de insuficiência respiratória[6], na qual uma hipoxemia sem elevação do gradiente direciona para distúrbios de hipoventilação, ou seja, insuficiência respiratória do tipo hipercápnica, assim como a presença de um gradiente elevado para a insuficiência respiratória hipoxêmica.

Por outro lado, Ribeiro-Silva[10] concluiu que o uso da diferença alvéolo-arterial de oxigênio em pacientes com doença pulmonar crônica tem alcance clínico limitado em definir o tipo de distúrbio das trocas gasosas. Da mesma forma, ao analisarmos isoladamente a PaO_2 ou o gradiente $(A\text{-}a)O_2$ sem a sua correspondente FiO_2 encontraremos pouco significado, já que aumentos da FiO_2 podem corrigir a hipoxemia em várias situações e aumentar o gradiente alvéolo-arterial desproporcionalmente mesmo em pessoas sem comprometimento pulmonar. Por isso, na prática clínica, outros parâmetros devem ser utilizados em conjunto para se dimensionar o comprometimento do intercâmbio gasoso.

Índice respiratório

O índice respiratório (IR) foi introduzido na prática como uma tentativa de minimizar os problemas associados ao gradiente $(A\text{-}a)O_2$. É calculado dividindo-se o gradiente $(A\text{-}a)O_2$ pela PaO_2. Este índice é mais específico para avaliar a disfunção pulmonar do que o gradiente $(A\text{-}a)O_2$ isoladamente e se correlaciona melhor com o *shunt* pulmonar[11]. Um valor inferior a 1 indica intercâmbio normal de oxigênio e valores entre 1 e 5 sugerem hipoxemia moderada tratáveis com oxigenoterapia. Enquanto, um IR maior que 5 direciona para hipoxemia refratária causada por *shunt* fisiológico[11].

Relação arterioalveolar de oxigênio

A relação arterioalveolar de oxigênio (a/A) foi descrita originalmente por Gilbert e Keighley[12], é calculada pela razão entre PaO_2/PAO_2. É um quantificador mais específico de disfunção pulmonar e se correlaciona melhor com o *shunt* pulmonar[13] do que com o gradiente $(A-a)O_2$. Além disso, mostrou-se superior ao gradiente no prognóstico de tromboembolismo pulmonar[14], principalmente porque seus valores permanecem quase inalterados com alterações da FiO_2. Normalmente, a relação a/A varia de 0,74, nos idosos, até 0,9 nos indivíduos jovens saudáveis. Um valor inferior a 0,6 demonstra alterações no intercâmbio de oxigênio, sendo que valores abaixo de 0,15 indicam hipoxemia refratária provocada por *shunt* fisiológico.

Relação PaO_2/FiO_2

É o índice mais utilizado hoje em dia nas unidades de terapia intensiva, pela sua praticidade à beira do leito[9]. Ao contrário dos outros índices, este não requer o cálculo da PAO_2 o que o torna de fácil aplicabilidade. Foi descrito inicialmente por Lecky e Ominsky[15], em 1972, atualmente é aplicada como um dos critérios para o diagnóstico da síndrome do desconforto respiratório agudo[16]. É considerado normal quando seus valores estão acima de 400. Já uma relação PaO_2/FiO_2 abaixo de 300 é indicativo de hipoxemia moderada, enquanto valores abaixo de 200 indica hipoxemia severa, apresentando uma boa correlação com o *shunt* pulmonar em pacientes com síndrome do desconforto respiratório agudo[17].

Shunt pulmonar

A mensuração mais acurada e confiável da oxigenação pulmonar é o cálculo direto do *shunt* pulmonar, porém seu cálculo torna-se trabalhoso de ser feito no dia a dia, sendo necessárias amostras de gasometria arterial e venosa com FiO_2 a 100% para sua análise. O *shunt* pulmonar é definido pela quantidade de sangue desviado dos alvéolos ventilados, sendo considerado normal valores de 3 a 5%, é calculado pela seguinte fórmula:

$$Shunt = (CcO_2 - CaO_2)/(CcO_2 - CvO_2)$$

Em que:

CcO_2 = conteúdo capilar de oxigênio;
CaO_2 = conteúdo arterial de oxigênio;
CvO_2 = conteúdo venoso de oxigênio.

O conteúdo capilar de oxigênio é extraído da seguinte fórmula:

$$CcO_2 = (Hb \times 1,34) + (PAO_2 \times 0,0031)$$

Em que:

Hb = hemoglobina;
PAO_2 = pressão de oxigênio alveolar.

A PAO_2 é extraída pela fórmula:

$$PAO_2 = [(PB - 47) \times FiO_2] - PaCO_2$$

Em que:

Pb = pressão barométrica (760mmHg ao nível do mar e, aproximadamente, 700mmHg em São Paulo);

$PaCO_2$ = pressão arterial de dióxido de carbono.

O CaO_2 é extraído pela seguinte fórmula:

$$CaO_2 = (1,34 \times Hb \times SaO_2/100) + (PaO_2 \times 0,0031)$$

O CvO_2 é calculado pela seguinte fórmula:

$$CvO_2 = (1,34 \times Hb \times SvO_2/100) + (PvO_2 \times 0,0031)$$

Em que:

PvO_2 = pressão venosa de oxigênio;

SvO_2 = saturação venosa de oxigênio.

ÍNDICES DE VENTILAÇÃO

As formas mais comuns de analisarmos a ventilação na prática clínica incluem a avaliação dos valores gasométricos da $PaCO_2$ e da pressão de dióxido de carbono no final da expiração (do inglês, $PETCO_2$) obtido por meio da capnometria e/ou capnografia.

A ventilação é adequada se os valores da $PaCO_2$ acarretar um pH arterial dentro dos valores de normalidade, ou seja, de 7,35 a 7,45. Em pacientes sem comprometimento da ventilação, isto significa uma $PaCO_2$ entre 35 e 45mmHg.

A capnometria representa a mensuração do valor numérico da $PETCO_2$, e a capnografia, por sua vez, a apresentação gráfica da $PETCO_2$. Este método é uma forma não invasiva de monitorar a ventilação, sendo constituído por um analisador de luz infravermelha que passa por sensores acoplados a uma via aérea artificial ou a um cateter nasal. Em 1975, Kalenda[18] foi um dos primeiros pesquisadores a utilizar este método em anestesia, sendo que, hoje em dia, tem sido amplamente utilizado nas UTIs como uma forma de monitorar o CO_2 do ar exalado no final da expiração. Teoricamente, a $PETCO_2$ representa a concentração no ar alveolar e, portanto, seria a expressão da pressão parcial de CO_2 no sangue arterial. Em indivíduos saudáveis, a diferença entre os valores de CO_2 no sangue arterial e do alvéolo é de aproximadamente 4 ± 3mmHg[19].

Em um capnograma normal, inicialmente a PCO_2 expirada é zero, indicando a expiração de gás do espaço morto anatômico (Fig. 22.24).

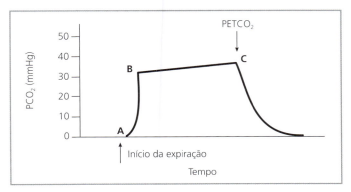

Figura 22.24 – Capnograma normal.

Logo após o ponto A, o gás alveolar começa a se misturar com o gás do espaço morto, provocando um aumento rápido da PCO_2. A partir do ponto B a onda ainda ascende, de forma mais suave, formando um platô. Este platô indica a expiração de gás de alvéolos ventilados. O ponto C representa o valor da $PETCO_2$, normalmente entre 35 e 45mmHg. A onda descende rapidamente em direção à linha de base representando a inspiração.

A capnografia também tem sido utilizada em algumas situações especiais, como durante a intubação endotraqueal, na parada cardíaca, no tromboembolismo pulmonar, para o cálculo do espaço morto fisiológico, entre outras[20].

Além desses métodos, podemos mensurar a eficiência da ventilação pela equação de Bohr, ou seja, pela relação entre o volume do espaço morto e o volume corrente (V_D/V_T). Embora, esta equação seja o padrão-ouro para avaliação da ventilação torna-se muito complicada de ser usada no dia-a-dia, ficando mais reservada para fins de pesquisa.

MONITORIZAÇÃO DA MECÂNICA DO SISTEMA RESPIRATÓRIO

Para que os pulmões sejam distendidos é preciso superar as forças elásticas, as forças de atrito e inerciais que se opõem à insuflação. A avaliação da mecânica ventilatória inclui a mensuração das demandas mecânicas sobre o sistema respiratório e a competência do sistema em administrar essas cargas[21]. Os ventiladores mecânicos fornecem dados, tais como pressão das vias aéreas, volume corrente e fluxo inspiratório, possibilitando avaliar a carga imposta por meio dos cálculos da *complacência* (oposição elástica) e *resistência* (oposição de atrito)[22], do *trabalho mecânico* total e do *produto pressão-tempo*. Esses dados relacionam-se às propriedades mecânicas do sistema respiratório pela equação do movimento:

$$P_{VA} = E_{sr} \times V_T + R_{sr} \times V' + I_{sr} \times \text{aceleração}$$

Em que:

P_{VA} = presão de abertura da via aérea;

E_{sr} = elastância do sistema respiratório, *é o inverso da complacência*;

V_T = *tidal volume* (volume corrente);

R_{sr} = resistência do sistema respiratório;

V' = fluxo inspiratório;

I_{sr} = inertância do sistema respiratório *(efeito desprezível em função da frequência respiratória usual e, portanto, em geral é desconsiderada)*.

Logo:

$$P_{VA} = \frac{1}{C_{sr}} \times V_T + R_{sr} \times V'$$

COMPLACÊNCIA

A elastância corresponde à propriedade de resistir à deformação, enquanto a complacência, inverso da elastância, mensura a distensibilidade do sistema respiratório. Clinicamente mais utilizada, a complacência compreende a medida da variação de volume pela alteração de pressão, geralmente expressa em ml/cmH_2O.

Diferentes medidas de complacência são possíveis: complacência total, complacência estática do sistema respiratório, complacência dinâmica do sistema respiratório, complacência pulmonar e complacência da parede torácica. Porém, vamos nos ater àquelas de maior aplicabilidade na prática clínica.

Complacência estática do sistema respiratório

A medida de complacência estática permite avaliar as alterações do parênquima pulmonar. Medida em condições estáticas (sedação, curarização ou pós-hiperventilação), deve-se instituir uma sustentação da insuflação, separando os componentes elástico e resistivo[23]. O fechamento da válvula de fluxo inspiratório após a entrada de todo o volume corrente estabelece a pausa inspiratória. A pressão da via aérea na pausa, em que o fluxo é zero, é denominada de pressão de platô e reflete a pressão alveolar, que representa a pressão de recolhimento elástico (Fig. 22.25).

Para obter o valor da complacência estática, utiliza-se o modo assistido-controlado com volume corrente (V_T) fixo, fluxo (V') constante (60 litros/min ou 1 litro/s) e pausa inspiratória mínima de 2s. Para acompanhar a evolução de um paciente, é fundamental que as medidas sequenciais comparativas sejam realizadas sempre sob as mesmas condições de ventilação mecânica. O cálculo da complacência estática é dado pela equação[24,25]:

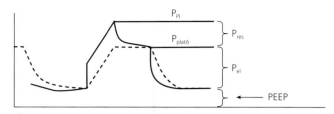

Figura 22.25 – Curva de pressão das vias aéreas. A linha contínua representa a Paw (pressão das vias aéreas) e a pontilhada a pressão em nível alveolar. A diferença entre a pressão de pico (P_{PI}) e a pressão de platô ($P_{platô}$) corresponde à pressão resistiva das vias aéreas. A $P_{platô}$, após a interrupção do fluxo e equilíbrio do sistema respiratório, corresponde às pressões elásticas deste.

$$C_{st,sr} = V_T/P_{platô} - PEEP_{TOT}$$

Em que:

$C_{st,sr}$ = complacência estática do sistema respiratório;

V_T = volume corrente (*tidal volume*);

$P_{platô}$ = pressão de platô;

$PEEP_{TOT}$ = pressão expiratória final positiva total (PEEP extrínseca + PEEP intrínseca)

O valor normal no indivíduo adulto em posição supina está em torno de 75ml/cmH$_2$O, podendo variar entre 60 e 100ml/cmH$_2$O.

Complacência dinâmica do sistema respiratório

A complacência dinâmica compreende a medida da relação pressão-volume durante a respiração, ou seja, na presença de fluxo aéreo. De fácil mensuração, deve ser interpretada com critério por envolver o componente resistivo e, dessa forma, variar com as variações do fluxo inspiratório. Os resultados dessas medidas podem indicar a presença de obstrução à passagem de ar.

O cálculo da complacência dinâmica é dado pela equação[24,26]:

$$C_{dyn} = V_T/P_{PI} - PEEP_{TOT}$$

Em que:

V_T = volume corrente (*tidal volume*);

P_{PI} = pressão de pico das vias aéreas;

$PEEP_{TOT}$ = pressão expiratória final positiva total (PEEP extrínseca + PEEP intrínseca).

RESISTÊNCIA

A resistência do sistema respiratório é resultante de três componentes de oposição: a passagem do fluxo de ar nas vias aéreas, o atrito dos tecidos pulmonares e as forças de retração elástica. Sua mensuração é útil no diagnóstico de quadros obstrutivos, assim como para acompanhar a resposta ao tratamento[24]. A resistência inspiratória máxima (R_{sr}) do sistema respiratório pode ser obtida pela relação entre a variação de pressão e o fluxo inspiratório pela equação:

$$R_{sr} = P_{PI} - P_{platô}/fluxo$$

Em que:

P_{PI} = pressão de pico das vias aéreas;

$P_{platô}$ = pressão de platô.

Em adultos normais os valores de R_{sr} situam-se abaixo de 4cmH$_2$O/litros/s. A queda da C_{dyn}, com a C_{st} normal também pode ser indicativo indireto de um aumento do componente resistivo.

CURVA PRESSÃO-VOLUME

A construção de uma curva pressão-volume objetiva estabelecer um intervalo seguro para as pressões utilizadas durante a ventilação mecânica. Em terapia intensiva, especialmente em pacientes com lesão pulmonar aguda e síndrome de angústia respiratória do adulto[27], a curva pressão-volume permite determinar o valor do PEEP extrínseco mínimo para prevenir o colapso alveolar[28,29] e o valor máximo da pressão de platô para evitar a hiperdistensão.

A realização da curva pressão-volume possibilita, mas nem sempre, encontrar dois pontos em que a curva muda a sua inclinação. A porção inicial da curva compreende a fase de abertura das vias aéreas colabadas[30]. O ponto de inflexão inferior (Pflex-inf) representa o ponto de melhora da complacência, a partir do qual a variação de volume e de pressão se estabelece de maneira linear (grandes variações de volume, para grandes variações de pressão). Este ponto é utilizado para determinar o valor de PEEP a ser utilizado (2cmH$_2$O acima do valor encontrado)[28]. Já no final da curva, encontramos o ponto de inflexão superior (Pflex-sup), a partir do qual segue uma fase de baixa complacência em decorrência do fim do recrutamento e provável hiperdistensão (Fig. 22.26).

Existem diferentes métodos para realizar a curva pressão-volume à beira do leito: superseringa, volumes aleatórios e insuflação com fluxo contínuo. Por serem métodos complexos, com interpretação nem sempre fácil, a tendência tem sido a utilização da curva PEEP-complacência para a escolha do PEEP na síndrome da angústia respiratória do adulto.

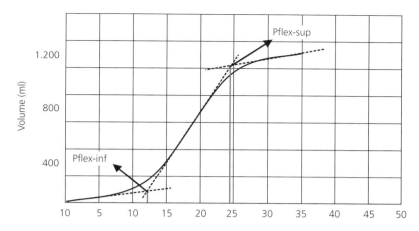

Figura 22.26 – Curva de pressão-volume estática inspiratória, com ponto de inflexão inferior (pressão crítica de abertura) e ponto de inflexão superior, a partir da qual há novamente redução da complacência, podendo ocorrer hiperdistensão.

CURVA PEEP-COMPLACÊNCIA

Também conhecido como método de Suter modificado[31] ou PEEP crescente, tem como objetivo titular o nível de PEEP ideal em função do ponto de maior complacência estática encontrada. A técnica consiste em:

- sedação e curarização;
- posição supina;
- modo ventilatório controlado, fluxo constante de 60 litros/min;
- realização de manobra de recrutamento para homogeneização do pulmão (40cmH$_2$O por 40s);
- FiO$_2$ de 100%;
- V$_T$ de 4ml/kg;
- pausa inspiratória de 2s;
- frequência respiratória de 10rpm;
- iniciar a medida com PEEP de 5cmH$_2$O, com incrementos de 2cmH$_2$O, manter por alguns ciclos;
- medir a pressão de platô;
- pressão platô máxima: 45cmH$_2$O;
- calcular a complacência.

Deve-se fixar o valor de PEEP ideal a 2,0cmH$_2$O acima do valor de PEEP para o qual foi encontrado o maior valor de complacência.

TRABALHO RESPIRATÓRIO

A musculatura respiratória executa trabalho para superar as diferentes forças que se contrapõem à expansão do sistema, principalmente forças elásticas, resistivas, viscoelásticas, plastoelásticas, inerciais e gravitacionais.

O trabalho mecânico é resultante do produto da pressão aplicada pela variação do volume resultante dessa pressão (força × deslocamento), podendo, na monitorização do paciente grave, ser medido na fase inspiratória e expiratória, na ventilação passiva (controlada) ou ativa (assistida ou espontânea). Para a quantificação do trabalho respiratório mecânico à beira do leito, é necessário estimar a pressão pleural pela medida da pressão esofágica (balão inserido no terço distal do esôfago ligado a um monitor).[32,33]

Desta forma pode-se calcular:

$$W_{sr} = (Paw - Patm) \times volume\ insuflado$$
$$W_{cw} = (Pes - Patm) \times volume\ insuflado$$
$$W_L = (Paw - Pes) \times volume\ insuflado$$

Em que:

W_{sr} = trabalho total;

W_{cw} = trabalho para a expansão da caixa torácica;

W_L = trabalho para a expansão dos pulmões;

Paw = pressão de vias aéreas;

Patm = pressão atmosférica;

Pes = pressão esofágica.

O trabalho para a expansão pulmonar pode ser dividido em elástico e resistivo, possibilitando diferenciar problemas de parênquima pulmonar e de vias aéreas. Calcula-se pelas equações:

$$Trabalho\ resistivo = (Paw - Palv) \times volume\ insuflado$$
$$Trabalho\ elástico = (Palv - Pes) \times volume\ insuflado$$

O trabalho respiratório é medido em joules por litro ou joules por minuto, e seus valores normais são 0,47J/litro e 3,9J/min. Valores acima de 1J/litro ou 9,8J/min são indicativos da necessidade de manutenção de ventilação mecânica[34].

É preciso considerar que a medida do trabalho mecânico não quantifica o gasto energético durante as contrações isométricas que ocorrem nos modos assistidos, antes do disparo do ventilador. Nestas situações é mais apropriado realizar a medida do produto pressão (esofágica) – tempo (inspiratório) como forma de refletir, indiretamente, o esforço realizado. O cálculo do índice do produto pressão-tempo é dado pela equação:

$$IPT = P_{média} \times Ti/P_{máx} \times T_{tot}$$

Em que:

$P_{média}$ = pressão média;
Ti = tempo inspiratório;
$P_{máx}$ = pressão máxima inspiratória;
T_{tot} = tempo total do ciclo respiratório.

Índices maiores que 0,15 representam um esforço inspiratório alto, predizendo níveis de fadiga muscular[34].

AUTOPEEP

Nos pacientes sob ventilação mecânica, algumas situações, como o colapso das vias aéreas na presença de limitação do fluxo e a frequência respiratória ou V_T altos com tempo expiratório curto, podem resultar no esvaziamento incompleto dos pulmões ao final da expiração, aumentando a pressão de recolhimento elástico e, consequentemente, a pressão alveolar. Essa pressão alveolar positiva ao final da expiração é denominada de autoPEEP, PEEP-intrínseco ou PEEP-oculto e traz repercussões consideráveis, tanto ventilatórias quanto hemodinâmicas.

Uma das manobras para diagnosticar a presença e estimar o valor da autoPEEP à beira do leito é a oclusão da válvula expiratória imediatamente antes do início da inspiração (pausa expiratória). Isto faz com que ocorra o equilíbrio das pressões alveolar e traqueal, permitindo a visualização do valor da PEEPi no manômetro do ventilador. Alguns ventiladores dispõem de recursos internos que possibilitam a medida da autoPEEP sem precisar desta manobra.

MONITORIZAÇÃO DA ATIVIDADE NEUROMUSCULAR

Embora não faça parte da mecânica respiratória, a avaliação da força muscular respiratória e a da atividade do centro respiratório são importantes na monitorização do paciente grave.

FORÇA MUSCULAR RESPIRATÓRIA

A força muscular respiratória pode ser estimada pela medida da pressão inspiratória máxima ($PI_{máx}$) e pressão expiratória máxima ($PE_{máx}$), geradas contra a via aérea totalmente ocluída (sem fluxo inspiratório). A medida da $PI_{máx}$ é realizada por meio de um manômetro, acoplado ao tubo endotraqueal. O paciente deve realizar uma inspiração máxima a partir do volume residual para a medida da $PI_{máx}$ e uma expiração máxima a partir da capacidade pulmonar total (CPT) para a medida da $PE_{máx}$. Em pacientes não colaborativos pode-se utilizar uma válvula unidirecional que possibilita somente a expiração. Com esse dispositivo conectado (por no máximo 20s) ao manômetro e ao tubo endotraqueal, assegura-se o registro do esforço inspiratório máximo, na medida em que se aproxima do volume residual a cada expiração sucessiva. Deve-se considerar o maior valor de três medidas.

Essa mensuração determina a força de contração, mas não o *endurance* (capacidade de manter a ventilação por longos períodos). Os valores de normalidade da $PI_{máx}$ são de 111 ± 34cmH_2O para homens e 72 ± 26cmH_2O para mulheres, e os de $PE_{máx}$ são de 151 ± 68cmH_2O para homens e 93 ± 30cmH_2O para mulheres. Uma $PI_{máx}$ menor que –30cmH_2O (valor relativo) é frequentemente considerada preditivo de sucesso de interrupção da ventilação mecânica, assim como valor maior que –20cmH_2O é preditivo de falha. Porém não deve ser utilizado como único índice preditivo de sucesso pela alta margem de casos falso-positivos e falso-negativos.

CENTRO RESPIRATÓRIO

A atividade do centro respiratório pode ser aferida de duas formas: pela medida da $P_{0,1}$ ou pela razão VT/TI. Medida por alguns ventiladores, a $P_{0,1}$ corresponde à pressão registrada 100ms após o início do esforço respiratório contra uma via aérea ocluída, sendo que os valores normais situam-se em torno de 1cmH_2O[24]. Já a razão VT/TI corresponde à medida do fluxo inspiratório médio. Alguns estudos apontam uma correlação entre drive respiratório aumentado e exaustão respiratória, em que a $P_{0,1}$ aumentada implicaria em falha na interrupção da assistência ventilatória mecânica. Porém há estudos em que houve sucesso mesmo com uma $P_{0,1}$ elevada. Isso indica que a utilização desse parâmetro, no cuidado do paciente, ainda deva ser criteriosa.

REFERÊNCIAS BIBLIOGRÁFICAS

1. Hughes JMB. Review Series: Lung function made easy: Assessing gas exchange. Chron Respir Dis 2007;4:205. • 2. Wranne B et al. Bohr effect: interaction between H⁺, CO_2 and 2, 3 DPG in fresh and stored blood. J Appl Physiol 1972;32(6):749. • 3. Bekos V, Marini JJ. Monitoring the mechanically ventilated patient. Crit Care Clin 2007;23:575. • 4. Kanber GJ et al. The alveolar-arterial oxygen gradient in young and elderly men during air and oxygen breathing. Am Ver Resp Dis 1968;97(3):376. • 5. Mellemgaard K. The alveolar-arterial oxygen difference: Its size and components in normal man. Acta Physiol Stand 1966;67:10. • 6. Roussos C, Koutsoukou A. Respiratory failure. Eur Respir J 2003;22(47):3s. • 7. Greene KE, Peters JI. Pathophysiology of acute respiratory failure. Clin Chest Med 1994;15:1. • 8. Goud MK et al. Indices of hypoxemia in patients with acute respiratory distress syndrome: reliability, validity and clinical usefulness. Crit Care Med 1997;25(1):6. • 9. Gowda MS, Klocke RA. Variability of indices of hipoxemia in adult respiratory distress syndrome. Crit Care Med 1997;25:41. • 10. Ribeiro-Silva A, Silva GA. Trocas gasosas intrapulmonares sob respiração em ar ambiente em pacientes hipercápnicos. Rev Assoc Med Bras 2004; 50(1):32. • 11. Sganga G et al. The physiologic meaning of the respiratory index in various types of critical illness. Circ Shock 1985;17:179. • 12. Gilbert R, Keighley JF. The arterial/alveolar oxygen tension ratio. An

index of gas exchange applicable to varying inspired oxygen concentrations. Am Rev Respir Dis 1974;109:142. • 13. Cane RD et al. Unreliability of oxygen tension-based indices in refleting intrapulmonary shunting in critically ill patients. Crit Care Med 1988;16: 1243. • 14. Hsu JT et al. Prognostic value of arterial/alveolar oxygen tension ratio (a/APO$_2$) in acute pulmonary embolism. Circ J 2007;71:1560. • 15. Lecky JH, Ominsky AJ: Postoperative respiratory management. Chest 1972;62:50S. • 16. Bernard GR et al. The American-European Consensus Conference on ARDS. Definitions, mechanisms, relevant outcomes, and clinical trial coordination. Am J Respir Crit Care Med 1994;149:818. • 17. Covelli HD et al. Oxygen derived variables in acute respiratory failure. Crit Care Med 1983;11:646. • 18. Kalenda Z. Capnography: a sensitive method of early detection of air embolism. Acta Anaesthesiol Belg 1975; 23:78. • 19. Tobin MJ. Respiratory monitoring during mechanical ventilation. Crit Care Clin 1990;6(3):679. • 20. Bhavani-Shankar K et al. Capnometry and anesthesia. Can J Anesth 1992;39(6):617. • 21. Feirley HB. Monitoring respiratory mechanics. Resp Care 1985;30:40. • 22. Marini JJ. Lung mechanics determinations at bedside: instrumentation and – clinical application. Resp Care 1990; 35:669. • 23. Chatburn RL. Dynamic respiratory mechanics. Resp Care 1986;31: 703. • 24. Shapiro R, Kacmarek RM. Monitoring of the mechanically ventilated patient. In Marini JJ, Slutsky AS eds. Physiological Basis of Ventilatory Support. New York: Marcel Dekker; 1998. p 709. • 25. Tobin MJ,

van de Graeff WB. Monitoring of lung mechanics and the work of breathing. In Tobin MJ ed. Principles and Practice of Mechanical Ventilation. New York: McGraw-Hill; 1994. p 967. • 26. Carvalho CRR et al. Monitorização da mecânica respiratória. In Terzi RGG Ed. Série Clínicas Brasileiras de Medicina Intensiva. Monitorização Respiratória em UTI. Vol. 5. Rio de Janeiro: Atheneu; 1998. p 405. • 27. Matamis D et al. Total respiratory pressure-volume curves in the adult respiratory distress syndrome. Chest 1984;86:58. • 28. Amato MBP et al. Effect of protective ventilation strategy on mortality in the acute resp distress syndrome. N Engl J Med 1998; 338:347. • 29. Amato MBP et al. Beneficial effects of the "open lung approach" with low distending pressures in acute respiratory distress syndrome. Am J Resp Crit Care Med 1995;152:183. • 30. Gatinoni L et al. Pressure-volume curve of total respiratory system in acute respiratory failure. Computed tomographic scan study. Am Ver Resp Dis 1987;136:730. • 31. Suter PM, Fairley HB. Effect of tidal volume and positive end-expiratory pressure on complience during mechanical ventilation. Chest 1978;73:158. • 32. Marini JJ. Monitoring during mechanical ventilation. Clin Chest Med 1988; 9(1):73. • 33. Armaganidis A, Roussos C. Work of breathing in the critically ill patient. Current Pneumology 1991;12:51. • 34. Tobin MJ, van de Graaff WB. Monitoring of lung mechanics and work of breathing. In Tobin MJ ed. Principles and Practice of Mechanical Ventilation, New York: McGraw Hill; 1994. p 967.

23. EQUILÍBRIO ACIDOBÁSICO

Alexandra Siqueira Colombo
Ronaldo Batista dos Santos

Analisar o equilíbrio acidobásico e identificar possíveis distúrbios, integram o conjunto de medidas iniciais de avaliação das alterações fisiopatológicas, fornecendo evidências para o correto diagnóstico e a tomada de decisões terapêuticas. Este capítulo apresenta conceitos fundamentais para a compreensão da regulação e manutenção do equilíbrio acidobásico, servindo como introdução ao assunto. Aborda resumidamente a produção de ácidos, os sistemas tampões, a função do rim e do pulmão na excreção de ácidos, os desequilíbrios acidobásicos e fornece ao final uma abordagem sistematizada de interpretação dos distúrbios.

ÍON HIDROGÊNIO

A adequada concentração do íon hidrogênio (H^+) plasmático é essencial para o correto funcionamento do organismo, principalmente para a atividade de diversas enzimas. O equilíbrio acidobásico é representado pela manutenção da concentração de H^+ em uma estreita faixa de normalidade. A concentração de H^+ é expressa na prática pelo pH. Os valores normais do pH plasmático situam-se entre 7,35 e 7,45.

O íon hidrogênio é formado pela dissociação de ácidos. O ácido de maior relevância no organismo é o ácido carbônico (H_2CO_3), formado pela reação entre o gás carbônico (CO_2) resultante do metabolismo aeróbico e a água, na presença da anidrase carbônica (Fig. 23.1). Ele é um ácido volátil que se dissocia em íons H^+ e bicarbonato (HCO_3^-) e está sempre em equilíbrio com o CO_2 dis-

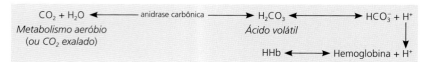

Figura 23.1 – A dissociação do ácido carbônico e a ligação do hidrogênio à hemoglobina iniciam-se com a produção de gás carbônico (CO_2) pelo metabolismo celular e termina com a exalação deste pela ventilação alveolar. H_2CO_3 = ácido carbônico; HCO_3^- = bicarbonato; HHb = hemoglobina ligada ao hidrogênio.

solvido. Outros ácidos, conhecidos como ácidos fixos, são produzidos em menor quantidade pelo catabolismo de proteínas ou pela oxidação incompleta de carboidratos e gorduras. Os ácidos sulfúrico e fosfórico provêm do catabolismo de proteínas, e o ácido lático, do metabolismo anaeróbio. Condições patológicas ocasionam elevação da produção de ácidos fixos.

A hemoglobina sem oxigênio tem a capacidade de ligar-se ao H^+ liberado pela dissociação do H_2CO_3. Esta reação é invertida no pulmão e o CO_2 é eliminado pela respiração. Portanto, apesar de uma grande produção diária de CO_2, o equilíbrio acidobásico é preservado.

SISTEMA TAMPÃO

Um sistema ou solução tampão tem a capacidade de limitar as mudanças do pH mesmo após a adição de ácidos ou bases. A ligação do H^+ com a hemoglobina, descrito acima, é um exemplo de adição de um ácido sem alteração do pH.

No organismo existem dois sistemas que trabalham conjuntamente e garantem a estabilidade do pH plasmático: o *sistema tampão bicarbonato* e o *sistema tampão não bicarbonato* (Tabela 23.1). O sistema tampão bicarbonato é formado pelo ácido carbônico e a sua base conjugada bicarbonato ($H_2CO_3/NaHCO_3$) (Fig. 23.2). A dissociação do H_2CO_3 gera o HCO_3^-, que se liga ao sódio e forma o bicarbonato de sódio ($NaHCO_3$) e o H^+. Se uma base forte for adicionada no sangue, o que aumentaria o pH, ela é convertida em uma base fraca pelo H^+, controlando oscilações no pH. O mesmo ocorre com a adição de um ácido forte, exemplo ácido clorídrico (HCl) que, após reação com o $NaHCO_3$, forma o ácido carbônico que é volátil e facilmente eliminado pela respiração.

O *sistema não bicarbonato* é formado por fosfatos e proteínas, incluindo aqui a hemoglobina. Os produtos formados por esse tamponamento não são eliminados rapidamente do organismo, o que limita a atividade de tampona-

Tabela 23.1 – **Capacidade de tamponamento sistema tampão bicarbonato e não bicarbonato.**

Sistema tampão	Capacidade de tamponamento (%)
Bicarbonato (aberto)	
Plasmático	35
Eritrocitário	18
Não bicarbonato (fechado)	
Hemoglobina	35
Fosfatos orgânicos	3
Fosfatos inorgânicos	2
Proteínas plasmáticas	7
Total	100

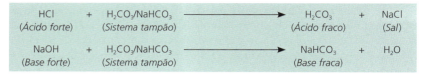

Figura 23.2 – Sistema tampão bicarbonato.

mento deste sistema. Por esta razão ele é dito sistema fechado. A fácil eliminação do CO_2 pela respiração garante ao *sistema tampão bicarbonato* uma renovação e atividade contínua e por isto é conhecido como sistema aberto.

O sistema aberto $H_2CO_3/NaHCO_3$ é eficiente em tamponar a adição de ácidos fixos, como o ácido lático produzido em condições de oferta inadequada de oxigênio aos tecidos. Esse sistema consome bicarbonato, que é reposto pela produção de CO_2 no metabolismo aeróbio, conforme já visto, e produz CO_2 que é eliminado pela respiração. O sistema fechado não bicarbonato, principalmente a hemoglobina, tampona o ácido carbônico e outros ácidos fixos.

EXCREÇÃO DE ÁCIDOS E BASES

O controle do pH sanguíneo é realizado primeiramente pelos sistemas tampões. Esses sistemas possuem um limite de controle. Para manter o equilíbrio, o organismo realiza a excreção e a absorção de ácidos e bicarbonatos no sistema renal e eliminação indireta de ácidos no sistema respiratório.

O sistema respiratório é responsável pela excreção de ácido volátil H_2CO_3 e de ácidos fixos tamponados pelo sistema $H_2CO_3/NaHCO_3$, ambos através da expiração de CO_2. Os pulmões removem grandes quantidades de ácidos de forma instantânea e rápida. A eficiência pulmonar em eliminar o CO_2 está em equilíbrio com a alta produção de CO_2 e o ácido carbônico pelo metabolismo. Nessa via a excreção do H^+ é de forma indireta pela exalação de gás carbônico.

Os rins conseguem remover diretamente o H^+, mas sua capacidade de excreção é lenta e muito inferior à do sistema respiratório, podendo levar de horas a dias para a sua ativação. A excreção é dependente do pH sanguíneo. O H^+ excretado pode ser derivado de um ácido fixo ou volátil. O controle do pH pelos rins envolve também a absorção ou excreção de íons de bicarbonato.

A remoção de bases do sangue ocorre por meio da filtração glomerular do íon bicarbonato. O epitélio tubular secreta ativamente o H^+. Em condições normais esses dois processos se equilibram e a reação dos dois íons gera CO_2 e água na luz tubular. O gás carbônico retorna para o interior da célula tubular e na presença de água é formado novamente HCO_3^-, que retorna para o sangue. Neste processo ocorre a absorção e o ganho de um íon de sódio (Na^+) para cada H^+ secretado.

EQUILÍBRIO ACIDOBÁSICO

Aumento na concentração sanguínea de ácidos leva à maior excreção de H^+ e, consequentemente, ao aumento da absorção de HCO_3^-. Se a quantidade de H^+ secretada na luz tubular for superior à quantidade de HCO_3^- filtrada, todo o bicarbonato será reabsorvido e o excesso de H^+ será eliminado na urina. A reabsorção de bicarbonatos e a excreção de ácidos é uma resposta à queda do pH sanguíneo e uma forma de correção.

Ao contrário, o aumento do pH sanguíneo (diminuição dos íons hidrogênio) diminui a secreção de H^+ na luz tubular, levando à menor reabsorção de HCO_3^-. Nesta situação o bicarbonato e o Na^+ serão eliminados na urina. O rim responde a um distúrbio acidobásico favorecendo a perda de bases.

O H^+ presente na luz do túbulo renal é tamponado primeiramente pelo bicarbonato. Após esgotar o bicarbonato, o H^+ é tamponado por dois outros tampões: o *fosfato* e a *amônia*. O fosfato reage com o H^+ e forma o $H_2PO_4^-$ que é eliminado pela urina juntamente com um sódio ou potássio. O NH_3 reage com H^+ e forma o íon amônio (NH_4^+). A amônia é excretada na urina junto com um cloreto. Nesta condição, para cada cloreto perdido na urina ocorre a absorção de um bicarbonato para o sangue. O sistema tampão amônia é responsável em elevar a concentração plasmática de bicarbonato e reduzir a de cloreto em pacientes com hipoxemia crônica.

DISTÚRBIOS ACIDOBÁSICOS

A homeostase da concentração de íons hidrogênio reflete um equilíbrio entre a proporção de bicarbonato e ácido carbônico. Como o ácido carbônico está em equilíbrio com o CO_2 dissolvido, pode-se também afirmar que o equilíbrio é entre a concentração de bicarbonato e CO_2. Os valores absolutos de HCO_3^- e CO_2 não são fundamentais para o pH, desde que a proporção entre eles seja mantida.

A equação de Henderson-Hasselbalch é utilizada para o cálculo do pH plasmático, necessitando conhecer os valores da pressão de gás carbônico dissolvido no plasma (PCO_2) e da concentração de bicarbonato [HCO_3^-]. Não apenas o cálculo do pH, mas a partir da equação e do conhecimento de duas das variáveis, podemos obter o resultado da terceira variável.

$$pH = 6,1 + log\ ([HCO_3^-]/[PCO_2 \times 0,03])$$
Equação de Henderson-Hasselbalch

O sistema renal é responsável por manter a concentração de bicarbonato em 24mEq/l, podendo oscilar entre 22 e 26mEq/l, e o pulmão uma PCO_2 arterial de 40mmHg, aceitando-se valores entre 35 e 45mmHg. Nessas condições, o pH plasmático é 7,4 ou entre 7,35 e 7,45.

A interpretação do desequilíbrio da concentração de íons hidrogênio é realizada considerando-se os valores de normalidade referente ao pH sanguíneo (7,35 a 7,45). Portanto, utilizamos o termo *acidemia* para um pH inferior a

7,35 e *alcalemia* para um pH superior a 7,45. Os termos acidose e alcalose representam os distúrbios acidobásicos respiratório ou metabólico. Vale ressaltar que um pH entre 7,0 e 7,35 representa alcalinidade, mas a interpretação aqui é referente aos valores de normalidade plasmática, portanto o pH inferior a 7,35 é uma condição acidótica.

Acidose respiratória

pH	PCO$_2$	Bicarbonato	Compensação
< 7,35	> 45mmHg	24mEq/l ou discretamente elevado	Sistema tampão não bicarbonato e renal

A acidose respiratória é caracterizada pela elevação dos níveis de pressão arterial de CO_2 acima de 45mmHg, variável aumento na concentração de HCO_3^-, e queda no pH (aumento da concentração de íons hidrogênio). A elevação do CO_2 dissolvido no plasma é acompanhada por aumento da dissociação do ácido carbônico em bicarbonato e íon hidrogênio. O H^+ é tamponado pelo sistema tampão não bicarbonato, principalmente pela hemoglobina. A acidose respiratória aguda é acompanhada de um aumento de 1mEq/l no HCO_3^- para cada 10mmHg de elevação da PCO$_2$, o que não representa uma compensação renal.

A hipercapnia é resultante de um desequilíbrio entre produção e eliminação de CO_2, favorecendo o acúmulo de ácido carbônico. São causas frequentes: doença respiratória crônica, asma grave ou pneumonia extensa, edema agudo de pulmão, obesidade e outras doenças restritivas, parada cardiorrespiratória, supressão do centro respiratório por drogas e administração incorreta de oxigênio a pacientes com hipercapnia crônica. Em ventilação mecânica pode ser iatrogênica.

Na acidose respiratória crônica, a compensação renal absorve maior quantidade de bicarbonato. O rim eleva lentamente o pH para valores entre 7,35 e 7,40. Esta resposta compensatória nunca resultará em um pH superior a 7,40, não existindo a possibilidade de "supercompensação". A resposta renal esperada à hipercapnia crônica é o aumento de 3,5mEq/l na concentração de HCO_3^- para cada 10mmHg de elevação da PCO$_2$.

Alcalose respiratória

pH	PCO$_2$	Bicarbonato	Compensação
> 7,45	< 35mmHg	24mEq/l ou discretamente reduzido	Sistema tampão não bicarbonato e renal

A alcalose respiratória é caracterizada por uma queda primária da PCO$_2$, queda discreta e variável na concentração de HCO_3^- e elevação do pH. Na acidose metabólica também existe uma redução na PCO$_2$ e no HCO_3^-, mas nesta situação o pH estará diminuído.

Este distúrbio inicia-se com aumento da ventilação alveolar, que promove a redução dos níveis de CO_2 (hipocapnia) e, por consequência, do ácido carbônico. A relação entre bicarbonato e gás carbônico está acima do normal por perda de ácido volátil. A alteração discreta do bicarbonato, no sentido de redução, é esperada e não corresponde à compensação renal.

Em resposta à alcalose respiratória aguda, ocorre a liberação de íons hidrogênio pelo sistema tampão não bicarbonato (proteínas, fosfatos e hemoglobina), na tentativa de limitar o aumento do pH. Esta é uma resposta não eficiente. Na persistência de uma alcalose respiratória crônica, a resposta compensatória é a redução da secreção renal de H^+ e maior excreção de bicarbonato.

A hiperventilação responsável pela alcalose respiratória pode ser produzida por hipoxemia ou anemia, doenças pulmonares e ativação de mecanorreceptores locais, estímulo do centro respiratório por redução do pH cerebral e outros estímulos como febre, ansiedade, dor e drogas. A hiperventilação também pode ser iatrogênica durante a ventilação mecânica ou poderá ser necessária para corrigir estados de baixa oferta de oxigênio ou hipoxemia, tendo como consequência a queda na PCO_2.

O CO_2 sanguíneo participa da regulação do fluxo sanguíneo cerebral. A hipocapnia pode estar associada a sensações de parestesias ou levar a tontura e desmaios.

Acidose metabólica

pH	PCO$_2$	Bicarbonato	Compensação
< 7,35	Normal	< 22mEq/l	Sistema tampão e hiperventilação

A redução da concentração plasmática de bicarbonato diminui o pH por uma queda na proporção entre bases e ácidos. Este distúrbio é conhecido por acidose metabólica. O bicarbonato pode ser reduzido de duas formas: quando reage como tampão ao aumento de ácidos fixos (por exemplo, ácido lático por metabolismo anaeróbio), ou por perda direta pelo organismo (por exemplo, diarreia severa).

A hiperventilação com perda de CO_2 é a forma compensatória da acidose metabólica. A tolerância do organismo à acidose é maior do que a tolerância a estados de alcalemia. Apenas acidemia intensa, com pH inferior a 7,20, devem ser corrigidas rapidamente. A compensação respiratória busca manter o pH entre 7,35 e 7,45.

A análise dos eletrólitos plasmáticos é um passo importante na determinação da etiologia da acidose metabólica e na orientação da abordagem terapêutica.

Hiato aniônico ou *ânion gap*

A "lei da eletroneutralidade" determina que os cátions e os ânions devam estar em equilíbrio. Os principais íons *mensuráveis* são os cátions potássio (K^+) e o sódio (Na^+), e os ânions cloro (Cl^-) e o bicarbonato (HCO_3^-) (Fig. 23.3A). A concentração de cátions mensurados é normalmente maior que a de ânions mensurados. Esta diferença é denominada de hiato aniônico ou *ânion gap* (AG). O valor normal do AG é de 12mEq/l, podendo oscilar entre 8 e 12mEq/l.

Se a causa da acidose metabólica for o ganho de ácidos fixos, o *ânion gap* é elevado (maior que 12mEq/l) pela queda na concentração de HCO_3^- plasmático, que reage com o H^+ desses ácidos (Fig. 23.3B). O ácido fixo pode ser produzido pelo organismo, como o ácido lático resultante do metabolismo anaeróbio, ou ser ingerido como exemplo na ingestão de metanol. Se a causa for a perda direta de base, o *ânion gap* estará normal, pois a perda de bicarbonato é acompanhada de ganhos de íons cloreto pela reabsorção renal deste ânion (Fig. 23.3C). Este tipo de acidose é denominado como hiperclorêmica. Diarreia, fístula pancreática e excesso de alimentação endovenosa geram acidose metabólica com AG normal, na qual se enquadram também a acidose de diluição e as acidoses tubulares renais.

Dessa forma, na presença de acidose metabólica deve-se calcular o valor do AG pela fórmula:

$$AG = Na^+ - (Cl^- + HOC_3^-)$$

Em pacientes com hipoalbuminemia o valor esperado para o AG normal deve ser ajustado para baixo, pelo fato de a albumina ser a principal proteína plasmática não mensurada. Para cada 1g/dl de redução na albumina plasmática deve-se reduzir 2,5mEq/l no valor de normalidade do hiato aniônico.

Na presença de acidose metabólica com AG aumentado (maior que 12mEq/l), pode-se ainda ter associado uma acidose metabólica hiperclorêmica (por AG normal) ou uma alcalose metabólica. Para determinar se há a presença desses distúrbios associados, deve-se calcular a razão entre a variação do AG e a variação da concentração plasmática do bicarbonato. A relação entre $\Delta AG/\Delta HCO_3^-$ é de 1:1.

$$\Delta AG/\Delta HCO_3^- = \frac{AG - 10^*}{24 - bic}$$

* Ajustar o valor na presença de hipoalbuminemia.

Em uma acidose metabólica simples com AG aumentado o valor do $\Delta AG/\Delta HCO_3^-$ estará entre 1 e 2. Quando a razão for menor que 1 caracteriza a presença de uma acidose hiperclorêmica associada à acidose metabólica com AG aumentado, a exemplo de um paciente com sepse (acidose lática) recebendo expansão com soro fisiológico. Por outro lado, um valor do $\Delta AG/\Delta HCO_3^-$ superior a 2 indica que o HCO_3^- no plasma é superior ao esperado para o aumento do AG, o que geralmente reflete uma alcalose metabólica concomitante, como acontece com um paciente com cetoacidose diabética e episódios de vômitos ou sonda nasogástrica aberta.

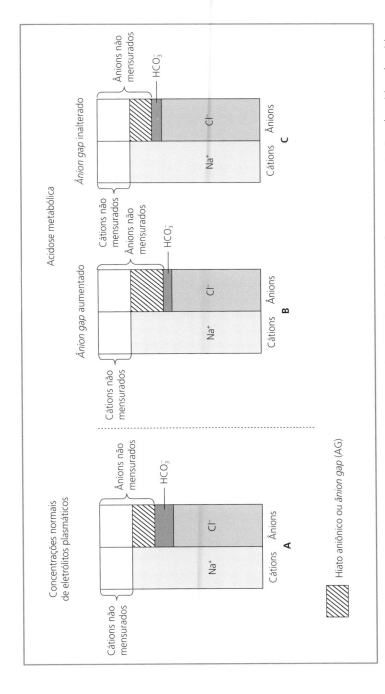

Figura 23.3 – Representação esquemática dos eletrólitos mensurados na prática clínica. Normalmente as concentrações plasmáticas dos cátions mensurados superam as dos ânions, originando o *ânion gap* (**A**). Acidose metabólica com aumento do *ânion gap* pelo tamponamento dos ácidos fixos acumulados (**B**). Acidose metabólica por perda direta de HCO_3^-, com *ânion gap* dentro da normalidade pelo ganho de íon cloreto (**C**).

Outra possibilidade seria calcular o valor de bicarbonato corrigido.

$$HCO_3^- \text{ corrigido} = HCO_3^- + (AG - 12)$$

= 24 – Acidose metabólica com AG aumentado pura
> 24 – Coexiste alcalose metabólica
< 24 – Coexiste acidose metabólica sem AG aumentado

Correção do bicarbonato para o *ânion gap*. HCO_3^- = bicarbonato. AG = *ânion gap* ou hiato aniônico.

Alcalose metabólica

pH	PCO$_2$	Bicarbonato	Compensação
> 7,45	Normal	> 26mEq/l	Sistemas tampão e hipoventilação

A alcalose metabólica é resultado de um aumento na concentração de bicarbonato plasmático, com elevação do pH para valores superiores a 7,45. A origem deste distúrbio pode ser a perda de íons hidrogênio a partir do trato gastrointestinal (por exemplo, vômitos e drenagem de suco gástrico por sonda) ou renal (por exemplo, uso de diuréticos). O íon hidrogênio é derivado da dissociação do ácido carbônico em H^+ e bicarbonato. Na perda de um H^+ o organismo acumula um HCO_3^-.

A alcalose metabólica pode ter também origem na administração de bicarbonato e no movimento de hidrogênio para o interior das células presentes em casos de hipocalemia. Existe ainda a alcalose de contração que ocorre após a administração de diurético que resulta na redução do volume plasmático com preservação da quantidade absoluta de bicarbonato, o que levaria ao aumento na sua concentração.

A resposta esperada na alcalose metabólica é a redução da ventilação alveolar, com o aumento de ácido carbônico. Mas outras condições, como ansiedade, dor e hipoxemia podem sobrepor ao estímulo da queda do pH e não ocorrer adequadamente a resposta compensatória.

INTERPRETAÇÃO DOS DISTÚRBIOS ACIDOBÁSICOS

A correta interpretação dos distúrbios acidobásicos pode ser alcançada após uma análise sistematizada. Alguns passos são importantes na sistematização.

Análise da consistência dos valores pela equação de Henderson-Hasselbalch

Erros podem ser produzidos pelo equipamento de análise de gases. Os analisadores medem a concentração de íons H^+ e a pressão do gás carbônico. A concentração de bicarbonato é calculada pela equação de Handerseon-Hasselbach.

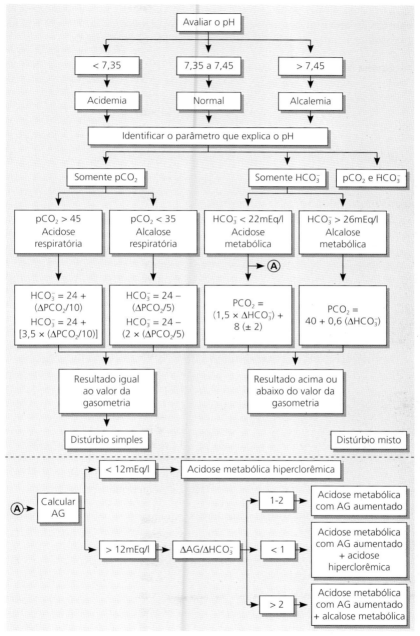

Figura 23.4 – Algoritmo de interpretação de distúrbio acidobásico.

O cálculo do pH pelas concentrações de bicarbonato e pressão de gás carbônico não deverá diferir do pH apresentado no resultado. Caso o pH seja inconsistente, a amostra provavelmente não é válida ou não é exata.

Alcalemia ou acidemia

$$pH < 7,35 = acidemia$$
$$pH > 7,45 = alcalemia$$

A ausência de um desequilíbrio no pH não significa a ausência de distúrbio acidobásico. Os próximos passos deverão ser seguidos mesmo com o valor de pH normal.

Distúrbios acidobásicos respiratórios

Valores de PCO_2 maiores que 45mmHg e inferiores a 35mmHg são identificadores da presença de um distúrbio respiratório. A acidose respiratória é caracterizada pelo aumento da PCO_2 acima de 45mmHg e a alcalose respiratória pela queda abaixo de 35mmHg.

Avaliar qual é a relação entre a direção de mudança do pH e a direção de mudança do PCO_2. Nos distúrbios respiratórios primários, o pH e a PCO_2 mudam em direção opostas. Na acidemia por acidose respiratória o pH cai e a PCO_2 eleva-se. Na alcalemia por alcalose respiratória é o inverso.

Distúrbios acidobásicos metabólicos

Valores de bicarbonato maiores que 26mEq/l e inferiores a 22mEq/l são identificadores da presença de um distúrbio metabólico. A acidose metabólica é caracterizada pela queda do HCO_3^- abaixo de 22mEq/l e a alcalose metabólica pela elevação acima de 26mEq/l.

Avaliar qual é a relação entre a direção de mudança do pH e a direção de mudança do HCO_3^-. Nos distúrbios metabólicos primários, o pH e o HCO_3^- mudam na mesma direção. Na acidemia por acidose metabólica o pH e o HCO_3^- caem. Na alcalemia por alcalose metabólica o pH e o HCO_3^- elevam-se.

Compensações dos distúrbios primários

O próximo passo é verificar se a compensação renal a um distúrbio respiratório, ou a compensação pulmonar a um distúrbio metabólico primário, ocorreu apropriadamente. O quadro 23.1 resume as alterações primárias em cada distúrbio, a resposta a esta alteração e o cálculo dos valores esperados de PCO_2 e HCO_3^- após a instalação do distúrbio. O resultado encontrado deve ser comparado com o valor apresentado na gasometria, identificando se este está dentro do esperado, e, portanto, se a compensação já ocorreu parcial ou completamente.

Quadro 23.1 – Resumo dos desequilíbrios acidobásicos.

Distúrbio	Alteração primária	Resposta	Cálculo da resposta
Acidose metabólica	↓ HCO_3^-	↓ PCO_2	$PCO_2 = (1,5 \times HCO_3^-) + 8 (\pm 2)$
Alcalose metabólica	↑ HCO_3^-	↑ PCO_2	$PCO_2 = 40 + 0,6 (\Delta HCO_3^-)$
Acidose respiratória aguda	↑ PCO_2	↑ HCO_3^-	$HCO_3^- = 24 + (\Delta PCO_2/10)$
Acidose respiratória crônica	↑ PCO_2	↑ HCO_3^-	$HCO_3^- = 24 + [3,5 \times (\Delta PCO_2/10)]$
Alcalose respiratória aguda	↓ PCO_2	↓ HCO_3^-	$HCO_3^- = 24 - (\Delta PCO_2/5)$
Alcalose respiratória crônica	↓ PCO_2	↓ HCO_3^-	$HCO_3^- = 24 - (2 \times \Delta PCO_2/5)$

↑ = aumento; ↓ = diminuição; HCO_3^- = bicarbonato; PCO_2 = pressão de gás carbônico; ΔHCO_3^- = alteração do bicarbonato = (HCO_3^- mensurado – 24); ΔPCO_2 = alteração do gás carbônico = (PCO_2 – 40).

BICARBONATO PADRÃO E EXCESSO DE BASE

A concentração de bicarbonato é influenciada por fatores não respiratórios e respiratórios. Alterações na concentração de CO_2 são acompanhadas por mudanças na concentração de bicarbonato devido à maior ou menor dissociação de ácido carbônico, como demonstrado na equação a seguir:

$$\uparrow CO_2 + H_2O \leftrightarrow \uparrow H_2CO_3 \leftrightarrow \uparrow HCO_3^- + H^+$$

Ao analisar os distúrbios metabólicos estamos interessados em entender as alterações de bicarbonato por fatores não respiratórios, ou seja, pelo sistema renal, trato gastrointestinal ou sistema tampão. Existem duas maneiras de isolar as alterações geradas apenas por distúrbios metabólicos e retirar a influência do CO_2 dissolvido.

A primeira é o *bicarbonato padrão*, que é a concentração de bicarbonato obtida na amostra de sangue corrigida para uma pressão de CO_2 de 40mmHg e à temperatura corporal. Conseguimos assim verificar as alterações de bicarbonato apenas por fatores não respiratórios. Este processo é artificial é não reproduz todas as condições existentes no organismo, portanto deverá sempre ser analisado com cautela.

Outra forma é o *excesso de base (EB)*, que mostra a quantidade de base ou de ácido forte necessária para corrigir o pH a 7,4 de um litro de sangue, após equilibrar a PCO_2 em 40mmHg e à temperatura de 37°C. O EB normal é ± 2mEq/l. Valores superiores a 2mEq/l indicam que o organismo acumulou base ou perdeu ácido e, ao contrário, inferior a 2mEq/l demonstra a perda de base ou o ganho de ácido fixo por causas não respiratórias. Esta medida também tem limitação na sua confiabilidade por ser realizada em condições diferente das encontradas no organismo.

A análise dessas medidas padronizadas não deverá ser realizada de forma isolada. Podemos, por exemplo, encontrar um EB superior a 2mEq/l na acidose respiratória crônica como resposta renal e não uma alteração metabólica primária.

DISTÚRBIOS MISTOS

Os distúrbios acidobásicos primários são divididos em quatro tipos: acidose e alcalose metabólica, acidose e alcalose respiratória. Em situações clínicas em que se identifica isoladamente um distúrbio primário classifica-se como distúrbio simples. A combinação de mais de um distúrbio primário ou a presença de um distúrbio primário sem uma resposta compensatória apropriada é classificado como distúrbio acidobásico misto. Uma acidemia pode representar uma acidose simples (metabólica ou respiratória), ou uma acidose mista (respiratória e metabólica), ou até mesmo uma acidose combinada a uma alcalose. O mesmo é verdade para a alcalemia.

Os distúrbios acidobásicos mistos possuem duas causas subjacentes a eles. Nesta situação, tanto o CO_2 como o bicarbonato podem justificar a alteração do pH. Pressupõe-se nesta interpretação que houve tempo adequado para o desenvolvimento da resposta compensatória total.

Um exemplo de distúrbio misto é a acidemia decorrente de uma acidose respiratória com acúmulo de gás carbônico combinada à acidose metabólica por perda aguda de bicarbonato no trato gastrointestinal. Nesta situação a identificação é simples, pois tanto a elevação do PCO_2 com a queda do HCO_3^- levam à redução do pH.

REFERÊNCIAS BIBLIOGRÁFICAS

1. Rose BD, Post TW. Clinical physiology of acid-base and electrolyte disorders. 5. ed. 5, New York: McGraw-Hill; 2001. • 2. Rose BD, Post TW. Approach to the adult with metabolic acidosis. Up To Date 2009. • 3. Rose, BD. The Δ anion gap/Δ HCO_3^- in metabolic acidosis. Up To Date 2009. • 4. Theodore, AC. Arterial blood gases. Up To Date 2009. • 5. Rose, BD. Simple and mixed acid-base disorders. Up To Date 2009. 6. Kraut JA, Madias NE. Serum anion gap: Its uses and limitations in clinical medicine. Clin J Am Soc Nephrol 2007;2:162.

24. TROMBOEMBOLISMO PULMONAR

Márcio Sommer Bittencourt
Vitor Sérgio Kawabata
Antonio Carlos Nogueira

INTRODUÇÃO E FISIOPATOLOGIA

O tromboembolismo pulmonar (TEP) é definido como a oclusão parcial ou total da artéria pulmonar ou um de seus ramos por um trombo originado na própria circulação pulmonar (minoria) ou por um trombo originado à distância que embolizou para a circulação pulmonar (maioria)[1]. A principal origem desses trombos é a circulação venosa dos membros inferiores, em mais de 80% dos casos (Fig. 24.1)[2]. Como o pulmão tem circulação de dupla origem, pulmonar e brônquica, a evolução para infarto pulmonar é rara. Por isso, o comprometimento mais comum dos pacientes com TEP é a obstrução local que leva à liberação de substâncias brônquio e vasoativas que alteram a relação ventilação/perfusão pulmonar[1]. Com isso os pacientes evoluem com dois tipos de piora clínica: podem apresentar piora do padrão respiratório por hipoxemia ou piora hemodinâmica por disfunção de ventrículo direito causada por aumento da resistência pulmonar pela presença do trombo[1].

O risco de fenômenos trombóticos e de episódios de tromboembolismo, incluindo o tromboembolismo pulmonar, é extremamente alto no ambiente de terapia intensiva[3]. Inúmeros fatores predisponentes para a sua formação estão presentes nos pacientes internados em unidade de terapia intensiva.

Acredita-se que o TEP seja responsável por ao menos 10% dos óbitos intra-hospitalares, totalizando ao menos 60.000 óbitos por anos nos Estados Unidos[2]. Como existe tratamento e profilaxia para a sua formação, esta entidade é de particular interesse clínico.

O principal objetivo da abordagem do TEP no ambiente hospitalar é sua profilaxia nos pacientes internados, em especial na UTI. Dada a grande importância deste tema, a profilaxia será abordada em um capítulo específico.

FATORES DE RISCO

HEREDITÁRIOS

Todas as trombofilias aumentam o risco de eventos tromboembólicos. Dentre elas merecem destaque as deficiências de proteínas C e S, de antitombina, a mutação do fator V de Leiden, a mutação do gene da protrombina e a deficiência de plasminogênio[1].

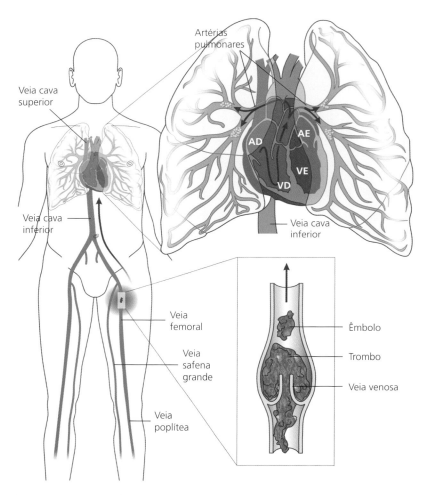

Figura 24.1 – Fisiopatologia do tromboembolismo pulmonar. Formação de trombos na circulação venosa de membros inferiores, com posterior migração deles para territórios da circulação arterial pulmonar. AE = átrio esquerdo; AD = átrio direito; VE = ventrículo esquerdo; VD = ventrículo direito.

Existe grande discussão sobre quais pacientes e em quais circunstâncias há benefício da dosagem dessas mutações genéticas. Apesar de não existir consenso sobre isso, de forma geral recomenda-se a pesquisa de trombofilias em pacientes jovens sem outros fatores de risco para eventos trombóticos e para tromboses venosas profundas em locais não habituais.

ADQUIRIDOS

Alguns fatores de risco podem aumentar a probabilidade de eventos tromboembólicos. Dentre eles merecem destaque a redução da mobilidade, presente em todos os pacientes de UTI. Em particular, pacientes com sequelas neurológicas e pacientes em pós-operatório de cirurgia ortopédica de membros inferiores são de grande risco.

Também merecem destaque como fatores de risco a idade avançada, trauma, período periparto e puerpério, neoplasias, presença de cateter venoso central, uso de reposição hormonal e uso de anticoncepcionais.

AVALIAÇÃO DIAGNÓSTICA (ver Quadro 8.2, pág. 141)

O quadro clínico do tromboembolismo pulmonar é extremamente inespecífico, podendo cursar apenas com dispneia e taquicardia. Nenhum parâmetro clínico é capaz de confirmar ou descartar o diagnóstico de TEP[4].

Para investigação de TEP em pronto-socorro e em pacientes internados em enfermaria, inúmeros protocolos e fluxogramas foram propostos, tanto pelas sociedades americanas e europeias quanto pelas sociedades brasileiras. No entanto, esses fluxogramas pouco se encaixam no paciente de terapia intensiva, tanto pela dificuldade de transporte do paciente para exames como tomografia, quanto pela impossibilidade de exames como a cintilografia em pacientes instáveis, além da interação de comorbidades clínicas que possam interferir com o resultado dos exames, conforme veremos adiante[2].

Optamos, neste capítulo, por comentar alguns dos principais exames usualmente utilizados na investigação de TEP e suas particularidades para pacientes internados em UTI.

DÍMERO-D

O dímero-D é um produto da lise do trombo, que se encontra elevado em todos os pacientes em que a trombose ativa é clinicamente significativa. Apesar de extremamente popular no ambiente de pronto-socorro, o dímero-D é de pouca utilidade na investigação de tromboembolismo pulmonar em UTI[2]. A grande dificuldade é que o exame é extremamente inespecífico, podendo-se encontrar alterado em inúmeras situações clínicas corriqueiras em terapia intensiva, incluindo sepse, neoplasias, gestação, insuficiência cardíaca, insuficiência renal e em idosos. Com isso, até 80% dos pacientes em UTI têm aumento dos valores do dímero-D mesmo na ausência de eventos tromboembólicos. O dímero-D permanece com grande valor preditivo negativo (superior a 90%). No entanto, sua utilidade em UTI é bastante limitada, não sendo utilizado como parte rotineira da investigação de tromboembolismo pulmonar em UTI.

ULTRASSONOGRAFIA DE MEMBROS INFERIORES

Como mais de 80% dos TEPs têm origem nos membros inferiores, a realização de Doppler de membros inferiores é uma ferramenta simples e útil na sua investigação. Pela sua simplicidade, esse exame é considerado o exame inicial dessa investigação[2]. Na avaliação da presença de trombos, tanto a avaliação da compressibilidade quanto a avaliação do fluxo com Doppler são utilizados.

Sua sensibilidade é próxima de 100% para veias proximais. Já para veias distais, como panturrilhas, sua acurácia é bastante reduzida. No entanto, nesses casos a probabilidade de evolução para TEP só existe se houver progressão do trombo para veias proximais.

Apesar da alta sensibilidade no diagnóstico de trombose venosa profunda (TVP), até 30% dos pacientes com TEP não apresentam TVP no momento do diagnóstico. Por isso, o Doppler negativo não é suficiente para descartar o diagnóstico de TEP[4].

Nos casos em que há suspeita de TEP e o Doppler é positivo, podemos considerar o diagnóstico de TEP como definitivo, já que o tratamento empregado será o mesmo.

CINTILOGRAFIA DE VENTILAÇÃO/PERFUSÃO PULMONAR

Apesar do amplo uso na investigação de TEP, apenas um terço dos casos investigados com cintilografia tem um diagnóstico conclusivo de TEP[4]. Isso ocorre porque a cintilografia faz uma análise indireta da circulação pulmonar através da perfusão do parênquima e correlaciona seu resultado com a ventilação do parênquima. Pacientes com doença pulmonar difusa dificultam uma análise adequada do exame.

A melhor indicação da cintilografia é para pacientes com parênquima pulmonar normal. Além disso, a cintilografia não pode ser realizada em pacientes intubados. Por isso, seu uso em UTI é bastante restrito.

ANGIOTOMOGRAFIA COMPUTADORIZADA DE TÓRAX

A angiotomografia de tórax vem progressivamente se tornando o exame rotineiro para investigação de TEP quando a suspeita é alta[4]. Para sensibilidade adequada, o exame deve ser realizado com um tomógrafo helicoidal. O exame é realizado com a injeção de contraste venoso e a imagem da tomografia é adquirida durante a passagem do contraste pelas artérias pulmonares. A formação de imagens opacas na topografia das artérias pulmonares documenta a presença dos trombos, permite a avaliação de sua extensão e da área de pulmão envolvida.

Esse método tem sensibilidade e especificidade extremamente altas. Sua maior limitação de uso na UTI é a dificuldade de realização em pacientes intubados e o transporte dos pacientes para a tomografia.

ANGIOGRAFIA PULMONAR

Ainda é considerado o método padrão-ouro na investigação de TEP. No entanto, seu uso tem se tornado cada vez mais restrito, pela facilidade e precisão dos exames de tomografia. Apesar disso, seu uso está indicado para investigação de casos duvidosos ou em que a tomografia não pode ser realizada[4]. Apesar de ser um exame invasivo, com uso de contraste venoso e de alto custo, seu uso se justifica nesses casos selecionados.

ECOCARDIOGRAMA

Apesar de no ecocardiograma quase nunca se visualizar diretamente o trombo na circulação pulmonar, ele é bastante útil na documentação de sinais diretos e indiretos de comprometimento de ventrículo direito. A partir das medidas de pressão de artéria pulmonar, insuficiência tricúspide, dilatação e disfunção de ventrículo direito, é possível avaliar a gravidade do TEP.

Por ser um exame de baixo custo e de alta disponibilidade, o ecocardiograma é bastante útil em alguns casos. É considerado o exame de escolha na avaliação inicial de TEP em pacientes instáveis, nos quais o transporte até a tomografia ou sala de hemodinâmica não é possível[2].

PROTOCOLO DE INVESTIGAÇÃO

Nenhum dos diversos protocolos de investigação de TEP foi especificamente desenvolvido para UTI. Pela dificuldade de transporte dos pacientes e pelas considerações descritas com relação ao dímero-D, os protocolos devem ser adaptados à realidade do paciente.

Para facilitar a investigação, devemos dividir os pacientes com suspeita de TEP em dois grupos: os pacientes com instabilidade hemodinâmica e os estáveis hemodinamicamente.

Para os pacientes estáveis, a maneira mais simples de investigação de tromboembolismo pulmonar na UTI inicia-se com o Doppler de membros inferiores à beira do leito. Caso positivo, confirma-se a hipótese de TEP e inicia-se o tratamento, se negativo, o exame de escolha é a angiotomografia de tórax para pesquisa de TEP: se positivo inicia-se o tratamento e se negativo deve-se discutir a necessidade de investigação adicional com angiografia pulmonar apenas em casos de muita alta probabilidade clínica ou nos quais a tomografia não pode ser realizada ou é de má qualidade. Casos de TEP com tomografia normal são uma minoria[2].

Caso o paciente esteja instável e não possa ser transportado para fora da UTI, o exame de escolha inicial deve ser o ecocardiograma. Apesar de não ter sensibilidade ou especificidade para confirmar ou descartar a possibilidade de TEP, pacientes instáveis com ecocardiograma normal devem ter outra causa para o quadro de choque. Se o ecocardiograma apresenta sinais de disfunção de ventrículo direito ou documentação de TEP deve-se iniciar tratamento conforme descrito a seguir. Caso o ecocardiograma não esteja prontamente disponível, deve-se considerar a possibilidade de TEP e iniciar o tratamento empírico para posterior confirmação com exames complementares quando o paciente estiver estável[2].

ESTRATIFICAÇÃO DE RISCO

Podemos dividir os quadros clínicos de TEP em três, de acordo com a gravidade (ver Quadro 8.1, pág. 138). Esta divisão é de extrema importância, pois não só interfere no prognóstico, mas também é útil na definição do tratamento. A divisão nos três subtipos leva em conta o quadro clínico e a avaliação da função ventricular direita[4].

1. *TEP de alto risco:* o paciente apresenta-se clinicamente em choque ou hipotenso.
2. *TEP de médio risco:* o paciente apresenta-se sem choque ou hipotensão, porém com disfunção ventricular direita, alteração de troponina ou de BNP ou pró-BNP.
3. *TEP de baixo risco:* ausência de qualquer um dos anteriores.

Vale lembrar que em ambiente de terapia intensiva muitos pacientes têm troponina ou BNP/pró-BNP alterados por outras causas, fazendo com que a diferenciação dos tromboembolismos pulmonares de baixo e médio risco seja difícil.

AVALIAÇÃO DA FUNÇÃO VENTRICULAR DIREITA

A função ventricular direita (VD) é um grande preditor de mortalidade no TEP. Por isso, sua avaliação é de extrema importância para definir o prognóstico e tratamento do TEP. Tanto o ecocardiograma quanto a tomografia de tórax podem ser úteis na avaliação da função VD. Da mesma forma, a dosagem de troponina e de BNP ajuda a identificar os pacientes com disfunção de VD.

No ecocardiograma, a avaliação é feita por meio de medidas de tamanho e função contrátil do VD, além de medidas de pressão de artéria pulmonar e de insuficiência tricúspide.

Na tomografia é possível medir a relação de tamanho do ventrículo direito com o ventrículo esquerdo, e esta medida se correlaciona com o prognóstico.

A troponina e o BNP podem elevar-se devido ao estiramento e à dilatação do ventrículo direito. Quando isso ocorre há sinais indiretos de disfunção de ventrículo direito.

De forma geral, a maioria dos protocolos preconiza a discussão sobre trombólise nos casos em que um ou dois desses parâmetros estão presentes.

TRATAMENTO (ver Fig. 8.2, pág. 141)

O tratamento do TEP depende do quadro clínico e da estratificação de risco. O tratamento geral de suporte deve ser feito de acordo com o quadro clínico do paciente. O tratamento geral costuma incluir oxigênio por cateter ou máscara, com objetivo de manter a saturação de O_2 acima de 92%, morfina para alívio de dor e de desconforto respiratório, além de volume e drogas vasoativas conforme necessidade para manejo de hipotensão e choque[5].

Além das medidas gerais, o tratamento do TEP pode incluir anticoagulação, agentes trombolíticos, uso de filtros de veia cava inferior e procedimentos invasivos, tanto percutâneos quanto cirúrgicos.

Tromboembolismos pulmonares não maciços devem receber apenas anticoagulação, além das medidas gerais acima descritas. Tromboembolismos pulmonares maciços são de risco extremo de morte e devem receber tratamento com trombolíticos de forma rotineira, exceto se houver contraindicações. Tromboembolismos pulmonares submaciços ainda são assunto polêmico, com alguns autores preconizando o tratamento com trombolíticos da mesma forma em que é feito para pacientes com TEP maciço, reduzindo assim eventos a longo prazo e evitando a evolução do quadro para hipertensão pulmonar. Outros autores ponderam que o risco de sangramento não justifica o potencial benefício da trombólise para esses pacientes. Acreditamos que a indicação de trombolítico em pacientes com TEP submaciço deve ser feita caso a caso[5].

Todos os pacientes deverão permanecer anticoagulados, quer tenham recebido trombolítico ou não. Os filtros de veia cava estão indicados para pacientes que apresentam alguma contraindicação ao uso de anticoagulantes e para pacientes que estejam utilizando anticoagulantes e apresentem recorrência dos episódios de embolia[5].

ANTICOAGULAÇÃO

A anticoagulação é o tratamento de escolha inicial para pacientes com TEP não maciço. A anticoagulação deve ser iniciada por via parenteral. Podemos utilizar tanto heparina não fracionada em bomba de infusão contínua, quanto heparinas de baixo peso molecular (HBPM) por via subcutânea. A heparina não fracionada não deve ser rotineiramente utilizada por via subcutânea para anticoagulação plena, pois sua absorção e meia-vida são erráticas, apresentando dificuldade no controle da anticoagulação[6].

Heparina não fracionada

Classicamente considerada o anticoagulante de escolha no tratamento de TEP, tem sido substituída progressivamente pelas HBPM. Sua grande desvantagem em relação as HBPM é a necessidade de ajuste frequente da dose pela sua atividade errática, e a necessidade de infusão contínua endovenosa. Suas principais vantagens são a possibilidade de uso em pacientes com insuficiência renal, meia-vida mais curta e possibilidade de reversão completa com o uso de protamina. Como pacientes internados em UTI muitas vezes são candidatos a intervenções de urgência (passagem de cateteres, pressões invasivas etc.), a meia-vida curta e a possibilidade de reversão completa podem ser bastante vantajosas[6].

O uso de heparina deve ser ajustado de acordo com o peso do paciente. Dentre os vários esquemas disponíveis, sugerimos o esquema da tabela 24.1.

Tabela 24.1 – Esquema de ajuste de heparina por peso.

| 1. Preparar a solução de heparina com 25.000UI de heparina e 250ml de diluente |
| 2. Iniciar com um bolo de 80UI/kg e mantenha a infusão a 18UI/kg/h |
| 3. Checar o TTPa do paciente 6h após o início da infusão e ajuste conforme o esquema a seguir: |

TTPa (s)	TTPa ratio	Bolo	Infusão contínua
< 35	< 1,2	80UI/kg	Aumentar em 4UI/kg/h
35 a 45	1,2 a 1,5	40UI/kg	Aumentar em 2UI/kg/h
46 a 70	1,5 a 2,3	Sem novo bolo	Manter dose
71 a 90	2,3 a 3,0	Sem novo bolo	Reduzir em 2UI/kg/h
> 90	> 3,0	Sem novo bolo	Parar a infusão por 1h e reiniciar com uma dose 3UI/kg/h menor

| 4. Checar TTPa de 6/6h até ajuste adequado (46 a 70s) de duas doses. A partir de então, checar uma vez ao dia |

Heparinas de baixo peso molecular

Apesar de descritas como uma classe única, as HBPM incluem um grupo heterogêneo de drogas. No entanto, seu uso clínico é semelhante, e qualquer uma delas pode ser utilizada no tratamento do TEP. Sua maior desvantagem é a meia-vida longa e a impossibilidade de reversão completa de urgência. Suas grandes vantagens são o uso subcutâneo duas vezes ao dia e a não necessidade de controle laboratorial de rotina. Pacientes com insuficiência renal necessitam controle laboratorial com dosagem de fator anti-Xa, o que limita seu uso nesses pacientes. As principais doses das HBPM encontram-se na tabela 24.2[6].

Tabela 24.2 – Dosagem das heparinas de baixo peso molecular no tromboembolismo pulmonar.

Droga	Dose	Comentários
Enoxaparina	1mg/kg 12/12h SC	Dúvidas quando à dose ideal acima de 120kg. Recomenda-se dosagem de anti-Xa se *clearance* de creatinina < 30ml/min
Dalteparina	200UI/kg uma vez ao dia SC	Pode-se opcionalmente utilizar 100UI/kg 12/12h. Não há estudos em pacientes com insuficiência renal

Anticoagulantes orais (antagonistas de vitamina K)

Todos os anticoagulantes orais disponíveis no mercado são antagonistas de vitamina K. Como a vitamina K atua na anticoagulação, seu antagonismo funciona como anticoagulante. O antagonista de vitamina K mais utilizado no dia-a--dia é a varfarina. A varfarina deve ser iniciada juntamente com a anticoagulação parenteral em todos os pacientes com TEP, já que ela será o tratamento subsequente e será mantida por vários meses. No entanto, como a sua meia-vida é longa, pacientes instáveis ou candidatos a procedimentos invasivos devem permanecer apenas com anticoagulação parenteral até que estejam estáveis, quando se deve iniciar a anticoagulação oral[2].

A varfarina deve ser mantida juntamente com a anticoagulação oral até que a razão normatizada internacional (INR) do tempo de protrombina (TP) esteja em níveis terapêuticos (de 2 a 3). A partir desse momento o paciente deve ser mantido apenas com a anticoagulação oral[6].

Habitualmente inicia-se a anticoagulação oral com 5mg de varfarina e ajusta-se a dose a cada três a cinco dias com o objetivo de atingir a INR na faixa terapêutica. A duração da anticoagulação oral é variável, de acordo com a causa predisponente do evento. No entanto, todos os casos permanecem anticoagulados por ao menos três meses.

Trombolíticos

Como descrito acima, seu uso é restrito a pacientes com TEP maciço e eventualmente submaciço. Os trombolíticos podem ser indicados desde o início do quadro de TEP até 14 dias após o evento. No entanto, quanto mais precoce o tratamento, mais eficaz é a recanalização da artéria pulmonar. Todos os trombolíticos estudados são igualmente eficazes. Por ter sido estudada de forma mais consistente, a alteplase é considerada a terapia trombolítica padrão. Todavia, como em muitos lugares somente a estreptoquinase está disponível, seu uso é bastante difundido na prática clínica. Para doses habituais, ver a tabela 24.3[6].

Tabela 24.3 – **Esquemas terapêuticos para trombólise no tromboembolismo pulmonar.**

Trombolítico	Dose habitual para TEP
Alteplase	100mg – EV em 2h
Estreptoquinase	1.500.000UI – EV em 1h

O maior risco do uso de trombolíticos é o de sangramentos. Por este motivo, as mesmas contraindicações ao seu uso em pacientes com infarto agudo do miocárdio cabem para pacientes com TEP. O risco de sangramentos maiores pode chegar até a 12% e de sangramento intracraniano em até 1%, dependendo da população estudada.

Filtros de veia cava inferior

Os filtros de veia cava inferior são estruturas metálicas colocadas dentro da veia cava inferior de forma percutânea, com o intuito de reter o trombo e evitar a embolia deste para o pulmão (Fig. 24.2). Apesar de não prevenir e formação de TVP, os filtros evitam sua complicação mais grave, o TEP[5].

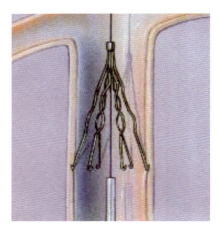

Figura 24.2 – Filtro de veia cava colocado em posição infrarrenal.

Os filtros de veia cava inferior estão indicados para pacientes com TVP e que têm contraindicação à anticoagulação ou apresentado recorrência da formação de trombos em vigência de anticoagulação adequada.

Existem vários modelos de filtros de veia cava inferior. O modelo mais utilizado em nosso meio é o filtro de Greenfield (Fig. 24.2). Sua maior vantagem, quando comparado a modelos antigos, é o menor risco de obstrução completa da veia cava e formação de síndrome de veia cava inferior.

A inserção do filtro é realizada de forma percutânea, pela punção de veia femoral, com o posicionamento do filtro realizado por radioscopia. Suas principais complicações são síndrome de veia cava inferior e migração do filtro.

Procedimentos invasivos

Apesar de descritos, o uso de procedimentos percutâneos ou cirúrgicos durante a fase aguda do TEP são procedimentos de exceção muito pouco utilizados na rotina de tratamento do TEP. Por este motivo não descreveremos detalhes desses procedimentos[5].

REFERÊNCIAS BIBLIOGRÁFICAS

1. Tapson VF. Acute pulmonary embolism. N Eng J Med 2008;358:1037. • 2. Piazza G, Goldhaber SZ. Acute pulmonary embolism: Part I: Epidemiology and diagnosis. Circulation 2006;114;e28. • 3. Carlbom DJ, Davidson BL. Pulmonary Embolism in the Critically Ill. Chest 2007;132:313. • 4. Torbicki A et al. Guidelines on the diagnosis and management of acute pulmonary embolism. Eur H J 2008;(29):2276. • 5. Piazza G, Goldhaber SZ. Acute pulmonary embolism: Part II: Treatment and prophylaxis. Circulation 2006;114;e42. • 6. Kearon C et al. Antithrombotic therapy for venous thromboembolic disease in American College of chest physicians evidence-based clinical practice guidelines (8. ed.). Chest 2008;133:454S.

25. PROFILAXIA DE ÚLCERA DE ESTRESSE

Fernando Peixoto Ferraz de Campos

INTRODUÇÃO E IMPORTÂNCIA

A úlcera de estresse ou doença da mucosa relacionada ao estresse (DMRE) é definida como "lesão inflamatória aguda da mucosa gástrica" que ocorre quando o paciente é submetido à demanda fisiológica anormalmente elevada[1]. A lesão localiza-se frequentemente no corpo e fundo gástricos e caracteriza-se por comprometer a mucosa de forma superficial e difusa ou ser focal e profunda atingindo a submucosa[2]. Na maioria dos pacientes o aparecimento dessas lesões ocorre nas primeiras 24 horas[7,10,18] após a admissão em UTI. À medida que o estado clínico do paciente apresenta melhora, as lesões tendem a cicatrizar. Entretanto, a incidência de sangramento gastrointestinal importante, definido como evento que cause instabilidade hemodinâmica, queda na hemoglobina e/ou necessidade de transfusão, ocorre em aproximadamente 1,5% dos pacientes internados em UTI, como demonstrado em estudo prospectivo de 2.252 pacientes[3]. Outro estudo[4] relatou a incidência de 6% de sangramento definido como "vômito em borra de café", hematêmese ou melena com ou sem alteração no hematócrito ou hemoglobina. No geral, a frequência estimada de sangramento gastrointestinal importante em pacientes graves é de 1,5 a 15%. A úlcera de estresse é a causa mais comum de sangramento gastrointestinal em pacientes internados em UTI e a morbidade associada a este tipo de complicação pode aumentar a permanência desses pacientes na UTI em até oito dias e a mortalidade aumenta em até quatro vezes quando comparados com pacientes que não apresentaram sangramento digestivo relacionados ao estresse[5].

FISIOPATOLOGIA

Vários fatores estão envolvidos na patogênese da úlcera de estresse ou da DMRE, mas nem todos ainda inteiramente compreendidos. Dentre eles destacam-se a secreção ácida gástrica, isquemia mucosa, hipoperfusão esplâncnica, injúria de reperfusão e refluxo do conteúdo do trato digestório alto para o estômago[6]. Em condições normais a integridade da mucosa gástrica é mantida por diversos fatores, incluindo a microcirculação e a camada de muco que, além de

PROFILAXIA DE ÚLCERA DE ESTRESSE

nutrir a mucosa, elimina íons hidrogênio, radicais de oxigênio e outras substâncias potencialmente tóxicas encontradas no lúmen do trato gastrointestinal. A camada de muco contém íons bicarbonato secretados pela mucosa para neutralizar o hidrogênio. Assim, as lesões se desenvolvem quando a barreira mucosa torna-se incapaz de bloquear os efeitos danosos do hidrogênio e dos radicais de oxigênio[7]. "Doenças graves" que em geral impõem internação em UTI (trauma, choque, sepse, queimados etc.) frequentemente são caracterizadas por hipotensão e hipovolemia, contribuindo diretamente para hipoperfusão esplâncnica que é um dos principais determinantes na patogênese da úlcera de estresse. A hipoperfusão visceral pode ocorrer mesmo quando a circulação sistêmica é mantida em valores normais[8]. A ventilação mecânica pode influenciar a hemodinâmica cítrica, principalmente quando estratégias ventilatórias com pressão expiratória positiva final (PEEP) ou ventilação com alto volume corrente são utilizadas. Elevado PEEP diminui o retorno venoso, reduzindo a pré-carga que por sua vez reduz o débito cardíaco, resultando em hipoperfusão tecidual[9]. A PEEP também promove aumento na atividade do sistema renina-angiotensina-aldosterona, assim como liberação de catecolaminas que também contribuirão para causar hipoperfusão tecidual[10,11,12]. A hipoperfusão gástrica causa desequilíbrio entre a oferta e a demanda de oxigênio induzindo o dano da mucosa. A reperfusão depois de prolongado período de hipoperfusão pode por si só resultar em isquemia mesentérica e consequente dano mucoso[8]. A hipoperfusão gástrica causa aumento da liberação de óxido nítrico, aumento da produção dos radicais de oxigênio e redução da prostaglandina sintetase. Sob condições normais a óxido nítrico sintetase aumenta a integridade da mucosa gástrica por meio da manutenção do fluxo sanguíneo e perfusão da mucosa gástrica. Níveis elevados de óxido nítrico sintetase causam hiperemia de reperfusão e morte celular, resposta inflamatória aumentada e dismotilidade gástrica e do intestino delgado[7]. Aumento de radicais de oxigênio associado a déficit de seu clareamento também causa inflamação, morte celular e posterior liberação de citocinas[7].

A defesa celular da mucosa é mediada pelas prostaglandinas gástricas, que em estudos animais mostrou relacionar-se com maior velocidade no processo de cicatrização e diminuição da secreção ácida.

De forma mais importante as prostaglandinas exercem efeito citoprotetor contra fatores que causam morte das células mucosas pelo contato[13]. A hipoperfusão gástrica acarreta diminuição da síntese de prostaglandinas, do bicarbonato e do muco, permitindo a retrodifusão de íons hidrogênio e pepsina que causa dano à camada epitelial mucosa[7].

A diminuição de motilidade do trato gastrointestinal causa lentidão no esvaziamento gástrico provocando a exposição prolongada da mucosa gástrica ao conteúdo ácido e, portanto, o aumento do risco de dano e ulceração[14].

Medicações administradas a pacientes em UTI podem ter efeitos deletérios para a função gastrointestinal. Opiáceos e sedativos, como benzodiazepínicos, podem diminuir a motilidade intestinal e prejudicar o retorno venoso[15].

Os sinais endoscópicos da DMRE incluem múltiplas petéquias subepiteliais que progridem para erosões superficiais e em alguns casos ulceração discreta, particularmente acometendo o fundo gástrico[10]. Microscopicamente as lesões são caracterizadas por perda do epitélio superficial, necrose de coagulação da mucosa e hemorragia[2]. Essas lesões não causam perfuração e tendem a sangrar através de capilares superficiais da mucosa[16].

A correlação entre a infecção pelo *Helicobacter pylori* e o desenvolvimento da DMRE não está bem estabelecida. Apesar de aproximadamente 50% dos pacientes de UTI apresentarem soro positividade para *H. pylori*, existe pouca evidência até o momento de que esta infecção desempenhe algum papel na patogênese do sangramento induzido por úlcera de estresse ou que seja um fator de risco independente para sangramento clinicamente importante[17]. Porém, alguns estudos mostram que há certa tendência no sentido de ser mais intenso o sangramento nos casos em que há infecção pelo *Helicobacter pylori*[18].

FATORES DE RISCO

Sabe-se que os pacientes internados em unidades de terapia intensiva apresentam maior risco para o desenvolvimento de úlcera de estresse e, consequentemente, sangramento gastrointestinal decorrente tanto da doença de base como das intervenções terapêuticas. Sangramento clinicamente importante deve ser considerado aquele em que há exteriorização de vômitos em "borra de café", hematêmese, melena ou hematoquesia seguida de alterações hemodinâmicas ou necessidade de transfusão sanguínea ou decréscimo de 2g/dl na concentração de hemoglobina em duas medidas consecutivas.

Com o objetivo de minimizar o sangramento nesses pacientes é que se institui, muitas vezes, a terapia profilática, porém esta conduta deve seguir critérios, pois pode representar aumento de custo sem promover benefício ou até mesmo apresentar efeitos adversos. É conhecido que o uso de bloqueadores de bomba de prótons, como o omeprazol, diminui a eficácia do clopidogrel por interferência enzimática com as enzimas do citocromo P450[19], a mesma interferência enzimática ocorre com os antagonistas H_2[8]. Ainda neste sentido, já foi demonstrado que a prática da terapia profilática pode colaborar para o desenvolvimento de pneumonia nosocomial[20]. Neste sentido é importante identificar fatores de risco que justifiquem a profilaxia. Fatores de risco potenciais para sangramento por úlcera de estresse foram avaliados em um estudo que envolveu 2.200 pacientes internados em terapia intensiva[3]. Nesse estudo os fatores de risco independentes para sangramento importante por úlcera de estresse foram insuficiência respiratória necessitando mais de 48 horas de ventilação mecânica e coagulopatia. Em outro estudo feito com 100 pacientes[21] foram identificados seis fatores de risco para sangramento gastrointestinal agudo: insuficiência respiratória, sepse extra-abdominal, peritonite, icterícia, insuficiência renal e hipotensão. Nesse estudo verificou-se também que a frequência de sangramento aumenta quanto maior o número de fatores de risco associados.

O valor preditivo dos fatores de risco também foi validado por outro estudo feito com pacientes portadores de doenças graves ou que requeriam internação em UTI[22]. Nesse estudo os fatores identificados foram: cirurgia, queimaduras, trauma, doença hepática ou renal estabelecidas, insuficiência respiratória necessitando de ventilação mecânica, sepse e hipotensão. Os autores desse estudo demonstraram que a probabilidade de sangramento gastrointestinal por úlcera de estresse aumentou à medida que havia somatório de fatores de risco, bem como queda no pH da intramucosa. Outros fatores de risco descritos na literatura incluem: idade avançada, pós-operatório de correção de aneurisma de aorta abdominal, trauma neurológico e terapia com altas doses de corticoesteroides[23]. Todos esses estudos sugerem fortemente que a identificação de fatores de risco representa uma ferramenta importante no momento da indicação da prescrição da profilaxia com o objetivo de diminuir a probabilidade de sangramento gastrointestinal por úlcera de estresse (Quadro 25.1).

TERAPIAS PROFILÁTICAS

Antes de escolhermos a droga de escolha para a profilaxia da úlcera de estresse, não devemos nos esquecer que estamos objetivando a prevenção de sangramento clinicamente importante, já definido anteriormente. Tem-se observado a tendência de se prescrever profilaxia para úlcera de estresse para pacientes não internados em UTI. A prescrição de uma medicação para proteção gástrica só porque o paciente já usa muitos outros medicamentos deve ser evitada. Estudos retrospectivos já demonstraram que de 22 a 54% dos pacientes recebem alguma terapia antissecretória como profilaxia e que a maior parte recebe alta com a continuidade desta prescrição. Não há estudos ou evidências que suportam tal medida, a menos que haja mais do que dois fatores de risco listados no quadro 25.1[25].

Quadro 25.1 – **Fatores de risco para a doença da mucosa relacionada ao estresse**[3,21,22].

Insuficiência respiratória
Coagulopatia
Hipotensão
Sepse
Insuficiência hepática
Insuficiência renal
Cirurgia
Queimadura
Grande trauma
Uso de corticoide em alta dose
História de sangramento gastrointestinal no último ano

Dentre os fatores de risco acima relacionados, aqueles que encontram forte evidência para indicação de profilaxia são: ventilação mecânica e coagulopatia (plaquetopenia menor que 50.000mm^3 ou TP/INR maior que duas vezes o normal). No entanto, há autores que preconizam a profilaxia da úlcera de estresse também para pacientes portadores de insuficiência de múltiplos órgãos, após traumatismo cranioencefálico, queimaduras extensas[24] ou quando houver mais do que dois fatores de risco relacionados no quadro 25.1[6].

Identificado o paciente como de maior risco para o desenvolvimento de úlcera de estresse, a instituição da terapia profilática está indicada e deve ser iniciada prontamente com o objetivo de se evitar o sangramento gastrointestinal.

A introdução precoce da dieta enteral tem sido apontada como medida adjuvante na profilaxia da úlcera de estresse, porém acreditamos que trabalhos prospectivos são ainda necessários para avaliar a real eficácia dessa medida, uma vez que essa impressão baseia-se em estudos retrospectivos. De toda forma a nutrição enteral precoce oferece benefícios ao paciente grave e é geralmente desejável, porém não deve ser utilizada como único método profilático para úlcera de estresse[8].

Apesar de a alta concentração de ácidos não ser o único fator que contribui para o desenvolvimento da úlcera de estresse, o controle da produção de ácido em pacientes de risco parece proteger contra episódios de sangramentos.

Os antiácidos agem diretamente neutralizando o conteúdo ácido do estômago. O uso dessa substância em pacientes críticos reduziu significantemente a frequência de sangramento quando a dose utilizada manteve o pH gástrico acima de 3,5[21]. Entretanto o fato de esses agentes necessitarem de administração a cada 1 ou 2 horas para adequada neutralização torna seu de uso incômodo, além de estar associado à maior incidência de pneumonia aspirativa e risco de intoxicação pelo acúmulo de cátions, particularmente em pacientes portadores de insuficiência renal.[8]

O sucralfate protege a mucosa gástrica do ácido por se aderir às células epiteliais formando uma barreira protetora e não por ação neutralizadora da acidez. Estudos mostraram que seu uso em pacientes de risco é melhor do que a ausência de profilaxia na redução de sangramentos. Porém, o uso de sucralfate não se mostrou melhor quando comparado com placebo, antiácidos ou antagonistas de receptores H$_2$. O interesse pelo sucralfate apareceu após o estudo que mostrou a tendência de menor incidência de pneumonia nosocomial quando o sucralfate foi comparado com outros agentes antiácidos. Porém, um estudo posterior não confirmou esta tendência quando o sucralfate foi comparado com a infusão endovenosa de ranitidina. Além disso, houve maior incidência de sangramento nos pacientes que receberam sucralfate[3].

Os antagonistas de receptores H$_2$ diminuem a secreção ácida pela inibição competitiva da secreção ácida mediada pela histamina. Entretanto, a secreção ácida pode ser estimulada por vias alternativas pela gastrina e acetilcolina, o que torna o uso de antagonistas H$_2$ menos efetivos que os inibidores de bomba de prótons. Observa-se ainda desenvolvimento de tolerância após 72 horas de uso dos antagonistas H_2. Apesar dessas considerações, um estudo realizado com pacientes sob ventilação mecânica mostrou que os antagonistas H_2 foram superiores ao sucralfate na prevenção de sangramento por úlcera de estresse.

Os bloqueadores de bomba de prótons (BBP) agem no passo final da produção ácida inibindo o K^+, H^+, ATPase, promovendo prolongada supressão dessa produção. Recentes trabalhos com pacientes de alto risco (coagulopatia e insuficiência respiratória) sugerem que a administração de BBP é também um efetivo método de prevenção de úlcera de estresse[3,26]. Um estudo que comparou ranitidina × omeprazol em pacientes de alto risco mostrou redução de cinco vezes na incidência de sangramento no grupo em que foi utilizado omeprazol (40mg/dia por via oral ou por sonda nasogástrica) como terapêutica profilática quando comparado com infusão de ranitidina (150mg/dia por via endovenosa)[26]. Outros estudos também mostraram ausência de sangramentos em pacientes de alto risco que receberam BBP[27,28]. Rápido início de ação, ausência de tolerância, cinética linear e maior tempo de ação sugerem que os BBP apresentam vantagens farmacocinéticas relativas aos antagonistas H_2. Os estudos acima são encorajadores no sentido de defender o uso de BBP para profilaxia de úlcera de estresse, porém esses estudos apresentam algumas limitações metodológicas. Os BBPs são inativados pelo ácido gástrico e, portanto, precisam ser administrados com proteção (por exemplo, cápsulas de gelatina). A administração por via endovenosa mostra-se uma alternativa atraente, porém são necessários novos trabalhos usando esta formulação.

REFERÊNCIAS BIBLIOGRÁFICAS

1. Kleiman RL et al. Stress ulcer: current understanding of pathogenesis and prophylaxis. Drug Intell Clin Pharm 1988;22:452. • 2. Lev R et. al. Stress ulcers following war wounds in Vietnam: a morphologic and histochemical study. Lab Invest 1971;25:491. • 3. Cook JD et. al. Risk factors for gastrointestinal bleeding in critically ill patients. Canadian Critical Care Trials Group. N Engl J Med 1994;330: 377. • 4. Schuster DP et al. Prospective evaluation of the risk of upper gastrointestinal bleeding after the admission to a medical intensive care unit. Am J Med 1984;76:623. • 5. Cook DJ et al. The attributable mortality and length of intensive care unit stay of clinically important gastrointestinal bleeding in clinically ill patients. Crit Care 2001;1:368. • 6. Spirt MJ. Stress-related mucosal disease. Curr Treat Options Gastroenterol 2003;6: 135. • 7. Fennerty MB. Pathophysiology of the upper gastrointestinal tract in the critically ill patient: rationale for the therapeutic benefits of acide supression. Crit Care Med 2002;30:S351. • 8. Stollman N, Metz DC. Pathophysiology and prophylaxis os stress ulcer in intensive care unit patients. J Crit Care 2005;20:35. • 9. Welsh DA et al. Hemodynamic consequences of mechanical ventilation. Clin Pul Med 1999;6:52. • 10. Mutlu GM, Mutlu EA. Factor P. GI complications in patients receiving mechanical ventilation. Chest 2001;119:1222. • 11. Chernow B. et al. Positive end expiratory pressure increases plasma cathecholamine levels in non-volume loaded dogs. Anaesth Intensive Care 1986; 14:421. • 12. Love R et al. Positive end expiratory pressure decreases mesenteric blood flow despite normalization of cardiac output. J Trauma 1995;39:195. • 13. Silen W. The prevention and manegement of stress ulcers.

Hosp Pract 1980;15:93. • 14. Dive A et al. Gastroduodenal motility in mechanical ventilated critically ill patients: a manometric study. Crit Care Med 1994;22:441. • 15. Thoren T. et al. Epidural morphine delays gastric empting and small intestinal transit in volunteers. Acta Anaestesiol Scand 1989; 33:174. • 16. VorderBruegge WF, Peura DA. Stress related mucosal damage: review of drug therapy. J Clin Gastroenterol 1990;12 (Suppl 2):S35. • 17 Allen ME et al. Stress ulcer prophylaxis in the postoperative period. Am J Health-Syst Pharm 2004;61(6):588. • 18. Robertson MS et al. *Helicobacter pylori* infection in intensive care: increased prevalence and a new nosocomial infection. Crit Care Med 1999;27:1276. • 19. Gilard M et al. Influence of omeprazole on antiplatelet action of clopidogrel associated with aspirin: The randomized, double-blind OCLA (Omeprazole Clopidogrel Aspirin Study. J Am Coll Cardiol 2008;51:256. • 20. Driks MR et al. Nosocomial pneumonia in intubated patients given sucralfate as compared with antiacids or histamine type 2 blockers – the role of gastric colonization. N Engl J Med 1987;317:1376. • 21. Hastings PR et al. Antiacid titration in the prevention of acute gastrointestinal bleeding: a controlled randomized trial in 100 patients. N Engl J Med 1978;298:613. • 22. Fiddian-Green RG et al. Predictive value of intramural pH and other risk fatctors for massive bleeding from stress ulceration. Gastroenterology 1983;85:613. • 23. Spirt MJ, Stanley S. Crit Care Nur 2006;26:1829. • 24. Taniguchi LU. Profilaxia da hemorragia digestiva alta. In Clínica Médica. Cavalcanti EFA, Martins HS. eds. São Paulo: Manole; 2007. • 25. Heidelbaugh JJ. J Fam Pract. 2007;56(12):984. • 26. Levy MJ et al. Comparisson of omeprazole and ranitidine for stress ulcer prophylaxis. Dig Dis Sci 1997;42:1255. • 27. Lasky MR et al. A prospective study of omeprazole suspension to prevent clinically significant gastrointestinal bleeding from stress ulcers in mechanically ventilated trauma patients. J Trauma 1998;44:527. • 28. Phillips JO et al. A prospective study of simplified omeprazole suspension for the prophylaxis os stress-related mucosal damage. Crit Care Med 1996; 24:1793.

26. INSUFICIÊNCIA RENAL AGUDA

Antonio Carlos Nogueira
Gerson Tadeu Conti
Francisco Garcia Soriano

INTRODUÇÃO

A insuficiência renal aguda (IRA) é sempre indicativa de mau prognóstico. Esta síndrome clínica é caracterizada por deterioração da função renal durante um período que poderá variar de horas a dias, dependendo principalmente do estado clínico do paciente, sua faixa etária e a presença de comorbidades[1,2].

A IRA resulta na incapacidade dos rins em excretarem escórias nitrogenadas, manter a homeostase hidroeletrolítica e acidobásica, podendo ocorrer alterações hormonais como deficiência de eritropoetina e vitamina D. Esta alteração incide em 5 a 30% das internações em terapia intensiva, apresenta alta mortalidade e morbidade, entre 30 e 76%, dependendo das características do serviço e da população atendida, sendo mais comum em idosos. Os pacientes com sepse que necessitam de tratamento dialítico apresentam mortalidade superior a 50%[2].

A IRA pode ser determinada por situações que afetem primariamente a hemodinâmica renal, denominadas de "pré-renal", que afetem o parênquima renal (o glomérulo, o túbulo ou o interstício renal), então denominada "renal", ou ainda situações que afetem o fluxo urinário, ou "pós-renais". É necessário entender que, decorrentes do tempo de instalação, essas lesões se interpenetram.

ETIOLOGIA

PRÉ-RENAL

É a causa mais comum de azotemia aguda, em pacientes hospitalizados, com porcentagem que varia de 40 a 60% do total de acometimentos por IRA. Não há defeito estrutural nos rins, simplesmente a perfusão sanguínea é inadequada. A reversibilidade da insuficiência depende de diagnóstico e da intervenção precoce; a persistência do baixo fluxo poderá levar os rins à lesão denominada de necrose tubular aguda (NTA). Durante a baixa perfusão renal, o volume urinário diminui e fica altamente concentrado com nitrogenados e quantidades mínimas de sódio, e é essa habilidade de retenção de sal e água que distingue, basicamente, a azotemia pré-renal das causas parenquimatosas de IRA[3,4].

RENAL

Nesse grupo, incluem-se todas as formas de lesões recentes ao parênquima renal. A necrose tubular aguda (NTA) é a forma mais frequente de IRA em um hospital, responsável por 70% dos casos, seguida da incidência de 10 a 20% devido a nefrites intersticiais agudas.

O termo NTA, embora não completamente apropriado, é utilizado universalmente pelos médicos, para designar quadro clínico de IRA, provocado por lesão isquêmica e/ou nefrotóxica, cuja reversão não mais será imediata após a remoção da causa inicial, ao contrário do que ocorre na IRA pré-renal e na maioria dos casos de IRA pós-renal[3,4].

PRINCIPAIS CAUSAS

1. Hemodinâmicas/isquêmicas – politraumatismos, hemorragias, choque séptico, reações a transfusão, hemorragia pós-parto, pancreatite e gastroenterite.
2. Nefrotóxicas – antibióticos, metais pesados, contrastes radiográficos, solventes orgânicos, venenos, anestésicos, anti-inflamatórios não hormonais, aminoglicosídeos, tetraciclina, anfotericina, sulfa, aciclovir, foscarnet mercúrio, arsênico, chumbo, antimônio, ouro, etilenoglicol, tetracloreto de carbono, tolueno, gasolina, cresol, metoxiflurano, enflurano, mioglobina, hemoglobina, meta-hemoglobina, deposição tubular de cálcio, ácido úrico e oxalato.
3. Doenças glomerulares e vasculares, glomerulonefrite difusa aguda, nefrite lúpica, panarterite nodosa, glomerulonefrites, hipertensão arterial maligna, síndrome hemolítico-urêmica, necrose cortical bilateral, trombose arterial renal bilateral, trombose da veia renal, trauma vascular, crise esclerodérmica.
4. Nefrite intersticial aguda devido a antibióticos (penicilina G, meticilina, ampicilina, sulfa, cefalosporinas, rifampicina), drogas anti-inflamatórias não hormonais, diuréticos (tiazídicos e furosemida), cimetidina etc.

NECROSE TUBULAR AGUDA

Pode ser induzida por hipoperfusão renal, nefrotoxinas endógenas e exógenas e, frequentemente, por combinação de ambas. A hipoperfusão renal é a causa mais frequente de lesão, levando à NTA, na vigência de trauma, cirurgia, hemorragia ou desidratação. Durante períodos de volume intravascular efetivo baixo os barorreceptores centrais são ativados. Em consequência, aumentos nos níveis de angiotensina II, norepinefrina e hormônio antidiurético provocam vasoconstrição e retenção de sal e água, numa tentativa de restabelecer o volume circulante efetivo; esses mecanismos agem para preservar a circulação em órgãos vitais, como coração e cérebro. A perfusão renal e a filtração glomerular podem ser mantidas em níveis moderados de hipovolemia, devido principalmente à ação da angiotensina II pelo aumento da resistência da arteríola eferente glomerular e estímulo das prostaglandinas vasodilatadoras intrarrenais. Uma hipoperfusão mais grave, que não se compensa por esses mecanismos, pode resultar em azotemia pré-renal e, se a situação se agravar ainda mais, evolui para NTA. Algumas drogas, como os anti-inflamatórios não hormonais e inibidores da enzima de conversão da angiotensina, podem interferir nessa autorregulação e precipitar a hipoperfusão em pacientes com discreta hipovolemia ou insuficiência cardíaca. Portanto, essas drogas devem ser utilizadas com cuidado em pacientes com hipotensão ou insuficiência cardíaca congestiva. Vários estudos sugerem que a hipoperfusão e a nefrotoxicidade das drogas agem sinergicamente, aumentando a probabilidade de NTA[5,6,7].

PÓS-RENAL

São menos frequentes, em torno de 2 a 4% entre todas as causas de IRA e pode aumentar para 10% em faixas etárias mais avançadas, as causas mais frequentes são a obstrução bilateral dos ureteres (tumores da próstata e cérvix, fibrose, retroperitoneal idiopática, hemorragia retroperitoneal, ligadura acidental durante cirurgias pélvicas), obstrução em bexiga, hipertrofia da próstata, carcinoma de bexiga, infecção, neuropatia ou uso de bloqueadores ganglionares.

DIAGNÓSTICO DIFERENCIAL

DENSIDADE URINÁRIA

É influenciada não apenas pelo número de partículas de soluto por unidade de volume, mas, principalmente, pelo peso molecular de cada partícula. Quando a densidade urinária se iguala à do plasma (1.010), denominamos de isostenúria, o que seria compatível com a NTA. Na IRA pré-renal, a densidade geralmente se encontra acima de 1.020. Sofre alterações quando na urina se encontram dextranas, proteínas, carbenicilina, contraste radiológico, manitol e glicose. Essas substâncias podem passar mais facilmente para a urina, quando há lesão renal, dando resultados alterados da densidade, que não correspondem à realidade da concentração. A densidade urinária é um teste não específico e não fisiológico da reabsorção de água. Embora a densidade aumente proporcionalmente à osmolaridade urinária, em indivíduos normais esse aumento fica prejudicado, quando há lesão renal. A análise da densidade perde, portanto, valor numa diferenciação entre IRA e NTA.

UREIA E CREATININA PLASMÁTICAS

Sob circunstâncias normais, as relações entre ureia e creatinina plasmáticas variam em torno da proporção de 10 a 15:1 e tanto uma quanto a outra se elevam proporcionalmente na NTA. Como a IRA pré-renal aumenta a difusão retrógrada

UTI - ADULTO – MANUAL PRÁTICO

da ureia filtrada e não da creatinina, a depuração de ureia cai rapidamente em relação à depuração da creatinina. Essa desproporção, que pode atingir níveis de 60:1, é fortemente sugestiva de azotemia pré-renal. É interessante ressaltar que essa desproporção pode ocorrer na NTA quando há sangramento gastrointestinal, sepse e terapia com tetraciclina.

ÍNDICES URINÁRIOS

Uma colheita de amostra de urina em um paciente com azotemia aguda pode fornecer alguns parâmetros necessários para a diferenciação entre IRA pré-renal e NTA (Tabela 26.1). A fração de excreção de sódio (FENa) expressa a fração de sódio filtrado, que escapa da reabsorção e, eventualmente, aparece na urina, como mostra a relação:

$$FENa = \frac{UNa \times Pcr}{PNa \times Ucr} \times 100$$

Em que:

U = urinário; P = plasmático; Na = sódio; cr = creatinina.

Tabela 26.1 – Diferenciação entre insuficiência renal aguda pré-renal e necrose tubular aguda.

	IRA pré-renal	NTA
Sódio urinário	< 20	> 40
Osmolaridade urinária	> 500mOsm/l	< 350mOsm/l
Densidade urinária	> 1.020	< 1.015
Relação creatinina urina/plasma	> 40	< 20
Relação ureia urina/plasmática	> 8	< 3
Fração excretada de sódio	< 1%	> 1%
Sedimento urinário	Cilindros hialinos	Cilindros granulosos pigmentares
Fração de excreção ácido úrico (%)	< 7	> 15

Na IRA pré-renal, o rim está hipoperfundido; portanto, reabsorve ativamente sódio e a FENa é frequentemente baixa (inferior a 1%), e a concentração geralmente é menor que 20mEq/l. Ao contrário, quando há lesão do parênquima ou IRA pós-renal, a FENa está usualmente superior a 3% e a concentração acima de 40mEq/l. Infelizmente, há uma faixa de valores intermediários que, às vezes, não auxilia no diagnóstico. A osmolaridade urinária não é influenciada pelo tamanho das partículas e, sim, pelo seu número, logo a presença de proteinúria, glicosúria ou agentes de contraste radiológico não interfere com a sua medida. Na NTA, a osmolaridade urinária tende a ser próxima e pouco superior à do plasma (280mOsm/l) e fica em torno de 300 a 350. Na faixa entre 350 e 500, há dificuldade de interpretação e acima de 500mOsm/l é grande a probabilidade de azotemia pré-renal. Há situações que podem atrapalhar a interpretação desses índices: utilização prévia de diuréticos, insuficiência renal prévia e alcalose metabólica.

ÁCIDO ÚRICO

A fração de excreção de ácido úrico tem sido proposta como um teste mais específico e sensível em determinar a diferenciação entre azotemia pré-renal e NTA.

OUTROS MÉTODOS DIAGNÓSTICOS

A ultrassonografia tem o propósito de mostrar a diferença entre insuficiência renal crônica e aguda, avaliação da perfusão dos vasos renais e detecção de uropatia obstrutiva, sendo solicitada rotineiramente. Como dá informações valiosas, além de ser um exame seguro, simples e de baixo custo, é, hoje, exame fundamental e rotineiro nas avaliações dos quadros de insuficiência renal. Recursos como biópsia renal, arteriografia renal, pielografia ascendente são mais limitados e utilizados somente em casos específicos.

QUADRO CLÍNICO

O quadro clínico da IRA está relacionado, principalmente, à doença de base do paciente e às alterações metabólicas decorrentes.

O termo anúria (falta de diurese) é utilizado pela maioria dos autores para diurese menor que 100ml, nas 24 horas. A oligúria descreve redução entre 100 e 400ml/24 horas. A IRA não oligúrica é vista frequentemente em pós-cirúrgicos, traumas, hipotensão, nefrotoxinas e rabdomiólise. Sua incidência gira em torno de 25 a 80% de todos os casos de IRA e pode passar despercebida, se somente for avaliada a diurese.

A primeira alteração que ocorre em um paciente com IRA é a redução da taxa de filtração glomerular (TFG). Entretanto, a elevação dos níveis séricos de ureia e creatinina pode necessitar de algumas horas para ser detectada. Clinicamente a oligúria é um dos primeiros sinais clínicos a serem observados, mas pode não ocorrer. Nos casos de IRA não oligúrica pode haver retardo para a realização do diagnóstico, podendo acarretar maior lesão renal. Posteriormente, podem ocorrer manifestações decorrentes dessas duas situações, tais como edema, hipervolemia, uremia, desequilíbrios hidroeletrolíticos e acidobásicos etc.

DISTÚRBIOS ACIDOBÁSICOS

O indivíduo com função renal normal apresenta uma taxa diária de produção de ácidos em torno de 0,8 a 1mEq/kg/dia, em consequência do metabolismo das fontes endógenas e exógenas de carboidratos, gorduras, ácidos nucleicos e proteínas. A principal fonte de íons H^+ ocorre com a oxidação de aminoácidos que contêm sulfa (metionina e cisteína). A homeostase acidobásica é mantida normalmente pelo tamponamento dos íons H^+ em níveis intra e extracelulares, com ventilação alveolar e com eliminação renal de H^+, sendo tal variável, em condições normais, de acordo com a produção. Os rins agem no sentido de reabsorver e ressintetizar HCO_3^- perdido no tamponamento, bem como excretar parte da carga ácida, numa taxa de aproximadamente 55mEq/dia, 30mEq na forma de NH_4 e 25mEq na forma de ácidos tituláveis, principalmente H_2PO_4. Assim, a taxa diária de excreção de ácidos pela urina (NH_4 + ácidos tituláveis – HCO_3^-) correlaciona-se com a taxa de produção e, consequentemente, há um balanço zero. A taxa de produção de ácidos está relacionada ao catabolismo, com isso a queda de HCO_3^- varia de 1 a 2mEq/l/dia nos pacientes não catabólicos e 2 a 3mEq/l/dia nos pacientes hipercatabólicos (politraumatizados, pós-operatório, sepse, queimaduras, rabdomiólise, uso de corticosteroides). A iatrogenia, principalmente a reposição de HCO_3^-, é a principal causa de alcalose metabólica nos pacientes com IRA.

Eletrólitos e água

A reposição de sódio, na ausência de edema, deve ser feita de acordo com as perdas urinárias e, geralmente, varia de 1 a 3g/dia. Os alimentos devem ser preparados sem sal e não se devem utilizar temperos, molhos, embutidos e enlatados. Na IRA, os níveis séricos de magnésio e fósforo normalmente estão elevados e os de cálcio, diminuídos, assim a necessidade de correção vai depender desses valores. A elevação de fósforo raramente excede 7 a 8mg/dl, e a de magnésio 5mg/dl. O agravamento da hiperfosfatemia e hipermagnesemia se dá pelo uso de antiácidos contendo hidróxido de magnésio e laxantes à base de fosfato. O risco da hiperfosfatemia é a deposição de cálcio nos tecidos moles, em consequência do aumento do produto cálcio × fósforo (superior a 70). O nível sérico de cálcio varia entre 5 e 8mg/dl, não havendo diferenças na fração ionizada/total. A reposição de cálcio só é indicada na vigência de hipercalemia, com repercussão eletrocardiográfica, em pacientes com IRA na fase oligúrica. Os rins são responsáveis por excreção de 90% da carga ingerida de potássio, sendo o restante eliminado nas fezes. O grau de toxicidade do potássio, na IRA, estará mais relacionado ao seu nível sérico, o qual, geralmente, está acima de 7 a 9mEq/l. Os sintomas são de fraqueza, paralisia muscular e alterações na condução cardíaca, podendo levar à assistolia. A hipocalemia pode ocorrer em algumas situações, como nefropatias por aminoglicosídeos, anfotericina B, hepatopatias crônicas etc. e, em alguns casos, na fase de recuperação da IRA, com poliúria persistente.

Os pacientes com IRA têm taxa de produção de água endógena em torno de 300 a 400ml/dia, a qual variará de acordo com a taxa de catabolismo, aumentando nos estados de hipercatabolismo, nos pacientes com aumento da massa muscular e quando houver diminuição da gordura corporal. As perdas insensíveis estão em torno de 12ml/kg/dia, podendo aumentar nos estados de febre, perdas gastrointestinais etc. A reposição de água é baseada na diurese, portanto é importante saber se o paciente se encontra em anúria ou oligúria. Para cálculo da reposição, usamos a seguinte fórmula: administração de líquidos = volume urinário de 24 horas + perdas insensíveis + outras perdas, se houver, – água endógena.

Creatinina

A relação normal entre nitrogênio ureico sanguíneo e a creatinina plasmática varia de 10 a 15:1, e, quando esse valor é superior a 20:1, torna-se sugestivo de IRA pré-renal, pois, nessa condição, ocorre transporte aumentado de sódio no túbulo proximal, o que determina maior reabsorção passiva de ureia. Os níveis de creatinina tendem a aumentar progressivamente em torno de 0,3 a 0,5mg/dl/dia, na necrose tubular aguda, e em nível mais lento na IRA pré-renal. Na IRA hipercatabólica esse aumento pode ser igual ou superior a 1mg/dl/dia.

TRATAMENTO CLÍNICO

- Assegurar que o volume intravascular esteja expandido.
- Manter a pressão arterial média acima de 80mmHg, hematócrito acima de 30% e oxigenação tecidual adequada.
- Evitar hiper-hidratação, que poderá causar edema, hipertensão, insuficiência cardíaca e hiponatremia.
- IRA é um processo hipercatabólico e um paciente que não estiver perdendo ao redor de 300g de peso corporal por dia, quase certamente estará em balanço positivo de água.
- Previnir a hipercalemia diminuindo a ingestão de potássio e evitar drogas que interferem com a sua excreção.
- Tratar agressivamente hipercalemias graves ou sintomáticas pela infusão endovenosa de cálcio, soluções polarizantes (glicose e insulina), uso de agonistas β_2, correção da acidose e hemodiálise.
- Tomar precauções extremas contra processos infecciosos.
- Evitar antibioticoterapia desnecessária, quebras da barreira cutaneomucosa (sondas, cateteres etc.) e pesquisar cuidadosamente a presença de focos infecciosos.
- Nutrir o paciente. Tentar obter o balanço nitrogenado menos negativo possível pela administração de uma relação calórico/proteica adequada.
- Evitar restrições alimentares severas.
- Se a sobrecarga de volume for um problema não contornável clinicamente, iniciar diálise precocemente ou a intensificar.

TRATAMENTO NÃO DIALÍTICO: DIURÉTICOS

Os diuréticos de alça são frequentemente utilizados na IRA com o intuito de se tratar a hipervolemia e, algumas vezes, com a intenção de se transformar a IRA oligúrica em IRA não oligúrica.

O emprego de furosemida na IRA baseia-se em algumas ações potencialmente benéficas desse fármaco, como inibição da bomba de Na-K-2Cl na porção ascendente espessa da alça de Henle, diminuindo o consumo de oxigênio nessa região e amenizando a lesão celular, a furosemida diminui ainda a vasoconstrição na arteríola aferente, melhorando a perfusão glomerular.

Apesar de a administração de diuréticos promover aumento do volume urinário e, algumas vezes, até poliúria, o uso dessa classe de fármacos não parece prevenir ou acelerar a recuperação da IRA, nem diminuir a necessidade de diálise ou reduzir a mortalidade[5,6,7].

INDICAÇÕES DE DIÁLISE

- Hiperpotassemia.
- Hipervolemia: edema periférico, derrames pleural e pericárdico, ascite, hipertensão arterial e ICC.
- Uremia: sistema nervoso central (sonolência, tremores, coma e convulsões), sistema cardiovascular (pericardite e tamponamento pericárdico), pulmões (congestão pulmonar e pleurite), aparelho digestivo (náuseas, vômitos e hemorragias digestivas).
- Acidose metabólica refratária.
- Outras: hipo ou hipernatremia, hipo ou hipercalcemia, hiperuricemia, hipermagnesemia.
- Hipotermia e algumas intoxicações exógenas.

Comentaremos os métodos dialíticos em termos mais geriais, não é o objetivo deste livro uma abordagem deste tema em caráter profundo, para isto veja as referências bibliográficas sugeridas.

DIÁLISE PERITONEAL

Atualmente, ela é usada, principalmente, no tratamento de pacientes renais crônicos, mas ainda permanece uma ferramenta no manejo da IRA, devido à sua simplicidade e larga aplicabilidade. De maneira geral, a diálise peritoneal apresenta ainda excelente tolerância cardiovascular.

HEMODIÁLISE E TERAPIAS CONTÍNUAS (Quadros 26.1 e 26.2)

Hemodiálise intermitente

A hemodiálise intermitente está indicada em todos os pacientes com IRA, que se apresentam hemodinamicamente estáveis, e pode ser feita diariamente ou em dias alternados, para manter o balanço hídrico e controlar a geração de ureia naqueles pacientes que estão evoluindo com hipercatabolismo. A necessidade de retirada de grandes volumes em curto espaço de tempo (4 horas) acaba causando episódios de hipotensão arterial[8,9].

INSUFICIÊNCIA RENAL AGUDA

Quadro 26.1 – Métodos dialíticos.

Métodos intermitentes	Métodos contínuos
Diálise peritoneal intermitente	Diálise peritoneal ambulatorial contínua
Hemodiálise intermitente	Ultrafiltração contínua lenta
Hemofiltração intermitente	Hemofiltração arteriovenosa contínua
	Hemofiltração venovenosa contínua
	Hemodiálise arteriovenosa contínua
	Hemodiálise arteriovenosa contínua
	Hemodiafiltração arteriovenosa contínua

Quadro 26.2 – Escolha inicial do método dialítico para o tratamento da insuficiência renal aguda.

Indicação	Condição clínica	Método preferencial
IRA não complicada	Nefrotoxicidade	DP, HD
Sobrecarga de volume	Choque cardiogênico	UF, HF, DP, HDC
Uremia	IRA complicada	HD, HDF
Hipertensão intracraniana	AVCH, Síndrome hepatorrenal	HDC, HDF, DP
Choque	Sepse, SARA	HF, HDF, HDC, DP
Nutrição	Queimaduras	HD, HDF, HF
Intoxicações	Barbitúricos, teofilina	HD, HDF, hemoperfusão
Alterações eletrolíticas	Hipercalemia	HD, HDF
IRA na gravidez	Uremia	DP

HD = hemodiálise; DP = diálise peritoneal; UF = ultrafiltração; HF = hemofiltração contínua; HDC = hemodiálise contínua; HDF = hemodiafiltração contínua; SARA = síndrome da angústia respiratória do adulto; AVCH = acidente vascular cerebral hemorrágico.

Terapias de substituição renal contínuas

Ultrafiltração lenta contínua (UFCL) – é a terapia indicada para controle volêmico, e o *clearence* de solutos é mínimo, não havendo reposição do volume ultrafiltrado. A ultrafiltração lenta contínua é usada em pacientes no pós-operatório de cirurgias cardíacas com sobrecarga volêmica e em outros pacientes, para permitir o uso seguro de soluções endovenosas, tais como hiperalimentação.

Hemodiálise arteriovenosa contínua (HDAVC) – é uma forma de hemodiálise lenta, que utiliza fluxo sanguíneo arteriovenoso reduzido (fluxo de 50 a 200ml/min, dependente da pressão arterial média do paciente) e um pequeno fluxo de solução de diálise (1 a 2 litros/h de solução de diálise peritoneal com glicose a 1,5%). Pode ser realizada durante 24 horas por dia, durante vários dias seguidos.

EVOLUÇÃO E RECUPERAÇÃO

A evolução clínica da NTA é dividida em fases oligúrica, diurética e de recuperação. Essas fases não se aplicam para uma grande proporção de NTA não oligúrica. A oligúria, quando presente, pode ser pequena, de algumas horas até várias semanas ou meses, com média de duração de uma a três semanas, podendo persistir por dois meses ou mais. A oligúria prolongada é mais comum em pacientes idosos, com doença vascular e agressões múltiplas e contínuas, como agentes nefrotóxicos. O início da fase diurética é sinalizado pelo aumento progressivo da diurese acima de 400ml/dia, ocasionalmente de uma poliúria, que é mais difícil de ocorrer, se houver balanço hídrico adequado e uma diálise prévia eficaz. O modo mais simples de manuseio de uma diurese intensa, caso venha a ocorrer, é a reposição com solução salina a 0,45%, geralmente num volume total de dois terços da diurese total de 24 horas até que os níveis de ureia caiam abaixo de 120mg%. Abaixo desse nível, mesmo com balanço negativo, deixa-se o paciente livre para ingerir líquidos pelo controle da sede ou administram-se 2.000ml/dia, como se fosse para um paciente com função renal normal que estivesse em jejum. Normalmente, os níveis de ureia e creatinina continuam a se elevar alguns dias após o início da diurese mantida acima de 1.000ml/dia. Nesta fase, há ainda a possibilidade de ocorrerem várias complicações, como infecções, sangramento gastrointestinal, convulsões e distúrbios hidroeletrolíticos. Apesar da gravidade e das altas taxas de mortalidade, maiores nos casos pós-cirúrgicos, a NTA é uma doença potencialmente reversível, não havendo como prever qual paciente se beneficiará do tratamento que deve ser agressivo para todos, enfatizando a importância da profilaxia e do tratamento precoce.

REFERÊNCIAS BIBLIOGRÁFICAS

1. Brezis M et al. Acute renal failure due to ischemia (acute tubular necrosis). In Lazarus JM, Brenner BM. Acute Renal Failure 3. ed. New York: Churchill Livingstone; 1993. p 207. • 2. Yu L et al. Insuficiência renal aguda: diretriz da Sociedade Brasileira de Nefrologia. J Bras Nefrol 2002;24(1):37. • 3.Costa MC, Yu L. Insuficiência renal aguda. Ars Curandi 1997;30(2):115. • 4. Greenberg A. Hyperkalemia: treatment options. Semin Nephrol 1998;18:46. • 5. Costa JAC da et al. Insuficiência renal aguda na terapia intensiva. Medicina, Ribeirão Preto 1998;31:532. • 6. Lameire N et al. Acute renal failure. Lancet 2005;365:417 • 7. Levy EM el al. The effect of acute renal failure on mortality. A cohort analysis. JAMA 1996;275:1489. • 8.Hewitt SM et al. Discovery of protein biomarkers for renal diseases. J Am Soc Nephrol 2004;15: 1677. • 9. Yu L et al. Métodos dialíticos em UTI. Ars Curandi 1997;30:44.

27. MANUTENÇÃO DO DOADOR FALECIDO

Estela Regina Ramos Figueira
Roberto Ferreira Meirelles Jr.
Luiz Augusto Carneiro D'Albuquerque

Na década de 60 foram realizados os primeiros transplantes clínicos com enxertos provenientes de doadores falecidos. Os órgãos somente eram retirados após a parada cardíaca do doador, condição necessária para o diagnóstico clínico de morte. Imediatamente após a parada do coração a solução de preservação era infundida e a retirada dos órgãos era realizada no prazo de poucos minutos, tentando se evitar a deterioração dos tecidos. Essa prática ocasionava muitas dificuldades para a organização logística dos transplantes[1,2].

Em 1968 o *Ad Hoc Committee*, Harvard Medical School estabeleceu uma nova definição de morte: o coma irreversível ou morte encefálica[3], caracterizada pela perda completa e irreversível das funções do encéfalo[4]. Atualmente, no Brasil, o diagnóstico de morte encefálica é feito de acordo com os critérios definidos pela Resolução do Conselho Federal de Medicina (CFM) nº 1.480 de 8 de agosto de 1997. De acordo com o CFM a morte encefálica é determinada pela parada irreversível da atividade cerebral que tem causa conhecida, sendo constatada clinicamente pela presença de coma aperceptivo com ausência de atividade motora supraespinal e apneia. O diagnóstico clínico é complementado por exames que demonstram ausência de atividade elétrica (eletroencefalograma) ou metabólica cerebral, ou ausência de perfusão sanguínea cerebral (por exemplo, Doppler transcraniano). Dentre as causas de morte encefálica destacam-se o trauma cranioencefálico, os acidentes vasculares cerebrais e a morte encefálica pós-anóxica, que ocorre após a reversão de parada cardíaca.

O estabelecimento dos conceitos de morte encefálica foi uma das bases para o desenvolvimento dos transplantes no mundo ocidental, em que se observa que a maioria dos órgãos transplantados procede de doadores pós-morte encefálica. No Brasil, 66.360 pacientes estavam em lista de espera para transplante de órgãos sólidos (rim, fígado, coração, pâncreas, pulmão e intestino) durante o ano de 2007, mas apenas 4.734 pacientes foram transplantados, sendo que em 61% dos casos foram utilizados enxertos provenientes de doadores falecidos e em 39% de doadores vivos[5]. Nos Estados Unidos, aproximadamente 95.000 pacientes estavam em lista de espera no início de 2007, tendo sido realizados 28.110 transplantes em 2006 com enxertos provenientes de doadores falecidos em 75% dos casos[6].

Enquanto no Brasil a taxa de doadores efetivos, ou seja, que forneceram pelo menos um órgão sólido para transplante, é de aproximadamente seis doadores/milhão de habitantes/ano, na Espanha a taxa é de aproximadamente 34 doadores/milhão de habitantes/ano. A Espanha é o país que apresenta uma das maiores taxas de doadores efetivos do mundo, outros países apresentam taxas variáveis, entre eles destacam-se os Estados Unidos com aproximadamente 24 doadores/milhão de habitantes/ano; a Bélgica com 22; Portugal, Itália e França com 21; Reino Unido com 14; Alemanha com 13, e Argentina com 10[5,6,7].

Quando se avalia o número de doadores efetivos no Brasil, observa-se que de 5.494 potenciais doadores, apenas 1.150 (21%) foram efetivados no ano de 2007. As principais causas de não efetivação dos potencias doadores foram não autorização familiar (35% dos casos), contraindicação médica (42%) e morte encefálica não confirmada (4,5%)[5]. Destes dados depreende-se que uma das etapas fundamentais para a efetivação dos potenciais doadores envolve os cuidados durante a internação em Unidade de Terapia Intensiva.

ALTERAÇÕES FISIOLÓGICAS DA MORTE ENCEFÁLICA

A perda da integridade das funções neurológicas após a morte encefálica desencadeia alterações hemodinâmicas e metabólicas, que, se não controladas, podem levar a uma deterioração mais precoce dos órgãos, impossibilitando a sua utilização para o transplante.

A isquemia cerebral durante o processo da morte encefálica desencadeia, inicialmente, a ativação do sistema parassimpático e bradicardia sinusal. Quando a isquemia atinge o núcleo motor do vago no bulbo (medula oblonga), há abolição da atividade parassimpática, prevalecendo a estimulação simpática que leva ao aparecimento da tempestade autonômica. Esta última é caracterizada por taquicardia, hipertensão e aumento do trabalho cardíaco. O aumento da atividade simpática é acompanhado da elevação dos níveis de catecolaminas circulantes, que podem lesar o miocárdio. Posteriormente, a perda do estímulo simpático resulta em vasodilatação e diminuição do débito cardíaco com instabilidade hemodinâmica[8,9,10]. Essas alterações cardiocirculatórias podem levar ao aumento da pressão hidrostática nos capilares pulmonares e, consequentemente, à lesão do capilar pulmonar com extravasamento de líquido para o interstício, resultando no aparecimento do edema pulmonar neurogênico[11].

As principais alterações endócrinas estão relacionadas à disfunção do eixo hipotálamo-pituitário. A disfunção pituitária posterior (neuro-hipófise) leva à diminuição da secreção de vasopressina (hormônio antidiurético) e ao desenvolvimento de diabetes insípido, que contribui para a manutenção da hipovolemia secundária à morte encefálica. Já a disfunção pituitária anterior (adeno-hipófise), que ocorre com menos frequência, está relacionada com a diminuição de hormônios tireoidianos e de cortisol[8,12].

Outros sistemas também estão alterados na morte encefálica. O cérebro necrótico libera tromboplastina tecidual, desencadeando coagulopatia de consumo com elevação do tempo de protrombina e plaquetopenia. A perda do controle hipotalâmico da temperatura corporal associada à perda de calor decorrente da vasodilatação periférica induz frequentemente à hipotermia[10].

MANUTENÇÃO DE PACIENTES COM MORTE ENCEFÁLICA

Os pacientes com morte encefálica devem continuar em tratamento intensivo para que seja preservada a viabilidade dos órgãos, mantendo-se perfusão e oxigenação adequadas até que esses órgãos possam ser retirados e transplantados.

SUPORTE CARDIOVASCULAR

A maioria dos potenciais doadores apresenta hipovolemia que é resultado direto da vasodilatação, do diabetes insípido, da diurese osmótica induzida por hiperglicemia e da disfunção cardíaca da morte encefálica. A otimização da volemia e, consequentemente, a prevenção da hipotensão, que é deletéria para a viabilidade dos órgãos, tem como objetivos a manutenção da pressão venosa central (PVC) entre 4 e 12mmHg, da pressão capilar pulmonar entre 8 e 12mmHg e da pressão arterial média mínima em 60mmHg, com débito urinário de pelo menos 1ml/kg/h. A ressuscitação é sempre realizada inicialmente com a infusão de cristaloides ou coloides, entretanto deve-se ter cuidado com a administração excessiva de fluidos que podem contribuir para o aparecimento de edema pulmonar[13].

Nos casos em que a hipotensão persiste mesmo após a expansão da volemia, recomenda-se a utilização de drogas vasoativas. Preconiza-se inicialmente a administração de dopamina até a dose de 10μg/kg/min e, se necessário aumento acima dessa dose, sugere-se a substituição do vasopressor por noradrenalina. Atualmente, alguns trabalhos demonstram benefício com a utilização de vasopressina, em doses baixas, principalmente em doadores evoluindo com instabilidade hemodinâmica, que necessitam altas doses de drogas vasoativas. Em alguns desses casos, a administração de vasopressina possibilita maior estabilidade hemodinâmica do doador e, consequentemente, diminuição das doses de dopamina e/ou noradrenalina[13,14].

SUPORTE PULMONAR

O paciente em morte encefálica está susceptível ao desenvolvimento de pneumonia associada à ventilação mecânica, pneumonia aspirativa e ao desenvolvimento de edema pulmonar secundário à lesão endotelial que pode ocorrer durante a tempestade autonômica ou durante a fase de ressuscitação por excesso de hidratação.

O objetivo do controle das alterações pulmonares é melhorar a oxigenação tecidual e também permitir a utilização dos pulmões para transplante. Recomenda-se a manutenção da FiO_2 em níveis tão baixos quanto possível e da pressão expiratória positiva final (PEEP) entre 5 e $10cmH_2O$, com o intuito de obter PO_2 superior a 80mmHg, saturação de O_2 superior 95% e PCO_2 entre 30 e 35mmHg. Além disso, tanto a acidose como a anemia devem ser corrigidas para manter o pH entre 7,4 e 7,45 e a hemoglobina em níveis superiores a 10mg/dl[13].

RESSUSCITAÇÃO HORMONAL

A morte encefálica leva a deficiências hormonais relacionadas principalmente à isquemia da hipófise. Protocolos mais recentes de ressuscitação do doador, que surgiram depois do Consenso de Crystal City em 2001[13], têm sugerido a administração de vasopressina, hormônios tireoidianos (T_3 ou T_4), corticoides (metilprednisolona) e insulina, principalmente nos casos de instabilidade hemodinâmica com diminuição da fração de ejeção ventricular esquerda abaixo de 45%[12,13,15].

SELEÇÃO DE DOADORES

A escassez de doadores de órgãos fez com que os critérios de seleção deles fossem alterados ao longo do tempo. Recentemente demonstrou-se o aumento da idade média dos doadores associado à maior incidência de óbitos por acidente vascular cerebral. Paralelamente, o número de doadores "ideais" tem diminuído associado ao menor número de mortes por trauma cranioencefálico. Por isso, é importante destacar que os critérios para aceitação de doadores têm sido progressivamente ampliados para além dos limites antes chamados ideais, sendo assim, incluímos na discussão critérios para seleção de doadores falecidos limítrofes.

CONTRA-INDICAÇÕES ABSOLUTAS

Segundo a Portaria nº 2.600, de 21 de outubro de 2009, são critérios absolutos de exclusão de doadores de órgãos: soropositividade para HIV, soropositividade para HTLV I e II, tuberculose em atividade, neoplasias (exceto tumores primários do sistema nervoso central e carcinoma *in situ* de útero e pele), sepse refratária e infecções virais e fúngicas graves ou potencialmente graves na presença de imunossupressão, exceto as hepatites B e C[16,17].

O risco de transmitir o tumor de doador com doença maligna conhecida é de aproximadamente 50%. Os seguintes tumores foram transplantados em receptores de doadores com doença maligna: tireóideo, brônquico, pulmonar, renal, melanoma, próstata, adenocarcinomas (colorretal) e coriocarcinoma[18,19]. Entretanto, doadores falecidos com tumores cerebrais primários, história de câncer de pele tipo basocelular ou história de carcinoma *in situ* de útero podem ser aceitos para doação. Ainda que poucos desses tumores tenham sido transmitidos pelo enxerto, deve se considerar o tipo histológico e a confirmação diagnóstica principalmente dos tumores do sistema nervoso central[18,19].

O vírus do HIV foi transmitido por doadores falecidos infectados para múltiplos receptores de órgãos, resultando na morte desses receptores na maioria das vezes. Por isso a presença de anticorpos positivos para HIV pelo método de ELISA já contraindica a doação, mesmo sem a confirmação pelo teste de Western blot que demandaria um tempo excessivo[16,17].

CONTRA-INDICAÇÕES RELATIVAS

O diagnóstico de sepse no doador é considerado contraindicação relativa, com exceção dos casos de sepse refratária. A presença de septicemia acrescenta o risco de transmissão do patógeno ao receptor, entretanto deve-se considerar individualmente cada doador, analisando-se em conjunto as culturas, a presença e o tempo de permanência de acessos venosos e a natureza da infecção. Os casos de meningite bacteriana também não contraindicam a doação, desde que o doador tenha sido tratado adequadamente por um período mínimo de tempo.

Órgãos provenientes de doadores com sorologia positiva para hepatites B (Anti-HBc total positivo e AgHBs negativo) e C podem ser utilizados em receptores com hepatites B e C, respectivamente, com possibilidade pequena de transmissão da doença.

AVALIAÇÃO ESPECIFICA POR ÓRGÃOS

Ressaltamos que há poucos critérios definitivos para determinar a viabilidade ou não da utilização de determinado órgão para transplante, cabendo a decisão final ao médico de cada equipe especializada. O médico deve considerar a possibilidade de o órgão manter a sua função depois do transplante. A disfunção ou o não funcionamento do enxerto pode resultar na morte do receptor. Assim, vários parâmetros do doador são analisados em conjunto, dando-se ênfase aos principais parâmetros relacionados ao órgão que será transplantado.

Geralmente são avaliados os seguintes parâmetros clínico-laboratoriais dos potenciais doadores: história clínica e causa da morte, tipagem sanguínea (ABO), idade, peso e altura, abuso de drogas ou álcool, tabagismo, *diabetes mellitus*, hipertensão arterial sistêmica, parada cardiorrespiratória, vasopressores (dose de dopamina e noradrenalina), hemograma, plaquetas, glicemia, sódio, potássio, ureia, creatinina, CK, CK-MB, amilase, bilirrubina total e frações, sorologias para hepatites B e C, HIV, HTLV I e II, sífilis, toxoplasmose, citomegalovírus e gasometria arterial.

A utilização de alguns órgãos é limitada pela idade do doador, sendo que a idade máxima dos doadores de coração e pâncreas é de 50 anos. Além disso, doadores de coração e pulmão realizam exames mais específicos, como ecocardiografia e broncoscopia.

CONSIDERAÇÕES FINAIS

A presença do doador de órgãos é imprescindível para a realização do transplante. Atualmente o número de doadores falecidos tem aumentado em consequência dos programas desenvolvidos pela Secretaria de Estado da Saúde junto à rede hospitalar do Estado de São Paulo, tais como a busca ativa por doadores falecidos. A conscientização dos profissionais de saúde quanto à importância da realização do diagnóstico de morte encefálica, notificação e manutenção do doador tem viabilizado um maior número de doadores falecidos. A educação e a informação apropriada para a sociedade têm superado a barreira do medo e do preconceito da doação de órgãos no nosso meio. Finalmente, a busca ativa, a manutenção e a avaliação de doadores são fatores determinantes tanto para a realização como para a evolução e o prognóstico dos transplantes.

REFERÊNCIAS BIBLIOGRÁFICAS

1. Mowbray JF et al. Peart WS. Human cadaveric renal transplantation. Report of twenty cases. Br Med J. 1965;2(5475):1387. • 2. Transplanted organs. Br Med J. 1968; 1(5584):71. • 3. A definition of irreversible coma. Report of the Ad Hoc Committee of the Harvard Medical School to Examine the Definition of Brain Death. JAMA. 1968;205 (6):337. • 4. Diagnosis of brain death: statement issued by the honorary secretary of the Conference of Medical Royal Colleges and their Faculties in the United Kingdom on 11 October 1976. BMJ 1976;2(6045):1187. • 5. Registro Brasileiro de Transplantes. 2007; XIII(2). • 6. Abouna GM. Organ shortage crisis: problems and possible solutions. Transplant Proc. 2008;40(1):34. • 7. Cuende N et al. Effect of population aging on the international organ donation rates and the effectiveness of the donation process. Am J Transplant. 2007;7(6):1526. • 8. Kutsogiannis DJ et al. Medical management to optimize donor organ potential: review of the literature. Can J Anaesth. 2006;53(8):820. • 9. Audibert G et al. Improvement of donor myocardial function after treatment of autonomic storm during brain death. Transplantation. 2006;82(8):1031. • 10. Smith M. Physiologic changes during brain stem death-lessons for management of the organ donor. J Heart Lung Transplant. 2004 Sep;23(9 Suppl):S217. • 11. Cooper DK et al. The pathophysiological effects of brain death on potential donor organs, with particular reference to he heart. Ann R Coll Surg Engl. 1989;71(4):261. • 12. Novitzky D et al. Hormonal therapy of the brain-dead organ donor: experimental and clinical studies. Transplantation. 2006;82(11):1396. • 13. Zaroff JG et al. Consensus conference report: maximizing use of organs recovered from the cadaver donor: cardiac recommendations, March 28-29, 2001, Crystal City, Va. Circulation. 2002;106(7):836. • 14. Smith M. Physiologic changes during brain stem death – lessons for management of the organ donor. J Heart Lung Transplant. 2004;23(Suppl 9):S217. • 15. DuBose J, Salim A. Aggressive

organ donor management protocol. J Intensive Care Med. 2008;23(6):367. • 16. Gottesdiener KM. Transplanted infections: donor-to-host transmission with the allograft. Ann Intern Med. 1989;110(12):1001. • 17. Kauffman HM et al. Deceased donors with a past history of malignancy: an organ procurement and transplantation network/united network for organ sharing update. Transplantation. 2007;84(2):272. • 18. Penn I. Transmission of cancer from organ donors. Ann Transplant. 1997;2(4):7. • 19. Rubin RH et al. The acquired immunodeficiency syndrome and transplantation. Transplantation. 1987;44(1):1.

ÍNDICE REMISSIVO

A

Abcixmab, 136
Abertura de vias aéreas, 153
Acesso
  enteral, 21
  gástrico, 20
  vesical, 22
Acetilcisteína, 155
Acetilcolina, 159
Acetilcolinesterase, 159
Acetoacetato, 116
Acidemia, 471, 478
  grave, 423
Acidente vascular
  cerebral, 76, 135, 357, 369, 509
  encefálico, 167
  hemorrágico, 360
  isquêmico, 357, 359, 364
Acidificação da urina, 158
Ácido(s), 470
  acetilsalicílico, 29, 93, 135, 268
  aminocaproico, 128
  araquidônico, 183
  dimercaptossuccínico, 158
  gama-aminobutírico (GABA), 161
  graxo, 249
  lipoteicoicos, 215
  nalidíxico, 285
  úrico, 503
Acidobásicos, Distúrbios, 471
Acidose
  hiperclorêmica, 474
  metabólica, 128, 473
    refratária, 506
  respiratória, 472
Adaptation to intensive care
  environment, 344
Adenosina, 45, 49
  trifosfato, 49
Adrenalina, 63, 228

Adult nonverbal pain scale, 343
Aerossóis, 192
Aerossolterapia, 425
Agentes
  adrenérgicos, 229
  hiperosmolares, 353
  inotrópicos, 228
  purinérgicos, 49
  vasopressores, 228
Agitação, 343
Água, 504
AIDS, 264
Ajustes de
  alarmes, 408
  suporte ventilatório, 408
Albumina, 354
  soluções com, 130
Albuterol, 144
Alça de Henle, 506
Alcalemia, 472, 478
Alcalinização, 158
Alcalose
  metabólica, 476, 504
  respiratória, 472
Alfa-metildopa, 83
Alteplase, 93, 136, 489
Alterações
  inflamatórias, 226
  metabólicas, 226
  motoras, 346
  neuro-oftalmológicas, 346
Amicacina, 198
Amiloidose, 135
Aminofilina, 144
Aminoglicosídeos, 178
Amiodarona, 45, 49,277
Amitriptilina, 162, 285
Ampicilina, 128
Analgesia, 343
Analgésicos narcóticos, 285

Anemia, 225
  falciforme, 205
  hemolítica microangiopática, 267
Anfetaminas, Intoxicações por, 158
Anfotericina, 128, 276
Angina
  de Prinzmetal, 134
  instável, 135
  pectoris, 33
Angiografia
  digital, 367
  por ressonância nuclear magnética,
    367
  por tomografia computadorizada,
    367
  pulmonar, 485
Angiopatia amiloide, 360
Angioplastia com *stent*, 136
Angiotensina, Inibidores da enzima de
  conversão da, 94
Angiotomografia computadorizada de
  coronárias, 92
  computadorizada de tórax, 484
Ânion *gap*, 119, 124, 473
Anomalias
  adquiridas dos vasos, 269
  hereditárias dos vasos, 269
Anorexia, 117
ANPS, 343
Ansiolíticos, 161
Antagonistas de vitamina K, 489
Antiácidos, 285, 496
Antiagregantes plaquetários, 97
Antiarrítmicos, 178
  de Vaughn-Williams, 47
Antibióticos, 220, 225
Anticoagulação, 487
  oral, 489
Anticoagulantes, 96, 288
  orais, 489
Anticolinérgicos, 144
Antidepressivos tricíclicos, 154, 162,
  285
Antiespasmódicos, 154
Antifúngicos, 200
Anti-hipertensivos, 70
Anti-histamínicos, 154, 285
Antiparkinsonianos, 154
Antirretrovirais, 178
Anúria, 503
ANVISA, 246

APACHE, 226
Arginina, 249
Arritmias cardíacas, 231
Arteriolosclerose hiperplásica, 82
Arteriosclerose, 359
Aspart, 111, 125
Aspartato transaminase, 92
Aspergilose, 200
  invasiva, 200
Aspiração
  das vias aéreas, 312
  risco de, 314
Assistência hospitalar, 270
Ataque isquêmico transitório, 358
Atelectasias, 144
Atenolol, 48, 93
Aterotrombótico, 364
ATICE, 344
Atividade
  motora, sensitiva e reflexa, 391
  neuromuscular, Monitorização da,
    465
Atorvastatina, 94
Atracúrio, 144
Atropina, 62, 144, 159, 285
Atropinização, 159
Automatismo, 32
AutoPEEP, 465
Avaliação nutricional
  no paciente grave, 235
  objetiva, 236
  subjetiva, 236
Azotemia aguda, 499
Azul de metileno, 157

B

Bacteriemia, 213
  primária, 214
Bacteriúria, 205, 207
Bacteroides, 203
BAL,157, 158
Balanço nitrogenado, 238
Bamifilina, 49
Barbitúricos, 79, 161
Barotrauma, 425
Barreira hematocerebral, 353
Bases, 470
  excesso de 479
Behavior pain scale, 343
Benzodiazepínicos, 79, 83, 161, 288,
  493

Benzotiazepinas, 49, 93
Betabloqueadores, 38, 45, 83, 178
de canais de cálcio, 38
Beta-hidroxibutirato, 116, 124
Bicarbonato, 123
padrão, 479
Bifidobobactérias, 249
Biodisponibilidade, 277
Bioimpedância, 238
Biomarcadores, 184
Biperiden, 163
Bloqueadores de
bomba de prótons, 494, 497
canais de sódio, 47, 49, 178
Bloqueio
agudo esquerdo, 94
atrioventricular de, 58, 59
prolongado da junção neuromuscular, 180
BNP, 139
BPS, 343
Bradiarritmias (ver *Bradicardias*)
Bradicardia(s), 54, 60
atrial, 57
avaliação clínica e laboratorial das, 73
causas das, 60
classificação das, 70
epidemiologia das, 70
estáveis, 62
fisiopatologia das, 55, 71
identificação das, 56
instáveis, 62
juncional, 57
medicamentos nas, 60
medicamentosa, 60
sinusal, 56
Bromocriptina, 163
Broncoespasmo,144
Bronquite, 144
crônica, 421
Bulimia, 117
Butirofenonas, 163
Butóxido de piperonila, 160

C

C. albicans, 199, 200
C. glabrata, 200
C. krusei, 200
C. parapsilosis, 200
C. perfringens, 203
C. tropicalis, 200

Câmara hiperbárica, 204
Candida não *albicans,* 199
Candidemia, 199, 200
invasivas, 200
Candidúrias, 207
Capacetes, 450
Capnografia, 458
Capnometria, 458
Captopril, 85
Caquexia, 240
Carbamatos, 159
Cardiogênico, 218
Cardiologia em unidade de terapia intensiva, 25
Cardioversão elétrica sincronizada 37, 50
atrioventricular por feixe anômalo, 41
Cardioversor elétrico bifásico, 52
Carvão ativado, 155, 161
Catecolaminas, 221, 234, 493
sintéticas, 228
Cateter(es)
centrais, 197
de hemodiálise, 307
de longa duração, 199
critérios para a retirada do, 199
infecção(ões)
de corrente sanguínea relacionada ao, 196
na inserção do, 196
no trajeto do, 196
relacionadas aos, 198
vasculares, Infecções da corrente sanguínea relacionadas a, 196
venosos de longa permanência, 198
Cateterização
da artéria radial, 12
da veia
femoral, 12
jugular interna,11
subclávia, 8
venosa central, 7
Cefepima, 198
Ceftazidima, 206
Celulite, 214
Centro respiratório, 466
Cetoacidose
alcoólica, 119
diabética, 119, 124
critérios diagnósticos de, 118
diagnóstico, 117, 119
exames laboratoriais, 118

fisiopatologia, 115
quadro clínico, 116
tratamento, 120
Cetoconazol, 285
Cetose, 119
jejum, 119
Choque
cardiogênico, 25, 26,27, 29, 30, 31, 218
drogas vasoativas no, 30
fisiopatologia do, 26
tratamento do, 30, 29
hipovolêmico, 218
obstrutivo, 218
séptico 217, 218, 213, 221, 223, 225
diagnóstico diferencial, 218
epidemiologia, 213
fisiopatologia, 214
insuficiência adrenal relativa no, 220
manifestações clínicas, 218
prevenção, 219
terapia circulatória, 219
tratamento, 216, 219
Cianeto, 232
Ciclofosfamida, 158
Cifoescoliose, 440
Cineangiocoronariografia, 92
Cintilografia de, 172
perfusão miocárdica, 92
ventilação, 484
Ciprofloxacino, 198, 206
Cirurgia(s)
de labirinto de Cox, 41
cardíacas, 61
Cisteína, 504
Cistite, 205
Citocinas, 184, 235, 493
pró-inflamatórias, 183
Citocromo P450, 494
Classificação de Vaughn-Williams, 47
Clevidipina, 85
Clomipramina, 162
Clonidina, 83, 85
Clopidogrel, 29, 93, 94, 96, 97, 494
Cloreto de polivinila, 277
Clorpromazina, 163
Clostridium, 203
Coagulação
à infecção, 215
intravascular disseminada, 257, 258, 264
definição, 257
etiologia, 258

condições clínicas associadas, 258
fisiopatogenia, 258
diagnóstico, 260
tratamento, 261
Colangite, 214
Colestiramina, 160
Coloides, 129, 132
tipos de, 130
Coma 338, 344
aperceptivo, 509
escala de, 338
irreversível, 509
medicamentoso, 355
Complacência, 460
dinâmica, 461
estática, 460
Congestão pulmonar, 26
Consciência, 336
da temperatura, Técnicas de, 101
escalas de nível de, 336
Controle glicêmico, 106
em terapia intensiva, 111
fisiopatologia, 106
incidência de, 106
protocolo de, 113
Contusão cardíaca, 135
Cor pulmonale, 422
agudo, 139
Corrente sanguínea relacionada ao cateter, Infecção de, 196
Corticosteroides, 220, 226, 268, 354
Corticotropina, 222
Cortisol, 115, 221, 222, 234
CPOT, 343
Craniectomia descompressiva, 355
Creatininas, 505
plasmáticas, 501
Creatinofosfoquinase, 134, 179, 180
Crise(s)
de asma aguda, 409
epilépticas, 347, 380, 381
hipertensivas, 75, 84
simpática, 83
Cristaloides, 126, 132
Critical care pain observational tool, 343
Cuidados de enfermagem, 305
Cultura de secreção ou tecido, 204
Curativo oclusivo, 307
Curva
PEEP-complacência, 463
pressão-volume, 462

D

Danaparoides, 267
Dantrolene, 163
Datura, 154
D-dímero, 139
Defeitos do mecanismo secretor, 268
Deferoxamina, 157
Deflagração da respiração pelo sistema nervoso central, 399
Deglutição, 166, 174
  avaliação
    clínica da, 170
     da dinâmica da, 169
    dinâmica da, 170
    distúrbio de, 166
    manobras de, 174
    técnicas posturais, 174
    videoendoscopia da, 172
Degradação de fibrina, 259
Densidade urinária, 501
Deposição sistêmica de fibrina 258
Derrame pleural, 145
Desidrogenase lática, 92
Desmame, 432, 434
  automático, 433
  da ventilação mecânica, 427, 438
  ventilatório, 453
Desnutrição, 440
Desobstrução ineficaz de vias aéreas, 314
Destruição do leito vascular, 422
Detemir, 125
Dextrans, 131
Diabetes
  da injúria, 106
  do estresse, 106
  mellitus, 82, 115, 117, 205
Diálise, 226, 506
  peritoneal, 309, 506
Diazepam, 160, 161
Diazepínicos, 94
Difenilhidantoína, 285
Digitálicos, 49
Digoxina, 49, 285
Diidropiridinas, 49
Diisopiramida, 48
Diltiazem, 49, 93, 178
Dimercaprol, 157
Dímero-D, 483
Dinitrato, 93
  de isosorbida, 135

Dipiridamol, 268
Disfagia(s), 166, 167
  neurogênica, 167
  orofaríngeas, 166, 172
    tratamento das, 172
Disfunção(ões)
  adquiridas na UTI, 439
  cardiovascular, 217
  de múltiplos órgãos, 178
  do endotélio coronariano, 89
  frênica, 439
  neuromuscular, 177,183, 439
    imobilidade, 183
    inflamação, 183
    prevenção, 184
    tratamento, 183, 184
  renal, 226
  ventricular
    diastólica, 26
    sistólica 26
Displasia fibromuscular, 361
Dispneia, 33, 311
  paroxística noturna, 421
  súbita, 312
Dispositivos de aerossolterapia, 425
Dissecção arterial, 135, 361
Distúrbio(s)
  acidobásicos, 503
    interpretação dos, 476
    metabólicos, 478
    primários, 480
    respiratórios, 478
  de deglutição, 166
  dos vasos, 269
  eletrolíticos, 60, 442
  mistos, 480
  primários, compensações dos, 478
Diuréticos 505
  de alça, 82, 505
  tiazídicos, 266
Divertículo de Zenker, 167
DMSA, 158
DNA das bactérias, 215
Doador(es), 512
  falecido, 509
  seleção de, 512
Dobutamina, 92, 219, 224, 228, 230
Doença(s)
  cerebrovascular, 358
  crônicas pulmonares, 144
  da mucosa relacionada ao estresse, 492
  de Chagas, 61

de Fournier, 203
de transmissão respiratória, 191
do colágeno, 269
do estoque plaquetário, 268
do neurônio motor, 439
do nó sinusal, 61
do sistema de condução, 61
meningocócica, 192
neurológica aguda, 135
neuromuscular, 167, 184
obstrutivas, 422
policística renal, 205
pulmonar obstrutiva crônica, 144,
421, 437
definição 421
descompensada, 409
incidência 421
valvar aórtica, 135
Dopamina, 63, 141, 230
Doppler transcraniano, 366
Dor, 313
escalas de, 343
precordial, 33
D-penicilamina, 178
Drogas, 220
antiarrítmicas, 47
antiepilépticas, 383
comumente utilizadas em UTI, 231
overdose de, 155
simpatomiméticas, 83
D-tubocurarina, 144

E

Eclampsia, 83
Ecocardiografia com estresse, 92
Ecocardiograma, 368, 485
Ecodoppler extracraniano, 366, 367
Ecotransesofágico, 368
Ecotranstorácico, 368
Edatamil cálcio dissódico, 157
Edema
agudo de pulmão, 81, 453
cerebral, 389
pulmonar
cardiogênico, 440
não cardiogênico, 145
EDTA, 158
cálcico, 157
Elastância, 460
Eletrocardiografia, 383
de esforço, 92
Holter, 368

Eletrólitos, 123, 504
Eletromiografia, 172
ELISA, 139
Embolia, 359
cerebral, 359
pulmonar, 135
Emergências
cardiovasculares, 80
com acometimento renal, 82
hipertensivas, 69, 76
neurológicas, 76
Encainide, 48
Encefalopatia
hipertensiva, 79
hipóxico-isquêmica, 389
saturnina, 157
Endocardite, 61
Endotelina, 73
Enduxan, 266
Enfermagem em unidade de terapia
intensiva, 294, 326
Enfisema pulmonar, 421
Enoxaparina, 93, 136
Enterobacter, 194, 203
Enterobacteriaceae, 194, 197, 203
Enterococcus, 203
Enzima de conversão da angiotensina,
Inibidores da, 137
Enzyme-linked immunosorbent assay,
139
Epididimite, 205
Epinefrina, 141
Equação de
Henderson-Hasselbalch, 471, 476
Sheiner-Tozer, 280
Equilíbrio acidobásico, 468
Equipe multidisciplinar de terapia
nutricional, 235245
Eritromicina, 178
Eritropoetina, 499
Escala(s)
de Braden, 317
de coma, 338
de Jouvet, 341
de dor 343
de Glasgow, 340
de nível de consciência e sedação,
336
FOUR, 341
NIHSS, 369
TIMI, 95
Escherichia coli, 203

ÍNDICE REMISSIVO

Esclerose
 amiotrófica lateral, 181
 lateral amiotrófica, 177, 428
Escorbuto, 269
Escore de coma de Glasgow, 213
Esmolol, 49 80, 93
Estabilidade
 cardiovascular, 429
 da mecânica respiratória, 429
 das trocas gasosas, 429
 hidroeletrolítica, 429
 hemodinâmica, 223
Estado
 de mal epiléptico, 379, 381
 hiperglicêmico hiperosmolar, 115,
  116, 119, 124
  complicações do tratamento, 124
  critérios
   de resolução, 124
   diagnósticos de, 118
  diagnóstico, 11, 117
  exames laboratoriais, 118
  fisiopatologia da, 115
  quadro clínico, 116
  tratamento, 120
 nutricional, 235
Estatinas, 94, 178
Estavudina, 178
Esteroides, 354
Estímulo respiratório, 439
Estreptoquinase, 93, 136
Estrógenos, 266
Etanol, 157, 266
Etilenoglicol, 119, 158
Etomidato, 50
Expansão plasmática, 130

F

Falência
 renal, 135
 respiratória, 135
Farmacocinética, 277
Farmacodinâmica, 277, 281
Fármacos, 272, 275, 276
Farmacovigilância, 291
Fasciíte necrosante, 203, 214
Fator de necrose tumoral, 184, 214, 258
FEES, 172
Feixe de
 Hiss, 59
 Kent, 42

Fenilalquilamina, 49, 93
Fenitoína, 48, 79, 178, 279, 285
Fenobarbital, 158, 161
Fenoldopam, 79, 82, 83
Fenotiazinas, 163
Fentanila, 50
Fentolamina, 83
Feocromocitoma, 83
Ferida(s)
 cirúrgica, Infecções de, 203
 com tecido necrosado e esfacelo 319
 infectadas, 319
 profundas com tecido de granulação,
  319
 sangrantes, 319
Ferro, 158
*Fiberoptic Endoscopic Evaluation of
 Swallowing*, 172
Fibratos, 178
Fibrilação atrial, 34
Fibrina,
 degradação de, 259
 deposição sistêmica de, 258
Fibrose pulmonar, 440
Ficha anestésica, 147
 conteúdo da, 147
 finalidades da, 147
Filtro(s)
 de Greenfield, 490
 de veia cava inferior, 490
Fisioterapia respiratória, 312
Fisostigmina, 163
Fístula arteriovenosa, 308
Flebite, 275
Flecainide, 48
Fludrocortisona, 226
Flumazenil, 50, 161
Fluorquinolonas, 285
Fluoxetina, 162
Flutter atrial, 34, 40
Fluxo inspiratório, 407, 423
Foco infeccioso, 225
Fonoaudiologia, 165
Fonoaudiólogo, 165, 169
Força muscular respiratória, 465
Fosforados, 159
Fósforo, 123
Four Outline of UnResponsiveness, 341
Fração
 inspirada de oxigênio, 407, 423
 MB da creatinoquinase, 91

Fraqueza
    muscular, 440
    neuromuscular, 177
Fruto-oligossacarídeos, 250
Função
    cardíaca, 441
    ventricular direita, 486
        avaliação da, 486
Furosemida, 285, 506
Fusobacterium, 203

G

GABA, 161
Galactomanana, 200
Gangrena infecciosa, 203
Gasometria arterial, 139
Gentamicina, 198
Glargina, 125
Glasgow Outcome Scale, 345
Glicocorticoides, 221
Glicopeptídeos de fungos, 215
Glicopirrolato, 144
Glucagon, 115, 234
Glucanos, 215
Glulisina, 125
Glutamina, 249
Glutation, 155
Gradiente alveoloarterial de oxigênio,
    455

H

Haloperidol, 163
Helicobacter pylori, 494
Hemangiomas, 269
Hematologia em unidade de terapia
    intensiva, 257
Hematoma
    intramural, 361
    subintimal, 361
Hemoculturas, 204
Hemodiálise, 158, 307, 308
    arteriovenosa contínua, 507
    intermitente, 506
Hemodiálise, 506
Hemoperfusão, 158
Hemorragia
    cerebral intraparenquimatosa, 357
    intracraniana, 360
    intraparenquimatosa, 360, 389
    pulmonar, 440
    subaracnóidea, 135, 357, 360, 389

Heparina, 29,93, 96, 136, 198, 268
    não fracionada, 487
    de baixo peso molecular, 487, 488
Herniação, 389
Hiato aniônico, 473
Hidralazina, 82
Hidratação, 312
Hidrocloridrato de dobutamina, 230
Hidrocortisona, 222, 226
Hidroxicobalamina, 232
Hidroxietilamido, 131
Higienização das mãos, 189
Hiperalimentação, 238, 240
Hiperbilirrubinemia, 267
Hipercalemia, 102, 180, 504
Hipercapnia, 472
Hipercarbia, 146
Hipercortisolismo, 269
Hiperemia de reperfusão, 493
Hiperestimulação do centro respiratório,
    441
Hiperfosfatemia, 504
Hiperglicemia, 102, 106, 179, 180, 226,
    231
Hiperinsuflação pulmonar, 407, 422, 440
    ajustes para minimizar a, 423
Hiperlactatemia, 128
Hipermagnesemia, 504
Hiperpotassemia, 506
Hipersecreção brônquica, 440
Hipertensão
    arterial sistêmica, 359
    pulmonar, 135, 422
Hipertireoidismo, 179, 180
Hiperventilação, 353
Hipervolemia, 506
Hipnóticos, 161
Hipoadrenalismo, 442
Hipoalbuminemia, 279, 474
Hipoalimentação 240
Hipocalcemia 180
Hipocalemia, 102, 442, 504
Hipocolesterolemia, 238
Hipofosfatamia, 238, 442
Hipomagnesemia, 442
Hipoperfusão, 231
    esplâncnica, 493
    gástrica, 493
    renal, 500
    tecidual, 217, 493
    visceral, 493

Hipoperfusão
Hipossulfito, 157
  de sódio, 157
Hipossulfito, 157
Hipotermia, 99, 100, 355, 506
  induzida, 102, 103
    efeitos da, 99
    indicações da, 102
    manutenção da, 100
    protocolo sugerido, 103
  uso terapêutico da, 99
Hipotireoidismo, 442
Hipoxemia, 146, 471
  crônica, 422
  tecidual, 217
Hiss, Feixe de, 59
HIV, 181
Hormônio(s)
  do crescimento, 115, 234
  catabólicos, 234

I

Iatrogenia, 504
Ibutilide 48
Imipenem, 178, 206
Imipramina, 162
Impedância do sistema respiratório, 440
Imunossupressão, 226
Imuran, 266
Inaladores com dosímetro, 426
Índice(es)
  de massa corporal, 234
  de oxigenação, 454
  de segurança técnica, 303
  respiratório, 456
  urinários, 502
Infarto agudo do miocárdio, 61, 80,
    133, 134, 136
  com elevação do segmento ST, 136
  de ventrículo direito, 30
  diagnóstico, 134
  fisiopatologia do, 133
  tratamento, 135
Infecção(ões), 144, 306
  complicadas de pele e tecido
    subcutâneo, 203, 204
  da corrente sanguínea relacionadas a
    cateteres vasculares, 196
  de ferida cirúrgica, 203
  de pele e tecido subcutâneo, 204
  do trato urinário, 205

diagnósticos clínico e laboratorial,
    205
  tratamento 206
fúngicas invasivas, 199
hospitalares, 186, 193
  diagnóstico de 193
  precauções
    de contato, 188
    respiratórias, 191
  prevenção das, 186
  profilaxia, 194
  tratamento, 194
na inserção do cateter, 196
no trajeto do cateter, 196
pelo vírus da imunodeficiência
    humana (HIV), 181
relacionadas aos cateteres, 198
Inflamação, Marcadores de, 368
Infusão contínua de insulina, 321
Inibidores
  da enzima de conversão da
    angiotensina, 94, 137
  da glicoproteína IIb/IIIa, 96
  direto de trombina, 267
Insuficiência
  cardíaca congestiva 33
    aguda, 135
    crônica 135
  coronariana aguda, 80
  mitral aguda, 31
    por isquemia, 137
  renal aguda, 226, 305, 499
    diagnóstico diferencial, 501
    etiologia, 499
    indicações, 506
    quadro clínico 503
    tratamento não dialítico, 505
  respiratória, 133, 143, 145, 310, 314
    aguda, 311
    devido à hipoventilação, 452
    devido à hipoxemia, 453
    diagnóstico, 145
    nas doenças pulmonares obstrutivas,
      421
    tratamento, 146
Insulina
basal, 125
  humana de curta duração, 111
  Infusão contínua de, 321
  prandial, 125
  regular 125
Insulinoterapia, 120
  intensiva, 226

Interfaces, 448
Interleucinas, 184, 258
Internação
  em unidade de terapia intensiva, 1
    indicações de, 1
      por sistemas e patologias, 2, 3
        alterações neurológicas, 3
        cirurgia, 4
        intoxicação exógena e overdose, 3
      por parâmetros, Modelos das
      indicações de, 4
Intolerância à atividade, 306
Intoxicação(ões)
  digitálica, 60
  exógena, 152
    medidas gerais no tratamento, 153
  mais frequentes, 159
  por anfetaminas, 158
  por carbamatos, 159
  por fosforados, 159
  por opiáceos, 158
  por pesticidas agrícolas inibidores da
    acetilcolinesterase, 159
  por salicilatos, 158
Intubação
  nasotraqueal, 411
  orotraqueal, 15, 411, 452
Íon hidrogênio, 468
Ipecacuanha, 155
IRA, 503
Isoniazida, 158
Isoprenalina, 288
Isoproterenol, 62
Isquemia
  cerebral, 99
    com edema, 389
    fisiopatologia da, 99
  do miocárdio, 61
  mesentérica, 493
  miocárdica, 135, 231

K

Kent, Feixe de, 42
Klebsiella, 194, 203

L

Labetalol, 78, 79, 83
Labirinto de Cox, Cirurgia de, 41
Laceração ou ruptura traqueal, 145
Lactobacilos, 249

Lamivudina, 178
Lanatosídeo, 49
Lavagem gástrica, 155
Legislação 245
Lei da eletroneutralidade, 473
Leito vascular, destruição do, 422
Lepirudina, 267
Lesão(ões)
  cardíaca com rabdomiólise, 135
  cerebral, 346
  inflamatória aguda da mucosa
    gástrica, 492
  pulmonar aguda, 410
  secundárias, 347
Leucemia
  linfocítica crônica, 264, 266
  pró-mielocítica, 262
Levodopa, 285
Levofloxacino, 206
Lidocaína, 48
Linfomas, 264, 266
Lipólise, 116
Llipopolissacarídeo, 215, 216
Líquido cefalorraquidiano, 351, 354
  drenagem do, 354
Lispro, 111, 125
Lítio, 178, 285
Lúpus, 264
  eritematoso disseminado, 266

M

M. tuberculosis, 192
MAAS, 344
Mabthera, 266
Macrófagos, 264
Manitol, 35
Manobra de Mendelsohn, 174
Manometria, 172
Mãos, higienização das, 189
Marcadores
  bioquímicos, 347
  de inflamação, 368
  eletrofisiológicos, 347
Marca-passo provisório, 53
  transcutâneo, 63
  transvenoso, 65
Máscara
  facial total, 448
  nasal, 448
Mecânica respiratória, estabilidade da,
  429

Medicamento(s), 271
  em unidade de terapia intensiva, 270
  eventos adversos a, 270
  metabolismo de, 280
  relação risco/benefício do, 272
Medicina baseada em evidência, 273
Megacariócitos, 263
Membros inferiores, 484
Mendelsohn, Manobra de, 174
Meningite, 214
  bacteriana, 354
Meropenem, 206
Metabolismo basal, Redução do, 102
Metaloprotease, 267
Metanol, 119, 158
Meta-hemoglobinemias tóxicas, 157
Metformina, 111
Metionina, 504
4-Metilpirazol, 158
Metoclopramida, 285
Metoprolol, 48, 80, 93
Mexiletine, 48
Miastenia grave, 177, 181,439
Microtrombose, 267
Midazolam, 50, 161
Midríase, 159
Midriáticos, 154
Minnesota sedation assessment tool, 344
Miocardiopatia hipertrófica, 135
Miocardite aguda, 31
  prognóstico, 31
Miopatia, 178
  caquética, 180
  do paciente grave, 179, 180
Modalidade ventilatória, 405
Modos ventilatórios, 450
Molécula de von Willebrand, 267
Monitorização
  de isosorbida, 93
  respiratória, 454
Morfina, 93,135, 144, 355
Morte
  cerebral, 389
  encefálica, 387, 392, 509, 510
    alterações fisiológicas da, 510
    manutenção de pacientes com 511
    pós-anóxica, 509
Motor activity assessment scale, 344
Movimentos oculares, 391
MSAT, 344

Músculos respiratórios, Performance dos, 439
Mycobacterium
  chelonei, 203
  fortuitum, 203

N

Naloxona, 158
Nasofibrolaringoscopia, 172
Nebulizadores a jato de baixo volume, 426
Necessidades nutricionais, 240
Necrose
  cística da camada média, 361
  hepática fulminante, 389
  muscular maciça 180
  tecidual, 275
  tubular aguda, 499, 500
  vascular fibrinoide, 82
Nefrosclerose, 82
Nefrotoxinas endógenas, 500
Neuroimagem, 347
Neurolépticos, 163
Neurologia em unidade de terapia intensiva, 336
Neuromiopatia, 226
Neuropatias compressivas, 181
Nicardipina, 78, 79, 82, 83
Nifedipina, 84
Nitrato sublingual, 93
Nitritos, 158
Nitroglicerina, 93, 96, 135, 233
Nitroprussiato de sódio, 78, 231
Noradrenalina, 229, 230
Norepinefrina, 141, 219, 224
Nortriptilina, 162
NPH, 125
NPS, 343
NTA, 508
Nucleotídeos, 249
Numeric pain scale, 343
Nursing Activities Score, 294, 298
Nutrição
  do paciente em unidade de terapia intensiva, 234
    avaliação 234
    acompanhamento nutricional no grave, 234
  enteral, 242, 245,246, 251, 252
  por via enteral, 249
Nutricionista, 235
Nutrientes imunoestimuladores, 249

O

Obesidade, 240
Obstrução
  aguda das vias aéreas superiores, 144
  respiratória aguda, 311
Oligúria, 503, 508
Omeprazol, 494, 497
Opiáceos, 493
  intoxicação por, 158
Opioides, 288
Organoclorados, 160
Organofosforados, 159
Ortopneia, 312, 421
Overdose de drogas, 155
Overdrive suppression, 53
Óxido nítrico, 184, 493
Oxigenação
  índices de, 454
  tecidual, 223
Oxigênio, Relação arterioalveolar de, 457
Oxigenoterapia, 313
Oximas, 159

P

P. aeruginosa, 194
Paciente(s)
  eutrófico, 240
  idosos, 285
  obeso, 240
  obstrutivo em ventilação mecânica, 424
  subnutrido, 240
Padrão respiratório ineficaz, 314
Paracentese, 18
Paracetamol, 285
Paraldeído, 119
Parâmetros
  antropométricos, 237
  ventilatórios, 405
Paraquat, 161
Paraquat, Toxicidade do, 160
Paroxetina, 162
Passagem do cateter, 307
PEEP
  extrínseca, 424
  intrínseca, 423
Pele, Infecções complicadas de, 203, 204
Peptídeo natriurético cerebral, 139
Peptidoglicano, 215

Perfusão, 223
  pulmonar, 484
  tecidual ineficaz, 314
Pericardite, 135
Peritonite, 214, 309
Peroxidação lipídica,183
Peso a ser adotado, 240
Pielonefrite, 205, 214
Pindolol, 83
Piperacilina-tazobactam, 206
Piretrinas, 160
Piretroides, 160
Plantas da família *Solanaceae*, 154
Plaquetas, 263
Plaquetopatias, 264
Plaquetopenia, 264
Pneumonia, 144, 214, 311
  associada à ventilação mecânica, 193
  nosocomial, 496
Pneumonite química, 145
Pneumotórax, 218, 311
Polimixina, 178
Polineuropatia, 178, 179, 180
  do paciente grave, 178
    diagnóstico, 179, 180
    etiologia, 178
    tratamento e prognóstico, 179
Poliomielite, 177
  aguda, 181
Politrauma, 410
Poliúria, 508
Porfiria,181
Pós-extubação, 453
Potássio, 123
Pralidoxima, 159
Prasugrel, 97
Prednisona, 266
Pré-eclampsia, 83
Pressão
  coloidosmótica, 129
  contínua de vias aéreas, 450, 451
  de suporte, 398, 433
    associada à pressão positiva ao final
      da expiração, 452
  de via aérea, 423
  expiratória positiva final, 407
  intracraniana, 348, 352
    monitorização da, 352
  osmótica do plasma, 129
Primidona, 158
Procainamida, 47, 178

Pró-calcitonina, 194
Produção de CO_2, 441
Propafenona, 48
Propofol, 50, 355
Propranolol, 48, 80, 93
Prosorba(s), 267
 gástricas, 493
Prostaglandinas vasodilatadoras
 intrarrenais, 501
Prostatite, 205
Proteção ineficaz, 306
Proteína
 astroglial S100B, 347
 C
 humana recombinante ativada, 226
 reativa, 194
 fibrilar glial ácida, 347
Pseudomonas, 203
 aeruginosa, 194, 197
Pseudotrombocitopenia, 264
Punção liquórica lombar, 351
Pupilas, 391
Púrpura
 associada à transfusão, 268
 fulminans, 262
 psicogênica, 269
 senil, 269
 simples, 269
 trombocitopênica imunológica, 264,
 266, 267, 268

Q

Queimaduras extensas, 135
Quimioterápicos, 268
Quinidina, 48, 178
Quinolonas, 158, 206

R

Rabdomiólise, 180
Radicais de oxigênio, 493
Ranitidina, 496
RASS, 344
Reaquecimento, 100, 101
Receptor
 α-adrenérgicos, 228
 β-adrenérgicos, 228
 dopamina, 228
 reconhecedores de padrão, 215
Redução da prostaglandina sintetase,
 493
Reentrada, 32

Reflexo vagal, 61
Relação
 arterioalveolar de oxigênio, 457
 PaO_2/FiO_2, 457
Repouso muscular respiratório, 423
Resfriamento, 100
 técnicas de 100
Resistência, 462
 insulínica, 226
Respiração
 espontânea, teste de, 427
 pelo sistema nervoso central,
 deflagração da, 399
 sibilante, 312
Ressonância nuclear magnética, 365,
 383
Ressuscitação
 hormonal, 512
 volêmica, 126, 132
 formas de 126
Richmond agitation-sedation scale,
 344
Rigidez descerebrada, 391
Risco de aspiração, 314
RNA de dupla-fita, 215
Rubéola, 192
Ruptura
 da cordoalha, 137
 de parede livre de ventrículo esquerdo,
 31
 do septo interventricular, 31

S

S. aureus, 194, 203
S. epidermidis, 203
S. pyogenes, 203
Salicilatos, 119s, 285
 intoxicações por, 158
Sarampo, 192
Sarcoidose, 264
Sedação, 343
 escalas de nível de, 336
Sedation agitation scale, 344
Sedativos, 161
Sensibilidade ou disparo, 408
Sepse, 102, 135, 213, 221, 223
 ativa, 215
 grave, 221
Septicemia, 264
Sequestro esplênico, 266
Serratia, 194

Sertralina, 162
Shunt pulmonar, 457
Sildenafil, 135
Simpatomiméticos, 285
Sinal
  anticolinérgica, 154
  anticolinesterásica, 154
  compartimental abdominal, 145
  coronariana, 97, 134
    aguda, 29, 89, 97, 133
      com supradesnivelamento st, 94
      ecocardiograma, 9
      eletrocardiograma, 90
      evolução, 97
      exames, 90, 92
      fisiopatologia 89
      quadro clínico, 89
      sem supradesnivelamento st, 96
      tratamento, 92
    da angústia respiratória do adulto,
      311o, 408
    da hipertensão intracraniana, 348
    da realimentação, 238, 240
    da resposta inflamatória sistêmica, 26,
      178, 179, 180, 220, 235
      diagnóstico da, 27 29
    de Bernard Soulier, 268
    de disfunção de múltiplos órgãos, 221
    de Guillain-Barré, 177, 181, 439
    de hipertensão intracraniana, 351
    de Hopkins, 181
    de Horner, 364
    de Lázaro, 391
    de resposta inflamatória sistêmica, 213
    de Wolff-Parkinson-White, 34
    depressiva, 154
    do desconforto respiratório agudo,
      410, 416
    extrapiramidal, 154
    hemolítico-urêmica, 268
    meta-hemoglobinêmica, 154
    narcótica, 154
    neuroléptica maligna, 163
    séptica, 213
    simpatomimética, 154
    síndrome de Wolff-Parkinson-White,
      41
      oculta, 42
    tóxica, 153
Sistema
  de condução, Doenças do, 61
  GABAérgico, 380
  nervoso central, tumores do, 167

respiratório, Monitorização da
  mecânica do, 459
reticular ativador ascendente, 336
tampão, 469
Sobrepeso, 441
Solanaceae, plantas da família, 154
Solução(ões)
  com albumina, 130
  de Ringer lactato, 128
  glicosadas, 128
  salina hipertônica, 132
Sonda enteral, 254
Sondagem
  nasoenteral, 21
  nasogástrica, 20
  vesical de demora, 22
Soro antiofídico, 262
Sotalol, 48, 49
Staphylococcus aureus, 194, 197,
  214
Subnutridos, 240
Sucralfate, 496
Sulfonilureias, 111
Suporte
  hemodinâmico, 29
  ventilatório, 403, 404

T

Tamponamento cardíaco, 218
Taquiarritmias (ver *Taquicardias*)
Taquicardia(s), 32, 37, 46
  atrial, 34, 37
  atrioventricular ortodrômica da
    síndrome de Wolff-Parkinson-White,
    34
  com QRS
    estreito com onda P, 34
    largo 35
  estáveis, 46
  fisiopatologia das, 32
  identificação das, 34
  instáveis, 46
  juncional, 34, 38
  paroxística supraventricular por
    reentrada nodal, 34 38
  sinusal, 34, 37
  tipos de, 37
  tratamento das, 46
  ventricular
    monomórfica, 37
    polimórfica, 37
Tc^{99m}-hexametazima, 393

Tecido subcutâneo, Infecções complicadas de, 203, 204
Técnica Delphi, 295
Teicoplanina, 198, 206
Teleangiectasia de Rendu-Osler-Weber, 269
Temperatura, Técnicas de controle da, 101
Tempo de protrombina, 489
Teofilina,49
Terapia intensiva, Infecções hospitalares em, 193
Terapia nutricional, 245
    enteral, 251
    equipe multidisciplinar de, 235
Terra de
    apneia, 391
    Füller, 161
    respiração espontânea, 427
    tubo T, 446
Therapeutic Intervention Scoring System, 294
Ticagrelor, 97
Ticlopidina, 268
TIMI, Escala, 95
Tiocianato, 232
Tiopental, 128, 355
    sódico, 50
Tioridazina, 163
Tiossulfato, 157
Tirofibam, 136
TISS, 294
Tomografia computadorizada, 365
Toracocentese, 17
Torsade de pointes, 37, 44, 53
Tosse, 312
Toxicidade do paraquat, 160
Trabalho respiratório, 464
Transplante
    de órgãos sólidos, 509
    renal, 205
Transportador de oxigênio, 225
Trato urinário, Infecções do, 205
Traumatismo cranioencefálico, 167, 345, 347, 354, 389, 509
Tremores, 102
Trocas gasosas, 439
    estabilidade das, 429
    prejudicada, 314
Trombocitopatias, 263, 264, 268
    adquiridas, 268

hereditárias, 268
induzida por
    drogas, 266
    heparina, 267
Trombocitopenias, 263, 264
Tromboembolismo
    pulmonar, 133, 137, 140, 218, 481, 483, 487
    avaliação diagnóstica 483
    dagnóstico, 138
    exame físico, 139
    exames laboratoriais, 139
    fatores
        adquiridos, 483
        de risco, 481
        hereditários 481
    fisiopatologia, 481
    sinais, 138
    sintomas, 138
    tratamento do, 141
    venoso 262
Trombofilias, 481
Trombólise 486
Trombolíticos, 489
Trombomodulina, 259
Trombos microvasculares, 215
Trombose venosa, 261
    cerebral, 362
    profunda, 484
Tromboxano, 73
Troponina, 135, 139
    C, 91
    e peptídeo natriurético cerebral, 139
    I, 91
    T, 91
Tuberculose, 264
Tubo
    endotraqueal, 411, 412
    T, 432
Tumores do sistema nervoso central, 167

U

Úlcera
    de estresse, 492
        fisiopatologia da, 492
    por pressão, 316, 317, 318, 319
Ultrafiltração lenta contínua, 507
Ultrassonografia, 172
Umidificação, 312

Unidade de terapia intensiva
cardiologia em, 25
disfunções adquiridas na, 439
drogas comumente utilizadas em, 231
enfermagem na, 326
internação em, 1
neurologia em, 336
nutrição do paciente em, 234
procedimentos em, 7
Ureia, 501
Uremia, 506
Uretrite, 205
Urgências hipertensivas, 84
Urina, Acidificação da, 158
Urossepse, 205

V

Vancomicina, 198, 206
Vancouver interactive and calmness scale, 344
Varfarina, 267, 489
sódica, 285
Varicela zoster, 192
Varredura de ventilação/perfusão, 140
Vasculite, 181, 269
Vasoconstrição
cerebral, 353
microvascular, 217
Vasopressores, 219, 224, 228, 231
Vasos, Anomalias
adquiridas dos, 269
hereditárias dos, 269
Vaughn-Williams
antiarrítmicos de, 47
classificação de, 47
Venografia por ressonância nuclear
magnética, 366
Ventilação, 439, 458
assistida proporcional, 452
assistido-controlada a pressão, 452
com pressão
controlada, 401
de suporte, 398

com volume controlado, 399
do espaço morto, 441
espontânea prejudicada, 314
mandatória intermitente sincronizada, 432, 445
mecânica, 397, 416, 421
invasiva 422, 436
desmame da, 436
não invasiva, 434, 448
características técnicas, 448
desmame da, 427, 437, 442, 445
técnicas de 445
paciente obstrutivo em, 424
novos modos de, 433
Ventiladores, 450
na chegada do paciente na unidade de
terapia intensiva, 413
Ventrículo esquerdo, Ruptura de parede
livre de, 31
Verapamil, 45, 49, 83, 93, 178
Via(s) aérea(s, 312)
abertura de, 153
artificial, 411
aspiração das, 312
desobstrução ineficaz de, 314
superiores, obstrução aguda das, 144
VICS, 344
Videoendoscopia, 171, 172
Vimblastina, 266
Vincristina, 266
Vitamina
D, 499
K, 489
Volume
de líquidos excessivo, 306
minuto, 406

X

Xantinas, 49
Xarope de ipeca, 155

Z

Zidovudina, 178